中 医 实 效 经 典 方

颈肩腰腿痛
中医实效方药

中国中医科学院望京医院 ｜ 赵 勇 主编

全 国 百 佳 图 书 出 版 单 位

化 学 工 业 出 版 社

·北京·

颈肩腰腿痛是临床常见病、多发病，中医在辨证论治的基础上治疗颈肩腰腿痛可有效改善症状，缓解病情。本书详细介绍了颈椎病、腰肌劳损、腰椎间盘突出症、膝骨关节炎、痛风性关节炎、类风湿关节炎等十九种疾病。对疾病的病因病机、疾病分型、治法治则、内服与外用验方及常用中药药理展开介绍。着重从组成、功效、主治、用法、组方意义等多方面对内服与外用验方进行介绍。

本书适合从事中医骨科、风湿免疫科的专业医师和研究人员参考。同时可供颈肩腰腿痛患者参考。

图书在版编目（CIP）数据

颈肩腰腿痛中医实效方药/赵勇主编. —北京：化学
工业出版社，2018.8（2022.7重印）
ISBN 978-7-122-32311-8

Ⅰ.①颈… Ⅱ.①赵… Ⅲ.①颈肩痛-中医治疗法
②腰腿痛-中医治疗法 Ⅳ.①R274.915

中国版本图书馆 CIP 数据核字（2018）第 115248 号

责任编辑：陈燕杰　　　　　　　装帧设计：关　飞
责任校对：边　涛

出版发行：化学工业出版社（北京市东城区青年湖南街 13 号　邮政编码 100011）
印　　装：涿州市般润文化传播有限公司
710mm×1000mm　1/16　印张 22¼　字数 467 千字
2022 年 7 月北京第 1 版第 6 次印刷

购书咨询：010-64518888　　　　　售后服务：010-64518899
网　　址：http://www.cip.com.cn
凡购买本书，如有缺损质量问题，本社销售中心负责调换。

定　价：89.00 元　　　　　　　　　　　　版权所有　违者必究

前言

颈肩腰腿痛是骨伤科常见病，具有发病率高、治愈率低的特点，能够在一定程度上为广大患者缓解临床症状已是不易。该类疾病包含病种较多，临床上多以疼痛为主诉，主要有颈椎病、肩关节周围炎、腰椎间盘突出症、腰肌劳损、骨质增生、膝骨性关节病和踝关节病等，直接导致人们日常工作和生活质量的下降。随着人们行为方式的转变，越来越多的人承受颈肩腰腿痛疾病的折磨，该病症日趋呈现大众化和年轻化。

时光荏苒，2013 年本编写团队完成了《颈肩腰腿痛良方验方》一书，获得了广大读者的认可和喜爱，令编者感到无比欣慰。4 年过去了，有关颈肩腰腿痛疾病的治疗又有了许多新的临床报道。为广大读者提供方便查询、选用方药更为完备的图书，在《颈肩腰腿痛良方验方》一书的基础上，编者以近年来最新发表、内容完整、质量较高的文献临床报道为材料，进行有针对性的选择，增加了约 120 方。所选方均为临床报道中实践证明疗效确切的方剂，以中医经典方、名中医经验方为主，体现了中医辨证论治的特点，并在各个病症之后进行简短的总结和点评。为联系现代医学研究，本书选择在治疗颈肩腰腿痛疾病时使用频率较高的中药，进行中药药理学方面的知识介绍，使广大患者"知其所以然"。在总论部分简述了中医骨伤方药的历史，介绍了不同历史阶段对颈肩腰腿痛疾病的观点差异性，为了解方药使用的演变规律和溯源提供参考。所载方剂方便、有效，适合临床医师及中医学爱好者随时查阅。中医的精髓在于"辨证论治"，在选用时一定遵循"有其证，用其药"的原则。

因文献资料繁多，质量参差不齐，也由于编者水平有限，在选方过程中可能存在不足之处，望各位同仁予以批评指正。

编者
于中国中医科学院望京医院
2018 年 5 月

目录

● 第七章 ●
腰椎管 狭窄症

● 第八章 ●
急性腰 扭伤

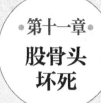

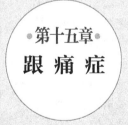

·第十五章·
跟 痛 症

·第十六章·
痛风性关节炎

·第十七章·
强直性
脊柱炎

·第十九章·
原发性骨质疏松症

·第十八章·
类风湿关节炎

总论

颈肩腰腿痛中医实效方药

颈肩腰腿疼痛问题是常常伴随困扰人们生产生活的一类症状。早在古代，我国人民在长期与疼痛做斗争的过程中，总结了许多经验，形成了一些治疗颈肩腰腿疼痛的有效方剂。

《黄帝内经》是现存最早的中医理论著作，其中关于疼痛问题设有专篇论述。《素问·举痛论》认为痛证之发病原因是"经脉流行不止，环周不休，寒气入经而稽迟，泣而不行，客于脉外则血少，客于脉中则气不通，故卒然而痛。"《黄帝内经》涉及痛证内容甚广，包括肢体经络疼痛及脏腑相关疼痛内容。

东汉张仲景著《伤寒杂病论》，此书首开了中医辨证论治的先河。其中涉及多种痛证的辨证论治，颇为精详，形成了理法方药兼备的证治体系，对后世辨治痛证产生了深远的影响。《伤寒论》涉及肢体躯干疼痛内容包括身痛、腰痛、四肢痛、骨节痛、项背强痛、头痛等，主要见于太阳病，其中风、伤寒等证，多有肢体疼痛、拘挛等症状。《金匮要略》血痹虚劳病篇，论述了血痹病与虚劳病两类疾病，从疾病角度看，血痹与风痹相类似，方药方面以黄芪桂枝五物汤治疗血痹，虚劳篇论中，三首方剂以虚劳里急，诸不足为主，小建中汤可疗虚劳里急，而兼四肢酸疼；黄芪建中汤疗虚劳里急，诸不足；薯蓣丸疗虚劳诸不足，风气百疾。虚劳腰痛则以肾气丸为主。后世根据仲景《金匮要略》的分类方法，逐步演化出了腰痛、痹、虚劳等临床分类。

隋巢元方《诸病源候论》腰背诸病候中，详细地论述了腰痛候的病因病理，谓"凡腰痛有五：一曰少阴，少阴申也，七月万物阳气伤，是以腰痛。二曰风痹，风寒着腰，是以痛。三曰肾虚，役用伤肾，是以痛。四曰暨腰，坠堕伤腰，是以痛。五曰寝卧湿地，是以痛。"其后附有导引之法以改善腰痛。

唐孙思邈撰《千金方》，包括《备急千金要方》与《千金翼方》，为孙氏学术经验的系统总结。书中多涉及膝腿腰痛，肢体不利等证，主要分散在风、虚劳、腰痛等门类中，并且有相应的方剂与各证相对应，其中有后世流传较广的独活寄生汤等。

值得一提的是，《千金方》有脏腑专论十篇，这也可以看成是其脏腑辨证体系的代表。而《千金翼方》"叙虚损论"可以看成是《千金方》"脏腑证方论治"的总论，虚损论篇总体论述了虚损的病因、传变规律等内容。它以"正气日衰，邪气日盛"为基本出发点，进而形成五劳、六极、七伤、七气、十二风。其中有不少涉及痹痛的内容。如"五劳六极七伤，七气积聚变为病者，甚则令人得大风缓急，湿痹不仁，偏枯筋缩，四肢拘挛，关节隔塞，经脉不通，便生百病。"阐述了脏腑虚损与"正气日衰，邪气日盛"之间的关系。这也可以看做是对《金匮要略》虚劳篇的发挥。

宋代著名的《太平圣惠方》《太平惠民和剂局方》《圣济总录》三部大型官修方书，汇集方剂极为丰富，收载病种及证候繁多，在理法方药统一上也做出了巨大贡献，从而使治疗颈肩腰腿疼痛痛病证的方剂更加多样化。其中《太平惠民和剂局方》中的五积散等一些疗伤寒、积气的方剂为后人常用于颈肩腰腿痛的治疗中。

金代刘完素阐发火热病机较多，但其中也不乏对腰痛的阐述，《素问·玄机气宜保命集》虚损论中，载金刚丸、牛膝丸、煨肾丸、黑地丸等四方，为治疗肾损、肝肾损等虚损腰痛的方剂。

张从正《儒门事亲》力推汗、吐、下三法。其导水丸加减可治疗腰痛及遍身走注疼痛，在痹证治疗方面以"湿热为源，风寒为兼"为出发点。风痹用越婢加术附汤，轻则防风汤加威灵仙、绿伸筋等药；寒痹用乌头汤，一般用五积散；上肢痛甚者，加片姜黄；下肢痛甚者加五加皮；湿痹用神效黄芪汤，去蔓荆子加防风、羌活、桂枝，或用除湿蠲痹汤加薏苡仁、秦艽、防风之类；湿热痹，湿偏甚肢体烦疼、手足沉重，用蠲痹汤。热偏甚热流四肢历节肿痛用千金犀角散加秦艽、防己、酒黄柏、白芷等药；如阴虚湿热内阻，用清痹饮。膝关节肿痛加淮牛膝、绿伸筋，便秘加大黄等。

李杲谓"内伤脾胃，百病由生"。《脾胃论》中不单调理脏腑，也有治疗肢体疼痛之法，如通气防风汤、羌活胜湿汤等。

朱丹溪详言痛风，认为"彼痛风者，大率因血受热已自沸腾，其后或涉冷水，或立湿地，或扇取凉，或卧当风。寒凉外搏，热血得寒，污浊凝涩，所以作痛。夜则痛甚，行于阴也。治法以辛热之剂，流散寒湿，开发腠理。其血得行，与气相和，其病自安。"明虞抟宗此说，并认为丹溪之痛风即古之痛痹。《医学正传》谓："丹溪曰：因湿痰浊血流注为病，以其在下焦道路远，非乌附气壮不能行，故用为引经，若以为主治之，非惟无益而有杀人之毒。此病必行气流湿舒风，导滞血，补新血，降阳升阴，治有先后，须明分肿与不肿可也。"其治疗方法，不离血、痰、湿、风、寒、热等方面。其方多以四物、二陈、二妙等理血、化痰、祛湿为基础，加减变化。其中上中下痛风方为治疗痛风的代表。

明清时期可以说是中医发展史的鼎盛时期，对于颈肩腰腿疼痛疾病的认识也有进一步的发展。腰痛早在唐宋时期就常常被独立出来成为一个单独的门类，颈肩臂痛、膝痛等则散布于痹、中风、伤寒等多个门类中，随着认识的深入，明清时期一些医家逐步将颈肩臂痛也独立分类。

沈金鳌《杂病源流犀烛》将肢体疾病按部位分为肩臑臂肘腕手病源流、颈项病源流、腰脐病源流、腿股膝髌踝足病源流等，并根据经脉、气血、痰湿、寒热之变，分而治之。

吴澄《不居集·诸痛》强调"不荣则痛"，谓"虚劳之人，精不化气，气不化精，先天之真元不足则周身之道路不通，阻碍气血不能营养经络而为痛也。是故水不养木而胁痛，精血衰少而腰痛，真阴竭绝而骨痛，机关不利而颈痛，骨髓空虚而脊背痛，三阴亏损而腿膝痛，此皆非外邪有余，实由肝肾不足所致也。"

叶天士《临证指南医案》论肩臂背痛则以虚实为本，"如营虚脉络失养，风动筋急者，不受辛寒，当仿东垣舒筋汤之意，佐以活络丹，劳倦伤阳，脉络凝寒，肩臂作痛者，以辛甘为君，佐以循经入络之品，阳明气衰，厥阴风动，右肩痛麻者，用枸杞归身黄羚羊桑枝膏，为阳明厥阴营气两虚主治，血虚风动者，因阳明络虚，受肝脏风阳之扰，用首乌枸杞归身胡麻柏子仁刺蒺藜等药，以柔甘为温养，失血背痛者，其虚亦在阳明之络，用人参归身枣仁白芍炙草茯神，以填补阳明"，"若肾气上逆，则督虚为主病，宜用奇经之药以峻补真阳"。另外，还有实证之法主要针对"口鼻吸受寒冷，阻郁气隧，痛自胸引及背者，宗《内经》诸痛皆寒之义，以温药两通气血，更有古法，如防风汤散肺俞之风，指迷丸治痰流臂痛，控涎丹治流痹牵引，此皆从实症而治，所谓通则不痛也。"其论腰腿足痛，在前人基础上，补虚常用治奇经之法，即"用血肉有情之品，鹿角当归苁蓉薄桂小茴，以温养下焦"；病在筋骨"邪流于阴，用归须地龙山甲细辛，以辛香苦温入络搜邪"；"厥阴犯阳明，用川楝延胡归须，桃仁青皮山栀，以疏泄肝脏"；温阳以"用苓姜术桂汤，以转旋阳气"等。

总体而言，历代医家论痛之法，治痛效方，不胜枚举，以上只择其概要而述，然而从中也不难看出，关于颈肩痛与腰腿痛的论述与治法，在古代文献中以独立的门类形式出现的时期有所不同。腰痛与虚劳相合，出现的较早，从古代文献对腰痛的病因病机、理法方药等方面可以看出，汉唐时期的古代医家对腰痛的认识就已经较为完善，这也是腰痛独立分类较早的原因；而颈肩痛这一独立门类出现的较晚，并且颈肩痛的相关论述多散于中风、伤寒、痹痛等门类中，必有其原因。这与对疾病认识的角度、发病率的多寡等因素有关，同时这即促使我们借助现代医学理论从其他角度对某类疾病重新认识，也提示了我们应更加深入地认识疾病的本质，掌握其特定的病因病机，把握其辨证规律，制定有效的方剂，才能在临证中不断提高诊疗技术。

随着当代社会的进步，科学技术的发展，中医方药有了新的发展，其中治疗颈肩腰腿痛的效方、验方大幅度地增加，治疗思路各有所长。本书以发病部位、疾病特点为基本分类方法，分门别类，总结当代医家治疗颈肩腰腿痛的效验方，也从中整理各部疼痛的治疗思路与用药特点。

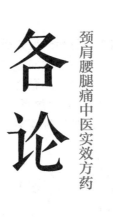

各论

颈肩腰腿痛中医实效方药

第一章
颈 椎 病

颈椎病是因颈椎间盘退行性改变并因劳损或感受外邪加重退变，导致颈部软组织和椎体动静力平衡失调，发生椎间盘突出（或膨出），韧带钙化，骨质增生，从而刺激或压迫颈部肌肉、神经根、脊髓、血管而出现一系列症状和体征的综合征。颈椎病多见于40岁以上的中老年患者。本病属于中医"项强""颈肩痛""痹证""痉证""痿证""痰饮""眩晕"等范畴。

病 因 病 机

颈椎病多与风寒湿侵袭、慢性劳损、颈部外伤等有关。

1. **风寒湿侵袭** 风寒湿外邪往往侵犯颈部太阳经，导致太阳经输不利，卫外不固，营卫失和并可影响督脉，使颈背挛急，头项转动受限。按所累及体表部位可分为皮痹、肉痹、脉痹、筋痹及骨痹等。颈椎病的症状不仅见于项背、四肢，也可涉及内脏，出现脏腑功能失调的表现。

2. **慢性劳损** 颈部长期超过正常生理活动范围，或局部各种超限活动可引起气血失和而损伤。如枕头过高、不良睡眠体位、长期连续低头屈颈工作等，使颈部长时间处于疲劳状态，加速颈部软组织劳损和颈椎间盘退变。

3. **颈部外伤** 急性暴力可导致纤维环破裂，髓核突出，棘间韧带、棘上韧带、项韧带、关节囊等断裂，颈椎失稳。颈部挥鞭样损伤可出现一过性颈椎脱位，软组织损伤、关节失稳而出现急性发病，或诱发退变间盘突出与骨质增生，刺激周围组织出现症状。

疾 病 分 型

颈椎病在临床上可分为颈型、神经根型、脊髓型、椎动脉型、交感型和混合型6种。

1. **颈型** 常见于颈椎退变的早期。症状和体征都局限于颈部，表现为颈肩部疼痛，肌肉僵硬，头颈部活动受限，多在早晨起床时发病，有落枕史。临床检查颈项及上背肌紧张，棘突旁及关节囊有压痛点，头部活动受限。X线检查显示颈椎曲度改变或椎间关节不稳。

2. 神经根型　是各型中发病率最高的一种。出现颈部单侧局限性疼痛，或向肩、臂、前臂乃至手指放射，可有麻木感，疼痛呈酸痛，灼痛或电击样痛，颈部后伸、咳嗽，甚至增加腹压时疼痛可加重。临床检查：颈部活动受限、僵硬，颈椎有放射性压痛，患侧肩胛骨内上也多有压痛点，受压神经分布区感觉减退，腱反射异常，肌力减弱。臂丛神经牵拉试验阳性，椎间孔挤压试验阳性。影像学检查：颈椎正侧位、斜位或过伸、过屈侧位X线摄片显示椎体增生，钩椎关节增生，椎间隙变窄，颈椎生理曲度减小、消失或反角，轻度滑脱，项韧带钙化和椎间孔变小等改变。

3. 脊髓型　此型症状较严重，下肢症状早于上肢症状。早期双侧或单侧下肢发紧、发麻、疼痛、酸楚沉重无力，易跌倒。步态笨拙，有踩棉垫或沙滩感。继而单侧或双侧上肢发麻、疼痛、手部肌力减弱，发抖、不灵活，持物易落地，肌肉萎缩，严重者四肢瘫痪。初期常见尿急、排出不畅，便秘，逐渐出现尿潴留或尿失禁。临床检查：感觉减退，最早出现于下肢，逐渐向上，感觉平面不规则，肌张力增高，腱反射亢进，霍夫曼（Hoffman）征及巴宾斯基（Babinski）征阳性，腹壁反射、提睾反射减弱或消失。影像学检查：X线检查显示颈椎生理曲度改变，病变椎间隙狭窄，椎体后缘唇样骨赘，椎间孔变小。CT检查见颈椎间盘突出、颈椎增生、椎管前后径缩小、脊髓受压等改变。MRI检查显示受压节段脊髓有信号改变，脊髓受压呈波浪样压迹，部分病例伴有后纵韧带或黄韧带钙化或骨化。

4. 椎动脉型　头颈部体位改变而引起眩晕，单侧颈枕部或枕顶部发作性头痛，视力减弱，耳鸣，听力下降，可有猝倒发作。头颈旋转时可引起眩晕发作是本病的最大特点。椎动脉血流检测或椎动脉造影可协助诊断，辨别椎动脉是否正常，有无痉挛压迫、迂曲、变细或阻滞。影像学检查：X线、CT及MRI检查均会发现颈椎钩椎关节增生，椎间孔变小，椎间不稳，椎体变形（如梯形变）等。

5. 交感型　患者诉颈痛、头痛、头晕、视物模糊、眼目干涩、心悸、失眠、胸痛、肢体畏寒、麻木、自汗、盗汗、听力下降、便秘或便溏、胃脘不适等症状。检查常发现颈椎压痛，颈部活动功能受限，心跳或快或慢，血压波动。影像学检查：X线、CT、MRI均可见颈椎有异常，如颈椎失稳、骨质增生、椎间盘突出等。

6. 混合型　同时合并两种或两种以上证型者称为混合型颈椎病。临床上经常发现有些患者早期为颈型，以后发展成为神经根型或其他型颈椎病。混合型的患者病程一般较长，年龄较大。

治 法 治 则

关于颈椎病的治疗目前除脊髓型外，其余多主张进行一定的保守治疗。2008

年，"第三届全国颈椎病专题座谈会"一致认为颈椎病非手术治疗的临床应用价值是值得肯定的，非手术治疗应视为颈椎病的首选和基本疗法。现代医学的非手术治疗包括牵引、颈托固定、对症的药物及理疗。主要作用是在急性期脱水、消除炎症和改善血液循环，效果有限。对缓解期的病程进展和防止复发，治疗方法较为欠缺。中医则主要通过中药内服、外敷，推拿手法、牵引、针刀、功能锻炼（导引）等手段改善颈椎病的症状和体征，效果较为明显，受到广大患者的好评和接受。中医药治疗本病具有有效性、多样性、互补性、无创性、持续性五大优势。颈椎病手术仅适应极少数经过严格的长期非手术治疗无效且有明显的颈脊髓受压或有严重的神经根受压者。手术的原则如下：①为减压，包括对脊髓、神经根及椎动脉的减压；②为稳定局部，如有节段不稳，在减压的同时予以植骨融合等。

第一节 颈型颈椎病

1. 丹葛舒颈汤

【组成】丹参12g，葛根12g，桂枝12g，白芍12g，生姜3片，大枣4枚。

【功效】祛风散寒，和血通络。

【主治】颈型颈椎病（风寒阻络型）。颈部感受风寒而发病，肢体酸冷，得温则舒，颈项强痛，活动不利，肢端麻木疼痛，四肢拘急，或肌肉萎弱，指趾麻木，舌质暗，苔薄白，脉沉弦或沉迟。

【用法】每日1剂，水煎服，取煎煮头3次的汤药，混合均分3份，每日早、中、晚3次服。

【处方总结】丹参入血分，化瘀生新，葛根入气分，升发轻扬，能解肌，濡润筋脉，二药合用，气血同治，舒经通脉。配以桂枝、白芍，桂枝辛甘温，辛散温通，解肌祛风，温通卫阳，以散卫分之邪，白芍味苦酸，性微寒，益阴敛营，敛固外泄之营阴，两者合用；一散一收，一开一合，恰到好处，使营卫和，气血调，阴阳平。生姜味辛，助桂枝辛散表邪，大枣甘平，滋脾生津，姜枣相配，辛甘相合，脾胃健而营卫通。年龄大伴腰膝酸软，可加黄芪12g，当归12g，以补气养血，强筋壮骨；疼痛明显则加延胡索12g，白芷12g，增强行气止痛之功，失眠多梦加琥珀12g（研末冲服）。本组共48例，经治疗临床治愈34例，显效8例，有效6例，无效2例，有效率为95.8%。

【注意事项】忌酸辣、油腻等刺激性食物，每个疗程10日，连服1~2个疗程。

【来源】沈骏，杨玉涛．丹葛舒颈汤治疗颈型颈椎病（风寒阻络型）临床观察［J］．贵阳中医学院学报，2007，29（3）：21.

2. 加味芍药甘草汤

【出处】东汉·张仲景《伤寒论》

【组成】芍药30g，炙甘草10g，川芎12g，柴胡10g，葛根15g，天麻10g。

【功效】缓急止痛。

【主治】颈型颈椎病。头、颈、肩、背疼痛、僵硬、活动受限，并伴有相应压痛点，椎间孔挤压试验、神经根牵拉试验均正常。

【用法】每日1剂，水煎分2次内服，连服3周。

【处方总结】芍药甘草汤为张仲景所创缓急止痛之良方。由芍药、炙甘草组成，酸甘化阴，舒缓挛急，具有明显的解痉、镇痛作用，后世将其作为缓急止痛之基础方。在芍药甘草汤基础上加川芎、葛根、天麻、柴胡，更加强了解肌舒筋、理气活血、柔肝缓急之功。本组治疗组62例，治愈39例，显效15例，有效5例，无效3例，总有效率为95.16%。

【来源】吴惠明．加味芍药甘草汤与羌活胜湿汤治疗颈椎病的疗效观察［J］．中国中医骨伤科杂志，2008，16（1）：23-24.

3. 颈痛消汤

【出处】洛阳平乐正骨经验方

【组成】羌活15g，独活15g，延胡索10g，桂枝10g，丹参20g，秦艽15g，葛根15g，姜黄10g，桑枝30g，细辛3g，忍冬藤30g，木瓜15g，甘草6g。

【功效】散寒湿，止痹痛，活血络，利关节。

【主治】颈型颈椎病。表现颈项强直，疼痛，肩背疼痛发僵，出现放射性肩臂手疼痛、麻胀，颈椎活动受限伴压痛；X线检查显示颈椎正常或退行性改变。

【用法】每日1剂，2次分服，每次250ml，水煎服，10日为1个疗程。

【处方总结】方中君药羌活、独活二药皆性辛、苦而温，入膀胱、肾经，均可散风寒而胜湿邪。臣药姜黄辛苦而温，辛温相合，能外散风寒，内行气血；苦温相合，能外胜寒湿，内破瘀血。桂枝性温，解肌以和营，温经散寒通血脉；葛根性微寒，发表解肌升阳；桂枝、葛根、细辛合用共奏发表解肌、通经散寒之功，并有引药上行之效。佐以木瓜酸收止痛，兼入肝以养筋，舒筋活络；延胡索其性温，活血利气，通经止痛；桑枝其味苦、性平，入肝经。丹参苦寒，入血分，有清热凉血，祛瘀通经之效。忍冬藤与其他联合，利关节，除痹证。甘草性和而缓，调和诸药，缓急止痛。本组共 150 例，治愈 95 例，好转 50 例，无效 5 例，总有效率为 96.67%。

【来源】周民强，陈利国. 颈痛消汤治疗颈型颈椎病 150 例疗效观察 [J]. 中国中医药现代远程教育，2011，9 (17)：20-21.

4. 复方葛根桂枝汤

【组成】葛根 30g，桂枝 10g，白芍 10g，细辛 5g，羌活 15g，川芎 10g，白芷 10g，防风 10g，威灵仙 15g，炙甘草 10g。

【功效】活血化瘀，祛风除湿。

【主治】风寒湿阻络证的颈型颈椎病。感受风寒湿邪气而发病，肩颈、肢体酸冷疼痛，得温痛减。颈肩项背强痛，后伸、前曲、旋转活动受限，四肢拘急，或有肌肉萎缩，肢体远端麻木疼痛；舌质暗，苔薄白，脉沉迟或沉弦。

【用法】每剂煎煮取汁 200ml，1 剂/日。

【处方总结】方中葛根为君药，发张仲景葛根汤善治"项背强几几"之意，葛根升阳解肌，疏利太阳经气，可明显改善头痛眩晕、项强、肢体酸胀麻木等症状，桂枝温通经脉，配伍芍药，可调和营卫，活血通脉，共为臣药。川芎性味辛散、温通，为血中气药，功善行气活血、祛风止痛，威灵仙、羌活、细辛、白芷、防风辛温散寒，祛风止痛，皆为佐药；炙甘草缓和止痛，调和诸药，为使药。本组观察 102 例，临床控制 36 例，显效 39 例，有效 24 例，无效 3 例，总有效率为 97.1%。

【来源】杨雄健，王伟群，吴惠妃，等. 复方葛根桂枝汤治疗风寒湿阻络证颈型颈椎病 200 例临床疗效观察 [J]. 中医临床研究，2016，8 (17)：76-78.

第二节　神经根型颈椎病

内治方

5. 活血化瘀汤

【组成】葛根 30g，黄芪 30g，当归 15g，川芎 15g，怀牛膝 15g，鸡血藤 30g，白芍 15g，红花 9g，丹参 30g，桂枝 9g，地龙 15g，蜈蚣 2 条，桑寄生 18g，甘草 10g。

【功效】活血化瘀，通络止痛。

【主治】神经根型颈椎病。颈枕部或颈肩部隐痛、剧痛或麻木，并沿着神经根的走行方向伴有向上肢放射性疼痛或麻木。

【用法】加水 500ml 泡 2 小时，煮沸后，文火煎 30 分钟，取汁 150ml 再加水 300ml 煮沸后，文火煎 30 分钟，取汁 100ml 两次相兑。剂量：每日 1 付，服法：分早晚 2 次，饭后 1 小时服。疗程：连续给药 30 日为 1 个疗程，停药 1 周复查。

【处方总结】方中以葛根、黄芪为君药。葛根解肌活血止痛，善治项背强痛，且能生津液，濡养筋脉，而舒其拘挛，是治疗神经根型颈椎病疼痛之要药；黄芪补气养血、益卫固表。川芎、当归为臣药，当归补血、活血、止痛；川芎行气活血，祛风止痛，有通达气血之功，与当归配伍，可增强活血祛瘀、行气止痛之功；两味臣药合用，除助君药补血活血止痛之外，还能通经络，祛风湿。怀牛膝、鸡血藤、蜈蚣、全蝎、白芍为佐药。牛膝既能补肝肾、强筋骨，又能通血脉而利关节；丹参、红花、鸡血藤行血补血、舒筋活络；全蝎，辛，平，通络止痛；白芍，养血敛阴，缓急止痛。甘草缓和药性，调和诸药，为使药。本组治疗 87 例，治愈 61 例，好转 21 例，未愈 5 例，有效率为 94.25%。

【来源】陈君生，张继东，葛孚章，等. 活血化瘀汤治疗神经根型颈椎病的临床研究 [J]. 临床军医杂志，2006，34（5）：548-550.

6. 固本舒筋汤

【组成】骨碎补 30g，狗脊 10g，桑寄生 15g，葛根 20g，当归 10g，鸡血藤 20g，生地黄 12g，白芍 12g，川芎 6g，僵蚕 10g，防风 10g，桂枝 10g，甘草 6g。

【功效】滋肝补肾，祛风养血，舒筋通络。

【主治】神经根型颈椎病。颈痛伴上肢放射痛，颈后伸时加重，受压神经根皮肤节段分布区感觉减弱，腱反射异常，肌萎缩，肌力减退，颈活动受限，臂丛神经牵拉试验、椎间孔挤压试验阳性。

【用法】上方加水 500ml，煎两次，取汁 300ml，早晚分 2 次口服。每日 1 剂，7 日为 1 个疗程。

【处方总结】本方骨碎补、狗脊、桑寄生、生地黄滋补肝肾，强筋骨，壮阳补阴；葛根解肌升清；白芍入肝，破阴结，敛阴养血，配甘草缓急止痛，加辛香温润、养血而行血中之气的当归、川芎组成四物汤，以柔肝养筋；僵蚕除肝经风热；督脉总督一身之阳，加桂枝，温通经脉，振奋阳气，疏利太阳经脉，并与白芍相伍调和营卫。防风祛风解痉，当归、鸡血藤养血通脉。风寒湿型加羌活 10g，细辛 3g 散寒通络；痰湿阻络型加天麻 10g，石菖蒲 10g 祛湿化痰；气滞血瘀型加延胡索 10g，红花 10g 行气活血；肝肾不足型加枸杞子 10g，续断 10g 补益肝肾。本组治疗 122 例，治愈 77 例，好转 32 例，未愈 13 例，有效率为 89.3%。

【来源】宋琪，姜淑洁．固本舒筋汤治疗神经根型颈椎病 122 例临床观察 [J]．北京中医，2007，26（9）：595-596.

7. 白芍木瓜灵仙汤

【出处】洛阳正骨医院经验方

【组成】白芍 18g，木瓜 18g，威灵仙 12g，葛根 12g，鸡血藤 12g，川芎 9g，丹参 12g，熟地黄 10g，甘草 6g。

【功效】补肝益肾，强健筋骨，活血化瘀，通络止痛，驱除外邪。

【主治】神经根型颈椎病。

【用法】每日 1 剂，水煎 2 次分服，2 周为 1 个疗程。

【处方总结】白芍补肝益肾，解痉止痛，此品专补血益肝，通顺血脉，利膀胱、大小肠，可去水气，可消除神经根周围组织的水肿、充血等病变，主治筋脉失养诸症，养肝柔肝，使筋有所生，肝有所养，通络缓急止痛。木瓜，酸入肝，温以通络、舒筋活络，为治风湿痛所常用，筋脉拘挛者尤为要药。威灵仙味咸，性辛温善走，祛风湿、通经络、健筋骨、止痹痛作用强，通十二经络。葛根生津舒筋、解肌祛风，可缓解由骨质增生引起的疼痛、肿胀，痹痛及瘫痪、麻木等症，二药合用效宏而力专。葛根、威灵仙合用可促使椎间孔周围关节囊滑膜充血水肿消退，解除神经根的压迫，消除肌肉痉挛，改善颈部血液供应，效果显著。鸡血藤苦、微甘性温，行血补血、舒筋活络；川芎性温辛散，为血中气药，善治筋脉紧缩之疾。本组共 162 例，痊愈 92 例，好转 64 例，无效 6 例，总有效率为 96.3%。

【来源】杨洸，杨耀洲，赵玛丽，等．白芍木瓜汤治疗神经根型颈椎病疗效观 [J]．中医正骨，2008，20（2）：9-10.

8. 补肾壮骨活血汤

【组成】葛根 30g，杜仲 15g，桑寄生 15g，续断 15g，鳖甲 15g，龟甲 15g，枸杞子 15g，肉苁蓉 15g，穿山甲 12g，地龙 12g，土鳖虫 12g，桃仁 18g，红花 18g，当归 18g，三七 18g，鸡血藤 18g，骨碎补 18g，制乳香 18g，制没药 18g，黄芪 20g，紫河车 20g，苏木 10g，桂枝 9g。

【功效】补益肝肾，强筋壮骨，舒筋通络，消肿止痛。

【主治】神经根型颈椎病。

【用法】每日 1 剂，水煎取汁 300ml，分 2 次服。10 日为 1 个疗程。

【处方总结】方中葛根味甘、辛，性平，入胃、脾经，轻扬升发，既能发表解肌，又能疏通足太阳膀胱经的经气；杜仲、桑寄生、续断、龟甲、枸杞子、肉苁蓉补肝肾，软坚散结；土鳖虫、桃仁、红花、三七、乳香、没药活血化瘀消肿；骨碎补补益肝肾，强筋壮骨；黄芪、当归、紫河车补益气血；穿山甲、地龙理气通络舒筋。头痛加川芎15g；湿重加薏苡仁20g；麻木较重加木瓜20g。本组270例中，治疗2个疗程后，痊愈250例，显效11例，有效6例，无效3例。痊愈率为92.6%，总有效率为98.9%。

【来源】崔书国，赵建，杨柳，等．补肾壮骨活血汤配合牵引、推拿治疗神经根型颈椎病临床观察［J］．河北中医，2008，30（10）：1033-1034.

9. 独活寄生汤

【出处】唐·孙思邈《备急千金要方》

【组成】独活15g，桑寄生15g，杜仲15g，牛膝15g，细辛3g，秦艽12g，茯苓10g，肉桂心6g，防风12g，川芎15g，党参15g，甘草6g，当归12g，芍药15g，地黄15g。

【功效】补肝肾，益气血，祛风湿，止痹痛。

【主治】神经根型颈椎病。肩、臂部疼痛，麻木，颈部活动不利为主要症状。疼痛向一侧或双侧上肢放射，多为酸痛、钝痛或刺痛，严重者患肢酸痛无力，握力减弱，肌肉萎缩为其临床表现。

【用法】每日1剂，水煎服。

【处方总结】方中独活为君，取其善祛下焦之风寒湿邪；伍以细辛发散阴经风寒，防风祛风邪以胜湿；秦艽除风湿而舒筋；桑寄生、杜仲、牛膝祛风湿兼补肝肾；当归、川芎、地黄、白芍养血兼活血；党参、茯苓补气健脾；桂枝温通血脉；甘草调和诸药。若偏寒湿者酌加制苍术、海风藤、草乌，湿热者酌情加忍冬藤。本组120例中治愈57例（47.5%），显效47例（39.2%），有效13例（10.8%），无效3例（2.5%）。

【注意事项】急性者给予脱水3日加颈托外固定2周。

【来源】吴志君，余爱玉．独活寄生汤治疗神经根型颈椎病［J］．中国社区医师，2010，26（12）：123.

10. 滋阴柔筋息风汤

【出处】河南省中医院国家级名老中医毛德西教授经验方

【组成】何首乌15g，木瓜15g，钩藤（后下）15g，络石藤15g，豨莶草30g，桑枝30g，桂枝10g，麦芽30g，海螵蛸15g，甘草10g。

【功效】滋阴柔筋，平肝息风。

【主治】神经根型颈椎病。颈部酸胀、疼痛、僵硬，伴椎棘间及两侧压痛，颈、肩、上肢串痛麻木，以痛为主；或有头痛昏重感，颈部僵硬，活动不利，恶寒畏风。舌质淡红，苔薄白，脉弦紧或细弦。

【用法】水煎服，每日1剂，每日2次，连续治疗2周。

【处方总结】方中以舒筋活络的药物为主，如络石藤、桑枝、桂枝、麦芽等；何首乌、木瓜补肝肾；豨莶草、钩藤祛风；海螵蛸本为固涩药，有收敛过亢肝气的作用；甘草和中，可缓解风动之势。本组共治疗34例，临床控制14例，显效15例，有效3例，无效2例，总有效率为94%。

【来源】周荣峰.滋阴柔筋息风汤治疗神经根型颈椎病34例［J］.中国中医药现代远程教育，2011，9（5）：29.

11. 筋痹方

【出处】上海中医药大学龙华医院施杞教授经验方

【组成】生黄芪、党参、当归、白芍、川芎、生地黄、柴胡、桃仁、乳香、五灵脂、红花、秦艽、羌活、地龙、制香附、川牛膝、炙甘草。

【功效】活血化瘀，行气止痛。

【主治】神经根型颈椎病。颈枕部或颈肩部隐痛、剧痛或麻木，并沿着神经根的走行方向伴有放射性疼痛或麻木等。

【用法】每日1剂，水煎，早晚分服。14日为1个疗程，连续服用2个疗程。

【处方总结】方中生地黄、桃仁、红花、当归、川芎活血祛瘀；黄芪、党参益气补血行血；柴胡性味苦平，气质轻清，能升能降，疏解郁滞、化瘀散结，可达上中下三部；乳香、五灵脂、香附行气血、止痹痛；秦艽、羌活祛风除湿；牛膝、地龙疏通经络以利关节；白芍、甘草缓急止痛；甘草调和诸药。疼痛甚者，加服麝香保心丸，每次2粒，每日2次；肢体麻木者，加蜈蚣3g；伴咽喉肿痛者，加玄参12g，板蓝根18g。本组150例病例中，痊愈58例，好转80例，无效12例；治愈率为38.67%；总有效率为92.00%。

【来源】叶秀兰，李晓峰，李军.筋痹方治疗神经根型颈椎病150例临床观察［J］.上海中医药杂志，2012，46（5）：58-60.

12. 芪蛭通络方

【组成】黄芪20g，水蛭9g，僵蚕10g，葛根10g，威灵仙10g，白芍12g，熟地黄15g，桑寄生15g。

【功效】补气活血，化痰通络。

【主治】①具有较典型的根型症状麻木、疼痛且范围与颈脊神经所支配的区域相一致；②压颈试验或臂丛神经牵拉试验阳性；③影像学所见与临床表现相符合。

【用法】将上述药物加水 1000ml，浸泡 30 分钟后，煎煮取汁 400ml，去渣，再浓缩至 200ml，每袋 100ml，早晚各服一袋。

【处方总结】方中以黄芪补气升阳，水蛭活血化瘀，僵蚕化痰通络为君药。辅以葛根、威灵仙生津舒筋、祛风除湿，二药合用效宏而力专，可促使椎间孔周围关节囊滑膜充血水肿消退，解除神经根的压迫，消除肌肉痉挛，改善颈部血液供应。白芍养血滋阴、濡养筋脉。熟地黄、桑寄生补肝肾、祛风湿、强腰脊、壮筋骨。本组观察 80 例，治愈 40 例，好转 35 例，无效 5 例，总有效率为 93.75%。

【来源】侯利军，韩淑凯，马会军，等.芪蛭通络方配合经筋排刺法对神经根型颈椎病患者生活质量的影响［J］.四川中医，2014，32（5）：121-122.

13. 通阳利湿方

【组成】桂枝 9g，黄芪 30g，葛根 15g，白芍 25g，白术 12g，茯苓 15g，猪苓 12g，泽泻 10g，苦杏仁 6g，香薷 9g，葶苈子 10g，车前子 15g，薏苡仁 30g，延胡索 10g，川芎 9g，酒大黄 3g，羌活 9g，姜黄 10g，威灵仙 9g。

【功效】通阳利湿。

【主治】颈肩重着疼痛、发凉，遇寒加重，得热则舒，舌质淡，舌体胖，边有齿痕，苔厚或腻，苔色白或黄，脉濡或弦。

【用法】1 剂/日，水煎 2 次，每次取药液 150ml，将 2 次药液混合后平均分为 2 份，每日早晚饭后 40 分钟，各口服 1 份。

【处方总结】方中黄芪、桂枝为君，补气通阳；桂枝、葛根、白芍取《伤寒论》桂枝加葛根汤之意，舒项部太阳经气，融雪于阡陌，且桂枝与白术、茯苓、猪苓、泽泻合用暗应苓桂术甘汤与五苓散，扶脾阳以运水，温肾阳助气化。苦杏仁、香薷宣肺气启上源，葶苈子泄肺气之壅闭，与车前子相须为用通利水道，薏苡仁渗中土之湿，舒筋脉，缓拘挛。延胡索、川芎，畅气解郁，使肝健于疏泄，阳气顺以升腾，津液输布有序，酒军为佐，制约黄芪、羌活燥热之性。羌活善入膀胱经上部，姜黄长于行肢臂，威灵仙通行十二经，三药为使，引兵帅直捣黄龙。本组观察 58 例，无效 5 例，好转 15 例，显效 25 例，临床控制 13 例，总有效率为 91.4%。

【来源】王鹏，乔钢，陈爱民，等.通阳利湿方治疗神经根型颈椎病急性期患者的临床观察［J］.中国实验方剂学杂志，2014，20（11）：175-177.

14. 活血通络汤

【组成】桂枝 6g，葛根 20g，姜黄 10g，蜈蚣 1 条，僵蚕 6g，当归 10g，川芎 10g，地龙 10g，三七粉 10g，延胡索 15g，秦艽 10g，鸡血藤 15g，白芍 15g，薏苡仁 15g，甘草 6g。

【功效】活血通络。

【主治】颈项强痛，夜间尤甚，动则加剧，其痛多为刺痛，痛点固定不移；次症：常伴肢体麻木，舌质淡红，或紫暗有瘀斑，脉弦或涩。

【用法】每日 1 剂，取上诸药加水 500ml，浸泡 1 小时 30 分钟，武火煮沸后文火煎 30 分钟，取出药液约 200ml，再加水 300ml 煮沸后文火再煎 40 分钟，取汁约 100ml，两次相兑，早晚饭后 1 小时分服。

【处方总结】方中以延胡索为君，以活血行气止痛；三七粉、当归、川芎、姜黄增加活血化瘀止痛之效，蜈蚣、僵蚕、地龙合用祛风、通络、止痛之功倍，秦艽既祛风湿又通络止痛，鸡血藤既行血补血又舒筋活络，诸药共为臣药，对改善颈肩的疼痛及手的麻痛作用显著；白芍养血敛阴，活血行血而不伤血，又制诸药之辛燥；薏苡仁利水健脾而除痹，脾气健运，诸气自行，气行而血自运，两药共为佐药。葛根引药上行入颈项，桂枝引药入手而又通脉，再加甘草补脾益气而调和诸药共为使药。本组观察 42 例，治愈 8 例，显效 24 例，有效 7 例，无效 3 例，总有效率为 92.86%。

【来源】胡宏志，周长征，刘梦竹，等. 活血通络汤治疗气滞血瘀型神经根型 42 例总结 [J]. 湖南中医杂志，2015，31（5）：70-71.

15. 颈椎鹿灵汤

【组成】鹿衔草、葛根各 20g，威灵仙、天麻、白芍各 15g，丹参 18g，桃仁、川芎、红花各 12g，桂枝、蕲蛇、菊花各 10g，水蛭粉 4g（冲），珍珠母 40g（先下）。

【功效】发汗解肌，舒肝和筋，祛风湿通络，活血化瘀。

【主治】具有较典型的根型症状麻木疼痛且范围与颈脊神经所支配的区域相一致；压颈试验或臂丛神经牵拉试验阳性；影像学所见与临床表现相符合。

【用法】每剂煎煮取汁 200ml，1 剂/日。

【处方总结】中医认为风为百病之长，风邪伤人可致太阳经脉不利，则颈椎强痛，故本方用葛根汤发汗兼解肌；神经根型颈椎病的发生主要和五脏中的肝脏关系密切，因为"肝主筋"，《诸病源候论》论述本病为："邪客关机，则使筋挛；邪客于太阳之络，令人肩背急也"。因此，本病多由于寒凝气滞，筋失所养，则可见肌肉挛缩。故选用天麻、珍珠母、菊花舒肝和筋。寒邪伤人则阳气受损，气脉不通，不通则痛。湿邪重浊黏腻，伤人则肢体沉重，病程缠绵。本方选用蕲蛇、鹿衔草、威灵仙祛风湿，通经络。川芎、丹参、桃仁、红花活血化瘀，水蛭粉，破血逐瘀。本组观察 35 例，治愈 13

例，好转 20 例，未愈 2 例，总有效率为 94.29%。

【来源】张艳平，诸云龙，刘光锋，等．颈椎鹿灵汤联合针刺治疗神经根型颈椎病 35 例 [J]．陕西中医，2016，37（11）：1530-1532．

外治方

16. 海桐皮汤

【出处】《医宗金鉴·卷八十八》

【组成】海桐皮 20g，透骨草 20g，乳香、没药各 20g，当归 20g，花椒 20g，红花、川芎 15g，防风、白芷、威灵仙、甘草各 15g。

【功效】活血化瘀，舒筋通络，消肿止痛。

【主治】一侧或双侧上肢麻木，颈肩臂部疼痛，疼痛自颈部放射至肩、上臂、前臂、手指及前胸，握力减退。臂丛牵拉试验，压顶试验阳性，神经根分布区感觉麻木或酸胀不适，肌肉压痛，肱二头肌、肱三头肌腱反射减弱或消失。

【用法】将以上药物装入网织袋中放入光明控温仪器（98～100℃）中 20 分钟，取出后透气毛巾包裹，热敷时温度以患者适应为宜。一般 30 分钟左右。每日 2 次。

【处方总结】方中海桐皮、透骨草通痹止痛、舒筋活络；威灵仙祛风湿，通经络；桂枝、花椒祛寒通痹、温经通络；乳香、没药、当归、红花消肿止痛、活血化瘀；甘草调和诸药。本组观察 64 例，临床痊愈 4 例，好转 56 例，无效 4 例，总有效率为 94%。

【来源】张殿银，刘菲菲．海桐皮汤热敷配合针灸推拿治疗神经根型颈椎病的临床观察 [J]．山西医药杂志，2016，45（18）：2192-2193．

第三节　椎动脉型颈椎病

内治方

17. 半夏白术天麻汤合指迷茯苓丸

【出处】清·程钟龄《医学心悟》

【组成】半夏、天麻各 15g，白术、橘红、附子（先煎）、枳实、胆南星、甘草各 10g，茯苓 20g。

【功效】化痰息风，健脾补肾，祛湿通络。

【主治】椎动脉型颈椎病。头晕头痛，昏沉不清，记忆力减退，或失眠健忘，甚者恶心、呕吐，可伴有颈肩部疼痛，转动头部或突然变换体位时可致症状发作或加重，舌质淡红，苔白腻，脉滑。

【用法】水煎服，每日 1 剂，10 日为 1 个疗程。连用 2 个疗程。

【处方总结】方中半夏燥湿化痰，天麻息风止眩晕，二者合用，为治风痰眩晕之要药；白术、茯苓健脾祛湿，以除生痰之源；胆南星、枳实燥湿豁痰，以助半夏之力；附子补脾肾阳气，以补虚固本，共为辅药；橘红理气化痰，甘草、生姜、大枣调和脾胃，均为佐使药。颈肩部疼痛者加葛根 30g，姜黄 10g；上肢疼痛麻木者加全蝎 10g，桑枝 15g；恶心、呕吐者加竹茹 10g，赭石 30g。本组共 82 例，治愈 43 例，好转 29 例，未愈 10 例，总有效率为 87.80%。

【来源】李现林. 半夏白术天麻汤合指迷茯苓丸治疗椎动脉型颈椎病 [J]. 四川中医，2004，22（7）：82.

18. 补阳还五汤

【出处】清·王清任《医林改错》

【组成】黄芪 40g，白芍 20g，川芎 15g，当归 15g，半夏 12g，桃仁 10g，红花 10g，地龙 15g，葛根 30g，鹿衔草 30g。

【功效】益气活血，补益肝肾，化痰通络。

【主治】椎动脉型颈椎病。与颈部活动有关的发作性眩晕或伴有头痛、恶心、呕吐及耳鸣、颈枕痛等。旋颈试验阳性。颈椎 X 线、CT 等检查显示多伴有颈椎生理曲度变直，或伴有钩椎关节增生。

【用法】每日 1 剂，水煎 3 次共 450ml，分 3 次口服。剩下药渣盛入布袋内，加入酒糟蒸热后敷于颈后部，早晚 2 次，连续 15 日为 1 个疗程。连续 2 个疗程。

【处方总结】本方重用黄芪以补气、升举阳气，白芍柔肝止痛，有抗炎、镇痛、扩张血管、增加血流量之功效；桃仁、红花活血化瘀，能改善血液循环。地龙息风、通络，从而改善血液流变性和微循环障碍。葛根轻扬升散，解肌止痛，能增强微血管运动的振幅，提高局部微血管流量，使毛细血管网开放明显、血流加速，具有改善微循环作用。鹿衔草补益肝肾、祛风除湿，减少炎性介质的释放。半夏燥湿化痰，具有中枢镇静作用。血瘀明显加三七（冲粉）5g；头昏明显加天麻 15g。本组治疗 36 例，治愈 23 例，好转 11 例，无效 2 例，总有效率为 94.5%。

【来源】孙波，陈云志，杨新勇. 补阳还五汤治疗椎动脉型颈椎病临床观察 [J]. 辽宁中医杂志，2008，35（7）：1050-1051.

19. 通络饮

【出处】江苏省中医院许建安教授经验方

【组成】桂枝 6g，防风 8g，川芎 12g，当归 10g，白术 10g，白芍 10g，天麻 10g，鸡血藤 12g，桑枝 12g，蜈蚣 2 条，丹参 10g，葛根 10g，菊花 8g，淫羊藿 10g，生甘草 5g。

【功效】活血通络，祛风止痛。

【主治】椎动脉型颈椎病。颈性眩晕，可因头位或体位改变而诱发，旋颈试验阳性，X 线检查有异常，如钩椎关节增生、椎间隙狭窄等，经颅多普勒超声检查示椎基底动脉血流速度改变等。

【用法】每日 1 剂，水煎服，每日 2 次。

【处方总结】通络饮方中桂枝为上肢引经药且温经通络，葛根发表解肌止痛且能引药上行直达病所，天麻化痰平肝息风而止眩，菊花平抑肝阳，丹参、川芎、当归、赤芍活血化瘀，鸡血藤行血补血、舒筋活络，防风胜湿止痛，蜈蚣息风止痉、通络止痛，淫羊藿补肾强心、壮阳通痹，甘草调和诸药。本组 20 例，临床控制 4 例，显效 6 例，有效 8 例，无效 2 例，总有效率为 90%。

【来源】吉海飞，许建安. 通络饮治疗椎动脉型颈椎病临床研究［J］. 实用中医药杂志，2010，26（5）：299-300.

20. 清眩舒颈汤

【出处】长春中医药大学刘柏龄教授经验方

【组成】天麻 15g，钩藤 20g，石决明 25g，半夏 15g，茯苓 20g，葛根 20g，陈皮 15g，旋覆花（包煎）15g，竹茹 15g，黄芩 15g，丹参 15g，白僵蚕 15g，泽兰 15g，全蝎 5g，白芍 20g，甘草 10g。

【功效】平肝息风，活血化痰。

【主治】椎动脉型颈椎病。眩晕或猝倒，头痛，颈项强痛，恶心欲吐，手指麻木，胸闷胸痛，舌质红，脉弦滑弦涩。辨证为肝风内动，痰凝血瘀者。

【用法】水煎服，每日 2 次，15 天为 1 个疗程，服药 1 个疗程。

【处方总结】方中天麻、钩藤、石决明平肝息风定眩；半夏、陈皮、茯苓、甘草为二陈汤的组成健脾燥湿化痰；旋覆花取其"诸化皆升，旋覆独降"之意，降逆止呕；竹茹化痰；葛根舒经通络；丹参活血化瘀；僵蚕、全蝎祛风化痰；黄芩清热，泽兰活血行气，共奏平肝息风、活血化痰之功，改善椎动脉供血不足。应用刘柏龄教授经验方"清眩舒筋汤"治疗本病，通过采用多普勒 B 超测量证实对椎动脉的血流速度、管径、单位时间内血流量均有改善，为清眩舒颈汤治疗椎动脉型颈椎病提供了客观依据。

【来源】黄丹奇. 清眩舒颈汤治疗椎动脉型颈椎病的临床观察［J］. 中国临床医生，2010，38（7）：51-52.

21. 芎麻汤合十味温胆汤

【出处】清·吴谦《医宗金鉴》；元·危亦林《世医得效方》

【组成】川芎、天麻、法半夏、茯苓、五味子各 10g，熟地黄、党参、酸枣仁各 15g，炙甘草、远志、陈皮、枳壳各 6g，生姜 3 片，大枣 7 枚。

【功效】平肝息风，益气养血，补心安神，祛瘀化痰。

【主治】椎动脉型颈椎病。颈性眩晕可有卒倒史；旋颈试验阳性；X 线片显示有异常表现；多伴有交感神经症状。

【用法】水煎服，每日 1 剂，分 2 次口服，连续服用 3～10 日。

【处方总结】方中川芎，辛香走窜而行气，上行头目而祛风，下入血海以调经。并外彻皮毛，旁通四肢，为血中之气药，具有活血行气、祛风止痛、开郁燥湿之功。天麻以平肝息风止痉。芎麻汤主治头痛眩晕，泛恶欲吐，头重欲倒。十味温胆汤即温胆汤（半夏、竹茹、茯苓、陈皮、枳壳、甘草）减去清胆化痰之竹茹，加入益气养血、补心安神之人参、熟地黄、五味子、酸枣仁、远志而成（方中人参以党参替代）。芎麻汤与十味温胆汤合用，共奏平肝息风、益气养血、补心安神、祛瘀化痰之功效。本组治疗 120 例，其中痊愈 52 例，好转 45 例，未愈 23 例，总有效率为 80.8%。

【来源】陈冠儒，张鸿振. 芎麻汤合十味温胆汤治疗椎动脉型颈椎病 120 例［J］. 上海中医药杂志，2010，44（10）：56.

22. 活血平肝汤

【组成】葛根 20g，丹参 15g，川芎 15g，鸡血藤 15g，威灵仙 15g，伸筋草 15g，羌活 15g，白芍 10g，天麻 10g，白蒺藜 10g，木瓜 10g。

【功效】活血止痛，平肝止眩。

【主治】椎动脉型颈椎病。有慢性劳损或外伤史，或有颈椎退行性病变。头晕昏蒙，重者如坐舟船，其则晕倒，多伴颈僵，头痛，耳鸣，记忆力下降，恶心，呕吐，失眠等，常由头颈转动诱发。

【用法】每日 1 剂，水煎煮 2～3 次，每次沸后 25～30 分钟取汁，煎液合并，每日 3 次，温服，15 日为 1 个疗程。

【处方总结】方中葛根用量独重为君药，功能升阳解肌、舒筋活络，其秉性轻清，赋体厚重，轻而去实，重而镇动，引诸药直达颈项，为治疗颈椎病的良药。配桂枝辛散温通，解肌祛风，温通经脉，通脉络而解项背拘急。丹参、川芎、鸡血藤疏通气血，舒筋活络，缓解颈肌痉挛。威灵仙入膀胱经，辛散走窜，可消一切积湿停痰、血凝气滞。伸筋草疏风活络，通痹止痉，伸筋解挛。羌活祛风除湿，可畅通督脉膀胱之气。以白芍养血柔肝，和营养血，解痉挛。天麻平肝息风通络，平眩祛晕。白蒺藜疏散肝郁。木瓜味酸入肝，强筋益血，善疗项强筋急。活血平肝汤方诸药合用，共奏活血平肝通络之功。本组共48例，治愈19例，显效16例，有效9例，无效4例，总有效率为92%。

【来源】刘洪涛. 活血平肝汤治疗椎动脉型颈椎病临床观察［J］. 天津中医药，2011，28（3）：202-204.

23. 定眩汤

【组成】熟地黄15g，杜仲18g，白术12g，半夏12g，茯苓12g，天麻18g，钩藤15g，僵蚕9g，生龙骨9g，首乌藤12g。

【功效】补益肝肾，添精生髓，健脾祛湿，重镇息风。

【主治】椎动脉型颈椎病。眩晕为主，或旋转型，或摇摆型，或活动性眩晕；多在头颈转动或伸屈时诱发，可伴有头痛、视物不清、耳鸣、内脏性障碍（如恶心、呕吐、上腹不适感、出汗等）重者有短暂视物不清、猝倒等。

【用法】水煎服，每日1剂，15日为1个疗程。

【处方总结】本方中熟地黄、杜仲补肝肾、添精生髓；白术健脾；半夏、茯苓化痰祛湿；天麻、钩藤、僵蚕息风；生龙骨、首乌藤重镇安神，潜阳入阴，体现标本兼治之法。恶心、呕吐者加竹茹15g，目赤肿痛者加菊花12g，桑叶12g，决明子12g，颈背部疼痛背紧者加姜黄12g，葛根30g，桑枝12g，伴夜寐不安者加远志12g，生牡蛎9g。本组治疗62例，优39例，良17例，好转6例，无效0例，总有效率为100%。

【来源】孙正科. 定眩汤配合颈椎牵引治疗眩晕型颈椎病62例［J］. 中国中医骨伤科杂志，2011，19（9）：53.

24. 定坤汤

【组成】半夏10g，白术10g，陈皮5g，茯苓20g，钩藤15g，泽泻20g，天麻10g，石决明30g，全蝎10g，甘草5g。

【功效】健脾化痰，疏肝息风。

【主治】椎动脉型颈椎病。症状为眩晕、恶心、呕吐、耳鸣、耳聋、颈项僵硬、疼痛，常因头部转动或侧弯至某一位置时诱发或加重。

【用法】每日 1 剂，煎 2 次，每次加水 500ml，煎至 300ml，早晚分服。

【处方总结】方中半夏燥湿化痰，天麻平肝息风，两者合用，为治风痰眩晕之要药。天麻为定风草，故为治风之神药。茯苓、白术健脾祛湿化痰，陈皮健脾燥湿化痰，钩藤平肝息风，泽泻配白术利水渗湿，祛痰饮；决明平肝潜阳，全蝎祛风通络，甘草调和诸药全方共奏健脾化痰、肝柔息风之功，诸药合用，相得益彰，从而达到标本兼治、消除眩晕之目的。本组治疗 53 例，痊愈 31 例，显效 11 例，有效 6 例，无效 5 例，有效率为 90.57%。

【来源】魏国健.定坤汤联合敏使朗治疗椎动脉型颈椎病的临床疗效分析 [J].热带医学杂志，2012，12（1）：68-70.

25. 葛根汤

【出处】东汉·张仲景《伤寒论》

【组成】葛根 25g，桂枝 10g，白芍 15g，甘草 6g，生姜 9g，大枣 3 枚。

【功效】发汗解肌，舒筋通络。

【主治】发作性眩晕，或同时伴头颈部疼痛、恶心、呕吐、耳鸣、心悸等症状，旋颈试验阳性；影像学检查显示颈椎生理曲度消失或反张，椎间隙变窄，椎体前后缘骨质增生，钩椎关节关节突增生及椎间孔狭窄等退行性改变。

【用法】首煎加水 500ml，取汁 200ml；二煎加水 400ml，取汁 150ml，两煎混合，分 2 次口服，1 个月为 1 个疗程。

【处方总结】本方以葛根为君药，前人有"轻可去实，麻黄、葛根之属是也"的记载。辅以桂枝以温阳通脉，白芍、僵蚕敛阴合营，化痰通络，故三位共为臣药，姜枣配合，调和营卫，甘草调和诸药，共为佐使，对椎动脉血流改善有显著效果。本组 160 例患者经治疗后，痊愈 6 例，显效 39 例，有效 98 例，无效 17 例，总有效率为 89.38%。

【来源】曾庆强，王创明，陈海波.桂枝加葛根汤治疗椎动脉型颈椎病 160 例 [J].光明中医，2012，27（3）：493-495.

26. 镇眩汤

【出处】北京刘寿山老先生经验方

【组成】葛根 30g，川芎 10g，当归 15g，丹参 15g，全蝎 3g，地龙 10g，白芍 15g，甘草 10g，陈皮 10g，枳壳 10g，桂枝 10g，防风 10g。

【功效】活血化瘀，行气疏风。

【主治】椎动脉型颈椎病。颈性眩晕可有卒倒史；旋颈试验阳性；X 线片显示节段不稳或钩椎关节骨质增生，CT 检查显示左右横突孔大小不对称，一侧相对狭窄；MRI 检查有多间盘突出，但其中 1 个间盘病变较重，诱发神经根性疼痛、麻木伴转头眩晕者。

【用法】 水煎服，每日 1 剂，分 2 次服。

【处方总结】 其中葛根是颈椎的专用药物，重用擅长启阴气、生津液、散邪解肌；川芎活血行气，祛风止痛，当归、丹参加强活血化瘀的作用；全蝎、地龙可加强通络止痛的作用；白芍合甘草可养血敛阴，缓急止痛；陈皮、枳壳行气，气行则血行；桂枝温阳通络；防风祛风通络。本组共治疗 58 例，痊愈 26 例，显效 24 例，有效 8 例，无效 0 例，总有效率为 100%。

【来源】 周波，王亚非. 镇眩汤治疗椎动脉型颈椎病疗效观察 [J]. 中国临床医生，2012，40 (3)：59-61.

27. 仙鹤决明汤

【组成】 仙鹤草 20g，石决明 50g，草决明 15g，红蒺藜、白蒺藜各 15g，地龙 12g，薄荷 10g，桑叶 10g，甘草 10g。

【功效】 平抑肝风，镇肝潜阳。

【主治】 颈性眩晕，可因头位或体位改变而诱发，旋颈试验阳性，X 线检查显示有异常，如钩椎关节增生、椎间隙狭窄等，TCD 检查显示椎基底动脉血流速度改变等。

【用法】 水煎服，每日 1 剂，每日 2 次。

【处方总结】 方中仙鹤草味苦、涩，性平，归肺、肝、脾经，为收敛止血药，有补虚强壮作用，故又名脱力草，可治疗劳力过度所致的脱力劳伤，大剂量使用可清除内耳水肿，改善颅内淋巴液回流，故选为君药。石决明味咸，性寒，归肝经，能够清肝明目，疏肝潜阳；草决明味甘、苦、咸，性微寒，归肝、大肠经，《日华子本草》认为可"助肝气，益精水"，"治头风，明目"，故石决明、草决明共为臣药。《本草再新》中记载，红蒺藜可"镇肝风，泻肝火，益气化痰，散湿破血，消痈疽，散疮毒。"白蒺藜味苦、辛，性平，入肝经，可平肝解郁，祛风明目，用于肝阳眩晕头痛，肝郁胁痛，风热头痛，目赤肿痛，皮肤瘙痒等症。二药共用可活血利水，消除脑及内耳水肿，故为佐使。地龙味咸，性寒，清热，镇痉，利尿，解毒，其富含蚓激酶，有防止血栓形成的作用，既能搜风剔络，又能预防中风的发生，亦为方中佐治之药。薄荷、桑叶能解表疏外风，减轻淋巴管炎性改变，防止外风引动内风，亦为佐药。甘草缓急而调和诸药。脾虚者加苓桂术甘汤，疼痛者加血竭 2g 冲服，上肢麻木者加天麻 15g，不寐者加酸枣仁 30g，五味子 15g。

【来源】姜劲挺，张伦广，安文博，等．手法配合仙鹤决明汤治疗椎动脉型颈椎病60例［J］．河南中医，2013，33（5）：776-778.

28. 益气化痰活血汤

【组成】黄芪、泽泻、仙鹤草各30g，党参、白术、酸枣仁、丹参、葛根各20g，茯苓、当归、半夏、天麻、藿香各10g，升麻6g。

【功效】益气活血，消痰止眩。

【主治】椎-基底动脉供血不足引起的症状：偏头痛、耳鸣、听力减退、耳聋、眩晕（前庭症状）、记忆力减退、失眠、多梦、健忘、视力障碍、发音障碍，上述症状的发生常因头颈部的突然旋转而诱发；旋颈试验阳性；X线片显示节段性不稳定或枢椎关节骨质增生，多伴有交感症状；除外眼源性、耳源性眩晕；除外神经官能症与颅内肿瘤等。

【用法】水煎服，每日1剂，每日2次。

【处方总结】方中重用黄芪、党参大补脾肺之气，以益生血之源；当归、丹参、葛根活血养血，改善血液循环；茯苓、法半夏、白术、天麻、泽泻、藿香健脾化痰、祛风止眩；升麻升阳举陷；因患者常伴有焦虑症状，故用酸枣仁镇静安神；近年来常有报道仙鹤草治疗本病效果甚佳，故辨病用之。本组观察48例，痊愈38例，显效4例，有效3例，无效3例，总有效率为93.75%。

【来源】林宝华，黄源鹏，邱丽斌．益气化痰活血汤配合理疗治疗椎动脉型颈椎病48例疗效观察［J］．新中医，2013，45（9）：67-68.

29. 颈眩灵汤

【组成】半夏9g，白术12g，天麻9g，茯苓9g，桃仁12g，红花9g，川芎9g，丹参12g，姜黄6g，葛根12g，甘草6g。

【功效】化痰止呕，息风通络，祛瘀止痛。

【主治】曾有摔倒发作，并伴有颈性眩晕；旋颈试验阳性；影像学检查显示节段性不稳或钩椎关节增生；排除其他原因导致的眩晕；颈部运动试验阳性。

【用法】以水煎服，1剂/日，煎取400ml，早晚各服1次。

【处方总结】方中半夏味辛性温，燥湿化痰，降逆止呕，意在治痰。《素问·至真要大论篇》云："诸风掉眩，皆属于肝"，肝风引动痰浊上扰清窍，则眩晕更易发作。天麻性味甘平，入厥阴肝经，既能平肝息风，又可祛风通络止痛，旨在治风。两者合用，为治风痰眩晕、头痛之要药，共为君药。明·杨仁斋提出"瘀滞不行，皆能眩晕"，痰湿易阻滞气机，气机不畅则致经脉瘀阻。桃仁、红花活血祛瘀，同时寓治风先治血，血行风自灭之意，共为臣药。白术、茯苓健脾祛湿，治生痰之源以助半夏、天麻；川芎、丹参、姜黄助桃仁、红花祛瘀生新，共为佐药。甘草调和诸药，为使药；葛根引药上行于头面，亦为使药。本组观察 50 例，治愈 16 例，显效 22 例，有效 9 例，无效 3 例，总有效率为 94%。

【来源】海渊，毛书歌，毛天东，等．颈眩灵汤治疗椎动脉型颈椎病的临床观察［J］．中医药导报，2015，21（3）：71-73.

30. 平眩汤

【组成】葛根 30g，黄芪 30g，茯苓 15g，川芎 30g，僵蚕 15g，天麻 10g，半夏 15g，白术 10g，莪术 15g，白芍 20g，甘草 10g。

【功效】燥湿化痰解痉，补气活血通络。

【主治】曾有摔倒发作，并伴有颈性眩晕；旋颈试验阳性；影像学检查显示节段性不稳或钩椎关节增生；排除其他原因导致的眩晕；颈部运动试验阳性。

【用法】以水煎服，1 剂/日，煎取 400ml，早晚各服 1 次。

【处方总结】方中葛根甘辛性凉且轻扬升散，可缓解经气不利及筋脉失养而导致的项背头痛；黄芪甘温，为补气要药，能升阳举陷，不仅能补气生血，且能补气行滞，故能治疗气虚、血瘀所致的风湿痹痛。川芎可上行头目及下行血海，还可中开郁结，具有活血通脉和祛风止痛等功效；白芍具有补血养血、解痉止痛等功效；方中茯苓、白术健脾燥湿；半夏祛湿化痰及止眩；僵蚕化痰解痉，祛风散结；莪术具有活血祛瘀之功效；天麻则具有化痰息风的功效；甘草可调药和中。本组观察 30 例，治愈 12 例，有效 8 例，无效 10 例，总有效率为 66.7%。

【来源】刘玉兰，暴宏伶，李莉，等．平眩汤配合通络醒脑针刺方治疗椎动脉型颈椎病临床研究［J］．亚太传统医药，2015，11（12）：80-81.

31. 化痰通络方

【组成】半夏 15g，白术 10g，天麻 6g，茯苓 10g，桂枝 15g，陈皮 15g，枳壳 15g，石菖蒲 10g，当归 10g，丹参 15g，葛根 20g，升麻 10g，大枣 10g，生姜 10g，甘草 6g。

【功效】燥湿化痰，平肝息风。

【主治】颈性眩晕，可因头位或体位改变而诱发，旋颈试验阳性，X 线检查有异常，如钩椎关节增生、椎间隙狭窄等，经颅多普勒超声检查示椎基底动脉血流速度改变等。

【用法】每剂煎煮取汁 200ml，1 剂/日。

【处方总结】方中半夏归肺、脾、胃经，为燥湿化痰、温化寒痰之要药，善治脏腑之湿；半夏辛、温、燥，对胃寒呕吐尤宜。白术性甘、苦，温，归脾、胃经，健脾益气、主要应用于脾气虚证，气虚自汗，脾虚盗汗等证。天麻味甘性平，归肝经，功效为平肝息风、止痉，用于头痛、眩晕、肢体麻木、癫痫抽搐等。李杲在《脾胃论》中说："足太阴痰厥头痛，非半夏不能疗，黑头眩，虚风内作，非天麻不能除，故半夏与天麻，为治风寒、眩晕、头痛之要药"。故方中以半夏燥湿化痰、降逆止呕，白术运脾燥湿，天麻平肝息风而止头眩，而茯苓健脾利湿，桂枝为温里药，有补元阳、通血脉之功效，与补肝肾药、补气血药配伍，镇痛效果明显。陈皮理气健脾，燥湿化痰；枳壳主风痒麻痹，通利关节，安胃，止风痛；石菖蒲化湿开胃，开窍豁痰，醒神益智；当归补血、活血；丹参活血通经，专调经脉，理骨筋酸痛；葛根生津液，补中焦，濡润筋脉；升麻升阳、发表、解毒；生姜、大枣调和脾胃为佐；甘草调合诸药为使。本组观察44例，治愈15例，显效15例，有效8例，无效6例，总有效率为86.36%。

【来源】岳耀显，战争尧，黄峰．化痰通络方治疗椎动脉型颈椎病44例[J]．河南中医，2016，36（7）：1232-1233．

32. 葛根二藤汤

【组成】葛根18g，钩藤12g（后下），鸡血藤12g，黄芪15g，当归15g，赤芍12g，川芎12g，泽泻12g，丹参12g，鹿角胶12g（烊化），姜黄9g，天麻9g，地龙3g，全蝎3g，蜈蚣2条，木香9g，首乌藤6g，甘草6g。

【功效】舒筋活络，补气养血，活血祛瘀，祛风通络。

【主治】气血不足证。主证：颈项胀痛沉重，眩晕，头痛，膝软，畏寒肢冷。次证：耳鸣，心悸，气短，夜尿频，舌质淡，苔白，脉沉细弱。

肝阳上亢证。主证：眩晕，头痛，目赤，舌淡苔白，急躁易怒。次证：面红，口干，便秘，溲赤，舌质红，苔黄，脉弦数。

【用法】每剂煎煮取汁200ml，1剂/日。

【处方总结】方中葛根解肌升阳，平肝降压，既能缓解外邪郁阻，经气不利，筋脉失养所致的项背疼痛，又能升脾胃清阳之气；钩藤、天麻入肝经，长于平肝息风，风息则眩晕自止，为治疗眩晕、头痛之要药；鸡血藤、当归、黄芪补养气血，气血足则肾精化生有源，鸡血藤还能舒筋活络，去瘀血，流利经脉；丹参、赤芍、姜黄活血祛瘀，川芎活血行气，祛风止痛，能上行头目，引药上行，为"血中之气药"，加强丹参、赤芍祛瘀之功，气行则血行，血行则瘀不生；泽泻善泄浊阴，与葛根同用，一升一降，使清阳得升，浊阴得降；鹿角胶补肝肾益精血以充养脑髓；地龙、全蝎、蜈蚣平肝息风，又善入络搜风散邪，通络止痛；首乌藤祛风通络，又能交通心肾；木香畅通全身气机，甘草调和诸药。本组观察 30 例，临床痊愈 5 例，显效 15 例，有效 8 例，无效 2 例，总有效率为 93.3%。

【来源】陈云刚，任维龙，郝延科. 葛根二藤汤治疗椎动脉型颈椎病的临床观察 [J]. 中国实验方剂学杂志，2016，22（16）：172-176.

33. 益气聪明汤

【出处】王肯堂·《证治准绳》

【组成】黄芪 25g，葛根 25g，蔓荆子 15g，白芍 15g，黄柏 15g，升麻 5g，天麻 15g，炙甘草 10g。

【功效】益气升阳。

【主治】眩晕动则加剧，劳累即发，面色白，神疲乏力，倦怠懒言，唇甲不华，发色不泽，心悸少寐，纳少，腹胀，舌质淡，苔薄白，脉细弱。

【用法】1 剂/日，水煎早晚各服 1 次。

【处方总结】方中黄芪、炙甘草甘温健中焦，补中气，葛根、升麻入肝走胃，升清阳，使阳气上升，配以蔓荆子加强升散之力，使中土旺盛之气上达头目，减轻眩晕症状；方中更以白芍、黄柏养血柔肝、滋阴降火，共固下焦，以防止其生发太过。诸药合用使中气得补，清阳得升，清窍得养，精血上注于脑，濡养脑窍，因此精明之府功能恢复，而眩晕自止。

【来源】张晓宇，王平，王志红，等. 益气聪明汤配合针刺治疗椎动脉型颈椎病 128 例短期疗效观察 [J]. 中医药临床杂志，2017，29（2）：228-230.

外治方

34. 颈痛散

【组成】白芷 10g，川芎 10g，红花 6g，赤芍 10g，羌活 10g，黑故纸 10g，生南星 10g，制川乌 10g。

【功效】祛寒湿痰瘀，疏通脉络。

【主治】椎动脉型颈椎病。头晕，头痛，颈项僵硬，肩背酸胀疼痛，耳鸣耳聋，颈后肌肉压痛等。

【用法】上药共研细末，过 100 目筛，加热酒调成糊糊状，装入纱布缝在（150cm×90cm）的布袋里，趁热敷于患处。然后用装有 60～70℃ 的热水袋或盐水瓶覆盖加温，最后外用绷带固定。每日 2 次，每次 2 小时，药末敷干后，可再加热酒调拌重敷，每剂药可连续使用 5 日，15 日为 1 个疗程。

【处方总结】椎动脉型颈椎病属中医骨痹、头痛、眩晕等范畴。本病系本虚标实之证。本为肾精骨髓亏损于内，标为风、寒、湿、瘀、痰等邪气阻滞经络，从而导致颈椎之系列病变。故临床上以填肾精、壮筋骨、祛寒湿痰瘀、舒通脉络为主要治疗法则。颈痛散就是基于此原则而立方的，故奏效迅速而平稳。本组共治疗85例，治愈36例，显效24例，有效16例，无效4例，总有效率为95%。

【注意事项】本品有毒，严禁内服。

【来源】王德余.颈痛散外敷治疗椎动脉型颈椎病80例疗效观察及护理体会［J］.湖南中医杂志，2007，23（3）：89-99.

第四节　交感神经型颈椎病

35. 柴胡加龙骨牡蛎汤

【出处】东汉·张仲景《伤寒论》

【组成】柴胡12～20g，龙骨30g，黄芩6～10g，生姜6g，磁石15～20g，党参10g，桂枝6～10g，茯苓12g，半夏6～10g，大黄6～10g，牡蛎30g，大枣6枚。

【功效】疏肝解郁，宁心安神。

【主治】交感神经型颈椎病。头晕，头痛或偏头痛，睡眠欠佳，记忆力减退，注意力不易集中，焦虑或抑郁；眼胀或干涩流泪，视物不清，咽干或口干，恶心甚至呕吐，腹胀腹泻或消化不良，心悸胸闷或心率血压变化；面部或肢体出汗，无汗，畏寒或发热，时觉疼痛麻木又不按神经节段走形分布，上述症状往往与颈部活动有明显关系，可在颈部转动时诱发或加重。

【用法】水煎服，每日1剂。每7日调方1次，连服2周为1个疗程。

【处方总结】《伤寒论》"伤寒八九日，下之，胸满烦惊，小便不利，谵语，一身尽痛，不可转侧者，柴胡加龙骨牡蛎汤主之"。凡辨证为肝胆气郁，兼有阳明腑热，痰火内发而上扰心神，心肝神魂不得潜，敛者可用之。其方证：柴胡体质主要是胸胁苦满；精神神经症状；舌质红苔厚黄腻。郁热加夏枯草、龙胆草或加白芍、龟甲以柔肝缓急；瘀血重，大黄醋制或加桃仁、五灵脂等；顽痰蓄结，选加郁金、白芥子、全蝎等；心烦不宁，加朱砂、首乌藤、枣仁；随病情加减。本组30例，治愈7例，好转21例，未愈2例，有效率为93.3%。

【来源】王志红，王春海，白志刚.柴胡加龙骨牡蛎汤配合手法治疗交感神经型颈椎病30例［J］.天津中医药，2011，19（12）：50.

第五节　脊髓型颈椎病

36. 复元活血汤合圣愈汤

【出处】金·李杲《医学发明》；清·吴谦《医宗金鉴》

【组成】柴胡 9g，天花粉 12g，党参 12g，当归 9g，红花 9g，生甘草 6g，穿山甲 9g，制大黄 9g，桃仁 9g，熟地黄 12g，白芍 12g，川芎 9g，黄芪 15g。

【功效】活血祛瘀通腑，补益气血。

【主治】脊髓型颈椎病。下肢筋脉拘急，行走不利，易跌仆；伴有震颤，兼（或）上肢麻木、疼痛，活动不利；颈部僵硬，转侧不利；舌质紫，脉弦涩。

【用法】每日 1 剂，早晚分 2 次服。

【处方总结】复元活血汤活血祛瘀，兼以疏肝行气通络。方中重用酒制大黄荡涤留瘀败血，引瘀血下行；柴胡疏肝理气，使气行血活，且兼可引诸药入肝经；两药合用，一升一降，以攻散胁下之瘀滞，共为君药。当归、桃仁、红花活血祛瘀，消肿止痛，共为臣药。穿山甲破瘀通络，天花粉既能入血分消瘀而续绝伤，又能清热散结消肿，共为佐药。甘草缓急止痛，调和诸药，是为使药。然而，复元活血汤以祛瘀之药为主，缺少补益之品，不能改善脊髓型颈椎病脏腑亏虚之本虚证。圣愈汤乃四物汤加人参、黄芪健脾益气，使脾气充足，运化有力，既能气血双补，又有补气摄血之功。配合使用的麝香保心丸由人工麝香、人参、人工牛黄、肉桂、苏合香、蟾蜍、冰片等组成，具有芳香温通、益气强心之功效。圣愈汤为上海中医药大学附属龙华医院施杞教授治疗脊髓型颈椎病基本方，体现上海石氏伤科"以气为主，以血为先"的理论和"益气养血，行气活血"的治则。本组共治疗 30 例，治愈 21 例，好转 6 例，未愈 3 例，治愈率 70%，有效率为 90%。

【注意事项】每次服用时加麝香保心丸 2 粒，随汤药服下。30 日为 1 个疗程，共治 3 个疗程。

【来源】叶秀兰，唐占英，莫文．复元活血汤合圣愈汤治疗脊髓型颈椎病 30 例［J］．江苏中医药，2008，40（6）：39-40.

37. 益气化瘀补肾方

【出处】上海中医药大学附属龙华医院施杞教授经验方

【组成】炙黄芪 15g，党参 12g，紫丹参 9g，川芎 9g，补骨脂 15g，肉苁蓉 15g。

【功效】 益气养血，补肾化瘀。

【主治】 脊髓型颈椎病。肢体发紧、步态不稳为主，后期以瘫痪为主要表现。

【用法】 每日 1 剂，煎 2 次混合后分 2 次服用；同时配合麝香保心丸，每次 2 粒，每日 2 次。

【处方总结】 方中以黄芪、川芎为君，黄芪一味能大补肺脾之气，又能宣痹活血通络，还能治疗痿痹。川芎辛散温通，归肝胆经，上行头目，下行血海，中开郁结，旁通络脉，为血中之气药，长于活血行气。两者共同达到益气化瘀之目的。党参助黄芪补气，丹参助川芎补血行血，共为臣药，以助君药。丹参化瘀兼补血，补血活血之力较强。丹参为气中血药，川芎为血中气药，丹参配川芎既补血活血又能通行血脉。补骨脂、肉苁蓉补肾壮骨为佐药，治疗肾虚精亏。麝香一味为使，活血化瘀，开通经络，又引主药行于脊督。全方共奏益气化瘀补肾之功。四肢肿胀者，加葶苈子、汉防己、炒白术等利水药物；下肢痿软、步态不稳者，加软柴胡、炒白芍等疏肝药物；四肢麻木明显者，加全蝎、蜈蚣、鸡血藤等通络药物。本组共治疗 30 例，优良率为 53.33%，有效率为 86.67%，较对照组有明显差异。

【来源】 莫文，施杞，王拥军，等．益气化瘀补肾方治疗脊髓型颈椎病的临床研究 [J]．上海中医药杂志，2008，42（7）：41-42.

38. 舒根汤

【组成】 黄芪 30g，当归 10g，川芎 15g，白芍 30g，桃仁 6g，红花 6g，地龙 10g，甘草 20g，羌活 10g，牛膝 20g，桂枝 15g，秦艽 10g。

【功效】 活血化瘀，补气荣筋止痛。

【主治】 脊髓型颈椎病。早期下肢发紧，行走不稳，如履沙滩，晚期一侧下肢或四肢瘫痪，大小便失禁或尿潴留。受压脊髓节段以下感觉障碍，肌张力增高，反射亢进，椎体束征阳性。

【用法】 水煎服，每日 1 剂，早、晚 2 次口服，7 日为 1 个疗程，连服 4 个疗程。

【处方总结】 方中黄芪乃补气要药，重用黄芪补气，气为血帅，气行则血行；桃仁、红花、当归活血祛瘀以治标；川芎为血中之气药，以通达气血，通则不痛。秦艽祛风活血荣筋，地龙通行经络止痛，羌活善入足太阳膀胱经以除头项肩背之痛，配以牛膝补益肝肾、畅行气血。在此基础上加入桂枝、白芍，桂枝温通经脉而散寒止痛，白芍养血敛阴止痛，桂枝配白芍，一温阳而扶卫，一走阴而益营，散敛兼并，营卫并调，共奏祛邪荣筋之效。

当归配白芍补血活血，标本兼顾；甘草调和诸药。本组共治疗 122 例，显效 11 例，有效 77 例，无效 34 例，总有效率为 72.13%。

【来源】董晓光，殷军，李华道．舒根汤治疗老年脊髓型颈椎病 122 例 [J]．山东中医杂志，2012，31（1）：31-32.

第六节　各型颈椎病

内治方

39. 麝香颈康汤

【出处】上海市名中医施杞教授经验方

【组成】黄芪、川芎、防己、补骨脂、人工麝香、人工牛黄。

【功效】益气化瘀，消肿止痛，化痰利水，补益肝肾。

【主治】各型颈椎病。

【用法】水煎服，每日 1 剂。

【处方总结】人工麝香活血散结止痛；黄芪益气固表，利水退肿，《日华子本草》曰"助气，壮筋骨，长肉，补血"；川芎行气活血，祛风止痛。《本经》曰"主中风入脑，头痛，寒痹，筋挛缓急"；防己祛风除湿、利水消肿、止痛；补骨脂补肾，益筋壮骨；人工牛黄清热化痰，利咽。本组治疗 172 例，治愈 54 例，好转 105 例，未愈 13 例，总有效率为 92.4%。

【来源】王拥军，陈治立，施杞，等．麝香颈康汤治疗颈椎病的临床对比研究 [J]．上海中医药杂志，1999，（1）：37-39.

40. 脊痛汤

【出处】黑龙江中医药大学附属医院邓福树教授经验方

【组成】葛根 30g，黄芪 60g，猪苓、泽泻、鸡血藤、延胡索各 20g，当归、川芎、杜仲、三棱、莪术各 15g，白芍 25g，车前子 10g。

【功效】活血化瘀，益气利水。

【主治】各型颈椎病。

【用法】水煎，每日 1 剂，口服 2~3 次，10 日为 1 个疗程。

【处方总结】邓福树教授认为颈椎病尤其是对神经根性、脊髓性颈椎病，其症状产生的主要原因是气虚血瘀，痰湿阻滞，神经根和或脊髓水肿，无菌性炎症。提出了"益气活血利水"的治疗原则，本方具有为益气活血利水方药（黄芪、川芎、三棱、莪术、泽泻、猪苓、车前子、葛根等药物），能够减轻或消除脊髓、神经根水肿和炎性反应，提高脊髓的柔度，降低血管通透性和硬度，改善血液循环，有利于神经及脊髓功能的恢复，增强机体免疫力。伴有头晕、头痛者加天麻10g、钩藤50g；伴有高血压者加夏枯草、决明子各15g。本组共治疗289例，其中治愈193例，有效85例，无效11例，有效率为96.2%。

【来源】张景祥，曹秋茹.脊痛汤治疗颈椎病289例 [J].中医药学报，2000，（3）：43-45.

41. 葛桂通督汤

【组成】葛根30g，桂枝15g，羌活12g，黄芪30g，白芍20g，川芎10g，天麻6g，鸡血藤30g，僵蚕10g，威灵仙10g。

【功效】通络止痛，活血化瘀，祛风除湿。

【主治】颈部疼痛，转侧不利，甚则头晕、目眩，上肢麻木酸痛、下肢痿软无力，劳累后加剧为主症。

【用法】每日1剂，水煎2次后将药液混合，早晚各服用1次。7日为1个疗程。连续4个疗程。

【处方总结】葛根发表解肌、升津舒筋，桂枝发汗解肌、温经通阳，二者共为君药；黄芪补气，威灵仙祛风湿、通经络，白芍酸甘化阴、缓急止痛；川芎、鸡血藤活血化瘀，改善血液微循环；天麻平肝息风止痉，有抗炎作用；白僵蚕祛风解痉；羌活助膀胱气化，行太阳之表，通经脉气血，畅督脉经气，故以其作为颈部伤痰的引经要药。风寒湿痹者加防风、苍术各10g，细辛3g；气滞血瘀者加桃仁10g，红花10g，当归尾15g，三七3g；痰湿阻络者加陈皮、茯苓、法半夏、竹茹各10g；肝肾不足者加独活、桑寄生、杜仲、山茱萸各10g；气血亏虚者加党参、当归各15g，熟地黄20g。本组90例结果临床痊愈65例，显效12例，有效8例，无效5例，总有效率为94.4%。

【来源】熊越海，熊暑霖.葛根通督汤治疗颈椎病90例临床疗效观察 [J].中医正骨，2006，18（11）：21-22.

42. 缓急舒痹汤

【出处】中国中医研究院西苑医院房定亚老中医经验方

【组成】生白芍30g，威灵仙12g，生薏仁30g，羌活10g，苏木10g，蜈蚣2条，僵虫10g，生甘草10g。

【功效】舒筋活血，散风除湿，缓急止痛。

【主治】颈椎病。颈肩臂及手指疼痛麻木、头晕、上肢无力等表现。

【用法】每日 1 剂，水煎早晚各服 1 次，15 日为 1 个疗程，同时指导患者做颈部功能锻炼。

【处方总结】方中芍药甘草汤具有养肝柔肝镇痛，解除中枢性及末梢肌肉痉挛；生薏仁主筋急拘挛不可屈伸及风湿痹，除筋骨邪气不仁，且可制约白芍量大引起腹泻的不良反应；苏木行血破瘀、消肿、止痛；羌活能散表寒、祛风湿、利关节，治疗风寒湿痹项强筋急，关节不利；威灵仙祛风除湿、通络止痛，治风湿痹痛，以及肌强筋缩的掣痛；蜈蚣、僵虫为虫类搜逐之品，以助通络止痛作用。退行性骨关节病变者加桑寄生 30g，怀牛膝 15g，狗脊 12g；头项强痛者加川芎 10g，鸡血藤 30g，丹参 20g，葛根 30g；眩晕恶心者加姜半夏 12g，菊花 30g，胆南星 10g；肢凉无汗者加桑枝 15g，姜黄 10g；颈部活动受限者加木瓜 10g，天麻 15g，仙鹤草 25g。本组共 68 例，治愈 32 例，好转 30 例，无效 6 例，总有效率为 91%。

【来源】高玉玮. 缓急舒痹汤治疗颈椎病 68 例临床观察 [J]. 内蒙古中医药，2007，26（1）：12-13.

43. 葛根舒颈汤

【组成】葛根 45g，黄芪、威灵仙、鸡血藤各 30g，乌梢蛇、当归、赤芍各 15g，红花、桂枝、全蝎各 10g。

【功效】舒筋通络，活血止痛。

【主治】颈部强痛不舒，酸楚无力。常伴枕部头痛，眩晕耳鸣；肩臂酸痛，手指麻木及上肢活动障碍。X 线片显示有颈椎生理弧度变直，椎体关节骨质增生。舌质淡，苔薄白，脉弦细。

【用法】先将中药冷水浸泡 30 分钟，煎沸 15 分钟即可。每日 1 剂，煎熬 3 次取药汁约 600ml，每日 3 次，每次 200ml，饭后服用。

【处方总结】方中葛根、桂枝、威灵仙、鸡血藤解肌发表，温经散寒，舒筋通络，祛邪除痹，扩张血管，调畅血行，解除肌肉痉挛，改善营养代谢。而葛根善治头颈强痛，桂枝长于横通肢节，引诸药上至头颈、肩臂、手指，直达病所。黄芪、当归、赤芍、红花补气养血，活血化瘀，改善血液循环，祛除血脉瘀滞。黄芪大补元气，可扶正以祛邪，又固表而避邪，使气旺以促血行，助诸药活血通络而不伤正。全蝎、乌梢蛇虫类之品，透骨通络，搜风别邪。寒凝加细辛 6g，制川乌（先煎 30 分钟）10g，血瘀加桃仁 15g，三七 10g，气虚加党参 30g，白术 15g，眩晕加钩藤 30g，天麻 10g，久病加蜈蚣、穿山甲各 10g。本组治疗 138 例，痊愈 96 例，显效 21 例，有效 13 例，无效 8 例，总有效率为 94.2%。

【来源】杨国荣，陈宏伟，唐永春. 葛根舒颈汤治疗颈椎病 138 例 [J].

44. 葛根二藤汤

【出处】 山东中医药大学附属医院曹贻训教授经验方

【组成】 葛根 15g，钩藤 15g，鸡血藤 15g，当归 15g，川芎 9g，黄芪 15g，桑寄生 15g，姜黄 9g，白芍 12g，白芥子 9g，地龙 9g，牛膝 9g，桂枝 9g，丹参 15g，全蝎 9g，蜈蚣 2 条，土鳖虫 9g，木香 9g，甘草 6g。

【功效】 活血化瘀，行气通络止痛，补肝肾，强筋骨。

【主治】 颈肩部疼痛、头痛、头晕、欲呕或呕吐、颈部僵板、颈部活动功能受限，伴或不伴上肢麻木无力、下肢无力或步履困难、上肢肌力减弱和肌肉萎缩。

【用法】 每日 1 剂，煎取药液约 400ml，分 2 次于饭后 1～1.5 小时温服，7 剂为 1 个疗程。

【处方总结】 方中葛根、钩藤、鸡血藤共奏解肌止痉、舒筋通络止痛之功效。葛根气质轻扬，升散，发表解肌，升津舒筋；钩藤甘凉，透散，息风解痉，止痛；鸡血藤苦甘，舒筋、活血通络。地龙、蜈蚣、土鳖虫、全蝎等虫类药透骨逐瘀通络，息风镇痉。当归、丹参补血活血化瘀，当归苦泄温通，既能补血又能活血，有推陈出新之功；川芎辛温，活血行气，祛风止痛，为血中之气药，能上行头巅，下达血海，外彻皮毛，旁通四肢；木香辛温，调节服药后的胃肠气滞、消化不良；姜黄辛散温通，苦泄，入气血分，活血行气而止痛，能行肢臂而除臂痛，川芎、木香、姜黄三药巧用增强活血行气之功。黄芪大补元气，扶正以祛邪，固表而避邪，助诸药活血通络而不伤正。桂枝发汗解肌，温经止痛，助阳化气，调和营卫之功，散肌腠风寒，温通经脉，牛膝善引诸药下行，药力直达病所；白芥子以祛经络之痰，通络止痛，化痰散结。桑寄生、牛膝合用补肝肾、强筋骨，增强补虚功效。芍药、甘草酸甘化阴，舒缓挛急，具有明显的解痉、镇痛作用。椎动脉型与交感型加天麻 9g，菊花 9g；脊髓型加鹿角胶 15g，骨碎补 9g；有气虚症状者黄芪改为 30g；平素脾胃不好者加半夏 9g，陈皮 9g。本组 172 例，临床痊愈 81 例，显效 66 例，有效 16 例，无效 9 例，总有效率为 94.8%。

【来源】 郝延科，黄向业，王晓英，等. 葛根二藤汤治疗颈椎病的临床疗效观察例 [J]. 中医正骨，2009，21（9）：26-28.

外治方

45. 威灵化刺膏

【组成】 威灵仙 300g，北细辛、番木鳖、生草乌、骨碎补、穿山甲、血竭各 100g，白芥子 150g，樟脑 60g。

【功效】辛温散寒，窜透开滞，活血化瘀，通经活络。

【主治】各型颈椎病。表现为颈项酸胀僵硬，头部俯仰不便，肩、背间歇性酸胀、疼痛、颈项、肩臂、肩胛上背等处酸胀疼痛，或手臂呈放射状触电样麻木，发作时不能握物，上肢肌力减退；或颈部酸胀疼痛，头脑昏沉，阵发性昏晕，甚则站立不稳，听力减退。或游走性头痛、耳鸣，一侧或双侧颞部胀痛，常伴有失眠、焦虑、烦躁、记忆力下降；或一侧或双侧下肢麻木失灵，行路无力，有踩棉花感或踏空感，渐发展为下肢痉挛性瘫痪及二便失禁。

【用法】药碾为细末装瓶密封备用。用医用纱布裁剪折叠成 6 层宽 70mm、长 90mm 长方形膏药布块，底层加一同形状塑料薄膜，穿上系带，缝扎成口罩状；每次取药粉 30g，用蜂蜜汁调成稀膏状，均匀涂于纱布块上即成每晚睡前将药膏敷于颈椎段，将系带于颈前打结，次晨取下清洗颈部即可。

【处方总结】方中威灵仙祛风湿，其性善走，无处不到，可以宣通五脏、十二经络。细辛，气味辛温，能穿透开滞，宣通寒凝。番木鳖，能通络止痛，解毒散结，治疗顽痹麻痛，肌软无力。生草乌大辛大热，主治寒湿痹痛。骨碎补，散瘀血，接骨续筋。穿山甲通经络，活瘀血，性善走窜，能直达病所。白芥子消肿散结，祛皮里膜外之寒痰结滞。血竭，活血散瘀，除血痛，凡一切血瘀、血聚引致的疼痛，瘀肿均可应用。樟脑辛香走窜，可穿透皮肤，行滞散结，化瘀止痛。本组共治疗 120 例，治愈 63 例，好转49 例，无效 8 例，总有效率为 93.3%。

【注意事项】注意纱布块四周边缘需各留出 15mm 空白，以免挤压渗漏污染衣被。

【来源】贾必奉．威灵化刺膏外敷配合牵引治疗颈椎病 120 例［J］．陕西中医，2006，27（8）：958-960.

┃ 小 结 ┃

颈椎病的分型较多，临床症状复杂，相互影响、兼合，以致中医辨证分型需结合疾病特点与临床症状，将辨病、辨型、辨证相结合。辨病明确颈椎病的诊断；辨型确定临床分型:颈型、神经根型、椎动脉型、交感神经型、脊髓型、混合型；辨证以气血、脏腑、经络理论为指导，运用四诊八纲，确定不同患者的证型；进而进行辨证施治。结合临床实际及文献报道的资料完整性等，本次入选方剂 45 方，颈型颈椎病 4 例，神经根型 12 例（内服 11 例，外用 1 例），椎动脉型 18 例（内服 17 例，外用 1 例），脊髓型 3 例，交感神经型 1 例，其余 7 例可用于各项颈椎病（内服 6 例，外用1 例）。

颈型颈椎病以颈肩部僵痛为主要症状，辨证上以风寒湿邪阻络证、气血瘀滞证最为多见。《伤寒论》第 14 条："太阳病，项背强几几，反汗出恶风者，桂枝加葛根汤主之。"其中"项背强几几"指颈项、背部牵强不舒，俯仰不能自如，正好与颈型颈椎病症状相似，因此中医治疗颈型颈椎病多在《伤寒论》中桂枝加葛根汤基础上进行加减。 根据文献报道及我们所收集的数个方剂，以葛根、桂枝、白芍、丹参、川芎为使用率最多。

神经根型颈椎病以颈肩部疼痛伴上肢放射性疼痛及麻木症状为主，为临床中发病率最高的类型，也是保守治疗治愈率较高的疾病。 中医根据神经根型颈椎病的不同证型，分别予以活血化瘀，行气止痛，滋肝补肾，祛风养血，疏筋通络，滋阴柔筋等治法，疗效显著；其中使用频次较高的药物有葛根、白芍、川芎、桂枝、鸡血藤、当归、桑寄生、地龙、丹参、威灵仙等，对疼痛明显者多加用蜈蚣、僵蚕、姜黄等。 临床实践中，编者多采用手法联合中药的方法，尤其对颈椎的旋扳手法（定点或不定点）能够矫正颈椎节段位置，改善神经根被压迫刺激程度，疗效更为有效。

颈椎只是能够引起眩晕症状的少数疾病，对于眩晕更倾向于采用"后循环缺血"的概念。 椎动脉型颈椎病导致眩晕的发病机制尚不清晰，曾经认为的机械压迫因素不能完全解释病机，一直存在着争议，诊断此病时更多的是以临床表现为主要依据。 中医正是依据临床症状辨证论治，包括气血不足证、肝风内动证、痰湿阻络证、瘀血阻滞证等，治法以平肝息风，行气疏风，活血化瘀，健脾祛湿化痰，益气养血为主，方药中以天麻、葛根、半夏、茯苓、白术、川芎、白芍、丹参、陈皮、黄芪使用率最高。

临床报道交感神经型颈椎病和脊髓型颈椎病的文献较少，因为诊断交感神经型颈椎病相对较少，而脊髓型颈椎病确诊后一般均建议患者考虑手术治疗。 基于脊髓型颈椎病的发病特征，多辨证为气血亏虚之证，因此治疗多以补气养血、补肾活血等治法为主。

常用中药药理

葛 根

【性味】甘，辛，凉。

【归经】归脾，胃经。

【功效】发表解肌，透发麻疹，解热生津，升阳止泻。

【主治】骨伤科患者外感发热，头痛项强，麻疹透发不畅，热病烦渴，消渴病，湿热泻痢，脾虚久泻等。

【用法用量】水煎服，每日 10～20g。

【使用注意】

1. 止泻宜煨用。

2. 胃寒及夏日表虚多汗者慎服。

【药理作用】

1. 局部麻醉作用　家兔角膜和豚鼠皮肤反射实验证明，葛根素有轻微的局部麻醉作用。

2. 活血作用　葛根素不仅能明显抑制由凝血酶诱导的血小板中 5-羟色胺的释故，还可以抑制 ADP 诱导的人、大鼠、家兔和绵羊血小板的聚集，显示出一定的"通痹"作用。

3. 雌激素样作用　葛根能增加未成熟小鼠子宫的重量，有雌激素样作用，此作用之成分为大豆黄酮。

4. 其他作用　实验观察到，葛根有舒张平滑肌，解热，扩张冠状动脉，增加冠脉血流量，抗心律失常，强心，降血压，改善脑循环及降血糖等药理作用。

【各家论述】

1. 《神农本草经》："主消渴，身大热，呕吐，诸痹"。

2. 《名医别录》："疗金疮，止痛"。

3. 陶弘景："葛根为屑，疗金疮断血"。

4. 《本草拾遗》："生者破血"。

5. 《本草经疏》："发散而升，风药之性也，故主诸痹"。

6. 《本经逢原》："葛根轻浮，生用则升阳生津，熟用则鼓舞胃气。"

桂　枝

【性味】辛、甘，温。

【归经】归心、肺、膀胱经。

【功效】发汗解表，温经通阳。

【主治】骨伤科病患者的风寒湿痹证，风寒表虚证，风寒表实证，痰饮证，水肿，小便不利，胸痹心悸，月经不调，闭经，痛经，癥瘕等。

【用法用量】水煎服，每日 5～10g；亦可入丸、散剂。

【使用注意】

1. 本品辛温助热，易伤阴动血，凡温热病及阴虚阳盛，血热妄行诸证均忌用。

2. 桂枝辛散，通子宫而破血，故孕妇及月经过多者慎用。

【药理作用】

1. 活血化瘀作用　桂枝能解除毛细血管内皮细胞的收缩，降低血浆纤维蛋白原含量及血浆黏度，有助于血细胞表面电荷的充分暴露和变形活动，从而使全血黏度降低，并能解除红细胞和血小板的集聚，改善组织体液循环，消除水肿，使病变组织逆转修复。

2. 抗炎作用 桂枝对角叉莱胶性肿胀第二期有效，对初始期亦有一定作用，可能对炎症发生的多个环节有作用，芍药与桂枝同用有协同作用。桂枝挥发油对呼吸道炎症有消炎作用。

3. 抗过敏作用 桂枝浸膏在肾炎研究中，对嗜异性抗体反应显示出抑制补体活性作用，认为其有较强的抗过敏反应作用。

4. 镇痛作用 桂皮醛对鼠尾加压性疼痛无明显影响，但对醋酸性疼痛有一定的抑制作用。

5. 抗菌作用 体外试验证明，桂枝的乙醇浸出液对炭疽杆菌、金黄色葡萄球菌、白色葡萄球菌、柠檬色葡萄球菌、志贺痢疾杆菌、弗氏痢疾杆菌、异型痢疾杆菌、霍乱弧菌、肠炎沙门菌及致病性皮肤真菌均有抑制作用。桂枝煎剂尚有抗病毒作用。

6. 其他作用 桂枝有镇静，解热，抗惊厥，止咳，促进胃肠蠕动，利胆，增加冠状动脉血流量及抗肿瘤等作用。

【各家论述】

1. 《药品化义》："专行上部肩臂，能领药至痛处，以除肢节间痰凝血滞"。

2. 《王好古》："宣导百药，通血脉"。

3. 《本草汇言》："去肢节间风痛之药也"。

4. 《长沙药解》："极止痛楚"。

5. 《本经疏证》："凡药须究其体用，桂枝能利关节，温经通脉，此其体也"。

白 芍

【性味】苦、酸，微寒。

【归经】归肝、脾经。

【功效】养血敛阴，柔肝止痛，平抑肝阳。

【主治】血虚阴亏引起的月经不调、痛经、崩漏、自汗、盗汗、四肢拘挛疼痛，血虚肝旺引起的胁肋、脘腹疼痛，肝阳上亢所致的头晕、视物昏花、耳鸣等。

【用法用量】水煎服，每日5~10g，大量可用至15~30g。

【使用注意】

1. 阳虚证不宜单用。

2. 反藜芦，恶石斛、芒硝，畏硝石、鳖甲、小蓟。

【药理作用】

1. 抗菌作用 白芍有抗菌作用强、抗菌谱广的特点，对葡萄球菌、铜绿假单胞菌、志贺菌及某些真菌等均有较强的抑制作用。

2.抗炎作用 白芍对大鼠佐剂性关节炎、蛋清性急性炎症、肉芽肿增生均有防治作用，其机制与免疫调节有关。

3.镇痛作用 白芍对醋酸扭体、热板刺激等方法所造成的疼痛模型均有显著的防治作用，且呈剂量依赖关系。镇痛作用不能被纳洛酮所阻断，故其镇痛作用可能是通过高级中枢的整合而完成的。

4.解痉作用 芍药中的主要成分芍药苷具有较好的解痉作用，能缓解胃肠平滑肌和子宫平滑肌的痉挛。研究表明，白芍的解痉作用是其直接作用于肠管平滑肌、子宫平滑肌的结果，同时与抑制副交感神经末梢乙酰胆碱的游离也有关。

5.活血作用 白芍有养血作用，也可治疗与血虚有关的瘀血证。体外实验发现，白芍提取物有抑制血栓形成的作用，还可对抗ADP和花生四烯酸诱导的血小板聚集。

6.免疫调节作用 白芍对动物的体液免疫、细胞免疫及体液免疫功能均有调节作用，可使免疫功能亢进或低下者恢复正常。

7.降温作用 白芍能降低大鼠和小鼠的正常体温，且呈剂量依赖关系，其降温机制与脑内H_1受体有关。

8.其他作用 实验研究表明，白芍还有保肝、抗溃疡、耐缺氧等药理作用。

【各家论述】

1.《神农本草经》："主邪气腹痛，除血痹，破坚积，治寒热疝瘕，止痛，利小便，益气"。

2.《名医别录》："通顺血脉，缓中，散恶血，逐贼血"

3.《药性论》："消瘀血，能蚀脓"。

4.《广利方》："治金创血不止痛。白芍药一两，熬令黄，杵令细为散。酒或米饮下二钱，并得。初三服，渐加"。

5.《经验后方》："治风毒骨髓疼痛。芍药二分，虎骨一两（灸）。为末，夹绢袋盛，酒三升，渍五日。每服三合，日三服"。

第二章
冻 结 肩

冻结肩狭义的概念是指肩关节周围炎。肩关节周围炎简称肩周炎，是一组表现为肩痛及运动功能障碍的症候群，广义的概念包括肩峰下滑囊炎、冈上肌腱炎、肩袖撕裂、肱二头肌长头腱及其腱鞘炎、喙突炎、冻结肩、肩锁关节病变等多种疾患；狭义的概念仅指冻结肩（或称"五十肩"），中年以后突发性的肩关节疼痛及关节挛缩症。本文所说的肩关节周围炎是指其狭义概念——冻结肩。

病 因 病 机

肩周炎在我国古代称为"肩不举""痛肩"属痹痛范畴。中医认为是由年老体衰，气血虚损，筋失濡养，风寒湿外邪侵袭肩部，经脉拘急所致。故气血虚损，血不荣筋为内因，风寒湿侵袭为外因，内外因相互作用，共同影响，导致本病。《古今医鉴》指出："病臂痛为风寒湿所搏，或睡后手在被外为寒邪所袭，遂令臂痛；及乳妇以臂枕儿，伤手风寒而致臂痛者……有血虚作臂痛，盖血不荣筋故也；因湿臂痛，因痰饮流入四肢，令人肩背酸痛，两手软痹"。《圣济总录·诸痹门》认为本病的发生是"肾脂不长，则髓涸而气不利，骨肉痹，其症风寒也。"

疾 病 分 型

根据不同的病理过程，可将本症分为 3 个阶段。

1. 急性期（冻结肩进行期） 起病急骤，疼痛剧烈，肌肉痉挛，关节活动受限。夜间疼痛加重，难以入眠。压痛范围广泛，喙突、喙肱韧带、肩峰下、冈上肌、肱二头肌长头腱、四边孔等部位均可出现压痛。X线检查一般无异常发现。关节镜观察可见滑膜充血，绒毛肥厚、增殖，充填于关节间隙及肩盂下滑膜皱襞间隙，关节腔狭窄，容量减少。肱二头肌长头腱为血管翳覆盖。急性期可持续 3～10 周。

2. 慢性期（冻结期） 此时疼痛症状相对减轻，但压痛范围仍较广泛。由急性期肌肉保护性痉挛造成的关节功能受限发展到关节挛缩性功能障碍。关节僵硬，梳头、穿衣、举臂托物、向后结腰带等动作均感困难。肩关节周围软组织呈"冻结"

状态，冈上肌、冈下肌及三角肌出现挛缩。X线摄片偶可观察到肩峰、大结节骨质稀疏，囊样变。关节造影，腔内压力增高，容量减小至5～15ml（正常成人容量15～30ml）；肩胛下肌下滑液囊闭锁不显影，肩盂下滑膜皱襞间隙消失，肱二头肌长头腱腱鞘充盈不全或闭锁。

3. 功能康复期　盂肱关节腔、肩峰下滑囊、肱二头肌长头腱滑液鞘以及肩胛下肌下滑囊的炎症逐渐吸收，血液供给恢复正常，滑膜逐渐恢复滑液分泌，粘连吸收，关节容积逐渐恢复正常。在运动功能逐步恢复过程中，肌肉的血液供应及神经营养功能得到改善。大多数患者肩关节功能能恢复到正常或接近正常。肌肉的萎缩需较长时间的锻炼才能恢复正常。

治 法 治 则

目前有关肩周炎的诊断，存在着概念混淆、以偏概全的问题，引起肩痛的疾病有很多不能以肩周炎来统一诊断肩痛，其中被广泛提到的是与肩袖损伤的正确鉴别。只有掌握肩关节的正确解剖、熟悉肩袖损伤的几大体征、完善肩关节核磁检查，才能正确诊断肩痛，从而明确进一步的治疗方案。冻结肩只是肩周炎的一种类型。据文献报道，Neviaser从病理学的角度称之为粘连性关节囊炎，二者指的是同一种疾病。有学者认为，其为自限性疾病，自然病程为1～2年，而Reeves的观察表明，从发作到完全恢复需1～4年，且50％以上的患者仍遗留永久性肩关节活动受限。因而对此病仍主张积极治疗。治疗目的是解除疼痛，恢复肩关节活动功能，缩短病程。由于此病发病机制尚不完全清楚，目前仍缺乏统一的理想疗法。中医认为是年老体衰，气血虚损，筋失濡养，风寒湿外邪侵袭肩部，经脉拘急所致。目前，中医治疗方法主要有口服汤剂、手法推拿、针刀、针灸、外洗、熏蒸等，或将多种方法综合起来进行治疗，临床效果参差不齐。现代医学治疗主要包括口服非甾体镇痛药、理疗、封闭、关节腔注射，甚至运用关节镜微创等手术治疗方法。

内治方

1. 舒筋活络汤

【出处】长春中医学院刘柏龄教授经验方

【组成】生山楂50g，桑椹50g，桑枝25g，白芍20g，乌梅25g，姜黄15g，桂枝15g，醋制香附15g，伸筋草20g，醋制延胡索20g，威灵仙15g，甘草10g。

【功效】扶正祛邪，舒筋通络。

【主治】肩部疼痛，夜间较重，或痛醒，有时可放射至前臂。喙肱韧带和肱骨大结节处压痛明显。肩关节活动多方向受限，以外展、外旋最为显著。

【用法】水煎温服，三日两剂，1个月为1个疗程。服药期间除配合练功外停用其他药物或疗法。

【处方总结】方中生山楂、桑椹化瘀血而不伤新血，开郁气而不伤正气，补肝益肾，滑利关节为主药；辅以桑枝、乌梅、白芍共奏利筋脉，祛痹，强五脏，补肾气，缓急止痛之效，再佐以桂枝、伸筋草、威灵仙、醋制延胡索祛风除湿，舒筋通络，温经止痛；以姜黄、醋制香附、甘草为使药。诸药配合，扶正不恋邪，祛痹不伤正，共奏舒筋通络、祛瘀行痹止痛、滑利关节之功效。本组57例患者痊愈34例，显效17例，好转5例，无效1例，总有效率为98.2%。

【注意事项】服药期间除配合练功外停用其他药物或疗法。强调服药与练功相结合，如两臂平举、双臂交叉搭肩、悬臂后伸、屈肱上提、引臂向上爬墙以及轮转摇臂等，均以健侧带患侧的练功法，每日有规律的，循序渐进地练功，提高疗效，缩短疗程。

【来源】黄铁银.独活通络汤治疗肩关节周围炎57例小结［J］.中医正骨，1991，8（8）：27.

2. 补肝汤加味

【出处】明·张三锡《医学六要》

【组成】当归10g，熟地黄10g，白芍15g，川芎10g，酸枣仁10g，木瓜15g，炙甘草6g。

【功效】养肝血，濡筋膜，辅以祛邪通痹。

【主治】肩关节周围广泛性疼痛，外展、外旋、上抬、摸背等自主或被动活动均受限。

【用法】每日1剂，每剂分2次文火煎服。

【处方总结】肩关节周围炎是以肩关节周围广泛性疼痛，活动受限为主要临床特点。据《素问·痹症篇》曰："痹……在于筋则屈不伸"。《甲乙经·阴受病发痹第一篇下》所曰："病在筋，筋在挛节痛，不可以行，名曰筋痹"可见此病虽为外邪入侵，但受之于筋，筋由肝主。《素问·经脉别论》曰："食气入胃，散精入肝，淫气于筋"。肝血充足才能濡筋，筋得所养，才能自主活动。《素问·痹论篇》曰："肝筋痹不已，复感外邪，内舍于肝。"然此病患者大多以筋膜拘挛，关节屈伸受限才来就诊，年纪大多50岁左右，此时肝之气血衰少，筋膜外受邪阻，内无精濡。正如《素问·上古天真论》曰："丈夫……七八，肝气衰，筋不能动。"因此，立养肝血，濡筋膜，辅以祛邪通痹之法，临床上与祛风散寒、除湿通痹之法相较，确有独到之处。兼有气虚者加黄芪；兼有血瘀者加桃仁、红花、鸡血藤；兼有风寒湿者加防风、桂枝、细辛。本组治疗 33 例患者，其中痊愈 15 例，显效 11 例，有效 6 例，无效 1 例，总有效率为 96.9%。

【来源】彭伟平，尹建平. 补肝汤加味治疗肩关节周围炎 33 例 [J]. 湖南中医药导报，1996，2 (4)：14-15.

3. 葛根汤

【出处】东汉·张仲景《伤寒论》

【组成】葛根 12g，麻黄 6g，桂枝 12g，连翘 15g，白芍 15g，生姜 6g，大枣 15g，杜仲 15g，续断 15g，甘草 6g。

【功效】滋补肝肾，舒柔筋脉，活血止痛。

【主治】肩关节周围疼痛，严重者为夜间疼痛加重，影响睡眠或从梦中痛醒，肩关节活动受限，特别是外展、上举、外旋和内旋，不能持重，脉沉弦，舌苔薄白。

【用法】日服 1 剂，2 次分服，10 日为 1 个疗程。

【处方总结】葛根汤中的葛根味甘辛凉，食用之有显著的舒柔筋脉作用；麻黄辛温，《本经》载其有破坚积聚之力，具温通发散之功，有温通血脉、活血通络、祛瘀定痛的作用。葛根外可疏通肌肤经络，内可消解积痰凝血，配以辛温通阳之品桂枝，以助其通行气血之功效；芍药配甘草有甘酸之功，助葛根柔筋缓急止痛之作用，又可制麻黄、桂枝辛散太过之弊病，连翘气芳而味苦，可治十二经血凝气聚，能载药过经抵达病所；姜枣调和营卫；杜仲、续断补肝肾，壮筋骨；甘草调和诸药，上药合用，共奏活血通络止痛，祛风散寒除湿兼补肝肾之功。风邪偏盛者，加防风、威灵仙；寒盛者加制川乌、干姜；湿邪偏盛者加晚蚕沙、炒薏苡仁；气虚者加党参、白术；肿胀、疼痛甚者加香附、制乳香、没药。本组 65 例患者，治愈 46 例，占 71%；好转 15 例，占 23%；无效 4 例，占 6%；总有效率为 94%。

【来源】高洁，冯金竹. 葛根汤加减治疗肩关节周围炎 65 例 [J]. 光明中医，2000，15 (90)：89.

4. 舒筋通络汤

【出处】河南洛阳正骨医院自拟方

【组成】黄芪 50g，当归 15g，白芍 20g，川芎 12g，桂枝 10g，桑寄生 15g，豨莶草 15g，葛根 15g，羌活 15g，独活 15g，姜黄 15g，鹿角霜 20g，甘草 9g。

【功效】补气养血，舒筋活络止痛。

【主治】肩周钝痛或刀割样痛，肩关节活动受限或僵硬。夜间加重，甚至痛醒。肩关节各方向活动受限，但以外展、外旋、后伸障碍显著；可见肩胛带肌萎缩，尤以三角肌萎缩明显。

【用法】水煎内服，每日1剂，早晚各1次，10日为1个疗程。

【处方总结】舒筋通络汤重用黄芪补气；当归补血；白芍养血、缓急止痛；配甘草增加通痹止痛之力；取羌活、独活、桂枝、豨莶草、葛根祛风除湿、温经通络止痛之功，皆为治上肢疼痛之要药；川芎、姜黄活血行气，通络止痛；鹿角霜补肾助阳祛寒，强筋健骨，性偏收敛，可收敛关节腔内的黏液水肿；桑寄生有祛风湿、补肝肾、强筋健骨之用。诸药合用，共奏益气补血、温通经络、祛风除湿止痛之功，达到标本兼治之效。痛甚者加制乳香、制没药各15g；血虚者加鸡血藤20g；寒偏胜者加淫羊藿15g，乌药12g；热甚者加知母15g。本组58例，轻型患者全部治愈；中型患者治愈29例，显效3例，有效1例；重型患者治愈2例，显效2例，有效1例，无效1例。治愈率为86.2%。

【来源】王春秋，张虹，鲍铁周．自拟舒筋通络汤治疗肩关节周围炎58例［J］．四川中医，2003，21（1）：67.

5. 三痹汤

【出处】南宋·陈自明《妇人大全良方》

【组成】独活、防风、牛膝、川芎各6g，秦艽、当归、茯苓各12g，熟地黄15g，白芍10g，细辛5g，桃仁12g，肉桂2g，红花10g，赤芍、黄芪各12g，续断、杜仲、党参、生姜、延胡索、甘草各10g。

【功效】补益肝肾，益气养血，活血，疏风化湿。

【主治】肩痛，夜间明显，肩肱关节活动明显受限，肌肉萎缩以三角肌与冈上肌明显，肢节屈伸不利，或麻木不仁，舌质淡，苔白，脉细或涩。

【用法】上药入罐，加1000ml水浸泡1小时左右，先用武火煎至沸腾，再用文火煎，浓缩至300ml，每日1剂，早晚各服1次，每次100ml。

【处方总结】方中独活、防风、秦艽祛风湿，止痹痛；更加细辛发散阴经风寒，搜利筋骨风湿，以当归、熟地黄、白芍养血和血；党参、茯苓、甘草补益正气；加川芎、肉桂温通血脉，并助祛风；桃仁、红花、赤芍活血止痛；续断补肝肾、强筋骨，通利血脉；生姜有发散风寒之功；更加黄芪可加大补气生血作用；而加延胡索以增加止痛之功。若疼痛较重，酌加白花蛇舌草、制川乌、地龙；寒邪偏重，酌加附子、干姜；湿邪偏重，酌加防己、苍术；正虚不甚，可酌减熟地黄、白芍。本组共治疗225例，其中痊愈135例，好转71例，无效19例，总有效率为91.56%。

【来源】侯春艳．三痹汤加减治疗冻结肩225例［J］．辽宁中医杂志，

6. 秦艽五藤豨仙汤

【组成】秦艽12g，鸡血藤、海风藤、忍冬藤、络石藤、青风藤各15g，豨莶草、威灵仙各12g，羌活、独活、防风各10g，臭梧桐、黄芪各15g，白芍12g，当归10g，甘草6g。

【功效】祛邪为主，兼补正气。

【主治】肩关节周围肿痛，肩关节活动受限或僵硬，局部压痛点在肩峰下滑囊、肱二头肌长头肌腱、喙突、冈上肌附着点等处；肩关节外展、外旋、后伸活动受限，痛苦面容，身寒怯冷，面色 白，舌质淡，苔白而滑，脉濡缓。

【用法】水煎服，每日1剂，早晚分服。

【处方总结】秦艽、鸡血藤、忍冬藤、络石藤、青风藤、海风藤、豨莶草、威灵仙、臭梧桐、羌活、独活、防风祛风除湿散寒止痛；当归、白芍、黄芪、甘草益气养血通络；白芍配甘草尚能缓急止痛。痛甚加附子、川乌、细辛；运动严重受限加伸筋草、透骨草、木瓜；关节肿胀加薏苡仁、草薢、防己；腰膝酸软无力加杜仲、桑寄生、狗脊；病久加三棱、莪术、地龙、土鳖、蜈蚣。本组共60例，显效34例，有效23例，有效率为95%，远期疗效有效率为93.3%。

【来源】沈荣德. 自拟秦艽五藤豨仙汤治疗肩关节周围炎60例 [J] . 实用中医内科杂志，2006，20 (2)：154.

7. 加味黄芪桂枝五物汤

【出处】东汉·张仲景《伤寒论》

【组成】黄芪30g，白芍15g，桂枝12g，生姜10g，大枣7枚。

【功效】益气和营，疏风散寒。

【主治】肩部微肿疼痛，并牵引至背部，穿衣、梳头、洗脸均难以自行完成，不能上抬，外展内旋困难，常伴两手麻木，精神不振，肢软无力，舌质淡，苔薄白，脉弱而紧。

【用法】每日1剂，水煎服，疗程15～60日。

【处方总结】方中黄芪入脾、肺，补中益气，温分肉，实营卫而达助卫固表之功，桂枝、生姜通阳祛风，温经活血，疏散肌腠之风寒；芍药、大枣养血和营。加当归、鸡血藤、片姜黄、全蝎养血活血，搜风通络；羌活、防风、威灵仙、秦艽祛风散寒止痛。诸药配伍，相互协调，使疼痛得解，麻木得除。随症化裁：风胜者加羌活、防风、海风藤、桑枝；寒胜者去黄

第二章 冻结肩

芪加制川乌、羌活、北细辛、麻黄、全蝎；湿胜者加薏苡仁、海桐皮；瘀血阻络者去黄芪加当归、川芎、乳香、没药、土鳖虫、鸡血藤、红花；气血亏虚者加当归、川芎、熟地黄、秦艽、片姜黄。本组治疗60例，其中痊愈45例，有效10例，好转5例，无效0例，有效率为100%。

【来源】商国强，涂东明. 黄芪桂枝五物汤加减治疗肩关节周围炎60例[J]. 河南中医，2006，26（4）：17.

8. 止痛如神汤

【出处】清·吴谦《医宗金鉴》

【组成】秦艽10～12g，炒桃仁5～12g，皂角刺3～6g，防风6～10g，苍术10～12g，黄柏5～10g，泽泻5～10g，槟榔6～12g，酒大黄3～10g，当归尾10～15g。

【功效】疏筋活血止痛。

【主治】肩周组织挛缩，肩周软组织广泛粘连，肩部疼痛，关节活动严重受限。表现为日久肝肾两亏，气血不足之证。

【用法】药物煮沸后以文火煎煮1小时以复煎合并，分2次于餐后1小时服。15日为1个疗程，连续12个疗程。

【处方总结】方中秦艽舒筋通络，流利骨节，解热镇痛，缓解肌肉挛急；炒桃仁疏肌肤之郁滞，消瘀止痛，治血脉凝结日久而致虚极赢瘦，改善血液流变性，扩张血管，增加血管通透性，促进炎症吸收。皂角刺祛风，治肌痹、筋骨之痛；泽泻养五脏，益气力；槟榔宣行通达能调诸药下行，利气止痛；酒大黄、当归尾二者相合，能活血止痛。综观全方，祛邪扶正，标本兼顾，肝肾强而肩痛愈。若疼痛较甚者，可酌加全蝎、红花以助搜风通络，活血止痛之效。如肌肉萎缩时加阿胶10g疏导补血，龟甲胶6g强筋健骨；肩周组织广泛粘连活动范围极小，外展及前屈运动时，肩胛骨随之摆动而出现耸肩现象，加红花10～20g，全蝎5～12g活血止痛解痉，具有松解粘连之效。

【来源】周俊杰. 止痛如神汤治疗肩关节周围炎52例[J]. 世界中医药，2007，2（3）：146.

9. 肩舒汤

【出处】重庆市中医骨科医院郭剑华主任医师经验方

【组成】桂枝12g，羌活10g，防风10g，当归15g，白芍15g，川芎10g，桑枝20g，葛根15g，甘草10g。

【功效】祛风散寒，养血通络。

【主治】肩部疼痛、肩关节活动障碍或僵硬、肩周肌肉萎缩，疼痛可为钝痛、刀割样痛，夜间加重甚至痛醒，可放射至前臂或手部、颈部、背部，可因运动加重。

【用法】水煎煮3次，取汁合用分3次服，早中晚各1次，每日1剂，5剂为1个疗程，每疗程间隔2日。

【处方总结】肩舒汤方中以桂枝、羌活、防风祛风散寒为君，以当归、白芍、川芎养血通络为臣，佐以桑枝、葛根通络解痉，以甘草缓急止痛，调和诸药为使。诸药合用，共奏祛风散寒、养血通络之效。风寒湿型加细辛6g，苍术12g，独活12g；瘀血阻滞型加桃仁10g，红花10g；气血亏虚型加黄芪30g，党参15g，熟地黄18g；疼痛较甚者加乳香10g，没药10g。本组共治疗115例，治愈50例，好转45例，未愈20例，总有效率为82.61%。

【注意事项】在服肩舒汤的同时，须加强患侧肩关节的主动功能锻炼，循序渐进、持之以恒地进行功能锻炼，以便有效地改善和促进肩关节功能的恢复。

【来源】刘渝松，郭亮，马善治，等. 肩舒汤治疗肩关节周围炎115例 [J]. 实用中医药杂志，2008，24（7）：422-423.

10. 独活寄生汤

【出处】唐·孙思邈《备急千金要方》

【组成】独活9g，桑寄生、杜仲、牛膝、细辛、秦艽、茯苓、桂心、防风、川芎、甘草、当归、干地黄各6g，党参30g。

【功效】祛风湿，止痹痛，益肝肾，补气血。

【主治】肩关节疼痛，活动受限，冷痛，肢体屈伸不利，或麻痹不仁，畏寒喜温，遇寒痛增，得温痛减，舌淡苔白，脉细弱。

【用法】每日1剂，水煎分2次服，14剂为1个疗程。

【处方总结】独活寄生汤方中独活祛风寒湿邪，止痹痛；防风、秦艽祛风胜湿；肉桂温里祛寒，通利血脉；细辛辛温发散，祛寒止痛；桑寄生、牛膝、杜仲补肝益肾，强壮筋骨；当归、芍药、地黄、川芎养血活血；党参、茯苓、甘草补气健脾，扶助正气；甘草调和诸药。诸药相伍，使风寒湿邪俱除，气血充足，肝肾强健，痹痛得以缓解。痹证疼痛较剧者酌加制川乌、制草乌，寒邪偏盛者酌加附子、干姜，湿邪偏盛者去地酌加防己、薏苡仁、苍术，正虚不重者减地、党参。本组共治疗120例，痊愈72例，好转18例，显效24例，无效6例，总有效率为95%。

【来源】姜颂军. 独活寄生汤加减治疗肩关节周围炎120例 [J]. 现代中西医结合杂志，2008，17（10）：1485.

11. 当归四逆汤

【出处】 东汉·张仲景《伤寒论》

【组成】 当归12g，桂枝12g，白芍15g，细辛3g，甘草9g，木通6g，大枣10g。

【功效】 温经散寒，养血通脉。

【主治】 关节疼痛，活动受限，冷痛，恶风恶寒，遇寒痛增，得温痛减，或头晕目眩，四肢乏力，或气短懒言，心悸失眠，舌质淡或暗，苔薄白，脉弦细或弦紧。

【用法】 每日1剂，水煎分早晚2次服。

【处方总结】 当归四逆汤出自《伤寒论》，原文曰："手足厥寒，脉细欲绝者，当归四逆汤主之。"本方所治之手足厥寒，既不同于阳虚阴盛之寒厥，也不同于热邪郁遏之热厥，而是血虚感寒，寒邪凝滞，气血运行不畅，四肢失于温养所致。方中当归苦辛甘温，为温补肝血之要药，补而兼行、养血和血、温通经脉为君药；芍药养阴益营，助当归以补营血之虚，桂枝温阳散寒，助当归温经而通血脉，桂芍合用可调合营卫，共为臣药；细辛辛温走窜，合桂枝散内外之寒，合当归行血通脉而止痛；木通苦寒，通血脉而利关节，既助当归和血通脉，又防桂枝温燥伤阴；甘草、大枣益气健脾而资化源，既助归、芍补血，又助桂、辛通阳，兼能调和诸药。诸药合用，使营血充、寒邪除、阳气振、经脉通，则肩、臂、腰、腿痛可除。总之，本方温经散寒、养血通脉之功效，正与肩关节周围炎发病的病因、病机相吻合。伴气短乏力、三角肌萎缩的，加黄芪30g，山药20g，鸡血藤30g，增加益气健脾、养血通络的作用；以疼痛较重为主，入夜尤甚，影响睡眠的，加首乌藤30g，姜黄15g，桂枝用至20g，乳香、没药各10g，当归用至30g，红花10g，芍药用至30g，地龙30g，增强养血活血、温经散寒、通络止痛的作用。

【来源】 张树和. 当归四逆汤加味治疗肩关节周围炎疗效观察 [J]. 北京中医药，2009，28（5）：366-367.

12. 八珍汤加味

【出处】 元·沙图穆苏《瑞竹堂经验方》

【组成】 党参12g，茯苓12g，白术10g，熟地黄12g，川芎6g，当归10g，白芍10g，伸筋草15g，透骨草12g，桑枝12g，宽筋藤12g，桑寄生30g，甘草6g。

【功效】 补益气血，舒筋活络。

【主治】 肩关节周围疼痛，严重者为夜间疼痛加重，肩关节活动受限，特别是外展、上举、外旋和内旋，不能完成梳头、穿衣、系腰带等动作，并有失眠、多梦、气短、乏力、面色萎黄，舌质淡，苔白，脉弦细。

【用法】水煎服，每周服 3～4 剂，隔日 1 剂，共服 1.5 个月。

【处方总结】八珍汤加味方中党参、白术、茯苓、甘草健脾补气；熟地黄、当归、白芍、川芎养血；透骨草、伸筋草、宽筋藤、桑寄生活血通络，散寒除湿。对于冻结肩，中医学认为，年老体虚或过度劳累，气血不足，筋失所养，血虚生痛，则筋脉拘急而活动受限；外感风、寒、湿邪，客于血脉筋肉，在脉则血凝而不流，脉络拘急而痛，寒溢于筋肉则屈伸不利；跌仆闪挫，筋脉受损，瘀血内阻，脉络不通，不通则痛，久之则筋脉失养，拘急不用。本组治疗 50 例，治愈 44 例，显效 3 例，好转 2 例，无效 1 例，总有效率为 98%。

【来源】刘振友．八珍汤加味配合按摩、功能锻炼治疗肩关节周围炎 50 例疗效观察 [J]．河北中医，2009，31（8）：1179-1180.

13. 当归鸡血藤汤

【出处】清·赵濂《伤科大成》

【组成】当归 15g，鸡血藤 20g，黄芪 12g，熟地黄 12g，白芍 12g，丹参 12g，田三七 5g，桑枝 12g，桂枝 5g，甘草 6g。

【功效】益气血，补肝肾，活血通络。

【主治】肩关节胀痛或刺痛，夜间疼痛明显，活动障碍，外展功能受限明显，上臂外展、外旋、后伸时疼痛加剧。

【用法】水煎服，每日 1 剂，分 2 次服。

【处方总结】方中当归、鸡血藤、熟地黄、白芍养血舒筋，活血通络；三七、丹参、桑枝舒筋活络，通络止痛；丹参、姜黄、鸡血藤、三七活血化瘀，行血中气滞；桂枝温通经脉；配白芍、当归调和营卫；配姜黄贯通肢节，经诸药直达病所。综观全方，体现了补肝肾、益气血、调营卫、温经络、祛风湿、通络止痛之功。本组运用本方治疗 50 例，治愈 42 例，有效 6 例，无效 2 例，总有效率为 96%。

【来源】曹岳俊，周柏林．当归鸡血藤配合定痛散外敷治疗肩关节周围炎 50 例观察 [J]．湖南中医杂志，2010，26（1）：32-33.

14. 加味蠲痹汤

【出处】清·程钟龄《医学心悟》

【组成】羌活 10g，姜黄 10g，赤芍 10g，防风 10g，麻黄 6g，生黄芪 15g，当归 12g，炙甘草 5g，乳香 6g，没药 6g，鹿角胶 10g（烊化），桑枝 15g，生姜 5g，大枣 10g。

【功效】补益肝肾，益气祛风，活血通络。

【主治】肩部及上臂疼痛（疼痛不过肘关节），活动后、夜间疼痛加重，部分患者有肩部发冷的感觉；肩关节僵硬，活动受限；于肩峰下、喙突、肱骨大结节、肱骨小结节、结节间沟、冈下肌群、大圆肌及小圆肌等处均压痛。

【用法】每日1剂，水煎服，每次250ml，每日2次，15日为1个疗程，共1～2个疗程。

【处方总结】方中鹿角胶性温，为血肉有情之品，生精补髓、养血助阳、强壮筋骨；黄芪益卫气，而以防风、羌活之善走者辅之，使之补而不滞，行而不泄，且两功并建，相得益彰；当归、赤芍和营血，而以姜黄之走血行气，能除寒而燥湿者佐之；桑枝祛风通络，利关节；麻黄通阳散滞；乳香、没药活血祛瘀、通络止痛，从而使三气之邪自无留著之处；甘草调和诸药而缓中补虚；姜、枣通营卫而生津达腠。作者运用此方治疗50例，治愈38例，显效7例，有效3例，无效2例，有效率达96%。

【来源】顾良贤.蠲痹汤加味治疗肩关节周围炎98例［J］.中国中医药科技，2012，19（1）：82-83.

15. 解凝阳和汤

【组成】桂枝15g，熟地黄15g，炮姜12g，附子12g，麻黄5g，姜黄15g，鹿角胶12g，鸡血藤30g，甘草10g，延胡索20g，黄芪40g，丹参20g，当归15g，川芎10g，行骨风15g，白芍30g。

【功效】疏通经络，祛寒止痛，营养筋脉。

【主治】肩周疼痛，以夜间为甚，常因天气变化及劳累诱发，肩关节活动功能障碍。

【用法】将以上药放瓦罐，再放入清水约1500ml，漫过药材寸许，先浸泡30分钟，以武火煎至水沸，再以文火煎20分钟即可，取药汁约200ml服用，以此一日3次煎服。

【处方总结】中药解凝阳和汤以熟地黄、白芍为主药补血养血，柔筋缓痛，以黄芪、当归、丹参、川芎、鹿角胶为臣大补气血充实形体活血化瘀，改善血液循环，佐以附子、麻黄、炮姜、鸡血藤等以温补肝肾，散寒通络，舒筋活络，再以桂枝、甘草、延胡索等调和营卫，引经和药，通经止痛，共奏奇效，凡阳虚寒重者加细辛3g，淫羊藿20g，风湿重者加苍术15g，羌活10g，全蝎10g，疼痛重者加乳香15g，没药15g。本组观察治疗组74例，痊愈35例，显效19例，有效17例，无效3例，痊显率为83.67%，总有效率为93.88%。

【来源】邵爱民，陈波.解凝阳和汤结合局部封闭治疗肩周炎临床观察［J］.中国中医骨伤科杂志，2013，21（7）：52-53.

16. 桂枝加附子汤

【出处】《伤寒论》

【组成】桂枝 12g，白芍 12g，大枣 20g，炙甘草 7g，生姜 15g，制附子 10g。

【功效】调和营卫，温经通络，祛风除湿，散寒止痛。

【主治】肩周疼痛，以夜间为甚，常因天气变化及劳累诱发，肩关节活动功能障碍。中医辨证属风寒湿型：表现为肩部窜痛，遇风寒痛增，得温痛减，畏风恶寒，或肩部有沉重感，舌质淡，苔薄白或腻，脉弦滑或弦紧。

【用法】每日 1 剂，水煎 2 次共取汁 300ml，分早晚 2 次服用。

【处方总结】桂枝加附子汤出自《伤寒论》，即桂枝汤加制附子而成，仲景用其治疗太阳病过汗致阳虚漏汗表未解证，方中桂枝温经通阳，疏风散寒；白芍敛阴和营止痛，与桂枝相须为用，一散一敛，一开一合，共调营卫阴阳；姜、枣合用，亦有调和营卫之功；制附子辛温大热，其性善走，为通行十二经纯阳之要药，用之可温经复阳、散寒湿、止痹痛；炙甘草调和诸药，与白芍相配可缓急止痛。本组观察 44 例，痊愈 13 例，显效 19 例，有效 10 例，无效 2 例，总有效率为 95.5%。

【来源】黄志英，罗力. 桂枝加附子汤配合穴位敷贴治疗肩周炎疗效观察 [J]. 广西中医药，2015，38（1）：30-31.

17. 黄芪杜仲汤

【组成】黄芪 20g，杜仲 15g，熟地黄 20g，透骨草 15g，鸡血藤 15g，羌活 10g，桑寄生 10g，补骨脂 10g，姜黄 10g，威灵仙 10g，桃仁 10g，红花 10g，乌梢蛇 10g，桂枝 12g，三七 5g，蜈蚣 4g，全蝎 5g。

【功效】补肝益肾，通经散寒止痛。

【主治】肩周疼痛，以夜间为甚，常因天气变化及劳累诱发，肩关节活动功能障碍。

【用法】每日 1 剂，水煎 2 次取汁 200ml，分早、晚 2 次服。

【处方总结】黄芪杜仲汤加减方中黄芪、桃仁、红花活血化瘀，行气止痛；杜仲补肾生精，强筋骨；羌活、姜黄祛风除湿，疏经通络止痛；威灵仙、桂枝温经散寒燥湿；透骨草祛风散寒，舒筋活络；熟地黄治肝肾阴亏；鸡血藤补血行血；桑寄生祛风湿，强筋骨；补骨脂补肾壮阳，补脾健胃；三七散瘀，止痛，消肿；乌梢蛇、全蝎、蜈蚣息风镇痉，用于风湿顽痹。寒凝气滞型加细辛 6g，秦艽 10g；气滞血瘀型加赤芍 10g，川芎 10g。本组观察治疗组 60 例，痊愈 21 例，显效 25 例，有效 13 例，无效 1 例，总有效率为 98.3%。

【来源】郭辰. 推拿联合黄芪杜仲汤加减治疗肩关节周围炎的临床疗效[J]. 河北中医，2016，38（5）：758-761.

18. 复方舒肩通痹汤

【组成】羌活 10g，威灵仙 10g，寻骨风 10g，姜黄 10g，川芎 10g，桂枝 10g，伸筋草 10g，鸡血藤 15g，防风 10g，制川乌 6g，白芍 15g，当归 15g，甘草 6g，黄芪 15g。

【功效】活血化瘀，通经止络，祛风散寒。

【主治】肩部串痛，遇风寒痛增，得温则缓，畏风恶寒，或肩部有沉重感，关节活动不利，肤温较低，肌肤麻木不仁，舌质淡，苔薄白或白腻，脉弦沉细。

【用法】将上述组方煎煮过滤至 200ml，分早晚 2 次温服。

【处方总结】复方舒肩通痹汤方中羌活有祛风散寒、胜湿止痛的功效，制川乌散寒力强，威灵仙善祛风湿、通络止痛，三者配伍可增强祛风散寒之效，故共用为君药。防风可祛风，姜黄、川芎功在行气止痛，鸡血藤可活血化瘀、祛风通络，寻骨风、伸筋草则舒筋活络、止痹痛，故此六味药共用为臣药。桂枝温通筋脉、散寒除痹，当归功善补血活血止痛，黄芪功偏益气，白芍养血柔肝止痛，故共用为佐药。甘草可调和诸药，缓急止痛，用为使药。本组观察 49 例，痊愈 18 例，显效 14 例，有效 14 例，无效 3 例，总有效率为 93.88%。

【来源】刘煜，王琳，崔艳慧. 复方舒肩通痹汤配合手法按摩治疗风寒湿痹证肩周炎疗效观察 [J]. 现代中西医结合杂志，2017，26（4）：443-446.

19. 舒筋汤

【出处】化裁自《外伤科学》

【组成】姜黄、赤芍、牡丹皮、海桐皮各 15g，当归、羌活、桃仁、白术、红花各 10g，沉香 1g。

【功效】祛风舒筋活络。

【主治】肩部肿胀，疼痛拒按，以夜间为甚，舌质暗或有瘀斑，舌苔白或薄黄，脉弦或细涩，辨证为瘀滞型。

【用法】1 剂/日，水煎 300ml，分早、中、晚 3 次温服。

【处方总结】方中以姜黄为君，具行气破血，通经止痛之效；以赤芍、桃仁、红花、牡丹皮、海桐皮为臣，其中赤芍、桃仁、红花、牡丹皮可活血化瘀，海桐皮可清热利水，五药合用可达活血化瘀、清热利水之效；并以当归、羌活、白术及沉香为佐使，当归可活血补血，羌活可祛风逐湿，白术可健脾化湿，沉香可行气止痛，四药合用，既可助君臣之药活血化瘀，通络止痛，同时也可达行气祛风逐湿之效。对于肿胀重者，加茯苓、猪苓各10g，对于疼痛重者，加延胡索、川芎各10g，对于活动受限重者，加鸡血藤、苏木各10g。本组观察治疗组30例，治愈3例，好转15例，未愈12例，总有效率为60%。

【来源】高丙南. 舒筋汤为主配合针刀疗法治疗瘀滞型肩周炎痛症疗效观察 [J]. 陕西中医，2017，38（2）：224-225.

外治方

舒筋活络洗剂

【出处】陕西中医学院附属医院骨科经验方

【组成】透骨草30g，伸筋草15g，桑枝15g，桂枝15g，艾叶15g，红花15g，花椒15g，川乌9g，草乌9g，牛膝15g，木瓜15g，刘寄奴15g。

【功效】活气血，通经络，止痹痛。

【主治】肩周疼痛，肩周压痛，肩关节活动功能障碍，外展外旋功能受限明显，出现"扛肩"现象。

【用法】先将1~2根大葱切成约1厘米长的葱段（取其通阳作用），加入一付生药中，再加入250ml食醋（皮肤对醋过敏者改用加入250ml温开水），进行搅拌。将搅拌好的药物装于事先缝制的布袋中，蒸40~50分钟。蒸好后，待热袋表面温度降至30~40℃时，即可用其热敷患处。为了保持药袋基本恒温，两个药袋交替使用，一药袋温度降低失去热力时，放于蒸笼中再次加热，此时可使用蒸笼中事先放置的另一药袋。如此交替使用，每次热敷40分钟，2次/日，每付药用2日。

【处方总结】本方中的透骨草、伸筋草有舒筋活络的作用；红花有活血的作用，可以松解组织的粘连；桑枝、桂枝、木瓜疏导腠理、流通气血、和营定痛，配草乌、川乌、艾叶、花椒祛风散寒、温经止痛，解筋脉中之瘀阻；刘寄奴、木瓜，舒筋通络、散瘀止痛，组方药证合拍，温通活血而不耗血、祛瘀又能散风逐塞，合而奏之，具有活气血、通经络、止痹痛的作用。本方采用热敷方法，使药性通过蒸汽渗透皮肤组织直接吸收，能迅速、有效地改善局部微循环，加速局部新陈代谢，促进炎性物质吸收及损伤修复；其温热效应，能使局部毛细血管扩张，促进局部血液循环，促进关节液的分泌。本组46例中，痊愈26例（56.5%），显效8例（17.4%），好转9例（19.6%），无效3例（6.3%），总有效率为93.5%。

【注意事项】以防烫伤。

【来源】侯伟卫，郜锋，王晓锋，等．舒筋活络洗剂治疗肩关节周围炎46 例 [J]．现代中医药，2009，29（1）：12-13.

食疗方

1. 川乌粥

组成：生川乌头约 5g，粳米 50g，姜汁约 10 滴蜂蜜适量。

制法用法：把川乌头捣碎，研为极细粉末。先煮粳米，粥快成时加入川乌末，改用小火慢煎，待熟后加入姜汁及蜂蜜，搅匀，稍煮即可。

说明：具有祛散寒湿、通利关节、温经止痛之效。适用于肩周炎风湿寒侵袭所致者。

2. 白芍桃仁粥

组成：白芍 20g，桃仁 15g，粳米 60g。

制法用法：先将白芍水煎取液，约 500ml；再把桃仁去皮尖，捣烂如泥，加水研汁，去渣，用二味汁液同粳米煮为稀粥，即可食用。

说明：具有养血化瘀、通络止痛之效。适用于肩周炎晚期瘀血阻络者。

3. 桑枝鸡汤

组成：桑枝 60g，薏苡仁 10g，老母鸡 1 只，盐少许。

制法用法：将桑枝切成小段，与鸡共煮至烂熟汤浓即成，加盐调味，饮汤吃肉。

说明：具有祛风湿、通经络、补气血之效。适用于肩周炎慢性期而体虚风湿阻络者。

小 结

冻结肩属痹痛范畴。主要症状为肩关节疼痛及主被动各个方向上的不同程度功能受限。此病主要发生在盂肱关节周围，包括肌腱、三角肌、冈上肌、冈下肌、肩峰下肌、小圆肌 4 个短肌及联合肌腱，联合肌腱与关节紧密相连，附着于肱骨上端为旋转肩袖，是肩关节活动时受力最大结构之一，易损伤。肱二头肌长肌腱起于关节盂上方，经肱骨结节沟的骨纤维隧道，是炎症好发部位。肱二头肌短头起于喙突，经盂肱关节内前方到上臂，受炎症影响后肌肉痉挛，影响肩外展、后伸。滑囊、关节囊受炎症影响，易受损伤。综上所述，各种病因导致肌肉、肌腱、肩袖、滑囊、关节囊炎症致使关节内外粘连，肌肉及肌腱挛缩，而致肩关节活动受限及活动时疼痛剧烈。 患者不敢功能锻炼，肌肉不活动，肌腱挛缩加重，活动范围越小，导致恶性循环。 因此治疗的共同作用都是终止肩周炎"炎症渗出→粘连形成→疼痛加剧→活动减少→肌肉萎缩"的恶性循环，建立"疼痛缓解→渗出吸收→功能恢复→组织复原"的良性循环。

　　本次共入选20方，其中经典方13例，经验方5例，自拟方2例，外洗方1例。 根据辨证不同，治法主要包括益气养血，舒筋活络，补益肝肾，活血化瘀、疏风化湿，温经散寒，养血通络。 方中出现频率最高的药物依次是：白芍、桂枝、当归、川芎、黄芪、姜黄、防风、羌活、熟地黄、桑枝、秦艽、独活、鸡血藤。 除了基础药物如白芍、桂枝、当归、川芎等，用药多采用疏风散寒的防风，治上半身疼痛的羌活，治手臂疼痛的姜黄、桑枝等。 临床报道中辨证多有风寒侵袭之证，因此在诸多方剂中多有疏风散寒之药，与冻结肩的别称"漏肩风"有着相映之处。 另外，适当选用善窜好动之性的虫类药物，取其破瘀散结、镇痛通络之功，取药物"通"之药性，改善局部血液循环，解除肌肉粘连，恢复肩关节功能。 在采用中药治疗的同时，我们多指导患者进行规范的康复训练，根据患者的受限角度进行针对性的锻炼动作，在整个的治疗过程中也是必不可少的。

常用中药药理

防　风

【**性味**】甘，辛，微温。

【**归经**】归肝、脾经。

【**功效**】解表祛风，胜湿，止痉。

【**主治**】感冒头痛、身痛，发热，风湿痹痛，风疹瘙痒，破伤风，砒中毒。

【**用法用量**】水煎服：每日5～10g；外用，研末调敷。

【**使用注意**】

1. 阴虚火旺，无风寒湿邪者不宜服。

2. 恶干姜、白蔹、藜芦、芫花，畏草薢。

【**药理作用**】

1. 抗病原微生物作用　防风对铜绿假单胞菌、多种痢疾杆菌、金黄色葡萄球菌、溶血性链球菌均有抑制作用，对哥伦比亚SK病毒和羊毛样小芽孢癣菌亦有抑制作用。

2. 抗炎作用　防风水煎剂与乙醇浸液10g/kg灌服1次，对大鼠蛋白性脚肿有一定的抑制作用。

3. 免疫促进作用　防风水浸液能显著提高小鼠腹腔巨噬细胞的吞噬细胞百

分率和吞噬指数，并能对抗氢化可的松引起的小鼠腹腔巨噬细胞的吞噬功能低下，可使其恢复并超过正常水平，同时能增加小鼠脾脏重量，显示出明显的免疫促进作用。

4. 镇痛作用　给小鼠灌服50%的防风醇浸液（挥去乙醇），能明显地提高其痛阈（电刺激鼠尾法），皮下注射同样有效。

5. 解热作用　防风煎剂与浸剂给予用伤寒混合菌苗和三联疫苗（百日咳、白喉、破伤风疫苗）所致发热的兔灌胃，表现出中等强度的解热作用，煎剂的作用较浸剂强，且可持续2.5小时以上。

6. 其他作用　防风有抗溃疡、抗电休克的作用。

【各家论述】

1.《神农本草经》："主大风头眩痛，恶风，风邪，目盲无所见，风行周身，骨节疼痛，烦满"。

2.《太平圣惠方》："治白虎风，走转疼痛，两膝热肿"。

3.《用药法象》："防风，治一身尽痛，随所引而至，乃风药中润剂也"。

4.《本事方》："治破伤风及跌仆损伤"。

5.《长沙药解》："行经络，逐湿淫，通关节，止疼痛，舒筋脉，伸急挛，活肢节，起瘫痪"。

6.《本草经疏》："防风治风通用，升发而能散，故主大风头眩痛，恶风风邪，周身骨节疼痹，胁痛，胁风头面去来，四肢挛急，下乳，金疮，因伤于风内痉"。

7.《本草汇言》："防风，散风寒湿痹之药也，故主诸风周身不遂，骨节酸痛，四肢挛急，痿痹痫痉等证"。

羌　活

【性味】 辛、苦，温。

【归经】 归膀胱、肾经。

【功效】 发散风寒，除湿止痛。

【主治】 风湿痹痛，风寒感冒。

【用法用量】 水煎服，每日3～10g。

【使用注意】 非风寒湿邪而属气血不足之证忌用。

【药理作用】

1. 镇痛作用　羌活挥发油和羌活注射液均有显著的镇痛作用，可使小鼠扭体次数减少，痛阈提高。

2. 抗炎抗过敏作用　羌活挥发油灌胃，有对抗二甲苯、角叉菜胶，右旋糖酐性炎症的作用。对2,4-二硝基氯苯所致小鼠迟发型过敏反应有一定的抑制作用，且能降低肾上腺内维生素C的含量。

3. 其他作用　羌活挥发油有解热、改善心肌缺血的作用，羌活水提液有抗休克，抗心律失常、抗菌等作用。

【各家论述】

1.《药性本草》："治贼风失音不语，多痒血癞，手足不遂，口眼歪斜，遍身顽痹"。

2.《珍珠囊》："去诸骨节疼痛"。

3.《汤液本草》："羌活气雄，治足太阳风湿相搏，头痛，肢节痛，一身尽痛者，非此不能除"。

4.《品汇精要》："主遍身百节疼痛，肌表八风贼邪，除新旧风湿"。

5.《本草汇言》："羌活功能条达肢体，遍畅血脉，攻彻邪气，发散风寒风湿"。

6.《本草正义》："羌、独二活……通利机关，宣行脉络，其功若一。而羌活之气尤胜，则能直上顶巅，横行支臂，以尽其搜风通痹之职，而独活只能通行胸腹腰膝耳。颐之师门，恒以羌活专主上部之风寒湿邪，显与独活之专主身半以下截然分用，其功尤捷。而外疡文一切风湿寒邪，着于筋骨肌肉者，亦分别身半以上、身半以下，而为羌、独各为主治。若在腰脊背脊之部，或肢节牵挛，手足上下交痛，则竟合而用之"。

第三章

网 球 肘

（肱骨外上髁炎）

网球肘即肱骨外上髁炎，又称为"肱桡关节滑囊炎""前臂伸肌总腱炎"等，是临床上的常见病、多发病，多见于特殊工种如网球运动员、瓦工、木工等反复收缩臂力的人群，其主要表现为肘外侧疼痛，伴上肢过度、反复活动史，严重者可影响日常生活起居。伸肌腱牵拉试验阳性，即患者肘伸直、握拳、屈腕、前臂旋前，可引发肘部疼痛。该病的临床发生率为1%～3%，好发于40～50岁。

病 因 病 机

上肢骨骼较小，关节囊薄且松弛，关节腔较大，韧带少且力量弱，故运动时易损伤；而伸肌相对于屈肌，较弱且活动度较小，桡侧腕短伸肌肌腱介于腕长伸肌肌腱和肱骨外上髁之间，因长期劳损使伸腕肌起点反复受到牵拉、刺激引起部分撕裂及慢性无菌性炎症或局部滑膜增厚，进而导致局部肉芽组织间形成粘连，出血机化，使关节疼痛僵硬，出现活动障碍。此外，滑囊炎、神经血管束绞窄、相关的周围神经嵌压症、肱桡关节的滑膜炎刺激等均可成为其病因。

中医讲肺心有邪，其气留于两肘，肱骨外上髁是手太阴肺经循行，网球肘疼痛部位多在手太阴肺经及手阳明大肠经循行路线。中医认为"痛者不通，不通者则痛"，由于肘腕长期操劳，风寒之邪积聚肘关节，日久可致气血壅滞，劳伤气血，或风寒敛缩脉道，筋经、络脉失和而成。

疾 病 分 型

根据文献报道，根据患者的临床表现和体征可以将本病分为关节外型、关节内型和混合型。

1. 关节外型　肘关节外侧疼痛，劳作时加重，休息后减轻，基本没有静止痛。体征：压痛局限在肱骨外上髁，肘关节活动度基本无限制，米尔斯征及腕伸肌紧张试验阳性，X线片显示肱骨外上髁有骨质增生。

2. 关节内型　肘部疼痛较重，肘关节被动外翻活动时肱桡关节内疼痛，可有明显的静止痛、夜间痛。体征：压痛主要位于肱桡关节间隙，肱桡关节间隙可触及滑膜肥厚感，肘关节屈伸有部分障碍。X线片显示肱桡关节周围有肥厚的滑膜阴影。

3. 混合型　有上述 2 种或 2 种以上症状和体征存在。

治法治则

网球肘的治疗关键是消除局部的无菌性炎症。治疗方法有：休息及功能练习，注射治疗，体外冲击波疗法，针灸电针疗法，激光疗法，手术治疗等。约 90% 的患者采用保守治疗有效，其中激素治疗可使约 40% 的患者疼痛得到缓解，但仍有 5%～10% 的患者发展成顽固性网球肘。中医传统的治疗方法都可以起到舒筋活血通络的功效，从而有利于消除局部炎症、加速肌腱粘连与瘢痕组织的修复，在临床上应用非常广泛，疗效值得肯定。

外治方

1. 消痛散

【组成】生麻黄、生半夏、生南星、白芥子各 100g，生草乌、生川乌、白芷、红花、细辛各 60g，血竭 40g，吴茱萸 80g，冰片 70g。

【功效】活血祛瘀，祛风散结。

【主治】肘关节外侧疼痛并向前臂外侧远端放射；握物无力，做拧绞毛巾、平举重物一类动作时疼痛加剧；肱骨外上髁至桡骨颈范围内局限性压痛；Mills 试验阳性。

【用法】上药研末，用蜂蜜作为基质，将其搅拌成糊状，置罐中备用。用时按患处面积大小，摊在布或绵纸上，敷贴于患处，用绷带包扎固定好，悬吊患肢使其休息。2～3 日更换 1 次。

【处方总结】药取麻黄之辛散发越，配川草乌、细辛以祛风除湿、温经止痛，生半夏、生南星祛风止痛、消肿散结，白芷、冰片辛香穿透、消肿活血、通利关节，缓解诸药对皮肤的不良反应；红花、桂枝温通经脉，血竭、吴茱萸祛瘀散浊。本组患者中 70 例临床治愈，25 例显效，15 例好转，10 例无效。其中用药 1 次症状消除者 35 例，2～3 次消除者 42 例，5 次消除者 3 例。总有效率为 91.66%，显效率达 79.16%。

【来源】吴鹏强，徐花兰. 自拟消痛散治疗网球肘 120 例 [J]. 浙江中医杂志，1996，(3)：118.

2. 中药敷灸方

【组成】斑蝥粉、肉桂粉、红花粉等份。

【功效】温经活络，舒筋活血，行气止痛。

【主治】长期、反复用力作手及腕劳动、前臂伸肌主动收缩和拉动牵拉，造成肘外侧慢性疼痛，并影响伸腕和前臂旋转功能。握物无力，容易掉落。伸肌腱牵拉试验阳性。肱骨外上髁部有局限性压痛。X线检查多属阴性。

【用法】取少许中药用75%乙醇调成糊状，置于肱骨外上髁压痛最明显处，大小约1.5cm，用5cm×5cm胶布覆盖。4小时后去除胶布，洗去敷药，见局部起泡，刺破后用无菌纱布包扎。全部病例均经1次治疗，治疗后第2日疼痛减轻，1周后疼痛消失。嘱患者治疗早期要减少肘部活动及用力。

【处方总结】斑蝥性味辛寒，有毒，攻毒蚀疮，破血散结；肉桂性味辛热，功效温中，回阳，温肺化饮；红花性味辛温，活血祛瘀，通经。本组治愈41例，占51.9%；好转32例，占40.5%；无效6例，占7.6%；总有效率为92.4%。经观察在治疗后一般时间内能有效地减少肘部活动及用力的患者多能治愈。

【来源】徐向阳，王军，吕小丽. 中药敷灸治疗网球肘的临床观察［J］.宁夏医学院学报，2000，22（2）：127-128.

3. 加味当归四逆汤

【出处】《伤寒论》

【组成】当归100g，白芍30g，生黄芪50g，细辛25g，桂枝50g，花椒30g，通草20g，骨碎补50g，甘草50g。

【功效】补气养血，疏导腠理，疏通气血，外注经络，散寒止痛。

【主治】肘关节外侧持续慢性疼痛，活动障碍，肱骨外髁处胀肿、压痛明显，放射至前臂掌指痛，抓东西时力弱，有持物不稳感，与职业有密切关系，特别是经常做前臂旋转活动者；季节、日夜、温度与病情无差异。

【用法】加清水3000ml，煎成2000ml药液，待药液温度适宜后将患肢浸洗。早、中、晚各洗1次，每次外洗40～60分钟，每剂药可连续应用2日，7日为1个疗程。

【处方总结】当归、生黄芪、白芍、细辛、骨碎补补气养血，温经散寒之品为主；辅以桂枝、花椒、通草、甘草疏导腠理，疏通气血，外注经络，散寒止痛，促进局部血液循环。120例患者中，治愈82例，占68.33%；好转31例，占25.83%；无效7例，占5.83%。总有效率为94.17%。

【来源】庞仲常，张卫民. 当归四逆汤加味外洗治疗网球肘120例［J］.中医外治杂志，2002，11（1）：48.

4. 归马散

【组成】当归 15g，制马钱子 10g，细辛 10g，制川乌 10g，制草乌 10g，姜黄 15g，桂枝 10g，川芎 10g，红花 10g，伸筋草 15g，透骨草 15g，威灵仙 15g，木瓜 15g，枳实 12g，三七 15g，血竭 15g，土鳖虫 10g，蜈蚣 1 条。

【功效】温经散寒，行气活血，舒筋散结，宣痹止痛。

【主治】肱骨外髁部位均有不同程度的疼痛、压痛，局部轻度肿胀，屈伸旋转肘关节时疼痛加重，Mills 征（＋）。血常规检查正常，X 线检查除 23 例 60 岁以上的高龄患者有不同程度的骨质疏松和骨质增生外，其余患者骨质结构正常。

【用法】将药物共为细面备用。用时取 50～100g，以蜂蜜及蛋清调成糊状，敷于患处，以适当药棉缠绕。屈肘 90°，颈腕带悬吊，每 5 日换药 1 次，每 1 个月为 1 个疗程。

【处方总结】马钱子、制川乌、草乌、桂枝、细辛温经散寒止痛；当归、川芎、红花、血竭、三七活血化瘀，除瘀散结；土鳖虫、蜈蚣通络搜风止痛；伸筋草、透骨草、威灵仙、木瓜舒筋活络，通畅血流；枳实有行气之功，姜黄有引诸药归经之妙。300 例患者痊愈 266 例，好转 34 例，无效 0 例。

【来源】吴铁男，郭宏钰，汪汉民．归马散外敷治疗网球肘 300 例 [J]．河南中医，2002，22（4）：36．

5. 斑蝥芥寻膏

【组成】斑蝥、白芥子、寻骨风等份。

【功效】温通经络，行气活血，祛湿逐寒，消肿散结，通络止痛。

【主治】肱骨外上髁炎症见肘关节外侧肱骨外上髁部位肿胀、疼痛，痛点明确。

【用法】研极细末，过 100 目筛后，等份混合，密封备用。取上药适量，用 50% 乙醇调成糊状敷于肱骨外上髁痛点处，以约 4cm×4cm 之医用胶布贴敷固定，待 6～10 小时局部起一小水疱（外见胶布中央部分隆起，触之有波动感）后，揭去胶布，水疱无需处理，一般 5～7 日自行愈合，若水疱破损，用消毒棉签挤干淡黄色液体后，外以无菌纱布覆盖。每周治疗 1 次，3 次为 1 个疗程，2 个疗程后观察疗效。

【处方总结】斑蝥主要为发泡作用，可使发肤发赤起泡；白芥子具有利气豁痰、散经止痛之效，寻骨风有祛风除湿、行气止痛的功效。用 50% 乙醇调和又可增强温痛之力，且有消炎灭菌之效。经 1～2 个疗程治疗后，治愈 31 例，显效 6 例，好转 4 例，总有效率为 100%。半年后随访，仅 1 例于治疗后 5 个月复发，但痛势较治疗前为轻，再次治疗后疼痛消除。

【来源】邓志坚，徐许新．斑蝥芥寻膏敷贴治疗网球肘 41 例［J］．江苏中医药，2003，24（2）：38.

6. 马钱五香散

【组成】炒马钱子 50g，公丁香 10g，山奈 10g，甘松 10g，白芷 10g，青木香 10g。

【功效】活血，除湿，散寒。

【主治】肘关节外侧疼痛并向前臂外侧远端放射；握物无力，做拧绞毛巾、平举重物一类动作时疼痛加剧；肱骨外上髁至桡骨颈范围内局限性压痛；Mills 试验阳性。

【用法】按此比例碾末，用 50％乙醇浸湿后密封 1 周备用。取曲池、手三里、阿是穴，放置药物于所选穴位，并用布胶包扎，3 日换药 1 次，2 周为 1 个疗程。嘱患者每日在以上 3 个穴位按摩 2 次，每次 10 分钟，轻重适中。

【处方总结】马钱子性寒味苦，具有软坚散结、通络止痛之功效；其余各药均芳香辛温。用布胶固定马钱五香散于穴位上，使药力不易挥发，直接渗透病机之所在，收到良好的效果。穴位固定，便于患者在家中自我按摩，方法简便易行，痛苦少。通过手法，使药力深透，达到常规介质按摩所不能达到的效果，收到事半功倍的疗效。本组共观察 120 例，痊愈 101 例，好转 15 例，无效 4 例，有效率为 96.7％。

【来源】王伟杰，钱菊娣．自拟自拟马钱五香散穴位敷贴治疗网球肘 208 例［J］．实用中西医结合临床，2007，7（3）：54.

7. 金桂外洗方

【出处】广东省中医院刘金文教授经验方

【组成】半枫荷 60g，海桐皮、生川乌、生草乌、伸筋草、络石藤、两面针各 30g，桂枝、生大黄各 15g。

【功效】温经化瘀，通络止痛。

【主治】肱骨外髁部位均有不同程度的疼痛、压痛，局部轻度肿胀，屈伸旋转肘关节时疼痛加重，Mills 征（＋）。

【用法】将以上药物，加水 3000ml 左右，浸泡 30 分钟后长时间煎煮至 450ml 左右，加入白酒 50ml，60℃左右保温或每次使用前用热水浸泡加热至 60℃左右，每次锻炼后疼痛部位予小毛巾（约 10cm×10cm）蘸外洗药水湿热敷，以患者能够耐受的最高温度为宜，热疗期间在小毛巾上不断淋药，时间约 10 分钟。

【处方总结】本方以半枫荷为君，祛风除湿，活血消肿，止痹痛，《岭南草药》曰其"善祛风湿，凡脚气、脚弱痹痛，以之浸酒服"。川乌、草乌相须而用，共为臣药，祛风除湿，温经止痛，药理上其主要成分乌头碱有镇痛、镇静、局部麻醉等作用。海桐皮，"主腰脚不遂，顽痹腿膝疼痛"，有祛风湿、通经络之功效；桂枝温经通脉、散寒止痛；两面针入肝、心二经，有祛风、通络、散瘀消肿止痛之功效，主治风寒湿痹、历节疼；伸筋草祛风散寒、除湿消肿、舒筋活络，而络石藤也有祛风通络、凉血消肿之功效。大黄活血祛瘀止痛，与海桐皮、桂枝及络石藤等共为佐，能起通筋活络之效。以酒引药，酒性苦甘辛、温、有毒，入心、肝、肺、胃经，作为使药，通血脉、御寒气、行药势，能治风寒痹痛、筋脉挛急、胸痹、心腹冷痛，《本草拾遗》言其可通血脉，厚肠胃，润皮肤，散湿气。本组20例患者经4周治疗后，痊愈13例，占65%；显效4例，占20%；有效3例，占15%；没有无效病例。本组虽纳入病例较少，但以顽固性网球肘为治疗对象，疗程均大于6个月。

【来源】杨伟毅，陈耿鑫，曹学伟，等．金桂外洗方湿热敷配合主动悬吊牵拉锻炼治疗顽固性网球肘临床观察 [J]．新中医，2012，44（5）：49-51．

8. 筋骨痛消黑膏药

【组成】三棱60g，莪术60g，当归30g，川芎30g，生天南星10g，白芷20g，白术20g，木通10g，骨碎补20g，续断20g，1000g广丹，2000g芝麻油。

【功效】破瘀逐瘀，燥湿化痰。

【主治】肘关节外侧疼痛并向前臂外侧远端放射；握物无力，做拧绞毛巾、平举重物一类动作时疼痛加剧；肱骨外上髁至桡骨颈范围内局限性压痛；Mills试验阳性。

【用法】将上药放入芝麻油中浸泡24小时后，用文火煎炸至外黄内焦为度。然后过滤去渣，再熬油至滴水成珠不散，开始下广丹，熬至滴水成珠，捏之有黏性而又沾手时，离火，待温度降至100℃时，倒入清水中浸泡3日，去膏药之火毒，一日一换水。用棉布摊贴膏药，封藏备用。

使用时把膏药贴于肱骨外上髁痛点处，一周换一次，连续治疗3周后，观察疗效。治疗期间嘱患者尽量避免引起患肘外侧疼痛的动作。

【处方总结】方中三棱、莪术破瘀逐瘀，生天南星燥湿化痰，白芷芳香化痰。上四位药物共同作用，瘀积消散，痰凝开化，经脉恢复畅通，气血运行正常，筋肌濡养充足，疾病自愈。当归养血活血，川芎活血止痛，一助三棱、莪术消散瘀积，二则养血活血还可起到荣筋舒筋的作用。白术、木通渗利水湿，消除无菌性炎症渗出，助生南星、白芷化去痰湿。骨碎补、续断强筋壮骨，增强筋骨的抗牵拉力量。本组观察 56 例，37 例临床治愈，15 例显效，3 例好转，1 例无效，愈显率为 92.9%，有效率为 98.2%。

【来源】李宝玉．自拟筋骨痛消黑膏药治疗网球肘 56 例疗效观察 [J]．中医临床研究，2014，6（25）：127-128.

小 结

网球肘作为临床常见病，发病率高是其主要特点，临床中采用封闭注射、外用药物、中药外洗等，多数患者可以获得良好的临床效果，然而此病具有高复发性，病情反复发作可能导致顽固性网球肘，为治疗带来困难，成为治疗的难点。一般认为，经过各种保守治疗 3~6 个月以上仍不能有效地缓解肘部疼痛即可准备进行手术治疗，保守治疗无效是进行手术治疗的最大适应证。网球肘的手术治疗基本可分为三种开放手术、关节镜下手术和经皮手术。

本次共入选 8 方，且均为外用方，因局部病症的特点不同，体现了局部外用药的疗效。治法包括温经化瘀、活血通络、燥湿化痰、行气止痛、除湿散寒、消肿散结、补气养血等。因临床报道方剂数量尚少，所用药物统计没有一定的规律性，无法体现用药特点。多是在常规应用当归、红花、川芎等活血药物的基础上，在加入川乌、草乌、细辛等温热之品以温经散寒、马钱子、斑蝥等有毒之品以破瘀通络，白芥子、南星等以化痰散结。在外用的介质方面，多采用乙醇、蜂蜜及其他油脂品，利于药物成分的充分溶解与吸收。

外治法也如内治法一样，在遣方用药时以中医基本理论为指导，明阴阳五行，识脏腑经络，辨寒热虚实，分标本缓急等。"外治之理即内治之理，外治之药即内治之药，所异者法耳。医理药性无二，而法则神奇变换"，这是吴尚先在《理瀹骈文》中开宗明义提出的颇有哲理的重要观点，成为指导外用药物的理论原则。

常用中药药理

桑 枝

【性味】苦，平。

【归经】归肝经。

【功效】祛风通络。

【主治】风湿痹痛，四肢拘挛，水肿。

【用法用量】内服：每日 10～30g，煎汤；外用：煎水熏洗。

【药理作用】

提高淋巴细胞转化率。桑枝对淋巴细胞转化率低下的患者有提高其淋巴细胞转化率的作用。

【各家论述】

1.《本草图经》："疗遍体风痒干燥，脚气风气，四肢拘挛，上气、眼晕，肺气嗽、消食，利小便，兼疗口干。"

2.《本草汇言》："去风气挛痛。"

3.《本草方》："治臂痛：桑枝一小升。细切，炒香，以水三大升，煎取二升，一日服尽，无时。"

4.《本草撮要》："桑枝，功专去风湿拘挛，得桂枝治肩臂痹痛，得槐枝、柳枝、桃枝洗遍身痒。"

马钱子

【性味】苦，寒，有大毒。

【归经】归肝、脾经。

【功效】通络止痛，散结消肿。

【主治】跌打损伤，骨折肿痛，为伤科疗伤止痛要药；风湿顽痹，肢体拘挛疼痛，麻木瘫痪；痈疽疮毒，咽喉肿痛。

【用法用量】0.3～0.6g，炮制后入丸散用。

【使用注意】

1. 孕妇禁用。

2. 不宜多服久服及生用。

3. 运动员慎用。

4. 有毒成分能经皮肤吸收，外用不宜大面积涂敷。

【药理作用】

1. 士的宁首先兴奋脊髓的反射机能，其次兴奋延髓的呼吸中枢及血管运动中枢，并能提高大脑皮层的感觉中枢机能；促进消化，增强食欲。马钱子碱有明显的镇痛和镇咳祛痰作用。马钱子水煎剂对流感嗜血杆菌、肺炎双球菌、甲型链球菌、卡他球菌等有不同的抑制作用。

2. 不良反应 成人一次服 5～10mg 的士的宁可致中毒，30mg 可致死。死亡原因为强直性惊厥反复发作造成衰竭及窒息死亡。中毒的主要表现为口干、头晕、头痛和胃肠道刺激症状，也可见心慌、肢体不灵、恐惧、癫痫样发作。

【各家论述】

1.《本草纲目》："治伤寒热病，咽喉痹痛，消痞块，并含之咽汁，或磨水噙咽。"

2.《中药志》："散血热，消肿毒。治痈疽，恶疮。"

第四章

腱 鞘 炎

（桡骨茎突腱鞘炎、屈指肌腱腱鞘炎）

狭窄性腱鞘炎是一种常见的慢性损伤性疾病，可发生于多个部位，手与腕部狭窄性腱鞘炎是最常见的一种腱鞘炎。在手指常发生屈肌腱鞘炎，在腕部为拇长展肌和拇短伸肌腱鞘炎，又称为桡骨茎突狭窄性腱鞘炎。该病好发于长期、快速、用力使用手指和腕部的中老年妇女、轻工业工人和管弦乐器演奏家等。在现代社会中，已经成为电脑病的一种，临床表现主要慢性疼痛，进行性加重，可放射至全手、肩部和肘部，拇指无力，拇指及腕部活动障碍。

病 因 病 机

腱鞘炎属于中医学"痹症"范畴。《素问·痹论篇》曰："风寒湿三气杂至，合而为痹也。其风气胜者为行痹，寒气胜者为痛痹，湿气胜者为著痹也。"后世医家在此理论之上又提出热痹概念，风寒湿邪闭阻，郁而化热，寒从热化发为风湿热。可见，中医学认为，痹症病因为多为风、寒、湿、热之邪，临床诸邪常合而为病，邪气凝聚，阻滞气血运行，不通则痛。

在桡骨茎突处有一浅而窄的骨沟，腕背侧韧带覆盖其上，共同形成一骨纤维性鞘管。此鞘管中容纳拇长展肌腱和拇短伸肌腱，两肌腱一起通过鞘管后分别止于第一掌骨和拇指近节指骨。当肌肉带动肌腱活动时，腕部及手指产生相应的动作，此时肌腱与鞘管之间产生摩擦，特别是当腕部尺偏或者活动大拇指的时候，摩擦力更大。

正常人的手指屈肌腱在经过手指指间关节和掌指关节的地方，都有纤维鞘明显增厚形成的韧带，起加强固定的作用。手指的屈伸活动频繁，损伤机会也多，长期的摩擦、慢性劳损或寒冷的刺激，可以使肌腱与腱鞘发生无菌性炎症反应，最后的结果是：一方面使肌腱水肿，增生肥厚，通过腱鞘困难；另一方面腱鞘水肿、增生使骨纤维管道变窄，进一步使肌腱在腱鞘内活动困难，并产生疼痛症状。正是由于环状韧带的存在，压迫水肿、增厚的肌腱，形成葫芦样肥大，更加影响了肌腱的滑动。变粗的肌腱突然通过狭窄处，手指解锁，发出像扣动扳机似的弹响声，这就是弹响的来历，一般多见于手指肌腱的腱鞘炎。根据这种响声，腱鞘炎又被称为"弹响指"或"扳机指"。

治法治则

对于腱鞘炎的治疗临床上方法也是多种多样，主要包括手术治疗、封闭治疗、中药治疗、针刀治疗等。

封闭治疗也称为"局封"，是临床中使用最为广泛的治疗方法，具有操作简单、损伤小、见效快等特点。封闭疗法的基本操作方法是将局麻药（利多卡因）和激素类药物（如曲安奈德等）的混合液注射于疼痛的部位，达到消炎、镇痛的目的，但避免次数过多、药量过大，以免导致封闭治疗的并发症，所以应该正确地理解和使用封闭才能在临床中取得显著疗效。

中药熏洗治疗是运用中医基础理论指导的一种外治法，可以使局部血管扩张，促进血液循环，改善周围组织的营养，从而起到消炎退肿的作用。同时，药物通过皮肤吸收的方式进入人体，直接迫近病灶起到温经通络、行气活血、祛湿散寒的效果。中医熏洗疗法是伤科常用的治疗方法。

外治方

1. 舒筋汤

【组成】伸筋草、豨莶草、海桐皮、续断、当归、花椒各30g。

【功效】通经活络，活血止痛。

【主治】患处可扪及一豌豆大小的压痛结节，伸屈患指时有时有弹响；腕部桡侧疼痛，提重时乏力，疼痛加重；桡骨茎突处可扪及一豌豆大小的结节，压痛明显，握拳尺偏试验为阳性。

【用法】将上述药物兑水 1000～1500ml，文火熬煎，凉却至50℃左右（以不烫伤皮肤为标准温度）后，将患指或腕部浸泡于药液内，每浸泡数分钟后将患指或腕部反复屈伸活动数分钟，又浸泡、再活动，如此交替进行30～60分钟，若药液温度降低时可加热，每日 2～3 次，5 日为 1 个疗程，不愈可连续进行 3 个疗程。

【处方总结】伸筋草、豨莶草、海桐皮、续断可祛风湿、通经络；当归可活血补血；花椒可温中止痛。本组观察51例，1个疗程痊愈者5例，占9.8%；2个疗程痊愈者31例，占60.8%；3个疗程以上痊愈者14例，占27.4%，总治愈率为98%，无效1例，占2%。

【来源】张攸安. 舒筋汤浸泡治疗狭窄性腱鞘炎51例［J］. 中国骨伤，1992，2：39.

2. 通络止痛洗剂

【组成】 伸筋草、透骨草各20g，威灵仙、木瓜、花椒、当归各15g，麻黄、红花各10g，桂枝12g。

【功效】 祛风散寒，通络除湿，活血化瘀。

【主治】 桡骨茎突部疼痛及压痛，局部肿胀隆起，腕及拇指活动疼痛加剧，伸拇受限；慢性期可以摸到硬结，X线无骨性反应；患者拇指在内握拳，拳向尺侧屈曲时，桡骨茎突部疼痛加剧。

【用法】 将上药放入缝制的纱布袋内，加水1500ml，煎煮30分钟，加入黄酒、白醋100ml，热敷患处，每日2次，每次30分钟，15日为1个疗程，每剂药用3～4日。嘱患者尽可能地减少手腕部活动，如洗衣、拧毛巾等。

【处方总结】 方中麻黄疏散风寒，通阳开痹；当归活血通络；桂枝温经通络；花椒温经散寒；威灵仙、木瓜祛风除湿；红花、伸筋草、透骨草、黄酒活血化瘀；白醋有利于药物在组织中渗透。本组观察36例，随访时间10～12个月，结果痊愈24例，好转9例，无效3例，总有效率为91.67%。

【来源】 杨峰，李生财，史新平. 通络止痛洗剂治疗桡骨茎突部狭窄性腱鞘炎36例临床观察 [J]. 甘肃中医学院学报，2002，19（1）：24-25.

3. 透骨散

【出处】 南京市中医院自制

【组成】 透骨草10g，伸筋草10g，寻骨风10g，防风10g，苦参10g，积雪草10g，艾叶9g，花椒9g，红花9g，赤芍9g等。

【功效】 祛风散寒，温经通络，活血化瘀，清利湿热。

【主治】 桡骨茎突狭窄性腱鞘炎和手指屈肌腱鞘炎。

【用法】 将以上药物混合后打碎，用时取药100g（为1剂），冷水浸泡15分钟，置砂锅中，加水2000ml，放火上加热，沸腾10分钟后离火，烫汽熏蒸，水温后倒入盆中，将手放入药水中浸泡，药袋置于疼痛处，同时适当活动手指关节，早、中、晚各1次，每次30分钟，中途水冷可加热，连用10日。

【处方总结】 透骨散中透骨草、伸筋草、艾叶、积雪草祛风除湿、温经通络；红花、赤芍活血化瘀、消肿止痛；苦参清利湿热；花椒走窜行下达之能、调达关节、温经止痛。本组观察本组185例，优166例，良17例，可2例，优良率为98.9%。

【来源】 刘亭. 中药透骨散熏洗治疗腱鞘炎185例 [J]. 河北中医，2004，26（7）：510.

4. 复方苦酒膏

【组成】处方1：白面粉100g，薏苡仁100g，桑白皮25g，地榆40g，自然铜（煅）20g；处方2：鸡血藤20g，五加皮5g，生草乌20g，肉桂5g，透骨草10g，海桐皮20g，独活20g，黄柏10g，醋2000g。

【功效】活血祛瘀，祛风除湿，消肿止痛。

【主治】损伤部位疼痛，功能障碍。治疗前根据病史、症状，经X线检查除外骨质异常确诊。

【用法】将处方2各药粉碎，用醋浸泡7日，过滤，滤液备用；将处方1各药（除白面粉）混合粉碎成细粉，过100目筛，与白面粉混匀备用。取上述滤液700g加热至沸，另用滤液400g将处方1细粉调成糊状，随即将糊状液倾于沸腾的滤液中，不断搅拌，至全部成糊化膏状时停火即成复方苦酒膏，放凉备用。使用时，将上述复方苦酒膏均匀抹在棉纱布上外敷于患处，用弹力网状绷带外部固定，每日换药1次。

【处方总结】方中的薏苡仁、桑白皮具有利水除痹舒筋的作用；地榆、黄柏有凉血止血、清热解毒的作用；自然铜、鸡血藤具有活血散瘀之功，用于跌打损伤、瘀滞肿痛；五加皮、生草乌、透骨草、海桐皮、独活具有祛风除湿、舒筋活血和消肿止痛的功能，临床常用风湿痹痛、筋骨挛缩和跌打损伤；肉桂具有散寒止痛、温经通脉的作用；醋有散瘀止血的作用。本组观察腱鞘炎30例，3日内肿胀消退、疼痛减轻18例（60%），1周内肿胀消退、疼痛减轻11例（36.7%），治疗超过1周肿胀、疼痛无变化1例（3.3%），总有效率为96.7%。

【来源】孟凡珍，刘煜，陈慧萧. 复方苦酒膏外敷治疗软组织损伤和腱鞘炎100例［J］. 四川中医，2006，24（8）：80.

5. 中药泡洗方

【出处】河南省洛阳正骨医院外洗经验方

【组成】苏木10g，丹参15g，红花6g，乳香6g，没药6g，羌活10g，威灵仙16g，五加皮15g。

【功效】舒筋活血，消肿止痛。

【主治】狭窄性腱鞘炎处于I期的患者：掌指关节掌侧局限性疼痛，并有压痛，但不出现弹响，主动伸屈活动正常。

【用法】加水2000ml，煮沸15分钟后倒入盆内，患指置于盆上，用毛巾覆盖熏蒸，待药液温度降低后，将患指放进药液中浸泡，轻柔地活动患指。2次/日，30分钟/次，7日为1个疗程，小心烫伤。

【处方总结】方中苏木、丹参、红花、乳香、没药、羌活、威灵仙、五加皮等可活血化瘀、通络止痛；通过熏洗可使局部组织温度增高，毛细血管扩张，血液循环加速，增加局部血流及营养，清除代谢瘀积产物，温通静脉瘀滞。同时，药物直接作用于患部，起到祛风除湿、温经散寒、通经止痛，使局部炎症和瘀血吸收，肿胀消退，疼痛缓解。熏洗同时患指做适当功能活动，局部配合平乐展筋丹和手法按摩治疗，也可以促进局部气血疏通，加速血液循环，提高疗效。本组观察63例（92指）按上述标准评定，治愈45例，显效13例，有效3例，无效2例，总有效率为96.8%。

【来源】马文龙，程春生，查朱青.中药泡洗治疗Ⅰ期屈指肌腱狭窄性腱鞘炎63例［J］.中医药导报，2010，16（4）：71.

6. 疏痛散

【组成】黄柏30g，大黄30g，肿节风30g，路路通30g，没药20g，细辛10g，乳香30g，王不留行30g，白芷20g，麝香2g，独活20g，羌活20g，草乌20g，川乌20g。

【功效】活血化瘀，消肿止痛，祛风除湿，通利关节。

【主治】桡骨茎突局限性疼痛，可放射至手、肘或肩臂部，无力提物，活动腕部以及拇指时疼痛加重，有时伸拇指受限为主要临床表现。桡骨茎突有明显压痛，有时可触及痛性结节，握拳尺偏腕关节时，桡骨茎突处出现疼痛。

【用法】将疏痛散中的诸药研磨成粉末状物质，拌匀，加入少量凡士林，用温开水调匀，根据肿痛部位大小，将其均匀地涂抹在纱布上，敷于患处，再用绷带包扎固定，3日换药1次，5次为1个疗程。

【处方总结】川乌、草乌温经通脉，散寒止痛，祛风除湿，为本方的君药；乳香、没药，相须为用，具有活血化瘀、消肿止痛之效，肿节风、路路通能共同达到祛风除湿之功，共为臣药；佐以大黄、黄柏清热燥湿，通利关节，羌活、独活增加祛风除湿之功。本组观察45例患者，经治疗，痊愈17例，好转20例，无效8例，总有效率为82.2%。

【来源】谭花云.疏痛散外敷治疗桡骨茎突狭窄性腱鞘炎45例疗效观察［J］.中医药导报，2010，16（7）：55-56.

7. 正骨洗药方

【组成】当归15g，红花6g，制乳香9g，制没药9g，白芷10g，川芎15g，赤芍9g，苏木9g，秦艽10g，木瓜15g，续断6g，川牛膝9g，羌活6g，独活9g，透骨草9g，威灵仙9g，降香6g。

【功效】舒筋活血，消肿止痛。

【主治】晨起手指关节僵硬，疼痛，或伴有弹响、活动后弹响消失，甚至手指屈伸活动明显受限，被固定在伸直或屈曲位，疼痛及肿胀明显。以拇指发病率最高。

【用法】将药物研末装布袋。开水冲开药物，每次烫洗30分钟，每日2次，共治疗2周。

【处方总结】威灵仙、秦艽、木瓜、伸筋草、透骨草、降香能祛风除湿、通络止痛；羌活、独活有祛风通痹、散寒止痛之功；白芷、苏木辛温能解表，长于发散肌表游风及寒湿之邪；制乳香、制没药、白芷、川芎、赤芍、续断行气活血、消肿止痛；当归补血活血治痹；川牛膝能强筋骨。本组观察78例，痊愈47例，好转15例，无效9例，总有效71例，有效率为91%。

【来源】毛勇. 正骨洗药治疗手指狭窄性腱鞘炎临床疗效观察[J]. 北京中医药，2010，29（11）：859-860.

8. 舒筋洗剂

【组成】秦艽、羌活、五加皮、海桐皮、防风、威灵仙、伸筋藤、忍冬藤、鸡血藤各20g，红花、木瓜、苏木、艾叶、桑枝各10g。

【功效】通筋活络，止痛。

【主治】桡骨茎突部疼痛，肿胀隆起，压痛，腕部劳累后或寒冷刺激后疼痛加剧，局部腱鞘增厚，握物无力，活动受限；握拳尺偏试验阳性。

【用法】将药物加水2500ml，水开后煎20分钟，成药约2000ml，加入白醋30ml以增强药物渗透作用。开始时以药水热气熏蒸患处及腕部，待药水温度下降到60～70℃时用毛巾浸药液后稍待冷却热敷患处及腕部，当药水温度下降至30～40℃时再将患处及腕部浸入药液中浸泡，浸泡30分钟，并辅以适当功能锻炼，每日1剂，3次/日，连续用药15日。

【处方总结】舒筋洗剂通过皮肤吸收药物直达病所，秦艽、威灵仙、防风、羌活祛风湿、利经络关节，五加皮、海桐皮补肝肾、强筋骨、化水气，伸筋藤、忍冬藤、鸡血藤、木瓜舒筋活络兼有清热解毒之功，红花、苏木行血破瘀、消肿止痛。桑枝祛风湿、通经络、行水气，并能引药入上肢经络，使药效达入病所。本组观察40例患者，经治疗，治愈25例，有效11例，无效4例，治愈率为62.5%，总有效率为90.0%。

【来源】黄亮，游永亮，万宣，等. 舒筋汤外洗治疗桡骨茎突狭窄性腱鞘炎40例[J]. 江西中医药，2013，12（44）：72-73.

9. 中药熏蒸方

【出处】上海魏氏验方

【组成】桑桂枝各9g，淫羊藿12g，红花9g，牛膝12g，草薢9g，伸筋草12g，透骨草12g，乳香没药各9g，木瓜9g，羌活12g，独活12g，积雪草9g，川当归9g，补骨脂9g。

【功效】祛风除湿，活血化瘀。

【主治】桡骨茎突部疼痛、肿胀隆起、压痛，腕部劳累后或寒冷刺激后疼痛加剧，局部腱鞘增厚，握物无力，活动受限；握拳尺偏试验阳性。

【用法】将上述药物装入纱布袋中备用。使用三维多功能牵引熏蒸床，熏蒸腕及前臂20分钟，然后结束治疗。治疗过程中避免烫伤。治疗隔日1次，5次为1个疗程。

【处方总结】当归红花活血养血；乳香、没药、积雪草活血止痛；伸筋草、透骨草、木瓜舒筋活络；桑桂枝、羌独活以祛风湿，或虽无风湿之症先投祛风湿之物以防风寒湿趁虚而入，蕴入阻塞经络，以防未病。本组观察本组72例，经3个疗程治疗后，痊愈35例，占48.6%；好转31例，占43.0%；无效6例，占8.4%；总有效率达93.1%。本文联合银质针治疗，银质针疗法是20世纪70年代我国学者宣蛰人采用以软组织损害压痛点分布规律，对软组织疼痛患者采用银质针密集型针刺疗法，目前在诸多疾病中有着良好的疗效。

【来源】张沂，夏炳江，胡柏松．中药熏蒸结合银质针疗法治疗桡骨茎突狭窄性腱鞘炎72例疗效观察［J］．中医正骨，2013，25（11）：43-44.

10. 中药熏洗方

【出处】四川省骨科医院制剂

【组成】制川乌、制草乌、寻骨风、大血藤、威灵仙、川芎、红花、三棱、莪术、鸡血藤、海桐皮、土茯苓、王不留行各20g。

【功效】温经散寒，活血通络。

【主治】桡骨茎突部疼痛、肿胀隆起、压痛，腕部劳累后或寒冷刺激后疼痛加剧，局部腱鞘增厚，握物无力，活动受限；握拳尺偏试验阳性。

【用法】药物置于锅中用适量水煎煮，煎沸后20分钟即可倒入熏洗容器。将患部置于液面上，用保鲜膜覆盖住容器口，以热气熏蒸3分钟（注意避免烫伤），待水温降低至合适温度后将患部浸泡药液中15~20分钟。每日2~3次，每剂药可重复煎煮3次。

【处方总结】制川乌草乌、寻骨风、鸡血藤、威灵仙、川芎、红花、三棱、莪术、鸡血藤、海桐皮、土茯苓、王不留行等药物，主要功效为活血化瘀、祛瘀通络、软坚散结、除湿止痛。本组观察本组30例，治愈19例，好转10例，无效1例，优良率为96.7%。本文联合手法推拿治疗，可以舒筋活血止痛，弹拨可以松解腱鞘粘连，向远心端牵拉可以拉伸肌腱、疏通狭窄，两法共用，提高了临床疗效。

【来源】刘灿坤，唐流刚，秦雪飞.中药熏洗法配合推拿手法治疗桡骨茎突狭窄性腱鞘炎疗效观察［J］.四川中医，2014，32（9）：125-126.

11. 自拟冰烧散

【组成】冰片60g，王不留行20g，急性子20g分别粉碎研末，充分混合后保存于广口玻璃瓶中以备使用。

【功效】活血消肿，软坚散结。

【主治】桡骨茎突部疼痛、肿胀隆起、压痛，腕部劳累后或寒冷刺激后疼痛加剧，局部腱鞘增厚，握物无力，活动受限；握拳尺偏试验阳性。

【用法】把医用胶布裁剪至5cm×5cm大小，取冰烧散1.5g置于胶布中央，平铺至约一枚1元硬币大小和厚度。然后在上端点燃，8~10秒后吹灭火焰，趁热敷贴于桡骨茎突之上。每日敷贴1次，一次敷贴6~8小时。

【处方总结】使用冰烧散后即时镇痛效果明显提高，其原因在于药物组成中的冰片。冰片应用于局部对感觉神经的刺激很轻，而有止痛作用。人工合成冰片的化学产物主要是龙脑和异龙脑，两者都具有抗炎作用，且冰片低浓度有抑菌作用，高浓度有杀菌作用；《本草衍义》中所云冰片特点"独行则势弱，佐使则有功"，在冰烧散的组成中，冰片兼顾发挥"使药"的作用，以促进其他药物的透皮吸收。王不留行，《神农本草经》曰："主金疮，止血逐痛，出刺，除风痹内寒。"急性子：破血，消积，软坚。《本草纲目》曰："凤仙子，其性急速，故能透骨软坚……"本组观察本组33例，治愈25例，占75.76%；好转6例，占18.18%；未愈2例，占6.06%；总有效率达93.93%。

【来源】唐俊良，杨娟，侯瑶.自拟冰烧散结合手法推拿治疗桡骨茎突狭窄性腱鞘炎疗效观察［J］.辽宁中医杂志，2014，41（5）：940-942.

12. 外用熏洗验方

【出处】湖南中医药大学第一附属医院外用熏洗验方

【组成】桑枝15g，桂枝15g，伸筋草10g，细辛10g，羌活15g，独活15g，秦艽10g，海风藤10g，络石藤10g，红花10g，三七10g，土鳖虫10g，补骨脂20g，牛膝10g，当归10g，木瓜10g，乳香、没药各9g，甘草 10g。

【功效】活血散瘀，通络止痛。

【主治】桡骨茎突部疼痛、肿胀隆起、压痛，腕部劳累后或寒冷刺激后疼痛加剧，局部腱鞘增厚，握物无力，活动受限；握拳尺偏试验阳性。

【用法】原文献记载将药物熬制后制成浓缩液，使用时与开水按 1:15 的比例在熏洗容器混合后根据水温进行熏蒸、浸泡，必须保证患处有接受热力作用及与中药的接触吸收。每日 1 次，每次 30 分钟，1 周为 1 个疗程，治疗 2 个疗程。

【处方总结】桑枝、桂枝、细辛、羌活、独活、秦艽祛风除湿；红花、三七、土鳖虫活血化瘀；桂枝、细辛、伸筋草、海风藤、络石藤、木瓜、乳香、没药温通筋脉、通络止痛；补骨脂、牛膝、当归补肝肾、养血柔筋。本组观察 60 例，治愈 30 例，占 50.0%；好转 27 例，占 45.0%；无效 3 例，占 5.0%；总有效率达 95.0%。

【来源】王星喜，谢心军. 中药熏洗联合伤速康贴膏外敷治疗桡骨茎突狭窄性腱鞘炎 60 例 [J]. 湖南中医杂志，2016，32（12）：74-76.

小 结

《理瀹骈文》云："外治非能见脏腑也，然病之在，各有其位，各有其名，各有其形……位不能移也，名不能假也，形不能掩也，此即脏腑告我者也。按其位，循其名，核其形，就病以治病，皮毛隔而毛窍通，不见脏腑恰直达脏腑也。"说明外治法在治疗疾病中有独特的功效。中药热敷热力蒸腾促使毛窍开启，血管扩张，有利于药物透皮吸收进入肌肤腠理，且药效直达病灶，作用直接，起到满意的治疗作用。

祖国医学认为，腱鞘炎属"伤筋"范畴，主要病机是局部劳作过度，积劳伤筋或感受风湿寒邪后导致气血凝滞，不能濡养经筋而发病。治法主要有活血散瘀、通络消肿止痛、软坚散结、温经散寒、祛风除湿等。绝大多数以外洗方治疗。使用频率较高的药物有红花、羌活、伸筋草、透骨草、威灵仙、木瓜、当归、独活、乳香、没药、海桐皮等。很多外洗方中都以《医宗金鉴》中的海桐皮汤为及基础方进行加减，治疗一切治跌打损伤、筋翻骨错、疼痛不止等。

常用中药药理

海桐皮

【性味】苦、辛，平。

【归经】归肝经。

【功效】祛风湿，通络止痛，杀虫止痒。

【主治】风湿痹症，尤善治下肢关节痹痛；疥癣，湿疹。

【用法用量】煎服，5～15g；或酒浸服。外用适量。

【药理作用】海桐皮有抗炎、镇痛、镇静作用；并能增强心肌收缩力；且有降压作用；对金黄色葡萄球菌有抑制作用，对堇色毛癣菌等皮肤真菌亦有不同程度的抑制作用。

【各家论述】《得配本草》："苦，平。入血分，行经络，达病所。去风湿，杀诸虫。"

苏 木

【性味】甘、咸、微辛，平。

【归经】归心、肝、脾经。

【功效】活血通经，祛瘀止痛。

【主治】跌打伤痛，闭经，产后腹痛等。

【用法用量】水煎服，每日 3～10g。

【使用注意】

1. 血虚无瘀滞者及孕妇忌服。

2.《本草纲目》："忌铁"。

【药理作用】

1. 抗菌作用　苏本浸剂和煎剂对白喉、流感、副伤寒病、弗氏痢疾等杆菌及金黄色葡萄球菌、溶血性链球菌、肺炎球菌有显著的抑菌作用，对百日咳、伤寒、副伤寒甲、乙等杆菌也有抑菌作用。

2. 其他作用　苏木水能使血管轻度收缩，对离体蛙心，能使收缩力增强，并可使由枳壳煎剂减弱的心收缩力有所恢复，还能解除水合氯醛、奎宁、毛果芸香碱、毒扁豆碱等对离体蛙心的毒性。此外，还有一定的催眠、麻醉等作用。

【各家论述】

1.《唐本草》："主破血"。

2.《日华子本草》："消痈肿扑损瘀血"。

3.《本草求真》："苏木，功用有类红花，少用则能和血，多用则能破血。但红花性微温和，此则性微寒凉也。故凡病因表里风起，而致血滞不行，暨产后血晕胀满以死，及血痛血瘕，经闭气壅，痈肿，跌打损伤等症，皆宜相症合以他药调治"。

4.《圣济总录》："治被打伤损，因疮伤风：苏木（槌令烂，研）二两，用酒二升，煎取一升。分三服，空心、午时、夜卧各一服"。

第五章

腰肌劳损

腰肌劳损，又称为腰臀肌筋膜炎或功能性腰痛，是指腰骶部肌肉、筋膜以及韧带等软组织的慢性损伤，导致局部无菌性炎症，从而引起腰臀部一侧或两侧的弥漫性疼痛。多见于青壮年，以腰部慢性、间歇性的酸胀、疼痛、乏力为主，症状不重，酸痛部位广泛，腰部容易疲劳有烦扰不适感，单一姿势难以持久维持。久坐、久立后，伸腰活动，改变体位才稍感轻松；阴雨天及劳动后腰局部症状即明显加重，酸痛可向臀部、大腿内侧放散。本病属于中医学"腰痛"范畴。

病 因 病 机

腰肌劳损多是累积性损伤，由于腰部肌肉疲劳过度，如长时间的弯腰工作，或由于习惯性姿势不良，或由于长时间处于某一固定体位，致使肌肉、筋膜及韧带持续牵拉，使肌肉内的压力增加，血供受阻，这样肌纤维在收缩时消耗的能源得不到补充，产生大量乳酸，加之代谢产物得不到及时清除，积聚过多，而引起炎症、粘连。如此反复，日久即可导致组织变性，增厚及挛缩，并刺激相应的神经而引起腰痛。

中医学认为，由于患者先天禀赋不足，加之劳倦过度，伤及肝肾；或因年迈体虚，肾中精气亏虚，腰府失养，不荣则痛；从外因而言，或起居不慎，感受风寒湿邪，阻滞经络，气血运行不畅而为腰痛，或劳伤积损，气滞血瘀，不通则痛。

疾 病 分 型

腰肌劳损多分为以下三类。

1. 棘上、棘间韧带慢性损伤　绝大多数患者有损伤史，弯腰时下腰部感觉酸痛无力，或腰部有断裂感；部分患者可伴有向臀部的放散痛，但无运动、感觉障碍。压痛常局限于第4、第5腰椎或第5腰椎、第1骶椎棘突上和棘突之间浅表组织，在病变处有时能触到韧带剥离感、结节等，腰椎X线摄片检查无骨质病变。

2. 腰椎退行性脊椎炎　多发生在中年人，腰痛并非均来自增生的"骨刺"，而主要是来自肌肉、筋膜、韧带、关节炎关节的劳损或椎间盘组织或硬脊膜和脊神经，"骨刺"可使腰部的运动受到限制，在临床上表现为运动不便。晨起或久坐起立时常出现明显腰痛，活动后上述症状能明显减轻；劳累和气候变化可使腰痛加剧。X线检查可发现"骨刺"及生理弧度、椎间隙改变。

3. 第3腰椎横突综合征　第3腰椎是位于腰活动的中心，又是腰椎生理前凸最突出的地方，成为腰椎前屈、后伸、左右侧弯和左右旋转活动的枢纽，其两侧横突端受牵拉的应力最大。再则，由于第3腰椎横突最长，所承受的杠杆力也最大，在顶端附着有腰方肌、横突间肌、横突棘肌、骶棘肌、胸腰筋膜的深层、横突间韧带等组织，腰部任何方向的运动均使第3腰椎横突顶端承受反复的牵拉和磨动，故致伤机会较多。

治法治则

针对腰肌劳损的治疗，方法主要是减轻负重、注意休息、药物治疗、理疗辅助等。一般治疗：在腰痛发作的急性期，提倡适当卧床休息，以防止病情进一步发展，卧床以硬板为宜；西药治疗：常可口服止痛药如布洛芬、吲哚美辛等，也可用利多卡因氯己定气雾剂（好得快）局部喷涂，或激素加普鲁卡因痛点封闭；理疗和功能锻炼：常用的理疗方法主要是热疗、蜡疗、红外线、超声波、激光局部照射等。中医治疗方法主要有内服中药、针灸及按摩，总体能够健腰强肾，疏通经络，防治腰肌劳损。

内治方

1. 补肾壮筋汤

【出处】清·钱秀昌《伤科补要》

【组成】熟地黄15g，当归10g，白芍15g，山茱萸15g，茯苓15g，续断20g，牛膝10g，五加皮10g，青皮10g。

【功效】补益肝肾，强壮筋骨。

【主治】腰肌劳损。表现为腰部酸楚或轻度疼痛，久坐或持久弯腰后加重，局部有压痛，病情往往与天气变化有关，常在阴雨寒冷季节加重。

【用法】补肾壮筋汤加水500ml，煎取300ml，温服每日1剂，20日为一个疗程。

【处方总结】本方以归芍地以滋养肝肾精血，配杜仲、牛膝、五加皮以强壮筋骨，补益肝肾。再以茯苓、青皮理气健脾，以助运化，补而不滞，共奏补肝肾、强壮筋骨之功。气滞血瘀，疼痛明显加乳没各6g，土鳖虫6g，延胡索15g。阴虚加枸杞子15g，增熟地黄至30g，阳虚加肉桂10g，附子

10g，巴戟天10g。气虚加黄芪30g，党参30g。脾胃虚弱加淮山药15g，白术15g，湿热加苍术6g，黄柏6g。风湿加威灵仙15g，独活6g。本组临床治愈50例，好转11例，无效5例，总有效率达92.4%。

【来源】刘远峰，孙维琰. 补肾壮筋汤治疗腰肌劳损66例小结［J］. 中国中医骨伤科，1994，2（6）：48.

2. 二乌通痹汤

【组成】川乌（制）10g，草乌（制）10g，牛膝15g，黄芪20g，桃仁15g，红花15g，威灵仙15g，独活10g，杜仲15g，桑寄生15g。

【功效】祛风除湿，散寒止痛，补益肝肾，益气活血。

【主治】腰肌劳损，中医辨证为寒湿阻络、瘀血停滞证。

【用法】每日1剂，水煎口服。药渣用布包外敷腰部，时间15～20分钟。

【处方总结】方中制川乌、制草乌祛风散寒止痛共为君药；独活祛风湿、止痛，威灵仙祛风湿、通经络、止痹痛，共为臣药；桑寄生补肝肾、除风湿、强筋骨，牛膝具有补肝肾、强筋骨、祛风湿、止痹痛的作用，桃仁、红花有活血通经、祛瘀止痛的作用，黄芪能补益肺脾及一身之气，共为佐使药。本组临床控制38例，显效62例，有效8例，无效12例，总有效率为90%。

【来源】郝玉红，张艳丽. 二乌通痹汤治疗腰肌劳损120例临床观察［J］. 国医论坛，2002，17（4）：25-26.

3. 白芍木瓜汤

【组成】白芍30～50g，木瓜15g，鸡血藤30g，威灵仙15g，防风、牛膝各12g，杜仲15g，狗脊20g，甘草、乳香、没药各10g。

【功效】补肝肾，强筋骨，祛风湿，舒筋活络止痛。

【主治】急性期单侧或双侧腰肌疼痛，活动度明显受限，腰骶棘肌处有压痛点。慢性期腰部经常酸楚或轻度疼痛，久坐或持久弯腰疼痛加重，局部有压痛，腰椎活动度稍受限制，病情往往与天气变化有关，常在阴雨寒冷季节加重等临床表现。

【用法】水煎分服，1剂/日，分早晚两次水煎服，连服7日为1个疗程。

【处方总结】本方特点是重用白芍。白芍具有养血敛阴、缓急止痛、柔肝舒筋的作用。木瓜既补肝舒筋而活络，又和胃化湿，两药相伍，有舒肝止痉、和肝之用。配伍甘草，能酸甘化阴，解痉除挛；防风、威灵仙祛风除湿，舒筋活络，善治风寒湿痹，腰膝酸痛；狗脊、杜仲、牛膝补肝肾，强筋壮骨；鸡血藤，乳香，没药活血通络，祛瘀止痛。血瘀（痛处固定，入夜尤甚，舌质暗紫或有瘀点，脉沉涩）加苏木、穿山龙、三七；虚寒（畏寒肢冷，舌质淡，苔白滑，脉沉迟）加黄芪、桂枝、川乌、草乌；湿热（痛处灼热，口苦，脉数，舌质红，苔黄腻）加黄柏、滑石、栀子。本组痊愈 58 例，好转 15 例，无效 0 例，总有效率为 100%。

【来源】胡加富，王福敏．白芍木瓜汤并针刺治疗腰肌劳损［J］．中国临床康复，2003，7（17）：2510-2511.

4. 肾着汤加减

【出处】东汉·张仲景《金匮要略》

【组成】干姜 6g，茯苓 12g，白术 15g，杜仲 15g，秦艽 15g，威灵仙 15g，木防己 12g，老鹳草 30g，巴戟天 18g，续断 15g，狗脊 30g。

【功效】温中通络，除湿止痛。

【主治】证属寒湿性腰痛。腰部酸胀疼痛，随气候变化而加重，时轻时重，经常反复发作，休息后减轻，弯腰工作困难，若勉强弯腰则腰痛加剧，常常喜用双手捶腰，以减轻疼痛。

【用法】每日 1 剂，水煎，早晚分 2 次服。

【处方总结】方中干姜温中祛寒；白术、茯苓、木防己健脾除湿利水；巴戟天、续断、狗脊、杜仲补肝肾、强筋骨；秦艽、威灵仙、老鹳草祛风除湿、舒筋通络、止痹痛；沉香行气除胀。诸药合用，共奏温中健脾补肾、祛风通络除湿之功，使湿去则腰胀得除，寒祛则腰痛可解。腰痛连腿者加独活、牛膝；痛甚者加乳香、没药；热重口渴者去干姜加天花粉；湿重者加薏苡仁、木瓜；腰部沉胀者加沉香粉。本组 35 例中治愈 30 例，显效 4 例，好转 1 例；治愈率为 85.7%。

【来源】朱云．肾着汤加减配合手法按摩治疗腰肌劳损［J］．中医正骨，2003，15（11）：21.

5. 益肾舒筋汤

【出处】广东省普宁市中医院院内制剂

【组成】黄柏、知母、杜仲、伸筋藤、络石藤、乌梢蛇、龟甲、生地黄、牡丹皮、牛膝各 15g，陈皮、茯苓、续断各 10g，薏苡仁 40g。

【功效】清热利湿，补益肝肾，舒筋通络。

【主治】腰部疼痛，局部有压痛、叩击痛，舌质红，苔黄腻，脉滑数。

【用法】方中药物均经煎药机煎好后制成密封袋装，规格为每袋 215ml。每次 1 袋，每日 2 次口服。

【处方总结】方中黄柏、知母清热利湿，陈皮、茯苓、薏苡仁理气健脾、利湿除痹，杜仲、续断、牛膝、龟甲补益肝肾，伸筋藤、络石藤、乌梢蛇舒筋通络，牡丹皮、生地黄活血凉血清热。本组中临床控制 10 例，显效 45 例，有效 39 例，无效 8 例，总有效率为 92.16%。

【来源】郑映裕，王明森，庄义州. 益肾舒筋汤治疗慢性腰肌劳损疗效观察 [J]. 国际医药卫生导报，2005，11（16）：121-122.

6. 加味五子衍宗汤

【出处】明·王肯堂《证治准绳》

【组成】菟丝子 12g，覆盆子 12g，枸杞子 12g，车前子 6g，五味子 3g，杜仲 12g，牛膝 10g，三七 3g，桂枝 3g。

【功效】温肾壮腰，舒筋活络。

【主治】症见腰痛、腰酸或冷痛，遇劳则甚，卧则减轻，或伴膝软乏力，手足不温，舌质淡，脉沉弱，辨证属肾阳虚腰肌劳损。

【用法】常法煎服，每日 1 剂，分 2 次服。

【处方总结】方中菟丝子、覆盆子性温入肝肾二经，补益肝肾；枸杞子、补肾益精填髓；车前子利尿渗湿，补中寓泻使之久服而不腻；五味子引药入肝肾二经；杜仲、牛膝补肾壮腰，桂枝温经通阳，三七活血散瘀，促进腰部血液循环。体质虚弱、脾气不足者加党参、黄芪、淮山药；腰痛日久加丹参、地龙、当归；腰部冷甚者加沙苑子、桑寄生；挟寒湿者加羌活、独活、白术。本组共治愈 41 例，好转 9 例，无 1 例发生不良反应，有效率为 100%。

【来源】黄春荣. 加味五子衍宗汤治疗腰肌劳损疗效观察 [J]. 光明中医，2006，21（10）：86.

7. 自拟补肾祛瘀汤

【组成】杜仲、续断、当归各 15g，川牛膝、山茱萸各 12g，枸杞子、女贞子、菟丝子各 30g，三七 6g（研末冲服），五灵脂 10g，狗脊 30g，香附、延胡索、甘草各 10g。

【功效】补肾祛瘀。

【主治】腰部隐痛、酸痛，时轻时重，反复发作，休息减轻，弯腰劳作加剧等。

【用法】水煎服，每日 1 剂，禁房事。10 剂为 1 个疗程，不效再进第 2 个疗程。

【处方总结】方中杜仲、川牛膝、枸杞子、山茱萸、狗脊补肾强筋；三七、当归、五灵脂祛瘀生新，促进腰肌及筋膜修复；延胡索、香附行气通络止痛。兼风湿者加独活、桑寄生、千年健；腰椎肥大者加淫羊藿、巴戟天、鹿角霜。本组经治疗显效 21 例，有效 8 例，无效 3 例，总有效率为 90%。

【来源】李顺喜．自拟补肾祛瘀汤治疗腰肌劳损［J］．湖北中医学院学报，2007，9（4）：58.

8. 除湿补肾汤

【组成】炒白术 30g，生薏苡仁 30g，芡实 30g，炒白芍 30g，炙甘草 15g。

【功效】补肾祛湿，散寒止痛。

【主治】腰部疼痛，休息时减轻，劳累时加重，适当活动或经常改变体位时减轻，活动过甚时加重，早晨尚未起床时重，起床轻微活动后减轻，弯腰工作稍久疼痛加剧，有时用拳头击腰部可使疼痛缓解。

【用法】每日 1 剂，水煎分 2 次服。同时将本方药渣用布包裹热敷患侧，每日 1 次，每次 30 分钟。

【处方总结】除湿补肾汤中重用白术健脾燥湿，祛湿邪之源；重用生薏苡仁渗湿利水、舒筋缓急，使湿邪有去之路；重用芡实益肾去湿，令湿邪无藏身之地；重用白芍和炙甘草，酸甘化阴、缓急止痛。合药渣热敷，能使药液直接渗透至病所，促进腰部肌肉气通血和，内外合拍，肾气旺，湿邪除，痛得止。腰痛甚者加续断、桑寄生、蜈蚣；腰部酸困无力加黄芪、当归；伴下肢沉重疼痛加木瓜；瘀重者合活络效灵丹；寒甚者加附子；肾阴虚者加熟地黄、山茱萸。本组 72 例中治愈 26 例，好转 40 例，无效 6 例，总有效率为 91.67%。

【来源】崔爱军．除湿补肾汤治疗腰肌劳损 72 例［J］．甘肃中医学院学报，2009，26（1）：422-423.

9. 加味芍药甘草汤

【出处】新疆维吾尔自治区中医医院吕发明教授经验方

【组成】白芍 30g，炙甘草 10g，伸筋草 15g，鸡血藤 10g，炒白术 15g，当归 10g。

【功效】柔筋补脾，缓急止痛。

【主治】腰肌劳损，证属肝脾两虚型。腰部疼痛，局部有压痛、叩击痛，劳累后加重，面色少华，少气懒言，舌质淡，苔薄白，脉弦滑或弦细。

【用法】上药用陶器或不锈钢器具，煎药时加冷水应超过药面 3～5cm，头煎需 20～25 分钟，二煎 15～20 分钟，将 2 次药液混匀后浓缩至 300ml，分 2 次服。每日 2 次，每次 150ml，早晚分服。

【处方总结】方中白芍养血敛阴、柔肝止痛为君药，甘草益气补中、缓急止痛为臣药，两药相伍，具有酸甘化阴、缓急止痛的功效，是《伤寒论》经典药对之一。方中白芍养血敛阴、柔肝止痛为君药，甘草益气补中、缓急止痛为臣药，白术补气健脾，当归补血，活血，柔肝止痛，鸡血藤舒筋活络，伸筋草祛风湿，舒筋活血共为佐使之品。本组共治疗 60 例，治愈 40 例，好转 16 例，无效 4 例，总有效率为 93.3%。

【来源】唐欣荣，任东坡，申艳慧，等．加味芍药甘草汤治疗慢性腰肌劳损临床观察 [J]．吉林中医药，2009，29 (2)：134-135.

10. 阳和汤

【出处】清·王洪绪《外科证治全生集》

【组成】熟地黄 15g，鹿角胶（另烊化）9g，肉桂 6g，姜炭 6g，白芍 15g，白芥子 6g，当归 10g，黄芪 20g，党参 20g，甘草 6g，防风 6g，全蝎 3g，伸筋草 12g，炙麻黄 3g。

【功效】温阳补血，畅通经脉。

【主治】腰部酸痛或胀痛，休息时减轻，劳累时加重；适当活动和经常改变体位时减轻，长久弯腰和在不良工作环境时加重。晨间痛，轻者晨起时腰酸，腰痛明显，经活动后缓解，数小时后症状显著减轻。重者往往在凌晨时被痛醒，然后不能入睡，起床活动后稍有缓解。

【用法】每日 1 剂，水煎服分两次服用，7 日为 1 个疗程。

【处方总结】方中重用熟地黄，滋补阴血，填精益髓；配以血肉有情之鹿角胶，补肾助阳，强壮筋骨，两者合用，养血助阳，以治其本；寒凝湿滞，非温通而不足以化，故方用姜炭、肉桂温热之品；麻黄达卫散寒，协同姜、桂，能使气血宣通，配熟地黄、鹿角胶则补而不滞；白芥子祛皮里膜外之痰；芍药养血敛阴止痛；当归补血活血止痛；黄芪、党参补气以生血，气行则血行；防风祛风胜湿止痛；全蝎通络止痛；伸筋草祛风湿，舒筋止痛；甘草调和诸药。风寒湿型加细辛 5g，威灵仙 10g；气血瘀滞型加川芎 12g；肾虚型加杜仲、狗脊各 10g。经 1～3 个疗程治疗后，治愈 38 例，显效 19 例，好转 5 例，未愈 5 例，治愈率为 56.7%，总有效率达 92.5%。

【来源】张乃，樊云．阳和汤加减治疗慢性腰肌劳损临床体会 [J]．中国疗养医学，2010，19 (1)：78-79.

11. 自拟补肾活血汤

【组成】当归 15g，丹参 30g，怀牛膝 15g，鹿角胶 15g，桑寄生 15g，山萸 10g，狗脊 30g，土鳖虫 10g，蜈蚣 2 条，地龙 15g，杜仲 20g，炙甘草 6g，海马 10g。

【功效】补肾壮腰，祛瘀通络。

【主治】腰部疼痛，劳累时加重，适当活动或经常改变体位时减轻，活动过甚时加重，早晨尚未起床时重，起床轻微活动后减轻。腰部压痛，多位于棘突两旁骶棘肌部位，髂嵴后部或骶骨后面腰背肌上点处，局部有条索状改变；或腰肌萎软，呈细索状，压痛不剧，腰部活动范围无明显障碍。

【用法】每日 1 剂，水煎取汁 200ml，早晚 2 次空腹服。同时将本方药渣用布包裹热敷患侧，每日 1 次，每次 30 分钟。

【处方总结】自拟补肾活血汤中补肾选用鹿角胶、海马等血肉有情之品；另外，使用补肾祛湿的怀牛膝、桑寄生、杜仲、山茱萸、狗脊使补肾的功效更精、更专，且牛膝可以引药入肾；当归、丹参活血通络；腰痛日久，瘀血凝滞不行，经络闭塞难通，不是一般活血和营之品所能宣达，必借发散走窜之品，搜剔经络，祛除深伏之邪，所以方中用蜈蚣、地龙、土鳖虫进一步加强活血通络之力。治疗组经治疗后治愈 55 例，显例 26 例，无效 4 例，总有效率为 95.3%。

【来源】陈海霞. 补肾活血汤治疗腰肌劳损 85 例临床观察［J］. 山西中医学院学报，2010，11（6）：34-35.

12. 通络益肾汤

【组成】当归 15g，丹参 30g，川牛膝 15g，怀牛膝 15g，鹿角胶 15g（烊化），桑寄生 15g，山茱萸 10g，狗脊 30g，土鳖虫 10g，蜈蚣 2 条，地龙 15g，杜仲 20g，炙甘草 6g，海马 10g。

【功效】补肾壮腰，祛瘀通络。

【主治】腰部疼痛，劳累时加重，适当活动或经常改变体位时减轻，活动过甚时加重，早晨尚未起床时重，起床轻微活动后减轻。腰部压痛，多位于棘突两旁骶棘肌部位，髂嵴后部或骶骨后面腰背肌上点处，局部有条索状改变；或腰肌萎软，呈细索状，压痛不剧，腰部活动范围无明显障碍。

【用法】每日 1 剂，水煎取汁 200ml，分早晚 2 次空腹服。同时将本方药渣用布包裹热敷患侧，每日 1 次，每次 30 分钟。

【处方总结】本方选用鹿角胶、海马等血肉有情之品，另外使用补肾祛湿的怀牛膝、桑寄生、杜仲、山茱萸、狗脊使益肾的功效更精、更专；且牛膝可以引药入肾。当归、丹参、川牛膝活血通络，另外腰痛日久，瘀血凝滞不行，经络闭塞难通，不是一般活血和营之品所能宣达，必借发散走窜之品，搜剔经络，祛除深伏之邪，所以使用蜈蚣、地龙、土鳖虫进一步加强活血通络之力。本组中治疗组 65 例，治愈 45 例，显例 16 例，无效 4 例，总有效率为 93.8%。

【来源】魏锦峰.通络益肾汤治疗腰肌劳损 65 例疗效观察［J］.光明中医，2012，27（6）：1159-1160.

13. 腰宁汤

【出处】贵州省骨科医院协定方

【组成】当归 10g，川芎 12g，桂枝 12g，细辛 3g，独活 15g，续断 30g，骨碎补 20g，桑寄生 30g，粉防己 15g，熟地黄 15g，狗脊 30g，白芥子 15g，丹参 15g，威灵仙 15g，鸡血藤 20g，松节 15g，甘草 6g。

【功效】补肝肾，益精血，温经络，止痹痛，强筋骨。

【主治】长期腰痛病史，反复发作；一侧或两侧腰骶部酸痛，时轻时重，缠绵不愈，劳累后加重，休息后减轻；一侧或两侧骶棘肌轻度压痛，腰腿活动可有障碍；X 线等检查无明显异常。中医辨证为寒湿瘀阻证：腰部冷痛重着，或腰痛如刺，痛有定处，得温痛减，转侧不利，静卧不减，阴雨天加重，舌苔白滑，舌质紫暗或有瘀斑，脉沉而迟缓或脉涩。

【用法】每日 1 剂，常规水煎煮 2 次，水煎取汁 400ml，分早晚 2 次空温服。

【处方总结】腰宁汤中狗脊、桑寄生补肝肾、强腰脊、祛风湿；熟地黄补血养阴、填精益髓；续断补肝肾、强筋骨；骨碎补补肾强骨，续伤止痛；当归配熟地黄能补血养阴，配川芎、丹参活血通络止痛；鸡血藤舒筋活络，并能行血补血；松节祛风燥湿，舒筋通络，活血止痛；威灵仙、独活、粉防己祛风除湿，通络止痛；白芥子化痰散结消肿，桂枝、细辛温经通络，散寒止痛，甘草调和诸药。本组中治疗组 81 例，控制 35 例，显例 31 例，有效 12 例，无效 3 例，总有效率为 96.3%。

【来源】宋斌，宋红，王鸿儒，等.腰宁汤联合麝香止痛贴膏治疗寒湿瘀阻型慢性腰肌劳损的临床评价［J］.中国实验方剂学杂志，2016，22（18）：159-161.

外治方

1. 独活寄生汤、活络效灵丹

【出处】《备急千金要方》《医学衷中参西录》

【组成】独活、当归、丹参、生明乳香、生明没药各 30g，桑寄生、杜仲、怀牛膝、秦艽、茯苓、肉桂、防风、川芎、党参、白芍、生地黄各

24g，细辛、甘草各 12g。

【功效】祛风除湿，通络止痛，补肝肾益气血。

【主治】有腰部扭伤史，腰部一侧或两侧剧烈疼痛，活动受限，保持一定强迫姿势，腰肌臀肌痉挛，或可触及条索状硬物，损伤部位有明显压痛点。

【用法】药物加入 2000ml 白酒（50°，厂家酿造的散装玉米酒）中密封浸泡 10 日，隔日振荡 1 次，10 日后去渣沉淀过滤后取上清液。每日早、晚各服 1 次，每次 10ml；同时暴露腰部，取 10ml 药酒外搽 10 分钟，每日早、晚各 1 次。

【处方总结】独活寄生汤出自孙思邈《备急千金要方》，方中用独活、桑寄生祛风除湿，养血和营，活络通痹为主药；牛膝、杜仲、熟地黄补益肝肾，强壮筋骨为辅药；川芎、当归、白芍补血活血；人参、茯苓、甘草益气扶脾，均为佐药，使气血旺盛，有助于祛除风湿；又佐以细辛以搜风治风痹，肉桂祛寒止痛，使以秦艽、防风祛周身风寒湿邪。对风、寒、湿三气着于筋骨的痹证，为常用有效的方剂。活络效灵丹出自清·张锡纯《医学衷中参西录》，方中当归活血养血；丹参助当归活血祛瘀，并可补养血分；乳香、没药行气止痛，活血祛瘀，总方具有活血祛瘀，通络止痛功效。本组将内服方改为外用，利用酒剂所具有的祛风活血、散瘀止痛的功效，且药物长时间酒浸有利于有效成分的渗出，达到良好的疗效。本组观察 46 例，其中痊愈 12 例，显效 14 例，好转 19 例，无效 1 例，有效率为 97.8%。

【来源】陈华，吴雅楠，王高雷. 独活寄生汤合活络效灵丹浸酒外搽内服治疗慢性腰肌劳损 46 例 [J]. 江西中医药，2015，46（390）：38-39.

2. 双柏散

【组成】黄柏 20g，侧柏叶 10g，大黄 10g，泽兰 10g，薄荷 10g，蜂蜜 3ml，水少许。

【功效】利水消肿，活血除湿。

【主治】一侧或两侧腰骶部酸痛不适，时轻时重，缠绵不愈，劳累后加重，休息后减轻；一侧或两侧骶棘肌压痛，腰部活动一般无明显障碍。

【用法】将以上中药研成粉混合均匀加蜂蜜 3ml，再加水适量煮调成糊状即可，配制时注意黏稠度适中，药膏温度约 40℃。找出患处压痛点或压痛区域，将药膏铺在透气胶布上，药膏厚度约 1.5cm，直径大小应大于压痛区域范围，敷于压痛处，保留时间 4～6 小时，每日 2 次。

【处方总结】本研究所用双柏散中黄柏清热燥湿、泻火除蒸、解毒疗疮；

大黄泻热通肠、凉血解毒、逐瘀通经；侧柏叶凉血止血、清热解毒；泽兰活血化瘀、行水消肿；薄荷性辛凉，宣散风热、清头目、透疹；蜂蜜调和诸药，增加粉末的黏合度。经 1 个疗程治疗，治愈 28 例，好转 9 例，无效 3 例，总有效率为 92.5%。

【来源】孟东方．双柏散外敷治疗慢性腰肌劳损急性发作疗效观察［J］．中国民间疗法，2011，19（10）：19.

3. 通痹熏洗汤

【组成】花椒 30g，红花 12g，伸筋草 10g，透骨草 10g，独活 10g，五加皮 10g，川芎 12g，赤芍 12g，泽泻 12g，桂枝 12g，桑枝 10g，生山楂 30g，五味子 15g，羌活 10g。

【功效】舒筋活络，通经止痛。

【主治】腰部疼痛，劳累及晨起时加重，适当活动或经常改变体位时减轻，活动过甚时加重，弯腰工作稍久疼痛加剧。局部压痛多广泛，无下肢放射痛等。

【用法】将上药加入熏洗机的煎药器内，加水 2.5～3L 后，接通电源，加热，待中药蒸汽舱内温度达到 45℃。嘱患者酌情饮水 200～300ml，脱衣，暴露治疗部位，躺在熏洗机一次性消毒垫上，盖好被子，开始熏蒸治疗。根据患者体质及耐受能力调节温度，一般在 38～45℃，每日 1 次，每次 30～40 分钟，每日 1 剂。

【处方总结】本方中独活、羌活、透骨草祛风除湿，通络止痛，红花、川芎、赤芍活血化瘀，通络止痛，五加皮、桑枝、伸筋草祛风除湿，舒筋通络；花椒、桂枝温通经络，散寒止痛；生山楂行气散瘀；五味子滋肾敛阴；泽泻利水渗湿。味药中泽泻、赤芍性寒，其余均为温热之药。全方寒温共调，以温通为主，散敛共济，以发散为主。使温而不燥，散而不脱。诸药合用，邪祛络通，气血调和。结果治愈 100 例，显效 121 例，有效 17 例，无效 2 例，总有效率为 99.17%。

【来源】徐克武，杨学峰，梁恬，等．通痹熏洗汤治疗腰肌劳损 240 例报告［J］．中医正骨，2009，21（1）：54-55.

4. 强腰散

【出处】《首批国家级名老中医效验秘方》

【组成】川乌 30g，肉桂 30g，干姜 30g，天南星 20g，赤芍 20g，樟脑 30g，白芷 20g。

【功效】温经通络。

【主治】腰肌劳损。腰部酸痛或胀痛，休息时减轻，劳累时加重；适当活动和经常改变体位时减轻，长久弯腰和在不良工作环境时加重。

【用法】上药研成极细粉末，每次取30g用开水调成糊状，摊于纱布上，趁热敷贴于痛处，隔日换药1次。

【处方总结】强腰散方中以川乌、肉桂、干姜为主，有温而散寒、助阳补虚之功，辅以白芷、南星行滞通阳，助以赤芍活血散瘀，加樟脑有兴奋镇痛之力，使药物发挥其渗透作用，全方有助阳补虚、通滞镇痛之功。治疗组痊愈116例，好转23例，无效5例，总有效率为96.43%。

【来源】王树国，樊玉峰. 中药外敷治疗腰肌劳损144例［J］. 山西中医，2002，18：38.

食疗方

1. 狗肉附子汤粥

组成：狗肉200g，附子1.5g，菟丝子3g。

制法用法：狗肉切片，加生姜炒后入砂锅，加水和调料，与附子、菟丝子同煮至肉烂熟为度，分早晚两次吃狗肉喝汤。

说明：每日1次，连服7～10日。

2. 生地黄乌鸡

组成：生地黄250g，饴糖250g，乌鸡1只。

制法用法：乌鸡去毛洗净，去内脏，将生地黄、饴糖和匀后纳入鸡腹煮熟食之。不用盐醋，只吃鸡肉，不饮汤。

说明：隔日1次，连服5～7次。

小　结

腰肌劳损是由腰部肌肉、筋膜、韧带等软组织引起的以腰痛为主症的临床常见病。目前中医治疗腰肌劳损的方法，方药部分主要是以内服、外用熏洗、泡洗、熏蒸、热敷等为主。"腰者，肾之府，转摇不能，肾将惫矣"。《素问·痹论》曰：骨痹不已，复感于邪，内舍于肾。此病由于年老肾虚，先天禀赋不足，久病虚弱，加之劳累太过，以致肾精亏损，无以濡养筋脉骨骸而成。《景岳全书·腰痛》曰："腰痛证凡悠悠戚戚，屡发不止者，肾之虚也；遇阴雨天或者久坐痛而重者，湿也；遇诸寒而痛，或喜暖而恶寒者寒也。"因此，治疗本病中医都采用补肾强筋，除湿温经散寒，活血化瘀通络止痛为治法。

本次共入选 17 方，主要是内服方 13 方，外洗方 4 方。其中经典方 6 例，国家级名中医验方 1 例，药物主要是以补肾壮筋、除湿散寒为主，部分药方加入活血化瘀类药物。

所选方剂中以杜仲、牛膝、续断、狗脊、白芍、当归、威灵仙、熟地黄、桑寄生等为出现频率较高的药物。舒筋通络以伸筋草、络石藤等藤类药和乌梢蛇、蜈蚣、地龙等虫类药，五味子为入肝肾经的引经药。其余药物根据临床辨证的不同，进行相应的加减。

常用中药药理

杜 仲

【性味】甘，温。

【归经】归肝、肾经。

【功效】补肝肾，强筋骨，安胎。

【主治】肝肾亏虚引起的腰膝酸软、筋骨无力，阳痿尿频、胎动不安、胎漏下血等。

【用法用量】水煎服，每日 10～15g。

【使用注意】

1. 阴虚火旺热者忌用。

2. 恶蛇皮、玄参。

【药理作用】

1. 抗炎作用 将杜仲乙醇提取物给大鼠灌胃，对炎症有抑制作用，但其强度弱于水杨酸钠。

2. 镇痛作用 杜仲煎剂给小鼠皮下和腹腔注射，均有显著的镇痛作用。杜仲醇提液给小鼠腹腔注射，亦能提高其痛阈。

3. 抗菌作用 杜仲煎剂对金黄色葡萄球菌、福氏痢疾杆菌、大肠杆菌、铜绿假单胞菌、炭疽杆菌、白喉杆菌、肺炎球菌、乙型溶血性链球菌等的抑制作用为体外实验所证实。

4. 止血作用 杜仲煎剂给小鼠灌胃，可缩短出血时间 42%，揭示本品有止血作用。

5. 免疫促进作用 杜仲煎剂对由氢化可的松所致的小鼠免疫功能低下有恢复作用，可使其腹腔巨噬细胞吞噬功能增强、外周血 T 细胞百分比增高。

6. 抗应激作用 小鼠口服杜仲水煎液 14 日，其抗疲劳能力增强，耐常压缺氧时间延长。口服 30 日，有明显的抗低温作用，延长小鼠在 3℃温度下的存活时间。

7. 抗氧化作用　生杜仲水煎液给醋酸可的松造成的类阳虚小鼠灌胃，可使红细胞超氧化物歧化酶活力增强。杜仲叶水提液有抑制脂质过氧化反应和 Fe^{2+} 所致的丙二醛生成的作用。

【各家论述】

1.《神农本草经》："主腰脊痛，补中益精气，坚筋骨"。

2.《名医别录》："主脚中酸痛，不欲践也"。

3.《玉楸药解》："益肝肾，养筋骨，去关节湿淫，治腰膝酸痛，腿足拘挛"。

4.《药品化义》："杜仲，沉下入肾，盖肾欲坚，以苦坚之，用此坚肾气，强壮筋骨，主治腰脊酸疼，脚膝行痛"。"牛膝主下部血分，杜仲主下部气分，相须而用"。

牛　膝

【性味】 苦、酸，平。

【归经】 归肝、肾经。

【功效】 逐瘀血，通经脉，补肝肾，强筋骨，利尿通淋，引血、引火下行。

【主治】 风湿痹痛，扭挫闪伤，瘀血闭经、癥瘕、难产，肝肾不足之腰膝酸软、筋骨无力，血淋尿涩作痛，火热上炎之口舌糜烂，热迫血行之吐衄，肝阳上亢之头晕目眩。

【用法用量】 水煎服，每日 6～15g。

【使用注意】

1. 补肝肾、强筋骨用怀牛膝，治风湿痹痛、扭挫伤等用川牛膝。

2. 妇女月经过多、孕期及梦遗者忌用。

3. 腿膝酸痛伴泻痢脾虚者不宜用。

4. 恶龟甲、陆英，畏白前。

【药理作用】

1. 抗炎作用　牛膝煎剂有治疗甲醛性炎症的作用。牛膝无肾上腺皮质激素样作用，其抗炎机制在于促进吞噬细胞的活性，扩张血管，改善微循环等。

2. 镇痛作用　用甲醛把小鼠造成疼痛模型，然后观察不同产地牛膝的镇痛作用，结果得出河南焦作产的怀牛膝镇痛起效时间快，镇痛效果最佳。

【各家论述】

1.《神农本草经》："主寒湿痿痹，四肢拘挛，膝痛不可屈，逐血气，伤热火烂，堕胎"。

2.《日华子本草》："治腰膝软怯冷弱，破癥结，排脓止痛，产后心腹痛并血运，落胎，壮阳"。

3.《滇南本草》："止筋骨痛，强筋舒筋，止腰膝酸麻，破瘀坠胎"。

4.《本经续疏》："痿与痹皆筋节间病，而寒湿有已化未化，未化则浸淫筋节为病，已化则熏灼筋节为病。〈素问〉论痹多病于浸淫，论痿多病于熏灼。牛膝之治此，妙在不问其已化未化，但热定其病在筋节间痛而不可屈伸者皆能已之"。

第六章
腰椎间盘突出症

腰椎间盘发生退行性变以后，因某种原因（损伤、过劳等）致纤维环部分或全部破裂，连同髓核一并向外膨出，压迫神经根或脊髓（马尾神经）引起腰痛和一系列神经症状者，称为腰椎间盘突出症。其发病率约为门诊腰腿痛患者的15%，多见于壮年男性体力劳动者，以工人为最多，易发于20～40岁，平均年龄为30岁左右，男女之比为（10～30）：1。发病部位以第4、第5腰椎之间最多，第5腰椎、第1骶椎次之，第3、第4腰椎较少见。属于中医学"腰痛""腰腿痛""痹证"等范畴。

病 因 病 机

本病属于中医的腰痛证。中医认为此乃本虚标实之证。"腰痛证旧有五辨：一曰阳虚不足，少阴肾衰；二曰风痹，风寒，湿着腰痛；三曰劳役伤肾；四曰坠堕损伤；五曰寝卧湿地。"究其病因有外因、内因、不内外因。感受风寒湿外邪者多为外因所致，感邪而发，其证多实，故发病多急；外伤劳役所致者多属不内外因，其证多瘀，发病亦急；由于肾精亏损所致者多为内因为患，其证多虚，发病多缓。

早在《内经》中就有对腰痛的描述，如《素问·刺腰痛论》篇载："衡络之脉令人腰痛，不可以俯仰，仰则恐仆，得之举重伤腰。肉里之脉令人腰痛，不可以咳，咳则筋缩急。"《医学心悟》载："腰痛拘急，牵引腿足。"《诸病源候论》腰脚疼痛候载："肾气不足，受风邪之所为也，劳则伤肾，虚则受于风冷，风冷与正气交争，故腰脚痛。"所以本病多因肾虚、风、寒湿邪侵袭肌表，流注经络，或因跌仆损伤，瘀血内停，经络闭阻，气血运行不畅所致。

随着年龄的增长，长期劳累以及不断遭受挤压、牵引和扭转等外力作用，使椎间盘逐渐变性、弹性减低等退行性改变，椎体间隙变窄，周围韧带松弛等成为椎间盘突出的基础和内因。外伤、劳损引起纤维环的破裂，风寒湿引起肌肉张力增高又进而加重了椎间盘的内压升高，而成为腰椎间盘突出的外因。因为下腰活动最多，负重最大，所以第4、第5腰椎，第5腰椎、第1骶椎椎间盘突出的机会也最多。

疾 病 分 型

临床上根据椎间盘突出的位置大致可分为两型。①中央型：突出椎间盘在中线上，体积较大，压迫马尾。②侧偏型：突出椎间盘在中线的一侧，即后纵韧带的外侧方和椎间小关节部。压迫同侧的神经根，在临床上此型最为多见。突出物若较大，有时可压迫两个神经根，而两个椎间盘亦可同时突出。突出椎间盘压迫硬脊膜和神经根，引起充血、水肿、粘连以致神经变性。椎间盘突出后，椎体间关节位置多有变化，久之则加重椎骨退变。椎间盘突出后椎体间发生旋转变化，导致棘突偏歪，椎间小关节错缝并造成紊乱。

治 法 治 则

目前，腰椎间盘突出症的治疗方法包括保守治疗和手术治疗。其中保守治疗是基本治疗方法，多数患者可经保守疗法缓解症状或治愈。中医中药的治疗是保守治疗中最具特色和有效的方法。保守治疗多为个体化治疗，包括卧床休息、局部手法、热敷、牵引、理疗、腰背肌锻炼；急性期脱水；口服止痛药、非甾体类抗炎药物、神经营养药物等。保守疗法的目的是使腰椎间盘突出部分和受刺激的神经根的炎性水肿加速消退，从而减轻或缓解对神经根的刺激和压迫。但是，由于腰突症的发病机制比较复杂，症状、体征也不尽相同，单一的治疗方法难以取得很好的疗效，综合疗法为治疗本病的发展趋势。综合运用牵引、推拿、中药内服外敷、中药离子导入等中医综合疗法治疗能使各种疗法相互协同，优势互补，临床效果突出。

手术治疗包括微创手术和开放手术。微创手术包括髓核溶解术、椎间盘激光减压术（PLDD）、经皮内镜激光椎间盘切吸术（PELD）、椎间盘内电热疗法（IDET）、椎间盘镜髓核摘除术。开放手术包括前路和后路，摘除髓核或（不或）内固定术。

随着手术技术的逐步提高，内固定材质及适应性的提升，手术在治疗腰椎间盘突出方面取得了显著的临床疗效，但仍具有较多的并发症和相应的手术风险。非手术治疗仍然是治疗腰椎间盘突出症的首选方案，如何为患者选择最适宜的非手术疗法值得我们不断地探索。

内治方

1. 地龙舒腰汤

【出处】全国首届名老中医专家学术继承班导师，上海市名中医，施维智教授祖传验方

【组成】麻黄 3g，秦艽 9g，赤芍 9g，当归 9g，川芎 9g，地龙 9g，威灵仙 9g，川牛膝 9g，三七粉 4g，陈皮 6g。

【功效】祛风散寒，活血化瘀，通络止痛。

【主治】腰椎间盘突出症。

【用法】水煎服，每日1剂，早晚分服。

【处方总结】腰痛的病因甚多，其主要原因是感受风寒湿邪及肾气虚。当肾气虚时风寒湿邪乘虚而入，以致邪阻经脉，闭塞不通，筋脉失养而致疼痛，治以散寒祛湿、温经通络。地龙舒腰汤以麻黄散寒温经通络，威灵仙、川芎辛散温通，地龙活血通络利痹，赤芍、当归、三七辛散温通、祛瘀止痛、通利经络，秦艽治风湿痹痛，牛膝通经络、利关节。纵观全方配伍精当，共奏祛风散寒、活血化瘀、通络止痛之效。施老认为，腰椎间盘突出症主要原因是椎间盘变性，水分减少，突出的椎间盘压迫相应的神经根而致缺血、水肿。地龙舒腰汤有改善局部血液循环，消除神经根水肿，从而使症状改善。故本方为治疗腰椎间盘突出症行之有效的验方。下肢疼痛剧烈者，加制川乌6g，独活9g；兼有游走窜痛者，加木瓜6g，防己9g；下肢麻木者，加土鳖虫9g，蜈蚣2条；夜寐不安者，加合欢皮9g，远志9g，茯苓9g；胃脘胀闷、纳呆者，加生山楂9g，佛手9g，鸡内金9g。本组观察80例，治愈49例，显效12例，有效10例，无效9例，有效率为88.9%。

【来源】牛守国．地龙舒腰汤治疗腰椎间盘突出症80例［J］．山东中医杂志，1995，14（5）：213.

2. 当归葛根汤

【出处】山东中医药大学教授曹贻训经验方

【组成】当归15g，葛根15g，川芎9g，鸡血藤15g，独活9g，桑寄生15g，丹参15g，牛膝9g，白芍9g，续断15g，桂枝9g，全蝎9g，土鳖虫9g，地龙9g，穿山甲9g，蜈蚣2条，延胡索9g，甘草6g。

【功效】补益肝肾，益气养血，活血通络，解痉止痛。

【主治】腰椎间盘突出症，腰腿疼痛。

【用法】每日1剂，煎取药液约500ml，分2次于饭后1小时温服。15剂为1个疗程，服药期间适当休息或理疗。

【处方总结】腰椎间盘突出症的发病机制为肝肾不足，气血亏损，久劳成疾，骨质退变，复感风寒湿邪造成气滞血瘀，脉络不通，再经腰部外伤或慢性劳损而诱发。其病变以正虚为本，邪实为标。根据急则治其标，缓则治基本原则，故本方中以当归、葛根为主药活血化瘀，解痉止痛；以全蝎、蜈蚣、穿山甲、土鳖虫、地龙等虫类搜剔之品逐瘀通络；以川芎、丹参增加活血之力；以独活、桂枝通经祛邪；以续断、桑寄生、牛膝滋养肝肾；配以白芍、延胡索、甘草解肌止痛。血瘀型加乳香9g，没药9g；寒湿型加姜黄 9g，白芥子 9g；湿热型加苍术 9g，薏苡仁 9g；肝肾亏虚型加狗脊 9g，杜仲 9g；久病加黄芪 15g，党参 15g。80 例中治疗 1 个疗程者 21 例，治疗 2 个疗程者 46 例，治疗 3 个疗程者 13 例，结果治愈 51 例，好转 29 例，有效率为 100%。

【来源】王明喜，高飞，王德才. 当归葛根汤治疗腰椎间盘突出症疗效观察［J］. 中医正骨，1997，9（6）：48.

3. 腰间盘汤

【组成】鸡血藤 30g，当归 15g，赤芍 30g，桃仁 12g，红花 9g，桑寄生 15g，川牛膝 12g，泽兰 15g，乌药 9g，炮山甲 9g（先煎），路路通 15g，甘草 4g。

【功效】活血利水，化瘀通络。

【主治】腰椎间盘突出症。血瘀型：症见腰腿疼痛，痛处不移，疼痛拒按，腰僵腿硬，活动受限，舌质紫暗或舌上有瘀斑，脉象弦紧或涩；痰湿型：症见腰腿疼痛，转侧不利，静卧疼痛不减，食欲欠佳，舌体胖，舌苔白厚或白腻，脉象弦滑；气虚型：症见腰腿疼痛，胫足麻木，面色不华，神疲乏力，舌质淡，舌苔薄白，脉象弱而无力；肾气亏虚型：症见腰腿疼痛，足膝无力，遇劳更甚，甚至肌肉瘦削，舌质淡嫩，舌苔薄白，脉象沉细；肝肾不足型：症见腰腿疼痛，腰膝酸软，倦怠乏力，心烦，耳鸣，舌质淡红，苔甚少或无苔，脉象细弱或细弦。

【用法】每日 1 剂，水煎分早晚 2 次饭后服。

【处方总结】腰间盘汤中用当归、赤芍、红花、桃仁以活血祛瘀；川牛膝、泽兰、山甲破血通经，行水消肿；鸡血藤、路路通舒筋活络、行血利水；桑寄生补肾壮腰、强筋除湿；乌药顺气止痛；甘草调和诸药、安胃和中、减缓胃肠反应。共成方剂，用之临床，有利于突出位复位，促进血流循环，消除患部水肿，迅速缓解症状的作用。血瘀型加延胡索 12g，三七粉 6g（冲服），青皮 9g；痰湿型加白芥子 12g，萆薢 15g；气虚型加黄芪 30g，炒白术 15g；肾气亏虚型加炒杜仲 12g，骨碎补 12g，续断 12g；肝肾不足型加山茱萸 30g，枸杞子 30g，木瓜 12g。

【注意事项】治疗期间腰腿疼痛剧烈的患者要卧硬床休息，免受风寒。一般患者可边工作边治疗，但是要尽量减少不必要的活动，避免过度疲劳。

【来源】介霭. 腰间盘汤口服治疗腰椎间盘突出症［J］. 中医药研究，1997，13（6）：39-40.

4. 阳和汤

【出处】清·王洪绪《外科全生集》

【组成】熟地黄30g，肉桂3g（去皮，研粉），麻黄2g，鹿角胶9g，白芥子6g，炮姜炭2g，生甘草3g。

【功效】温阳补血，化痰通络。

【主治】陈旧性腰椎间盘突出症虚寒型：腰腿冷痛如冰，夜间加剧，患处漫肿不红，触之不热，口不作渴，语声低微，面色㿠白，小便清利，苔薄白，舌质淡，脉迟弱。

【用法】水煎服，每日1剂，30剂为1个疗程。严重高血压、心脏病及孕妇忌服。

【处方总结】阳和汤系外科良方。方中鹿角胶、熟地黄能补精血、强筋壮骨；炮姜炭、肉桂温补阳气，寒凝得散，使组织粘连得以松解，使因机械性压迫所致的神经根症状得以解除；麻黄辛温发散以祛寒邪；白芥子擅祛皮里膜外之痰，使受压迫的神经根周围水肿及渗出物吸收。全方温补托里、通气散寒，使病变部位的肿胀消退，粘连松解，并能解除肌肉和血管的痉挛，改善血液供养，从而使腰椎间盘突出部分逐渐回纳，所产生的无菌性炎症得以消除，病变组织得以恢复。本组142例，痊愈116例，有效18例，无效8例，总有效率为94.37%。

【来源】蒋瑞金.阳和汤治疗陈旧性腰椎间盘突出症虚寒型142例［J］.河北中医，2000，22（4）：285.

5. 温阳通络汤

【组成】鹿茸1g，淫羊藿15g，枸杞子15g，女贞子15g，穿山甲12g，蜈蚣2条，地龙15g，全蝎10g，蜂房15g，血竭15g，桃仁15g，红花10g，赤芍15g，川芎12g，延胡索15g，黄芪25g，黄酒少许为引。

【功效】温补肾阳，活血通络。

【主治】腰椎间盘突出症。腰部疼痛伴下肢单侧或双侧呈放射性疼痛，大便或咳嗽时加剧，严重者常伴有腰部活动受阻，椎旁点、臀点、腘点等处触压痛明显，病程日久，可致下肢单侧或双侧肌肉萎缩。

【用法】每日1剂，水煎服，30日为1个疗程。

【处方总结】腰椎间盘突出症属祖国医学"骨痹"范畴，为本虚标实之证。肾阳亏虚为其本证，肾主骨生髓，肾阳亏虚筋骨失其所养则变生他证；而风、寒、湿邪和外伤刺激为其标证，外邪乘虚侵袭经络、筋骨，使气血阻滞壅塞不通，从而导致腰椎间盘突出等一系列病变。温阳通络汤中鹿茸、淫羊藿温补肾阳，益精血，强筋骨，止腰膝冷痛；蜈蚣、蜂房解毒散结，通络止痛；穿山甲、地龙、全蝎活血化瘀，破坚散结，专攻风、寒、湿痹疼痛；红花、血竭、赤芍、川芎活血通络止痛。诸药合用，功能温补肾阳，活血通络止痛，用之于临床，每能获效。本组治疗117例中，痊愈36例，显效8例，有效52例，无效21例，有效率为82%。

【来源】张尚华，程进明．温阳通络汤治疗腰椎间盘突出症117例［J］．湖南中医杂志，2001，17（1）：26.

6. 归熟汤

【组成】当归10g，熟地黄15g，五加皮10g，石楠藤15g，钩藤15g，伸筋藤15g，羌活10g，独活10g，秦艽10g，怀牛膝10g，木瓜10g，酒延胡索10g，千年健15g，豨莶草30g，生甘草3g。

【功效】养血活血，祛风通络。

【主治】腰椎间盘突出症经手术、大推拿和腰椎牵引治疗无效者。

【用法】每日1剂，水煎，分2次服，2周为1个疗程。

【处方总结】腰椎间盘突出症属中医的痹症范畴，其发病内因是肾虚或肝脾亏损引起脏腑功能失调；外因风、寒、湿、热六淫之邪，客于足太阳膀胱经、足阳明胃经及足少阴肾经、督带脉；不内外因由于外伤劳损、暴力闪挫。三者往往相互作用造成症状加剧加重。风、寒、湿、热客于肌体，外伤劳损，暴力闪挫，脏腑功能失调而使气血运行受阻，津液不行，气滞血瘀，脉络受阻，督带脉气结形成顽痰；"不通则痛""痰承气行、无处不到"而成本症。治疗选用归熟汤，当归、熟地黄活血补血；潞党参健脾补气，以调理脏腑；五加皮、羌活、独活、秦艽、石楠藤、伸筋藤、钩藤、千年健、豨莶草祛风活血，疏通经络；怀牛膝、木瓜引血下行，祛除风湿；全蝎、僵蚕、细辛、地龙搜风祛痰；更用甘草以调和诸药。痛痹型酒延胡索加至20g，加制川乌6g，制草乌6g，全蝎3g，细辛3g；着痹型加潞党参30g，全蝎3g，地龙10g；行痹型加僵蚕10g，防风10g，全蝎3g。本组218例，经1～3个疗程治疗，优115例，良87例，差16例，优良率达92.7%。

【来源】洪时清，张继嫄．归熟汤治疗腰椎间盘突出症218例疗效观察［J］．中医正骨，2003，15（2）：43.

7. 加味白芍甘草汤

【出处】东汉·张仲景《伤寒论》

【组成】白芍30g，甘草8g，牛七10g，狗脊10g，川楝子10g，延胡索6g，威灵仙10g，土鳖虫10g，地龙干10g，金樱子15g，杜仲10g，黄柏10g，三七5g。

【功效】和营止痛，行气活血。

【主治】腰椎间盘突出症。

【用法】每日1次，水煎2次，分2次空腹温服。

【处方总结】对于本病的治疗，郑立海本着"肝主筋，肾主骨"和"通则不痛"的理论，先重用白芍、甘草，以养肝柔筋，缓解腰肌挛急为主药。牛七、狗脊作为引经药，使药性直达腰部。叶楝子、延胡索、威灵仙、土鳖虫、地龙干、三七行气活血止痛，通腰部经脉之瘀；腰痛久则伤肾阴肾阳，以金樱子、杜仲补之，均为辅助药。再加黄柏清下焦湿热及缓和上药的温性为佐药。全方标本兼治，共奏养肝柔筋、行气止痛、活血祛瘀及壮腰补肾之功。方中的主药、辅助药、使药和佐药组成严密、配伍合理，是笔者多年临床实践总结出来的经验方。

【来源】郑立海. 白芍甘草汤治疗腰椎间盘突出症探讨［J］. 海南医学，2004，15（5）：30.

8. 升降定痛汤

【出处】河南中医学院冯彦臣教授经验方

【组成】黄芪30g，白术9g，桑寄生30g，续断30g，怀牛膝30g，补骨脂30g，钩藤24g，升麻9g，当归12g，木香6g，独活9g，小茴香9g，桃仁9g，红花9g，甘草6g。

【功效】补气活血强筋，祛风除湿散寒。

【主治】腰椎间盘突出症。

【用法】每日1剂，分早、晚2次服，10日为1个疗程。

【处方总结】升降定痛汤中黄芪、白术甘温，补气运血，利水消肿；黄芪、白术具有利尿作用，能促进局部水肿的吸收；补骨脂、牛膝壮筋骨，祛风湿，散寒邪；桃仁、红花、当归、土鳖虫活血化瘀止痛；木香行气止痛；钩藤治筋脉拘急作痛不已；防风、独活祛风除湿；小茴香辛温，入肾经，温经散寒；诸药合用具有补气血，强筋骨，通经络，祛风除湿散寒，活血消瘀止痛之功。若腰、腿发冷加制川乌10g；腰、腿酸困明显加木瓜30g。本组共治疗103例，治愈72例，显效19例，有效9例，无效3例，有效率为97.1%。

【来源】瞿本超. 升降定痛汤治疗腰椎间盘突出症疗效观察［J］. 河南中医学院学报，2004，19（114）：63.

9. 下法三方

【出处】东汉·张仲景《金匮要略》、《伤寒论》

【组成】① 加减大黄牡丹汤：大黄9g，牡丹皮12g，桃仁12g，芒硝9g，厚朴12g。

②加减大黄附子汤：大黄 9g，制附子 10g，细辛 3g，独活 6g，防风 15g，当归 10g。

③加减麻子仁丸：大黄 9g，厚朴 9g，炙枳实 9g，赤芍 10g，麻子仁 6g，牛膝 15g，桑寄生 12g，鹿角片 12g，吴茱萸 12g，肉桂 3g。

【功效】①加减大黄牡丹汤：寒下逐瘀；②加减大黄附子汤：温下寒结；③加减麻子仁丸：补肾润下。

【主治】①加减大黄牡丹汤：气滞血瘀型腰椎间盘突出症。患者多有外伤史，腰部疼痛剧烈，活动受限，并有下肢放射痛，咳嗽、喷嚏加剧，脊柱侧弯，直腿抬高试验阳性，腱反射、肌力、感觉均有改变，舌质紫暗，脉涩或弦数。

②加减大黄附子汤：风寒湿型腰椎间盘突出症。由风寒湿邪侵袭所致，患者无外伤及劳损史，因受寒湿而发病，逐渐发生腰腿疼痛，脊柱侧弯，腰椎压痛和下肢放射痛，直腿抬高试验阳性，腱反射、肌力、感觉均有不同程度的改变，疼痛与气候变化有关，舌苔白腻，脉沉缓。

③加减麻子仁丸：肾虚型腰椎间盘突出症。患者多为体质虚弱或长期患有慢性病，稍有轻度劳损易发生腰腿痛，时重时轻，腰痛与劳累有关，舌质淡暗，苔黄腻，脉弦数。

【用法】上方加水 500ml，煎至 300ml，每日 1 剂，分 3 次温服。

【处方总结】以上三方均属于下法，一寒下、一热下、一润下。下法"下法"是清代程钟龄的"八法"之一，下法就是通过泻下六腑中有形之实，而恢复六腑之用，邪去则正胜，患病机体得以恢复。腰椎间盘突出症一般病程较长，中医认为久病必瘀，瘀即气血瘀阻，本病病位在腰腹。气血瘀阻于中焦，中焦不利则全身气机不畅；气血瘀阻于腰腹，日久化热，热结于肠中，在临床上此类患者多有便秘，常见腹部压痛，增大腹压则腰部及下肢疼痛加重，现代医学称之为挺腹试验，认为椎管内的血液循环主要是通过腰动静脉进行的，增加腹部压力，则阻碍椎管内的血液循环，出现临床症状加重；减低腹部压力，有利于椎管内的血液循环，从而达到缓解临床症状的目；气血瘀阻于经络，经络不通，不通则痛，在临床上表现为腰部及下肢疼痛。对于气滞血瘀型的患者，应活血化瘀，调畅胃肠气机；对于风寒湿型的患者则温散寒结，祛风除湿；对于肾虚型的患者，宜扶正攻下，攻补兼施。

下法三方原方均出自于仲景方，从三方中变化，三方均以攻下为主，方中均有大黄推陈致新，涤荡邪实，下法第一方大黄牡丹汤中配桃仁、牡丹皮活血逐瘀，合厚朴、芒硝涤荡腑中实邪，从而达到活血逐瘀的目的；大黄附子汤中配细辛、附子散寒逐瘀止痛，又加入风药以增散寒祛湿之能，和当归养血润肠，而成散寒逐瘀之方；麻子仁丸中配厚朴、枳实本是小承气之一，然方中加赤芍、麻子仁增加润下之功，又配牛膝、桑寄生、鹿角片补肾阳，祛风湿，合吴茱萸、肉桂温经散寒，以增温润益肾之效。腰痛甚者加牛膝10g，桑寄生10g，乳香6g，没药6g；下肢屈伸不利者加木瓜10g；脚趾麻木者加白芥子6g。风邪偏甚者加全蝎5g，羌活6g；寒邪偏甚者加桂枝6g，淫羊藿10g；湿邪偏甚者加防己15g，木瓜10g。腰痛甚者加乳香6g，没药6g；下肢屈伸不利者加木瓜10g；脚趾麻木者加白芥子6g。经治疗，气滞血瘀型的患者优31例，良23例，可9例，差2例，有效率为97％。风寒湿型的患者优21例，良15例，可8例，差4例，有效率为89.5％。肾虚型的患者优10例，良4例，可2例，差3例，有效率为84％。三种证型的所有患者优62例，良42例，可19例，差9例，总优良率为78.7％。

【来源】徐阳平．"下法"治疗腰椎间盘突出症的临床研究［J］．中国骨伤，2005，18（3）：144-145.

10. 豨莶狗脊地骨皮汤

【出处】全国名老中医张绍富经验方

【组成】豨莶草15g，狗脊15g，地骨皮12g，当归8g，炒白芍12g，淫羊藿12g，地龙10g，淮牛膝10g，青藤根12g，炒延胡索12g，小茴香8g，炙甘草6g。

【功效】补肾壮腰，活血通经，舒筋健骨。

【主治】腰椎间盘突出症。表现为腰椎侧弯，腰部疼痛伴下肢放射性麻木或疼痛，活动及受寒后加重，卧床休息后可见缓解，腰部活动受限。体格检查：病变节段棘突间及旁开压痛，叩击痛，伴明显下肢放射痛，直腿抬高试验阳性。

【用法】每日1剂，水煎早晚分服。14日为1个疗程。

【处方总结】豨莶狗脊地骨皮汤为已故全国名老中医张绍富主任医师的经验方，方中豨莶草、狗脊、地骨皮为主药以补肝肾、祛风湿、舒筋通络止痛，特别是地骨皮，能直接起到扩张血管的作用，以滋养经脉；配以当归、白芍以养血敛阴、活血行瘀、缓急止痛；淫羊藿、牛膝以补肝肾、强筋骨；地龙、青藤根以舒筋活络止痛；炒延胡索、小茴香以理气活血止痛；炙甘草调和诸药，而达到标本兼治之功。疼痛剧烈，卧床不起者加全蝎6g，乌梢蛇9g；腰痛加羌活；腿痛加独活；血瘀者加炒穿山甲、川芎、丹参；偏肝肾亏虚者加杜仲、肉苁蓉、熟地黄、鳖甲；偏寒湿者加制附子、桂枝、威灵仙、薏苡仁；偏湿热者加大黄、薏苡仁；久病体虚者加黄芪、白术。治疗396例，经1～2个疗程治疗，经4～12个月的随访，结果痊愈97例，显效 182 例，有效 83 例，无效 34 例，有效率为 88.9%。

【来源】孟春，陈金洪，蓝国华．豨莶狗脊地骨皮汤为主治疗腰椎间盘突出症 [J]．中医正骨，2005，17 (5)：32.

11. 杜仲汤

【组成】杜仲 15g，当归 8g，赤芍 29g，狗脊、木瓜、牛膝、桑寄生各 10g，续断、丹参各 12g，延胡索 7g，炙甘草 9g。

【功效】散邪利湿，活血化瘀，滋补肝肾。

【主治】腰椎间盘突出症。

【用法】每日 1 剂，分次煎服，取 500ml，早晚各 250ml。

【处方总结】本方以方散邪利湿活血化瘀，滋补肝肾为基本大法，方中杜仲、牛膝、续断补肝肾，强筋骨；当归、丹参补血，活血；桑寄生、狗脊补肝肾，祛风湿；杜仲、续断强腰膝；木瓜助桑寄生、狗脊化湿之功以达舒筋活络之效；延胡索行气化湿止痛；甘草调和药。诸药共用以达到活血化瘀、除湿散痛、滋补肝肾之功。本组治疗 30 例，治愈 8 例，减轻 20 例，无效 2 例，有效率为 93.3%。

【来源】焦百乐，窦群立，杨锋．杜仲汤治疗腰椎间盘突出症 30 例 [J]．陕西中医，2005，26 (10)：1055-1056.

12. 荆地细辛汤

【组成】荆芥、豨莶草、丝瓜络、炙麻黄、穿山甲（先煎）各 10g，熟地黄 30g，细辛 10g，白芍、怀牛膝、猫人参各 15g，蜈蚣（研吞）3 条。

【功效】祛风通络，温经止痛。

【主治】腰椎间盘突出症。

【用法】上药加清水至 500ml，浸泡 1 小时左右，先用武火煎至沸腾，再用文火煎取浓缩液 200ml。每日 1 剂，分早晚各服 1 次。

【处方总结】本病多因风寒湿邪侵袭，蕴阻肌腠筋脉而致筋痹。荆地细辛汤中荆芥、炙麻黄、细辛温经散寒止痛，熟地黄、白芍滋阴生津解痉，豨莶草、猫人参、蜈蚣祛风解毒，丝瓜络、怀牛膝祛风通络，穿山甲通经活络，并引药至病所腰部。前人有细辛不过钱的说法，这是指单服细辛而言，本方细辛与熟地黄配药，熟地黄能牵制细辛毒热之性，细辛用量 6g，能搜括沉滞于肝肾之风湿寒邪，对缓解经久不愈的疼痛取效较好。本组共 150 例，110 例临床治愈，占 73.33%；37 例好转，占 24.67%；3 例无效，占 2.00%，总有效率为 98.00%。

【来源】刘宏．荆地细辛汤治疗腰椎间盘突出症 150 例 [J]．浙江中医杂志，2005，12：524.

13. 三四汤

【组成】柴胡10g，枳实15g，枳壳15g，赤芍15g，白芍药15g，炙甘草6g，熟地黄12g，川芎10g，当归12g，猪苓20g，茯苓20g，泽泻10g，苍术10g，白术10g，川牛膝15g。

【功效】理气止痛，活血利水。

【主治】腰椎间盘突出症。表现为腰痛伴下肢放射痛，放射至小腿或足，疼痛较重，翻身困难，站坐疼痛加重，肌力减弱，舌暗苔滑，脉弦。

【用法】每日1剂，水煎分早晚2次饭后服。6日为1个疗程，治疗1~4个疗程，4个疗程无效则改为其他疗法。

【处方总结】三四汤为四逆散、四物汤合四苓汤而成，属于合方而治之法。腰椎间盘突出症属中医学腰痛、痹证等范畴，其病因病机主要由于正气虚损，外伤及风、寒、湿邪等侵袭，致使腰腿部气机郁闭，血瘀湿滞，而引起一系列症状。现代医学认为，腰椎间盘突出症是由于突出的椎间盘压迫神经并刺激局部产生炎症水肿。因此，缓解消除神经周围的炎症水肿及促使突出椎间盘的脱水和吸收是治疗腰椎间盘突出症的关键。方中四逆散疏理郁闭之气机，四物汤活血理血，四苓汤利水渗湿，川牛膝通血脉、祛风湿，引诸药直达病所，四逆、四物、四苓三方一调气，一治血，一祛湿，合而治之，使全方共奏理气止痛、活血利水之功，而达到消肿止痛、消除症状的作用。气虚者加生黄芪、党参；肾虚者加杜仲、续断；偏寒者加制附子、肉桂；偏热者加知母、黄柏；夹风者加羌活、独活；湿盛者加萆薢、薏苡仁；瘀重者加桃仁、红花；痛甚者加延胡索、没药。本组共治疗41例，优21例，良15例，可2例，差3例，有效率为95%。

【来源】徐茂东.三四汤治疗腰椎间盘突出症41例［J］.河北中医，2005，27（12）：912.

14. 加减薏苡仁汤

【组成】薏苡仁30g，杜仲10g，续断10g，威灵仙10g，鸡血藤12g，独活12g，牛膝10g，白芍10g。

【功效】散寒胜湿，温肾壮腰，通络止痛。

【主治】寒湿痹阻型腰椎间盘突出症。腰腿酸胀疼痛，下肢怕冷重着僵硬、如坠如裹、屈伸不利、麻木不仁，局部皮色不红，触之不热，遇寒痛增，得温痛减，舌淡苔白腻或滑，脉象沉细濡缓或见虚涩；受寒或阴雨天易发作或加重；病程较长，反复发作，缠绵难愈。

【用法】每日1剂，早晚分服，连服4周。

【处方总结】本方以古方薏苡仁汤为基础化裁，由薏苡仁、杜仲、续断、威灵仙、鸡血藤、独活、牛膝、白芍等组成。薏苡仁味甘淡，性凉，健脾益气利湿，脾主运化。杜仲甘温，入肝肾经，能补肝肾强筋骨，善走经络关节，《续名医类案》云："杜仲乃腰膝之专药"。《本草汇言》亦云："凡下焦之虚，非杜仲不补；下焦之湿，非杜仲不利；足胫之酸，非杜仲不去；腰膝之疼，非杜仲不除。"续断苦甘辛，微温，归肝肾经，既补肝肾，又能行血脉，续筋骨，有补而不滞之优点。杜仲、续断两药合用名杜仲丸，出自《赤水玄珠》，治妊娠腰痛，二者配伍，补肾壮腰、止痛，相得益彰，取培源固本、标本兼顾之功。薏苡仁、杜仲、续断三药合用补肾健脾、益气温阳、化湿通络。威灵仙辛散温通，其性善走，既祛在表之风，又化在里之湿，通经达络，可导可宣，主治风湿痹痛，止痛作用较强。鸡血藤甘、苦，温，入肝经，既能活血，又能补血，有舒筋活络之功，无论血瘀、血虚，或血虚兼瘀滞之证，对于风湿痹痛、筋骨麻木等，疗效卓著。威灵仙、鸡血藤两药相伍，威灵仙以行气祛风通络为主，鸡血藤以活血补血为要，一气一血，善通经络而止疼痛，又能活血祛风，有"治风先治血，血行风自灭"之妙。独活味辛苦，性温，入肾、膀胱经，祛风除湿、止痛。独活是治疗腰腿痛，特别是腿痛的一味常用药，《千金方》中的独活酒、独活寄生汤及《活幼新书》中独活汤均选用独活为主药。牛膝味苦酸，性平，补肝肾，强筋骨，散瘀血，其性下达，可引药下行，专治腰腿疼痛。白芍味苦酸，微寒，入肝养阴柔筋止痛，可缓解局部病变的拘挛，且缓和祛风除湿药之温燥，使走中寓守，散中有敛。本组治疗49例，临床控制5例；显效28例；有效12例；无效4例，总有效率为91.84%。

【来源】朱立国，于杰，高景华等．渗湿通络法治疗寒湿痹阻型腰椎间盘突出症的临床观察［J］．北京中医，2006，25（7）：389-391.

15. 活血逍遥汤

【组成】当归10g，川芎12g，桃仁10g，红花10g，没药10g，五灵脂10g，制香附12g，羌活10g，川牛膝15g，地龙10g，苏木15g，三七10g，炒赤芍15g，乳香15g，土鳖虫10g，紫荆藤25g，甘草10g。

【功效】活血化瘀，通络止痛。

【主治】腰椎间盘突出症，表现为腰骶部与腰臀区疼痛，伴有下肢放射性疼痛及麻木感，腰部各项活动受限，行走困难。体格检查：病变椎旁、椎间叩击痛，伴压痛，直腿抬高试验为阳性。

【用法】每日1剂，水煎，早晚分服，10日为1个疗程。

【处方总结】《医林改错》谓："治病之要诀，在明白气血，无论外感、内伤，要知初病缘何物，不能伤脏腑，不能伤筋骨，不能伤皮肉，所伤者无非气血。"王清任的立方指导思想是逐瘀活血或补气行血。活血逍遥汤仿王氏之法，主治气血痹阻所致的腰痛、腿痛或周身疼痛，经久不愈者，验之效矣。方中当归、川芎、桃仁、红花活血祛瘀；地龙通经活络；没药、五灵脂消肿定痛，增强祛瘀之力；香附行气以活血；牛膝引瘀血下行并强壮腰膝；秦艽、羌活祛风除湿以止痛。当归、川芎能改善微循环，解痉止痛；当归有镇静、镇痛作用，并能改善微循环。若风胜者加防风10g，独活12g；寒湿甚者加苍术10g，肉桂6g；湿热甚者加黄柏10g，薏苡仁15g，知母15g；血瘀甚者加泽兰10g，土鳖虫6g；气滞甚者加橘核15g，川楝子10g；气虚甚者加黄芪15g，白术15g；阳虚甚者加附子10g，杜仲12g，黄狗肾15g；阴虚甚者加熟地黄15g，枸杞子10g；痰瘀痹阻者加半夏10g，白芥子6g。本组80例，经1~4个疗程治疗后，其中痊愈54例，显效17例，有效7例，无效2例，治愈率67.5%，总有效率达97.5%。

【来源】毛小华.活血逍遥汤加减治疗腰椎间盘突出症80例［J］.浙江中医药大学学报，2007，31（2）：180-181.

16. 独活寄生汤

【出处】唐·孙思邈《备急千金要方》

【组成】独活15g，桑寄生15g，杜仲15g，牛膝15g，细辛6g，秦艽12g，茯苓20g，肉桂12g，防风15g，川芎15g，人参、甘草各6g，当归15g，白芍12g，干地黄12g。

【功效】祛风湿，止痹痛，益肝肾，补气血。

【主治】痹证日久，肝肾两虚，气血不足证。腰膝疼痛，痿软，肢节屈伸不利，或麻木不仁，畏寒喜温，心悸气短，舌质淡，苔白，脉细弱。

【用法】水煎服，每日1剂。头煎加水500ml，浸泡1小时，文火煎20分钟，取药液，二煎加水300ml，文火煎15分钟，取药液；与头煎混合，分早晚二次服。服药期间忌食生冷。用药4周。

【处方总结】方中熟地黄、牛膝、杜仲、桑寄生补肝益肾，壮骨强筋，当归、白芍、川芎和营养血，所谓治风先活血，血行风自灭也；人参、茯苓、甘草益气扶脾，又所谓祛邪先补正，正旺则邪自除也。然病因肝肾先虚，其邪必乘虚深入，故以独活、细辛入肾经，能搜伏风，使之外出。肉桂能入肝肾血分而祛寒。秦艽、防风为风药卒徒，周行肌表，且又风能胜湿。方中以独活为君，取其理伏风，善祛下焦与筋骨间之风寒湿邪。伍以细辛发散阴经风寒，搜剔筋骨风湿而止痛；防风为治风之通剂且善行可通达周身，可祛风邪以胜湿；秦艽除风湿而舒筋；桑寄生、杜仲、牛膝祛风湿兼补肝肾，其中杜仲温而不燥，为补肝肾强筋骨治疗肾虚腰痛之要药；当归、川芎、生地黄、白芍养血又兼活血；人参、茯苓补气健脾；肉桂温通血脉。甘草调和诸药。综合全方，祛邪扶正，标本兼顾，可使血气足而风湿除，肝肾强而痹通愈。加减变化：中老年人有慢性消化系统疾病，胃肠功能较差者，可将秦艽用量减半，并将熟地黄改用为生地黄；大便秘结 3~5 日不解大便者可加火麻仁 10g，或瓜蒌仁 12g。疼痛以腰部为重者，方中肉桂，取其温肾补阳、散寒止痛、善暖下气之效。疼痛以四肢为重者，可选用桂枝，取其行里达表，温通一身阳气，流畅气血，善走四肢之功，且与白芍合用又可调和营卫；疼痛致不能下地行走者，可酌加制川乌、白花蛇舌草、地龙、红花以助搜风通络，活血止痛之效；寒邪偏重者，可加附子；湿邪偏重者，可加防己。临床痊愈 152 例，显效 60 例，有效 41 例，无效 27 例，总有效率为 90.36%。

【来源】沈凌，武玉锦，刘垒，等．独活寄生汤加减治疗腰椎间盘突出症 280 例体会［J］．中国中医骨伤科杂志，2007，15（4）：62-63.

17. 加味当归四逆汤

【出处】东汉·张仲景《伤寒论》

【组成】当归 20g，桂枝 10g，白芍 15g，细辛 3g，通草 10g，牛膝 15g，鸡血藤 15g，杜仲 15g，桑寄生 15g，大枣 5 枚，甘草 6g。

【功效】养血温经，补肾强筋。

【主治】腰椎间盘突出症表现为血虚寒凝证。

【用法】水煎服，每日 1 剂。

【处方总结】据《诸病源候论·腰脚疼痛候》云："肾气不足，受风邪之所为也，劳伤则肾虚，虚则受于风冷。风冷与正气交争。故腰脚痛。"结合临床所见，作者认为其病机为血虚寒凝，肾精亏虚。故治宜养血温经，补肾强筋。并以《伤寒论》之当归四逆汤加味治之。方中当归补血和血，为肝经之要药；桂枝温经通脉，以助血行；白芍伍当归养血和营，助桂枝温养气血；细辛内温肾阳，通达表里；通草通经活络；杜仲、牛膝、桑寄生补肾强筋；鸡血藤补血通络；大枣、甘草益气健脾，调和诸药。综观全方，温而不燥，补而不滞，共奏养血温阳，补肾强筋之功效。现代药理研究证明，中药治疗有利于改善局部微循环，改善局部软组及神经根血供，加强组织的有氧代谢，减轻突出物压迫神经根而造成的无菌性炎症及粘连。本组共 30 例，其中痊愈 3 例，显效 18 例，有效 7 例，无效 2 例，有效率为 93%。

【来源】吴喜南. 加味当归四逆汤治疗腰椎间盘突出症 30 例临床观察[J]. 中医药导报，2007，13（6）：40-41，51.

18. 仙复汤

【出处】河南洛阳平乐正骨经验方

【组成】柴胡 12g，天花粉 15g，当归 15g，桃仁 10g，红花 10g，制大黄 20g，金银花 20g，防风 12g，白芷 9g，陈皮 6g，赤芍 15g，浙贝母 10g，益母草 30g，乳香 10g，没药 10g，穿山甲 12g，皂角刺 12g，甘草 6g。

【功效】活血祛瘀，消肿止痛，通经活络。

【主治】急性腰椎间盘突出症，表现为腰骶部与腰臀区疼痛，伴有下肢放射性疼痛及麻木感，腰部各项活动受限，行走困难。体格检查：病变椎旁、椎间叩击痛，伴压痛，直腿抬高试验为阳性。舌紫苔黄，脉沉。

【用法】取上药 1 剂，加黄酒、水各半煎汁，分早、晚 2 次温服。

【处方总结】仙复汤为仙方活命饮和复元活血汤组合而成，复元活血汤源于《医学发明》，为李东垣所创，功能活血化瘀，行气止痛。方中重用大黄入血分，荡涤凝瘀败血，并加酒制，祛瘀之力更强。穿山甲气腥而窜，其走窜之性无微不至，故能宣通脏腑，贯彻经络，透达关窍，凡血凝血聚为病，皆能开之；辅以桃仁、红花加强活血通经，祛瘀止痛作用。白芷、防风透达营卫，散结消肿。乳香、没药气香，香能走窜善行，故能行血散瘀，利气通络，血行气利则疼痛自止。当归尾、赤芍活血散瘀，消肿止痛。血瘀之处必有伏阳，故以金银花、天花粉清之。浙贝母、天花粉同用，协助清热散结消肿。陈皮行气通络，《本草纲目》谓本品"同补药则补，同泻药则泻，同升药则升，同降药则降"，配伍应用加强活血消肿之功。益母草专治水瘀互结之症，正切神经根水肿之机。痛甚之时，气脉必急，故以甘草缓之，且兼调和诸药。酒水同煎者，酒乃百药之长，善通血脉，宣行药力。诸药合用共奏活血祛瘀、消肿止痛、通经活络之功。本组 70 例经 1~4 个疗程，平均 2.8 个疗程治疗，治愈 47 例，好转 21 例，无效 2 例，有效率为 97.1%。

【来源】赵祚塜，陈利国. 仙复汤治疗急性腰椎间盘突出症［J］. 中医正骨，2007，19（6）：54.

19. 补气活血健腰汤

【组成】黄芪 30g，党参 30g，杜仲 15g，续断 15g，怀牛膝 10g，自然铜 15g（先煎），三七 8g，当归 10，赤芍 15g，桃仁 10g，没药 8g，炙甘草 7g。

【功效】补气益肾，活血通络。

【主治】腰椎间盘突出症。腰腿痛，病变节段侧椎盘间隙压痛，直腿抬高试验阳性。

【用法】每日1剂，每日3次，每次1袋温服。1周为1个疗程。

【处方总结】方中黄芪、党参补气，能增强超氧化物歧化酶活性，消除自由基，减少过氧化脂质，促进血液循环；杜仲、续断、怀牛膝补肝肾，强筋骨，通络止痛，补而不滞，能促进成骨细胞增殖，促进软骨细胞增生，并有较强的镇痛消炎作用。自然铜、三七、当归、赤芍、桃仁、没药祛瘀止痛，舒筋活络；炙甘草补气，且能调和诸药，与赤芍、怀牛膝合用，能更好地缓解腰腿疼痛。全方以补气益肾为主，兼以活血通络，气充精髓固，筋骨壮，腰府健，血流行，经络通，痛必止。寒湿明显、下肢麻木痛甚者加苍术10g，独活10g以祛肌表、筋骨之伏风寒湿；湿热偏甚者加泽泻10g，薏苡仁15g以清利湿热；腰腿疼痛较剧、活动明显受限者加延胡索10g，刘寄奴15g，徐长卿15g以加强祛风、散瘀、通络、止痛之力；肾虚明显者加骨碎补15g，千年健15g以增强补肾强筋骨之力。本组治疗63例，临床痊愈34例，好转19例，无效10例，有效率为84%。

【来源】叶世龙，刘爱芹. 补气活血健腰汤治疗腰椎间盘突出症临床研究 [J]. 中国中医急症，2007，16 (12)：1477-1478.

20. 加味肾着汤

【出处】东汉·张仲景《金匮要略》

【组成】干姜6g，茯苓12g，苍术10g，白术10g，甘草5g，细辛3g。

【功效】散寒除湿，温行阳气。

【主治】寒湿性腰椎间盘突出症，表现为腰腿冷痛重着，转侧不利，静卧痛不减，受寒及阴雨天加重，肢体发凉，舌质淡，苔白或腻，脉沉紧或濡缓。

【用法】每日1剂，水煎，分早晚2次饭后温服。

【处方总结】肾着汤又名甘姜苓术汤，出自张仲景《金匮要略·五脏风寒积聚病脉证并治》篇，原文云："肾着之病，其人身体重，腰中冷，如坐水中，形如水状，反不渴，小便自利，饮食如故，病属下焦，身劳汗出，衣里冷湿，腰以下冷痛，腰重如带五千钱，甘姜苓术汤主之。"该方药仅四味，辛温甘淡，意在暖土制水，用治脾阳不运、寒湿之邪外袭所致之肾着证。方中干姜、甘草温中散寒，白术、茯苓健脾利湿，诸药合用有祛寒行湿，温经通络之效。寒湿性腰椎间盘突出症的症状与肾着汤的主治病机及证候描述颇为相符，寒湿性腰椎间盘突出症常因劳累或受冷而加重，即所谓"邪之所凑，其气必虚"。此方出于安内攘外之治本祛邪之法，通过运用肾着汤使脾得温运，内生寒湿才能化解。寒偏盛者加桂枝、肉桂、制草乌；湿偏重者加川乌、独活；关节游走疼痛者加防风、川芎、独活；伴有脾虚者加党参、黄芪；肾阳虚者加狗脊、补骨脂；兼气血亏虚者加黄芪、熟地黄、何首乌；有外伤史者加红花、三七；腰痛剧烈者加生薏苡仁、泽兰；夜间疼痛加剧者加制乳香、制没药、延胡索；伴下肢麻木者加黄芪、天麻；腰部酸软无力者加桑寄生、杜仲、五加皮、胡桃肉；腰部空痛者加骨碎补。60 例经治疗后，结果优 26 例，良 29 例，可 3 例，差 2 例，总有效率为 96.7%。

【来源】高俊，盛永华，吕正祥．张曦主任中医师运用肾着汤治疗寒湿性腰椎间盘突出症 60 例疗效总结 [J]．国医论坛，2008，23（1）：7-8.

21. 复元活血汤

【出处】金·李杲《医学发明》

【组成】柴胡 15g，大黄（酒浸）30g，当归、桃仁（酒浸去皮尖）、天花粉各 9g，红花、穿山甲、甘草各 6g。

【功效】活血祛瘀，通络止痛。

【主治】腰椎间盘突出症气滞血瘀型。起病急，早期腰腿剧痛，拒按，腰部板硬，俯仰转侧不得，甚至不能下床，夜间疼痛加重，难以入眠，后期转为钝痛，行走不便，唇色紫暗，舌质暗或有瘀点瘀斑、苔薄白或薄黄，脉弦或兼数。

【用法】每日 1 剂，水煎，分早晚 2 次服。

【处方总结】复元活血汤中重用大黄有"下瘀血"的良好功效，可荡涤凝瘀败血，引瘀血下行，而且大黄用酒浸泡并与其他药同煎则泻下之力减而祛瘀之功强；柴胡疏肝解郁，引药直达病所，两药合用以攻散胁下之瘀滞，共为君药；当归、桃仁、红花活血化瘀，消肿止痛，共为臣药。穿山甲破瘀通络；天花粉既能入血分助诸药而消瘀散结，又能清热润燥，正合血气瘀久化燥之证，共为佐药。甘草缓急止痛，调和诸药，是为使药。诸药合用，使瘀去新生，气行通络，则胁痛自平。故《成方便读》有云："去者去，生者生，痛自舒而元自复"，故方名"复元"。本组治疗 50 例中，优 28 例，良 13 例，可 7 例，差 2 例，总有效率为 96%。

【来源】麦庆春，陈大宇，余伟吉，等．复元活血治疗腰椎间盘突出症气滞血瘀型 50 例疗效观察 [J]．黑龙江医药科学，2008，31（1）：66.

22. 腰伤汤

【组成】独活 15g，桑寄生 15g，秦艽 12g，延胡索 15g，粉葛 20g，茯苓

15g，细辛 3g，川芎 9g，甘草 6g。

【功效】通达脉络，散瘀止痛。

【主治】腰椎间盘突出症。血瘀型：腰腿痛如刺，痛有定处，日轻夜重，腰部板硬，俯仰旋转受限，痛处拒按，舌质暗紫或有瘀斑，脉弦紧或涩。肝肾亏虚型：腰酸痛，腿膝乏力，劳累更甚，卧则减轻，偏阳虚者面色白，手足不温，少气懒言，腰腿发冷或有阳痿，早泄，妇女带下清稀，舌质淡，脉沉细；偏阴虚者，咽干口渴，面色潮红，倦怠乏力，心烦失眠，多梦或有遗精，妇女带下色黄味臭，舌质红，少苔，脉弦细数。寒湿型：腰腿冷痛重着，转侧不利，静卧痛不减，受寒及阴雨加重，肢体发凉，舌质淡，苔白或腻，脉沉紧或濡缓。

【用法】水煎服，每日 3 次。

【处方总结】方中独活、秦艽、茯苓通达脉络，川芎、丹参、生地黄、三七、焦山楂活血散瘀，延胡索、细辛温经止痛，葛根解痉止痛。寒湿型为机体感受风寒湿邪侵袭而发病。寒湿入里、凝滞不通而痛。方中独活、防风、细辛、秦艽驱筋骨寒湿、散阴经风寒、祛风除湿止痛，薏苡仁、苍术、白术、茯苓健脾利湿。肝肾亏虚型为长期慢性劳损而发病。偏阳虚者方中独活、细辛、秦艽通达脉络，附子、吴茱萸、干姜温肾扶阳散寒，桑寄生、枸杞子益肝肾、强筋骨。偏阴虚者方中鹿角霜、熟地黄、知母、泽泻、牡丹皮、桑寄生滋肾阴养肝血。血瘀型加丹参 15g，生地黄 15g，生三七 15g，焦山楂 15g。寒湿型加薏苡仁 20g，苍术 12g，白术 12g，防风 9g。肝肾亏虚型偏阳虚者加附子 15g，吴茱萸 15g，干姜 12g，枸杞子 15g；偏阴虚者加鹿角霜 15g，熟地黄 15g，知母 12g，泽泻 15g，牡丹皮 15g。本组治疗 380 例，治愈 248 例，好转 117 例，未愈 15 例，有效率为 96%。

【来源】江波．腰伤汤治疗腰椎间盘突出症 380 例 [J]．实用中医药杂志，2009，25（2）：81.

23. 芥兰汤

【组成】白芥子、泽兰、薏苡仁、桑寄生各 30g，生山楂 25g，苍术、白术、川牛膝、当归尾、生黄芪、王不留行各 15g，鸡血藤、茯苓各 12g，乳香、没药、穿山甲、麻黄各 6g。

【功效】活血祛瘀，消痰通络。

【主治】腰椎间盘突出症。表现为腰痛向臀部及下肢放射，脊柱侧弯活动受限，受累神经支配区感觉减退或过敏，肌力下降，直腿抬高试验为阳性，舌质紫暗，苔薄，脉细涩。

【用法】每日 1 剂，常规水煎 2 次，早晚温服，7 日为 1 个疗程。

【处方总结】根据"血行不畅便成瘀""痰瘀同源""痰浊可加重经络的阻塞"等理论，从体内有形之邪不外乎痰和瘀中受到启发，在治疗上紧紧抓住痰瘀这一主要矛盾，运用活血祛瘀、消痰通络法、着重于祛瘀、消痰。自拟芥兰汤方中的诸药，使脾肾健，气血旺，痰瘀除，共奏活血祛瘀，消痰通络，健脾益肾之功，故而取得较好疗效。方中重用泽兰、白芥子祛瘀通络，消皮里膜外之痰；以生山楂、川牛膝、当归尾、王不留行、乳香、没药、穿甲活血祛瘀；而薏苡仁、苍术、白术、茯苓、生黄芪既能行水消痰以治标，又可燥湿健脾而治本；更有桑寄生配麻黄益肾通阳。在实践中发现，少量麻黄和大剂量的桑寄生配伍能通透关节，走窜上下，使元气布达内外而无发表作用。疼痛重者去鸡血藤加蜈蚣 2 条，延胡索 15g；下肢麻木，肌肉紧张者加炒丹参、白芍各 30g；肝阳偏亢者去黄芪、苍术、白术，加地龙 15g；痰多者加海蛤壳 15g，皂角刺 9g；伴骨质增生者加淫羊藿 30g。25 例患者经过 2 个疗程的治疗后，9 例临床治愈，10 例显效，5 例有效，1 例无效，有效率为 96%。

【来源】杨建玲. 自拟芥兰汤治疗腰椎间盘突出症 25 例体会 [J]. 中外医疗，2009，28（20）：113.

24. 仙方二活汤

【方名】明·薛己《校注妇人良方》；张锡纯《医学衷中参西录》

【组成】本方为仙方活命饮和活络效灵丹组合而成：天花粉、当归、赤芍各 15g，浙贝母、穿山甲、皂角刺、防风各 12g，乳香、没药各 10g，金银花、丹参各 20g，陈皮、甘草各 6g，白芷 9g。

【功效】活血祛瘀，消肿止痛，通经活络。

【主治】急性腰椎间盘突出症。腰部活动受限，脊柱侧弯，腰椎生理曲度消失，棘间及棘突旁开压痛及下肢放射痛，直腿抬高试验、加强试验阳性，舌质暗紫，苔黄，脉沉涩有力。

【用法】上药每日 1 剂，黄酒、水各半，煎 2 次，分早、晚 2 次温服。

【处方总结】此方由仙方活命饮和活络效灵丹组合而成，本病多由卒然伤损于腰而致经脉气血瘀滞留于腰部，属标实之证，治宜活血化瘀，行气止痛。正如《外科证治全书》有云："诸痛皆由气血瘀滞不通所致"。仙方活命饮出自《校注妇人良方》，其具有清热解毒、消肿溃坚、活血祛瘀、理气止痛的功效，原方专为实热疮疡而设。活络效灵丹出自《医学衷中参西录》，由当归、丹参、乳香、没药组成，具有祛瘀生新、行气活血、通络止痛之功，主治"气血凝滞，疯癖癥瘕，心腹疼痛，腿疼臂疼，内外疮疡，一切脏腑积聚，经络湮淤"。作者张锡纯对痛为主、痛点较固定之四肢顽固性疼痛，屡治均获良效。方中丹参苦寒，入血分，有清热凉血，祛瘀通经之效。穿山甲气腥而窜，其走窜之性无微不至，故能宣通脏腑，贯彻经络，透达关窍，凡血凝血聚为病，皆能开之。白芷、防风透达营卫，散结消肿。乳香、没药二者气香，香能走窜而善行，故能行血散瘀，利气通络，血行气利则疼痛自止。当归尾、赤芍活血散瘀，消肿止痛。血瘀之处必有伏阳，故以金银花、天花粉清之。浙贝母、天花粉同用，协助清热散结消肿。陈皮行气通络，《本草纲目》谓本品"同补药则补，同泻药则泻，同升药则升，同降药则降"。方中配伍应用加强活血消肿之功。痛甚之时，气脉必急故以甘草缓之，甘草兼调和诸药。酒乃百药之长，善通血脉，宣行药力。本组共治疗 60 例，治愈 40 例，好转 20 例，有效率为 100%。

【注意事项】治疗期间要卧硬床休息，免受风寒。

【来源】陈利国．仙方二活汤治疗急性腰椎间盘突出症 60 例 [J]．陕西中医，2009，30（5）：585-586.

25. 柴胡桂枝汤

【出处】东汉·张仲景《伤寒论》

【组成】柴胡 10g，黄芩 15g，半夏 15g，党参 30g，桂枝 10g，白芍 30g，甘草 6g，大枣 10g，生姜 10g。

【功效】解表和里。

【主治】腰椎间盘突出症以腰痛及坐骨神经痛为主要症状，疼痛表现为从下腰部向臀部、大腿后方、小腿的后外侧直到足部的放射痛。符合伤寒太少合病。

【用法】每日 1 剂，水煎服，早晚各服 250ml。

【处方总结】作者在运用本方治疗腰椎间盘突出症时主要以"下肢的后侧及小腿的前外侧同时疼痛或麻木"作为主症。根据"有其症用其方，随症加减用药"的原则，效如桴鼓。否则，疗效欠佳。作者认为六经辨证体系对于推断病理变化、指导用药、针灸治疗等方面，均具有重要的指导作用，应予足够的重视。纳差者加焦三仙、水红花子；失眠者加龙骨、珍珠母；便秘者加大黄、火麻仁；腰酸者加续断、桑寄生；腰痛者加独活、川牛膝；疲乏无力者加黄芪；湿热者加四妙散；痰湿者加白芥子、胆南星；瘀血者加土鳖虫、苏木、刘寄奴；下肢疼痛甚者加全蝎、蜈蚣搜风通络止痛。

【来源】李林，詹红生，陈博，等．柴胡桂枝汤治疗腰椎间盘突出症浅析 [J]．辽宁中医杂志，2010，37（7）：1242.

26. 枳壳甘草汤

【出处】江苏省名老中医龚正丰教授经验方

【组成】枳壳 10g，生甘草 6g，当归 10g，三棱 10g，莪术 10g，生黄芪 15g，牡丹皮 15g，丹参 15g，制川乌 6g，制草乌 6g。

【功效】理气化瘀。

【主治】腰椎间盘突出症。

【用法】水煎服，每日 1 剂，分 2 次服用，14 日为 1 个疗程。

【处方总结】该方以理气化瘀立法，通过改善突出物与神经根局部的微环境，可有效地减轻患者疼痛。方中重用枳壳，以行气宽中除胀，下气消积除痞；当归、丹参活血化瘀；三棱、莪术破血逐瘀；生黄芪补气利水；甘草益气补中，缓急止痛，调和诸药。寒湿痹阻者，加白附子、桂枝、杜仲、狗脊等温肾散寒止痛药；风湿痹阻者，加羌活、独活、防己、防风、木瓜等祛风除湿药；便秘者，加制大黄、虎杖、生贯众等；骨质疏松严重者，加补骨脂、骨碎补、山茱萸、枸杞子以补肾强骨。

【来源】徐坤林，姜宏．枳壳甘草汤治疗急性腰椎间盘突出症 64 例［J］．中医正骨，2010，22（9）：67.

27. 腰康宁方

【出处】山东中医药大学教授曹贻训经验方

【组成】桑寄生 15g，独活 9g，当归 15g，川芎 9g，桂枝 9g，丹参 15g，牛膝 9g，葛根 15g，白芍 15g，全蝎 9g，地龙 9g，蜈蚣 2 条，威灵仙 15g，木瓜 9g，延胡索 9g，狗脊 15g，续断 15g，杜仲 9g，黄芪 20g，党参 15g，白术 15g，白芥子 9g，甘草 6g。

【功效】祛风除湿，解痉止痛，益气活血。

【主治】腰椎间盘突出症。

【用法】水煎服，每日 1 剂，早晚饭后 1 小时两次服完。

【处方总结】曹贻训老师针对其基本病制，肾虚是本，兼杂风寒、湿热、瘀血、痰积等实邪，虚实夹杂。腰椎间盘突出症的发病部位是足太阳膀胱经经过。正所谓"经脉所过，主治所及"。腰康宁方中葛根、桂枝、白芍、甘草取葛根汤治疗太阳阳明合病之意以解痉缓急，通络止痛；当归活血补血，川芎为血中之气药，上行头目，下行血海。牛膝引血下行，善治气血壅滞之病。丹参活血调经止痛。延胡索能行血中气滞，气中血滞，故专治一身上下诸痛，全蝎亦为攻毒散结、通络止痛之要药。地龙咸寒降泄，下行走窜，又息风止痉。合用则外达皮肤，内通经络，透骨搜风定痛。虫类药之走窜搜剔则有耕田耙地之功，疏流开渠之效，与活血药共奏活血通络止痛之功；另有独活、桑寄生、威灵仙、木瓜祛风湿，除痹痛，白芥子除经络之痰，使经络通畅；狗脊、杜仲、续断补肝肾强筋骨；黄芪、白术、党参固护后天脾胃，使气血生化。

【来源】陈德强，蔡余力，曹贻训．曹贻训治疗腰椎间盘突出症的经验[J]．中国误诊学杂志，2010，10（9）：2116-2117.

28. 灵枢利节汤

【组成】熟地黄、山药、枸杞子、菟丝子、骨碎补、补骨脂、淫羊藿、仙茅、鹿衔草、肉苁蓉、续断、杜仲、狗脊、蕲蛇、土鳖虫、僵蚕、穿山甲、全蝎、蜈蚣、地龙、全当归、生白芍、鸡血藤、威灵仙。

【功效】补益肝肾，活血化瘀，祛寒除湿，通经活络。

【主治】腰椎间盘突出症，表现为腰部疼痛，伴有下肢放射性疼痛及麻木感，行走困难。体格检查：病变椎旁、椎间压痛，叩击痛，伴下肢放射痛，直腿抬高试验为阳性。

【用法】水煎煮，每日1剂，分2次温服。

【处方总结】肾主骨生髓，淫羊藿、仙茅、肉苁蓉、熟地黄、补骨脂、菟丝子等补肾之品使血钙水平上升，使骨密度升高，骨质疏松得到治愈。肝主筋，筋束骨，熟地黄、枸杞子、菟丝子、生白芍补益肝肾，肝润筋柔，则骨节坚固；蕲蛇、土鳖虫、僵蚕、穿山甲、全蝎、蜈蚣、地龙等为血肉有形之品，通经活络活血化瘀，祛除外邪，改善微循环。狗脊入督脉，补肝肾，强腰膝，除风湿；杜仲入肾经气分，补肝肾，强筋骨，壮腰膝；续断入肾经血分，补肝肾，通血脉，利关节。熟地黄配当归补血，配白芍养肝，配山药等滋肝肾、填精髓，山药、枸杞子滋补肝肾，菟丝子补肝肾、益精血、强腰膝、固下元，骨碎补坚肾、却骨中毒风，补骨脂补肾阳，暖脾胃，淫羊藿补肾阳，祛风寒，强筋骨，仙茅温肾壮阳，鹿衔草、淡苁蓉补肾阳而滋辛燥。全当归、生白芍、鸡血藤养血缓燥，治风先治血提高疗效。威灵仙延缓关节软骨退变，抑制新骨增生；"有一分胃气，便有一分生机"治疗中配以山药、白术等健脾益胃，生发后天以补先天。长期使用激素的患者，在逐渐减量的同时，补肾治疗，并用大剂量穿山龙、草薢。

综上所述中药灵枢利节汤具有补益肝肾、活血化瘀、祛寒除湿、通经活络的作用，可显著改善症状和体征，恢复腰腿部感觉及运动功能。

风邪甚者重用独活20～30g，海风藤30～45g，蕲蛇10g，为缓解上药燥性，配以养阴生津之品，如石斛、生地黄、当归；寒邪重者加川草乌；湿邪甚者加豨莶草；湿邪化热者加寒水石30g，黄芩10g，龙胆草10g，知母20g；气血虚加黄芪、党参；痰邪明显者加天南星、白介子；血瘀甚者加红花、桃仁；脊柱疼痛明显者加金狗脊20～30g，延胡索15g，土鳖虫6～9g，羌活6～10g；大小腿后外侧疼痛者加牛膝至15～30g，地龙10g，青风藤 20g，槟榔 12～15g；腰膝骨刺明显者加骨碎补 12～18g，补骨脂 10g，乳香 5g，没药 5g，生龙骨 15～20g（先煎）。

本组共治疗 30 例，治愈 20 例，显效 8 例，无效 2 例，有效率为 93.3%。

【注意事项】关于川乌、草乌的应用：从 5g 开始，逐渐增加到 15～20g，先煎 1 小时，与甘草同用，可以减少川乌、草乌的毒性。服药期间出现皮肤瘙痒、皮疹、恶心、呕吐等症，为虫类药动物异体蛋白过敏，应立即停药，用白鲜皮、地肤子、徐长卿煎汤口服。

【来源】王世轩，边祥涛，赵双利，等．灵枢利节汤治疗腰椎间盘突出症的临床研究［J］．辽宁中医杂志 2010，37（12）：2395-2397.

29. 健步汤

【组成】黄芪，当归，川芎，川牛膝，蜈蚣，全蝎，延胡索，丹参，鸡血藤，三七，乳香，没药，白芍，甘草。

【功效】行气活血，化瘀止痛。

【主治】腰椎间盘突出症，气滞血瘀型。

【用法】每日 1 剂，水煎分两次服。

【处方总结】腰椎间盘突出症属中医"腰痛""痹症"等范畴，为气血肝肾亏虚，外感风、寒、湿邪，痹阻经络、瘀血内阻所致，其中气滞血瘀型腰椎间盘突出最为多见，瘀血湿阻致气血运行不畅，不通则痛。椎间盘突出压迫导致局部组织瘀血、水肿，加之各种炎症介质刺激，导致血管扩张、血管通透性增高，造成血流瘀滞，与中医"气滞瘀血致痹"的病机相符合。健步汤中生黄芪、川芎、延胡索行气止痛；乳香、没药活血止痛；三七、丹参、鸡血藤活血化瘀；牛膝引药下行；当归、白芍活血养血；全蝎、蜈蚣通络止痛；甘草调和诸药。诸药合用，共奏活血化瘀、行气止痛之效。本组治疗 30 例，优 12 例，良 8 例，有效 6 例，无效 4 例，总有效率为 92.19%。

【来源】匡建军，唐海峰，武昌，蔡光先．健步汤治疗腰椎间盘突出症 60 例［J］．湖南中医杂志，2011，27（3）：68-69.

30. 鹿丹通督方

【组成】鹿衔草 30g，丹参 20g，杜仲、当归各 15g，川芎 12g，党参 20g，土鳖虫 10g，徐长卿 15g，威灵仙、全蝎各 10g，甘草 6g，红花 12g，赤芍 20g，白术 15g，茯苓、牛膝各 20g，地龙 12g，续断、桑寄生各 15g。

【功效】补肝肾，强筋骨，祛风湿，通经络。

【主治】肝肾亏虚为主症兼有气滞血瘀和风寒湿痹证型者，其主要表现为：腰部一侧或两侧疼痛，腰膝乏力，劳累更甚，绵绵不休，或腰腿冷痛，或痛如锥刺转侧不灵，俯仰受限，舌质红少苔或瘀暗，脉弦细或涩。

【用法】文火水煎，取汁300ml，早、晚各150ml，饭后温服。

【处方总结】鹿丹通督方组方具有补益肝肾、通督壮脊、强筋健骨、祛风除湿、活血化瘀之功，其方中鹿衔草、杜仲、牛膝、续断、桑寄生以补肝益肾，通督壮脊，强筋健骨，祛风除湿，蠲除痹痛而为君；当归、丹参、川芎、红花、赤芍以补血活血，行气止痛为臣；再辅以党参、白术、茯苓、甘草以健脾益气，补益中州，使气血生化有源；用土鳖虫、全蝎、地龙虫类之品，以搜风通络，力达诸经，以剔骨除痹为佐；徐长卿、威灵仙以搜除络脉之邪。以上中药合而为方，使肝肾得补，筋骨则健，中州得强，气血则充，风湿得除，顽痹则伸，督脉充盈，渗灌气血有源，诸经气血充盛，经脉通畅。本组治疗58例，其中治愈28例，显效19例，好转6例，无效5例，有效率为95％。

【来源】牟成林，崔书国，国延军，等. 鹿丹通督方配合中药离子导入治疗腰椎间盘突出症58例临床观察［J］. 河北中医药学报，2011，26（4）：22-23.

31. 五物五苓汤

【出处】东汉·张仲景《伤寒论》

【组成】黄芪30g，桂枝10g，当归10g，桃仁10g，川芎10g，红花10g，茯苓20g，猪苓15g，阿胶（烊化）10g，滑石10g，延胡索15g，赤芍10g，白芍15g，独活10g，甘草5g。

【功效】清利关节水湿，行气活血通络。

【主治】腰椎间盘突出症行髓核摘除术后，仍觉麻木、肌力减弱等症状，甚至短时间内仍有腰腿酸痛等症。

【用法】分上、下午2次口服，每日1剂，连续服用，7日为1个疗程。

【处方总结】五物五苓汤由黄芪桂枝五物汤及五苓汤组成，其中黄芪桂枝五物汤来源于《金匮要略》，由黄芪、芍药、桂枝、生姜、大枣五味中药组成，具有益气温经、和血通痹的功效，是治疗血痹的常用方剂。血痹是以肢体局部麻木、疼痛为主，用黄芪补气，鼓舞卫气以畅血行，桂枝通阳，芍药行血宣痹，姜枣调和营卫且生姜又可增强桂枝温煦之力，助桂枝走表以散邪。达到益气温经、和血通痹缓解肢体麻木疼痛之目的的。五苓散是《伤寒论》太阳篇中的重要方剂，是利水渗湿代表方。脾属中焦，通调水道，运化水湿，方用茯苓、猪苓、白术，性甘、淡、平，可健脾利水，顾护胃气，泽泻利水渗湿，诸药合用，健脾运湿，利尿消肿，达到清利关节水湿，行气活血通络的功效，两方合用能有效治疗腰椎间盘突出症术后残留症状。本组治疗68例，显效38例，有效26例，无效4例，有效率为94%。

【来源】鲍自立，朱金华，周国柱，等. 五物五苓汤加减治疗腰椎间盘突出症术后残留症疗效分析 [J]. 中国中医骨伤科杂志，2011，19（10）：60-61.

32. 麻辛附子汤合金刚丸加味方

【出处】唐·孙思邈《备急千金要方》

【组成】麻黄40g，附子60g，细辛30g，熟地黄100g，牛膝15g，杜仲15g，萆薢15g，菟丝子15g，肉苁蓉15g，威灵仙20g。

【功效】温补肾阳，祛风寒除湿滞，通络镇痛。

【主治】腰椎间盘突出症，表现为腰骶部与腰臀区疼痛，伴有下肢放射性疼痛及麻木感，腰部各项活动受限，行走困难。体格检查：病变椎旁、椎间叩击痛，伴压痛，直腿抬高试验为阳性。

【用法】每日2剂，分2次早晚服用，每剂药第2服时，附子先煎3小时后加入其余药物再煮沸40分钟以上，第2服起则煮沸15分钟即可。10日为1个疗程，每2个疗程之间间隔3日，最长3个疗程。

【处方总结】麻辛附子汤的基本病机是心肾阳虚、复感寒邪、表里同病，是治疗素体阳虚的高效方，而金刚丸出自明代名医董宿之痿证中，由杜仲、萆薢、肉苁蓉、菟丝子组成，其功为补肝肾、壮筋骨，主治肾损骨痿、不能起于床，两方合用以达温补肾阳、强筋骨之功效。在两方的基础上加入重剂熟地黄，原因有二：①熟地黄其味甘而性微温，入心肝肾三经，具有补血生精、滋肾养肝之功，熟地黄以滋肝肾之阴、补精血为其所长，这里的"补肾阴"则与附子的"补命门真火"是相辅相成的，是寓于"孤阴不生、独阳不长"之理，从而更好地发挥附子之"补命门真火"。②古代名医王洪绪云："麻黄得熟地黄通经而不发表、熟地黄得麻黄补血而不腻膈"，从而减轻重剂麻黄的发汗作用，加强了麻黄的通经作用。方中加用威灵仙，本品辛散走窜、性温通利，能行十二经，既可驱散在表的风邪，又能温化在里之湿，通达经络可宣可导，故有较强的祛风、温通经络、止痛的作用，用于痹症风重偏寒者，从而增强本方的祛风寒、除湿滞的功效；怀牛膝补肝肾、强筋骨，主治肝肾不足、腰膝痿软或久患风湿痹痛、肝肾亏损，且《医学衷中参西录》中谓：牛膝原为补益之品，而善引血下注，是以欲其下行者恒以之为引经，故引药下行以达病所，本方中起引经药的功用。

本方中的君药麻黄、附子、细辛，用量为重剂，有学者认为重剂麻黄久煮之后其发汗解表之功几乎荡然无存而通经活血之功却分毫无损。加之麻黄与熟地黄同用也减去了其发汗的作用，故而这是双重保险。细辛有不过钱的说法，这一说法源于《本草别说》"细辛、若单用末、不可过半钱，多则气闷塞、不通者死，"此说法是指将细辛轧细为末吞服，而不是水煎服，用大剂量细辛久煎，实际上是取其非挥发油的通络镇痛作用。观"麻辛附子汤合金刚丸加味方"的组成和功效分析，本方以麻黄、附子、细辛、熟地黄为君，金刚丸为臣，威灵仙为佐，怀牛膝为使。其配伍组合达到了温补肾阳、祛风寒除湿滞、通络镇痛之功效。恰恰符合了"腰痛"或"痹症"的病机，所以其疗效确切，是治疗腰椎间盘突出症的一个高效良方。

腰痛明显者加狗脊、续断；热甚者反佐黄柏、黄连；乏力者加黄芪。

本组观察治疗 68 例，治愈 36 例，显效 22 例，有效 8 例，无效 2 例，总有效率为 97％。

【来源】张清．麻辛附子汤合金刚丸加味治疗腰椎间盘突出症 68 例疗效观察［J］．云南中医中药杂志，2011，32（11）：52-53．

33. 壮腰祛风镇痛汤

【出处】上海市名中医魏指薪教授经验方

【组成】威灵仙15g，杜仲、狗脊、熟地黄、羌活、独活、秦艽、乌梢蛇各10g，全蝎、蜈蚣、制川乌、制草乌各5g。

【功效】壮腰，祛风湿，镇痛。

【主治】老年性腰椎间盘突出症所引起的复合型复杂性腰腿痛。

【用法】每日1剂，水煎服，每剂煎2次混合后分两次早晚服用。

【处方总结】壮腰祛风镇痛汤为魏指薪所立，用于配合手法整复治疗腰椎间盘突出症。方中威灵仙、羌活、独活、秦艽、制川乌、制草乌祛风湿，散寒邪，除痹痛。乌梢蛇、全蝎、蜈蚣搜风通络，解痉止痛。熟地黄长于补血滋阴，益精填髓；狗脊、杜仲引诸药入督脉和肾经，以壮腰健肾，诸药合用共奏壮腰补肾、祛风湿散寒邪、通经络止痹病之功效。白伍泉等应用本方体会到，威灵仙性本温和，但其兼有软坚化痰、通经络之功效，配伍祛风湿类药，加强了软坚化痰、消肿止痛的作用；配伍虫类药，可进一步加强舒经活络之功效。魏老在本方中加入一味羌活，羌活本是善治上半身风湿痹病，然在此方与独活配对，羌活走足太阳之脉，独活走足少阴之脉，可相得益彰。《素问》刺腰痛篇曰："足太阳脉令人腰痛，引项脊尻背如重状""少阴令人腰痛，痛引脊内廉"。更有《灵枢》经脉篇曰："膀胱足太阳之脉。是动则病……脊痛，腰似折，髀不可以曲，如结，踹如裂。"说明腰腿痛除与肝肾关系密切外，与足太阳之脉亦有联系。腿屈伸不利加牛膝、木瓜、伸筋草；有损伤、痛有定处加当归、红花、桃仁、赤芍；肢体寒湿麻木加苍术、白术、薏苡仁、茯苓、鸡血藤；病久肌萎加黄芪、党参。本组治疗 85 例，痊愈 51 例，好转 18 例，无效 16 例，有效率为 81.2%。

【来源】白伍泉，张凌云．壮腰祛风镇痛汤治疗老年性腰椎间盘突出症疗效观察［J］．陕西中医，2011，32（40）：448-449.

34. 加味龙胆泻肝汤

【出处】清·汪昂《医方集解》

【组成】龙胆草 18g，栀子 9g，泽泻 9g，车前子 6g，木通 6g，生地黄 6g，当归 9g，柴胡 6g，牛膝 12g，黄柏 12g，苍术 12g，木瓜 9g，秦艽 9g，络石藤 12g，延胡索 15g，甘草 6g。

【功效】清利肝经湿热，通络柔筋。

【主治】肝经湿热型腰椎间盘突出症。腰部疼痛，腿软无力，痛处伴有热感，遇热或雨天痛增，活动后痛减，恶热，口渴，小便短赤，苔黄腻，脉濡数或弦数。

【用法】每日 1 剂，水煎 2 次共取汁 300ml，分早晚 2 次饭前温服。

【处方总结】腰椎间盘突出症患者多有感受风寒史及腰腿拘急疼痛遇寒加重、得热减轻的临床表现，故多从风寒论治。当今社会人们生活水平极大地提高，抽烟、喝酒、嗜食辛辣及肥甘厚腻者多，故人体质强壮易生湿热；同时，当今社会又是一个高竞争、快节奏的社会，人们工作繁忙，即使疾病初起风寒客体为患，因症状较轻亦少就诊，至病重就诊时则邪郁日久，风变为火，寒变为热，湿变为痛，故临床上湿热患者较多。加味龙胆泻肝汤方中龙胆上清肝胆实火，下泻肝胆湿热，为君药；黄柏、栀子燥湿清热用以为臣；车前子、木通、泽泻导湿热下行，使邪从水道而去，用以为佐；生地黄、当归养阴补血，苍术燥湿健脾，木瓜、秦艽、络石藤、延胡索舒筋通络止痛，柴胡、牛膝引药归经，皆为佐药；甘草调和诸药为使。诸药合用，可清利肝经湿热、通络柔筋，缓解腰腿掣痛症状，取得较好的临床疗效。但此方中苦寒药物较多，久服易伐胃伤阴，要注意中病即止，必要时可佐以健胃药或养阴药。若有舌质暗紫或瘀斑、疼痛如刺、痛有定处等明显瘀血征象者，加用桃仁、红花、川芎等活血化瘀药物；若疼痛剧烈者可加用乳香、没药等；若有腰膝酸困、乏力，劳累更甚等肝肾亏虚证候者，可加用补阳或滋阴药物。本组治疗 135 例，治愈 88 例，好转 45 例，未愈 2 例，有效率为 98.5%。

【来源】尹建永，栾晓满．加味龙胆泻肝汤治疗腰椎间盘突出症 135 例［J］．中国中医药信息杂志，2012，19（2）：75.

35. 加减乌头汤

【组成】川乌9g，麻黄9g，黄芪15g，狗脊12g，牛膝15g，桑寄生15g，白芍15g，当归12g，没药9g，甘草9g。

【功效】温经通络，调督补肾，化瘀止痛。

【主治】腰椎间盘突出症偏虚寒者。

【用法】每日1剂，先煎制川乌30~60分钟，后下其药，煎煮2次，分2次饭后温服。7日为1个疗程。

【处方总结】中医认为腰痛多由肾精亏虚，腰府失养，经络虚损，不慎搦气闪挫，引起气滞血瘀，经脉阻滞不通而致。再者，肾精不足，督脉空虚，极易感受风寒湿邪，寒邪凝滞，痹阻经络，寒瘀为患，加重腰痛。本病寒滞血瘀为标，肝肾不足为本。故治疗以温经散寒，活血祛瘀，调补肝肾。方中川乌祛寒逐湿，麻黄辛温通阳，芍药、甘草缓急止痛，黄芪益气固卫，狗脊温养肝肾，通调百脉，强腰膝，坚脊骨，利关节；牛膝、桑寄生强筋骨、壮腰膝，牛膝又能引药直达病所。当归、没药行血破瘀，消肿止痛，舒筋通络，松解卡压，缓解痉挛。葛根解肌镇痛，现代药理显示葛根具有改善微循环，消除水肿，消除炎症；诸药配合，共奏温经散寒、强筋骨、舒筋通络、祛瘀止痛之功效。急性期暴痛加制草乌，活血化瘀药用量宜大；风寒甚者加防风、细辛、肉桂；湿邪偏重者加薏苡仁、苍术；慢性恢复期以滋补肝肾为主，肾阳虚者加杜仲、巴戟天、补骨脂。肾阴虚者加鳖甲、桑椹。本组观察治疗49例，痊愈38例，好转7例，无效4例，有效率为91.8%。

【来源】唐小儒.加减乌头汤治疗腰椎间盘突出症49例［J］.中国民族民间医药，2012，06：76.

36. 活血利水方

【组成】黄芪50g，泽兰15g，牛膝、川芎各20g，延胡索25g，狗脊、透骨草、甘草各10g。

【功效】活血化瘀，行气止痛，利水消肿。

【主治】腰椎间盘突出症。证属血瘀与水湿互结者。

【用法】水煎服，1日1剂。1周为1个疗程。

【处方总结】本方中牛膝活血化瘀，引血下行为君；川芎辛散温通，乃血中气药，活血祛瘀兼行气，功擅行气活血，消肿止痛；延胡索辛散苦泄，活血之中兼有破瘀之功，川芎、延胡索活血行气止痛，气行则血行，增强活血化瘀功效，共为臣药；黄芪补气养血，可收去瘀散结之功效。故重用黄芪取其益气利水消肿，气为血之帅，推动血行，利水消肿而不伤正；泽兰行水消肿，活血祛瘀，消散瘀滞止痛，与黄芪共为佐药，加强利水消肿之效。配合透骨草、炙甘草。全方共奏活血利水、消肿止痛之功。本组观察 30 例，治愈 9 例，显效 16 例，有效 4 例，无效 2 例，总有效率为 93.3%。

【来源】于炜. 活血利水方治疗腰椎间盘突出症 30 例 [J]. 陕西中医，2013，34（09）：1151-1153.

37. 伸筋活血合剂

【出处】魏氏伤科经验方

【组成】伸筋草 9g，当归 9g，狗脊 9g，乳香 9g，没药 9g，牛膝 9g，白芍 9g，木瓜 9g，秦艽 4.5g，甘草 3g，杜仲 9g，续断 9g，桑寄生 9g。

【功效】舒筋通络，活血止痛，补益肝肾。

【主治】腰椎间盘突出症。腰痛合并坐骨神经痛，直腿抬高试验阳性；腰椎棘突旁有明显压痛点，可伴有放射痛；可伴有下肢肌力、感觉的异常；X 线片检查排除其他腰椎病变，显示腰椎生理曲度变直或椎间隙变窄、不等宽或椎体边缘有骨质增生；CT 或 MRI 示椎间盘突出或膨出。

【用法】每日 2 次，每次 15ml。10 日为 1 个疗程。疗程间隙停药 3 日，再进入下一个疗程。

【处方总结】伸筋活血合剂是国内外较有影响的老名医中医魏指薪教授的验方，是魏氏伤科最常用特色验方和秘方，首次曾记载于魏氏伤科专著《伤科常见疾病治疗法》。方中君药伸筋草乃魏氏伤科治伤要药，苦、辛、温，入肝、脾经，有散寒除湿、舒筋通络之功效，合以秦艽、川牛膝逐痹舒筋，效宏力专；当归补血和血，同时又擅止痛；方中选用狗脊，苦甘、温、入肝肾经，取其补而能走之功，可补肝肾、除风湿、健腰脚、利关节；杜仲、桑寄生并用，前者善于补肝肾、强筋骨，后者性专祛风除湿、通调血脉，二者共用，功效倍之。此外，方中更添续断一味，加强补肾益肝、强壮筋骨、宣通百脉、通利关节以通痹起痿；本方中木瓜为舒筋活络常用药物，可益筋走血而奏活血通经之效。白芍养血和营，缓急止痛；乳香没药并用总在宣通脏腑，流通经络，散血定痛。本组观察 55 例，优 17 例，良 27 例，中 8 例，差 3 例，有效率为 94.5%。

【来源】刘涛，李飞跃，张昊. 魏氏伤科经验方伸筋活血合剂治疗腰椎间盘突出症临床研究 [J]. 四川中医，2014，32（11）：59-61.

38. 腰腿痛方

【组成】黄芪 30g，枸杞子、巴戟天、淫羊藿、威灵仙、菟丝子、独活各

15g，当归、白芍、生地黄各10g，全蝎、地龙各6g，甘草5g。

【功效】补肾，活血。

【主治】腰腿痛如刺，痛有定处；劳累更甚，卧则减轻；腿膝乏力；手足不温，腰腿发凉；心烦失眠、耳鸣耳聋；舌质紫暗或有瘀斑，脉沉细涩。

【用法】水煎200ml，每次100ml，早晚分服。

【处方总结】本方以枸杞子、菟丝子补肾益精，淫羊藿、巴戟天补肾助阳，当归、白芍、生地黄活血化瘀，益阴养精，全蝎、地龙通络止痛，祛除顽痰，独活祛风湿、通络止痛，黄芪、甘草补益脾气，固后天之本。本方不仅补先天之肾阳、肾阴，益后天脾胃之本，同时活血化瘀、通络止痛、化痰、散寒、除湿，标本兼顾。本组观察43例，痊愈10例，好转30例，无效3例，有效率为93.0%。

【来源】林伟斌，江伟，黄勇，等. 腰腿痛方联合热敏灸治疗腰椎间盘突出症临床观察［J］. 新中医，2014，46（11）：192-194.

39. 强腰活络方

【组成】牛膝30g，桑寄生、独活各15g，防风、当归、赤芍、川芎、熟地黄、杜仲、党参、茯苓各10g，甘草、桂枝各6g，细辛3g。

【功效】祛风湿，止痹痛，补益肝肾。

【主治】疼痛好发于下腰部，且向下放射痛，有局限压痛点，直腿抬高试验阳性，有皮肤感觉、肌力和膝反射改变，脊柱姿态改变，X线腰椎正侧位片显示脊柱侧凸或腰椎生理性前凸消失，CT或MRI检查显示椎间盘突出。

【用法】药物取汁200ml，分2次服完，每日1剂。

【处方总结】强腰活络方药物组成中有独活、桑寄生、熟地黄、杜仲等补益肝肾药物，其中杜仲等可温补肾阳，益精强骨；牛膝引药下行；桂枝、防风、细辛可祛风止痛；当归、党参、川芎补血、活血、养血，加强气机输布；赤芍可养血柔肝、散郁祛瘀；茯苓利水；甘草调和诸药。血瘀者加用当归、熟地黄、桃仁、红花20g；寒湿者加重细辛、桂枝、防风剂量；湿热者加用黄柏、苍术、薏苡仁各10g；阳虚者补骨脂、附子各10g；阴虚者加用龟甲、枸杞子各10g；病程较久加蜈蚣、全蝎、僵蚕各6g。本组观察55例，优18例，良22例，可12例，差3例，总有效率为94.55%。

【来源】陈太声，张迎春. 强腰活络方加减配合牵引推拿治疗腰椎间盘突出症疗效观察［J］. 陕西中医，2014，35（12）：1623-1625.

40. 腰舒方

【出处】湖北省中医医院骨科经验方

【组成】杜仲 15g，淫羊藿 15g，羌活 10g，独活 10g，三七 3g，延胡索 6g，络石藤 10g，怀牛膝 10g，甘草 6g。

【功效】补肾活血，通经止痛。

【主治】寒湿阻络型腰椎间盘突出症。腰腿冷痛重着，转侧不利，静卧痛不减，受寒湿或阴凉则加重，肤体发凉，舌质淡，苔白或腻，脉沉紧或濡缓。

【用法】每日 1 剂，水煎，每日 2 次，每次服 200ml。

【处方总结】方中以杜仲、淫羊藿补肾阳，祛风湿，止腰痛为君药；羌活、独活为臣药，二者皆为辛苦温燥之品，其辛散祛风，味苦燥湿，性温散寒，故皆可祛风除湿、通利关节，其中羌活善祛上部风湿，独活善祛下部风湿，两药相合，能散一身上下之风湿，通利关节而止痹痛；三七、延胡索活血化瘀、行气止痛，以达"通则不痛"之效，络石藤通经活络，共为佐药；怀牛膝引药入腰肾，甘草调和诸药，为使药。本组观察 60 例，治愈 48 例，好转 10 例，未愈 2 例，总有效率为 96.67%。

【来源】程强，邹季．腰舒方联合针灸治疗腰椎间盘突出症 60 例观察 [J]．实用中医药杂志，2015，31（7）：611-612．

41. 补肝健腰方

【出处】明·张三锡《医学六要》

【组成】炒酸枣仁 20g，当归 10g，川芎 12g，延胡索 20g，白芍 20g，熟地黄 20g，木瓜 20g，杜仲 20g，蜈蚣 4g，全蝎 6g，甘草 6g。

【功效】补肝健腰、化瘀通络。

【主治】肝肾亏虚，瘀血阻络证。主症：腰腿疼痛，下肢麻木，腰膝酸软。次症：腰部板硬，仰俯旋转受限，痛处拒按，腰腿发凉，步履艰难。舌质淡，或舌质暗紫，或有瘀斑，或舌质红少苔，脉沉细，或弦细数，或脉弦紧或涩。

【用法】煎煮成 1 剂 2 袋（每袋 150ml），每次 150ml，2 次／日。

【处方总结】方中炒酸枣仁补中益肝，坚筋骨，助阴气，有养肝、宁心之效，为君药；熟地黄滋阴养血，杜仲甘温补益，为平补肝肾之要药，既能补肾阳，又能益肾阴，润肝燥，强腰脊，共为臣药；当归补血养肝，白芍养血柔肝和营，川芎活血行气，调畅气血，蜈蚣辛温走窜，通经逐邪，有调达肝经、通络止痛之功，全蝎味辛，能行风药直达病所，与蜈蚣配伍则通络止痛之效倍增；延胡索活血、理气、止痛；木瓜舒筋活络共为佐药；甘草调和诸药，为使药。本组治疗 30 例中，治愈 13 例，好转 16 例，无效 1 例，有效率为 96.7%。

【来源】仇湘中，蒋盛昶，张信成，等．补肝健腰方治疗腰椎间盘突出症疗效及对血清 TNF-α 的影响 [J]．中医药导报，2015，21（14）：35-37．

42. 补肾方

【出处】广州中医药大学附属骨伤科医院骨伤科验方

【组成】补骨脂 10g，制淫羊藿 12g，肉苁蓉 12g，熟地黄 12g，白芍 10g，黄芪 12g，菟丝子 12g，丹参 12g，当归 8g，大枣 6g。

【功效】补肾壮骨，益气健脾，养血活血。

【主治】肝肾不足、气血亏损者：腰酸痛，腿膝乏力，劳累更甚，卧则减轻。①偏阳虚者：面色㿠白，手足不温，少气懒言，腰腿发凉，或有阳痿，早泄，妇女带下清稀，舌质淡，脉沉细。②偏阴虚者：咽干口渴，面色潮红，倦怠乏力，心烦失眠，多梦或有遗精，妇女带下色黄味臭，舌质红，少苔，脉弦细数。

【用法】每日 1 剂，水煎取汁 200ml，分早、晚 2 次温服。

【处方总结】补肾方为广州中医药大学附属骨伤科医院骨伤科验方，又称骨康方，功善补肝肾，强筋骨，多年来临床上应用，均取得理想的疗效。主要用于各种骨伤科疾病证属肝肾不足、气血亏损者。方中补骨脂、制淫羊藿、肉苁蓉补肾壮阳，温补精血，同为君药；配伍熟地黄补血滋阴，菟丝子补肝肾，益精髓，是为臣药；佐以白芍补血敛阴柔肝，黄芪补气固表，丹参活血祛瘀，当归补血活血，大枣补脾和营，缓和药性。偏阳虚者加肉桂、鹿角胶等，偏阴虚者加山茱萸、枸杞子、山药等。本组治疗 58 例中，治愈 28 例，有效 25 例，未愈 5 例，总有效率为 91.4%。

【来源】黄明喜，沈钊雄．补肾方联合牵引、推拿手法治疗肝肾亏虚型腰椎间盘突出症 58 例疗效观察 [J]．河北中医，2015，(11)：1652-1654．

43. 化瘀补肾通督方

【组成】鹿角胶 15g，肉苁蓉、菟丝子、淫羊藿各 10g，杜仲 15g，牛膝 20g，续断、当归各 15g，川芎、红花、苏木各 12g，急性子 3g，党参 20g，白术 15g，茯苓 20g，土鳖虫 10g，桑寄生、徐长卿各 15g，威灵仙 10g，地龙 12g，甘草 6g。

【功效】补益肝肾，通督壮脊，祛风除湿，化瘀止痛。

【主治】肝肾亏虚为主症而偏阳虚者，可兼有气滞血瘀之症型。腰腿酸痛或刺痛，腿膝无力，劳累更甚，卧则减轻，或兼有面色㿠白，手足不温少气懒言，腰腿发凉，男子可有阳痿、早泄，妇女带下清稀，舌淡苔白或瘀暗，脉沉细或弦涩。

【用法】中药文火水煎，取汁 300ml，分早、晚饭后温服。

【处方总结】方中鹿角胶、肉苁蓉、菟丝子、淫羊藿、杜仲、牛膝、续断、桑寄生为主药，以达补肝益肾，壮脊通督，强筋健骨，祛风除湿，蠲痹止痛之功；以当归、川芎、红花、苏木、急性子为臣，以收补血活血、行气消肿止痛之效；以党参、白术、茯苓、甘草四君子为辅，共奏健脾益气之功，中州得健，则气血生化有源，正气充斥体内，外邪难以侵犯，同时又可收气行则血散痛消之功；又以土鳖虫、地龙虫类之品为佐，可搜除经络之风，加入徐长卿、威灵仙以通经络之阻滞。本组治疗80例，治愈35例，显效31例，好转11例，未愈3例，总有效率为96.25%。

【来源】胡增平，王聪，沈向楠，等．化瘀补肾通督方配合中药熏蒸治疗腰椎间盘突出症的临床研究［J］.河北中医药学报，2016，31（01）：28-29.

44. 祛瘀补肾利水方

【组成】茯苓20g，泽泻15g，陈皮12g，白术15g，苍术15g，川芎12g，延胡索10g，黄芪30g，仙茅15g，巴戟天20g，狗脊15g，鸡血藤15g，牛膝15g，酒山茱萸12g。

【功效】活血化瘀，补肾利水。

【主治】急性期腰椎间盘突出症之痰瘀阻滞、肾气亏虚证。

【用法】每日1剂，水煎至300ml，早晚各服150ml。

【处方总结】方中茯苓、泽泻相伍，利水渗湿，祛痰化饮，茯苓兼能健脾宁心，并和黄芪益气健脾，以助气血生化之源。川芎、延胡索、牛膝相配，善于活血行气止痛，牛膝兼能补肝肾，强腰膝。鸡血藤活血补血，调经止痛，舒筋活络。仙茅、巴戟天、狗脊相配，补益肝肾，温补肾阳，强壮腰膝。陈皮、白术、苍术相合，燥湿化痰，陈皮兼能调理气机，有助于推动气、血、津液的运行，以助祛痰化瘀之功。酒山茱萸滋补肾阴，以防方中温补、活血、祛湿之品损耗阴津。本组观察32例，治愈21例，显效8例，有效2例，无效1例，总有效率为96.88%。

【来源】曹秦辉，郎娜．祛瘀补肾利水方联合微创手术治疗急性期腰椎间盘突出症的临床观察［J］.中国中医急症，2016，25（9）：1765-1767.

45. 通督定痛方

【组成】生黄芪15g，当归10g，川芎10g，泽兰13g，炒杜仲10g，狗脊10g，䗪虫9g，威灵仙15g，木瓜10g，骨碎补15g，桂枝9g，白芍30g，鸡血藤30g，乳香10g，没药10g，炙甘草6g。

【功效】行气活血，通络定痛。

【主治】腰椎间盘突出症。表现为不同程度的腰部压痛或叩击痛、坐骨神经痛等。

【用法】每日 1 剂，先用凉水 300ml 浸泡约 10 分钟，大火煎 5 分钟后文火煎 15 分钟，连续煎 2 次，混匀取汁 300ml，分早、晚 2 次温服，每次 150ml。

【处方总结】通督定痛方中黄芪益气生津，与当归、川芎、泽兰、鸡血藤、乳香、没药合用共奏行气活血、通络定痛之功；白芍养阴柔肝、缓急止痛；威灵仙祛风除湿、通络止痛；桂枝有横通肢节的特点，能引诸药横行至肩、臂、四肢，故又为四肢引经药；骨碎补、炒杜仲、狗脊、䗪虫补肾填精，强筋壮骨；炙甘草调和诸药，以达缓急止痛之功。本组观察 64 例，痊愈 18 例，显效 30 例，有效 9 例，无效 7 例，总有效率为 89.1%。

【来源】蔺想全. 通督定痛方联合推拿治疗腰椎间盘突出症 64 例临床观察［J］. 甘肃中医药大学学报，2016，33（3）：81-83.

46. 腰痛方

【出处】第四批全国名老中医学术经验继承人指导教师陈宝田教授经验方

【组成】红花、桃仁、当归、生地黄、川芎、白芍、白芷、羌活、独活、防风、鸡血藤、葛根、制附子、麻黄、细辛、延胡索、黄芪、泽泻、茯苓、菟丝子、狗脊、生薏仁、丹参、生牡蛎、生龙骨。

【功效】消风祛湿，散瘀，补虚。

【主治】腰痛如针刺，痛处固定拒按，夜间痛甚，腰部呈板硬，俯仰和转侧活动受限，舌有瘀斑，质紫，脉涩或弦紧，辨证为气滞血瘀型。

【用法】水煎 2 次，每日 1 剂，早晚饭后分次服用。

【处方总结】患者的腰痛常于损伤跌扑后发生，故存在瘀血内阻，腰痛多瘀，则使用桃红四物汤加延胡索、丹参、葛根以活血，又恐活血伤血，则使用鸡血藤以养血，因疏风先活血，血行风自灭，则使风邪得以有出路。腰痛多风，则使用独活、羌活、白芷、防风以疏风止痛，风常与寒夹杂，则使用麻黄附子细辛汤合桂枝以温经止痛散寒，又防外风引动内风，则使用生龙骨、生牡蛎、钩藤以息风；腰痛多湿，则使用上述祛风药以胜湿，白术、泽泻、猪苓、薏苡仁、茯苓等以利湿；腰痛的本多为肾虚，则使用菟丝子、狗脊以补肾，并合用黄芪从而加强健脾利湿的功效。本组观察 30 例，治愈 10 例，显效 16 例，有效 3 例，无效 1 例，有效率为 96.67%。

【来源】莫孙炼，李长征，雷秀珍，等. 应用腰痛方治疗腰椎间盘突出症的临床研究［J］. 中国医药指南，2016，14（14）：28-30.

47. 自拟舒腰方

【组成】独活 10g，桑寄生 15g，杜仲 15g，防风 10g，细辛 5g，桂枝 10g，川芎 10g，当归 10g，赤芍 10g，熟地黄 20g，牛膝 10g，茯苓 10g，续断 15g，威灵仙 30g，丹参 15g，地龙 10g，骨碎补 15g，甘草 5g。

【功效】散寒祛湿，舒筋通络止痛。

【主治】腰椎间盘突出症的中医证候分类标准辨证为寒湿阻络证。腰腿冷痛重着，转侧不利，静卧痛不减，受寒湿或阴凉则加重，肢体发凉，舌质淡，苔白或腻，脉沉紧或濡缓。

【用法】每日1剂，每剂煎成2袋（每袋200ml），早晚各服1袋，温服。

【处方总结】方中独活、桑寄生祛风湿、止痹痛，为君药。威灵仙、防风、细辛助君药祛风散寒、胜湿止痛，为臣药。桂枝发汗解肌、温通经脉、助阳化气；杜仲、熟地黄补益肝肾、强筋健骨；茯苓利水渗湿、健脾安神；川芎活血行气、祛风止痛；赤芍、当归、丹参活血通经止痛；续断、骨碎补补肾续筋；地龙通经活络止痛，共为佐药。甘草调和药性；川牛膝引药下行至病所，为使药。本组观察30例，治愈7例；好转21例；无效2例，总有效率为 93.3%。

【来源】汤文，周长征. 自拟舒腰方配合五点支撑法治疗腰椎间盘突出症30例疗效观察 [J]. 湖南中医杂志，2016，32（4）：81-82.

外治方

1. 外洗止痛方

【组成】透骨草 30g，伸筋草 30g，威灵仙 20g，千年健 20g，三棱 20g，莪术 20g，牛膝 15g，白芷 15g，苏木 10g，艾叶 10g，花椒 10g，桃仁 10g，红花 10g。

【功效】补益肝肾，活血化瘀，祛风散寒，胜湿止痛。

【主治】腰椎间盘突出症。表现为腰骶部与腰臀区疼痛，伴有下肢放射性疼痛及麻木感，腰部各项活动受限，行走困难。病变椎旁、椎间叩击痛，伴压痛，直腿抬高试验为阳性。

【用法】每日1剂，加水适量水煎，早晚熏洗腰部，每次40分钟。20日为1个疗程。

【处方总结】外洗止痛方药方中透骨草、伸筋草、威灵仙、千年健、艾叶、花椒、白芷能祛风散寒，胜湿止痛；三棱、莪术、苏木、桃仁、红花活血化瘀；牛膝补肝肾，引药下行，加强祛风除湿止痛的作用。诸药相合共同达到补肝肾、活血化瘀、祛风寒、胜湿止痛的目的。中药熏洗后使局部毛细血管扩张，血液循环加速，局部肌肉松弛，使神经根炎症水肿充分吸收，加速止痛物质如组胺、P物质、5-羟色胺的转化和吸收，而避免在局部蓄积，达到消炎止痛的作用。本组治疗60例，临床治愈32例，显效16例，有效10例，无效2例，有效率为96.7%。

【来源】张云芳.外洗止痛方治疗腰椎间盘突出症疗效观察［J］.辽宁中医杂，2007，（34）6：769-770.

2. 膝续强腰汤

【组成】牛膝30g，续断30g，桑寄生30g，杜仲30g，当归30g，丹参20g，伸筋草30g，川芎15g，透骨草30g，防风15g，制乳香15g，制没药15g，红花15g，鸡血藤30g，独活15g。

【功效】补肾强腰，祛风通络，活血止痛。

【主治】腰骶隐痛，腰膝酸软，腰脊无力，喜按喜卧，神疲乏力，少气懒言，疼痛夜甚，舌质淡，苔白，脉细弱，或虚大无力。

【用法】患者仰卧于熏蒸床上，将裸露的腰部对准熏蒸孔，调节适当的气量在温度控制仪控制下进行治疗，治疗时间为30分钟。2周为1个疗程。

【处方总结】中药熏蒸治疗是集热辐射与药物治疗于一体的治疗方法，它主要是通过热辐射作用，使血管扩张，血液循环改善，药液加热挥发后经人体皮肤吸收，具有补益肝肾、温经散寒、祛风通络、活血止痛之功。方中牛膝强壮腰膝，续断、独活、桑寄生、杜仲可补益肝肾，当归、丹参、红花、牛膝、乳香、没药、川芎可行气活血，化瘀止痛；伸筋草、透骨草、鸡血藤祛风除湿，舒经通络；防风祛风通络；久病加土鳖虫、全蝎搜风通络。全方共奏补肾、强腰、祛风、活血、通络、止痛之功，经熏蒸之后作用于机体，热力使药物渗透作用进一步加强，并且血氧供应加强，促进炎性致病因子的吸收，更有助于功能恢复。肢体麻木甚者加木瓜15g；久病加土鳖虫15g，全蝎10g。本组共治疗32例，治愈12例，显效10例，有效8例，无效2例，有效率为93.75%。

【来源】朱咏梅.自拟膝续强腰汤熏蒸为主治疗肾虚型腰椎间盘突出症32例疗效观察［J］.中医药临床杂志，2009，21（2）：141-142.

3. 消痛方

【组成】独活20g，羌活20g，海桐皮30g，威灵仙20g，透骨草20g，黄柏15g，大黄15g，川芎30g，红花20g，当归30g，桂枝20g，白芷30g，延胡索20g，木通20g，泽泻20g，黄芪30g。

【功效】温经散寒，祛风燥湿，活血散瘀，理气止痛。

【主治】腰椎间盘突出症。

【用法】将以上药物粉碎装一药袋置入凉水盆中浸泡 30 分钟，取出药袋，将药袋放入微波炉中，取中火蒸 5～10 分钟，取出药袋，凉至 50℃ 左右（患者感觉的最佳温度），药袋置于腰腿部，并沿疼痛处来回熨烫约 30 分钟，1 日 2 次，7 日为 1 个疗程。

【处方总结】本外敷药包所含药物独活、羌活、海桐皮、威灵仙、透骨草能祛风胜湿，通络除痹；川芎、红花、当归、大黄活血祛瘀；桂枝、白芷、木通温经通阳；黄芪益气行滞，利水消肿；黄柏清热燥湿；大黄攻积滞、清湿热、祛瘀；延胡索活血散瘀，理气止痛；泽泻利水渗湿。以上诸药全用，共奏温经散寒、祛风燥湿、活血散瘀、理气止痛之功效。再加上烫熨治疗的温热物理刺激，改善了局部血液循环，逐渐缓解局部软组织和神经根炎性水肿，同样起到活血化瘀、通络止痛之作用。本组观察 100 例，治愈 62 例，显效 20 例，好转 16 例，无效 2 例，总有效率为 98%。

【来源】熊继发，周利，曾润清，等．消痛方烫熨疗法配合针灸、推拿治疗腰椎间盘突出症 100 例 [J]．中医外治杂志，2013，22（6）：5-7．

4. 魏氏蒸敷方

【出处】魏氏伤科经验方

【组成】全当归，桂枝，红花，扦扦活，五加皮，路路通，虎杖根，络石藤，川羌活。

【功效】舒节活络，宣通痹痛。

【主治】腰椎间盘突出症。

【用法】以上药物装入布袋为一个蒸敷包。隔水蒸后热敷于疼痛最明显的部位。早晚各 1 次，每次 30～40 分钟。

【处方总结】本方扦扦活、路路通是魏氏伤科的特色药对，活血止痛又可祛风通络，化湿消肿，"其性大能通十二经穴"。络石藤功能舒筋活络，"善走经络，通达四肢"，其舒筋活络，宣通痹痛甚验。当归、红花活血化瘀，其中红花又具备祛瘀止痛之功。虎杖根则长于破瘀通经，更合桂枝、羌活温通经络以通痹；配以五加皮则以其辛苦温之性，达到辛以散风，苦以燥湿，温以驱寒的作用。本组观察 38 例，痊愈 4 例，显效 3 例，有效 21 例，无效 10 例，有效率为 73.7%。

【来源】胡劲松，奚小冰，万世元，等．魏氏传统手法及蒸敷方治疗腰椎间盘突出症的临床观察 [J]．中国中医骨伤科杂志，2015，23（09）：8-11．

5. 益肾通络方

【组成】 补骨脂 15g，淫羊藿 15g，菟丝子 15g，山茱萸 15g，桃仁 10g，红花 10g，川芎 15g，鹿衔草 15g，伸筋 30g，鸡血藤 30g，牡丹皮 10g，炙甘草 5g，细辛 3g。

【功效】 益肾通络，散寒活血止痛。

【主治】 腰椎间盘突出症。

【用法】 以上药打粉研磨制成膏药贴敷在新环跳、肾俞穴。每日外敷 1 次，10 日为 1 个疗程。

【处方总结】 本方以选用补骨脂、淫羊藿、肉苁蓉、山茱萸等补肾中药，平补肾虚之本，不论是肾阴虚或肾阳虚，其平补作用起到杠杆平衡之理；辅以桃仁、红花、川芎等行气活血；鹿衔草补虚，益肾，祛风除湿，活血调经，伸筋草祛风散寒，除湿消肿，舒筋活络；鸡血藤补血行血，通经活络；牡丹皮活血散瘀；炙甘草为使，起到缓和之用；细辛散寒，祛风止痛。本组观察 100 例，治愈 40 例，显效 38 例，有效 18 例，无效 4 例，有效率为 96%。

【来源】 刘梅英，李志明，刘慧琴，等. 益肾通络方穴位贴敷治疗腰椎间盘突出症 100 例 [J]. 中国中医药现代远程教育，2016，14（16）：111-113.

小结

　　腰椎间盘突出症是临床常见病与多发病，可严重影响患者的生活质量。 腰椎间盘突出症的治疗方法多种多样，保守治疗是大部分腰椎间盘突出症患者首选的治疗方法。 保守治疗 1~3 个月如病情无改善，可考虑手术治疗，所以腰椎间盘突出症手术率并不高，大部分患者经保守治疗症状可以得到缓解。 根据较新的中国循证医学杂志的一篇关于腰椎间盘突出症非手术治疗效果系统评价文献总结：手术与保守治疗的长期疗效无显著差异；中医综合治疗效果较单一治疗效果相对较好；中医治疗腰椎间盘突出症有一定的疗效，但其治疗腰椎间盘突出症的机制还不清楚。 另外，原始研究质量普遍不高，有待于进一步研究。

　　本次入选 52 方，其中内服 47 方，外用 5 方，经典方 12 例，名中医验方 14 例，经典方如独活寄生汤、肾着汤、柴胡桂枝汤、复元活血汤、阳和汤等。 治法包括补益肝肾、温补肾阳、祛风寒湿、通络活血止痛、利水消痰等。 方药中使用频率较高的有当归、牛膝、白芍、川芎、杜仲、桑寄生、延胡索、黄芪、独活、赤芍、茯苓、地龙、狗脊、熟地黄、续断、威灵仙、鸡血藤等。 在腰椎间盘突出症的中医治疗辨证思路上，基本是以"邪正相争，表里寒热，气血阴阳，脏腑虚实"为纲。 六淫外邪中以风寒湿所致腰痛较多，而火热者间或有之；辨风寒湿或在肢体经脉，或入脏腑，同时阴盛，寒湿在表在里，则治法不同。 辨气血当分虚与滞，气血虚则补之，气血滞则通之。 辨脏腑当先定部位，再议虚实，腰虽为肾之府，但腰痛病或从肝肾，或从脾胃，肝实筋硬，则当柔肝养筋，肝胆热则当清肝泻火；若肝肾亏虚则视其轻重缓急而补之；古人谓"肾无实证"，但若寒湿侵肾，仍应从实证考虑。 胃之实证多见于阳明腑实，腰腿痛患者亦有不少因阳明腑实而起，若见此证当考虑阳明攻下之法。 脾多湿，湿多黏滞，或化痰瘀，或化湿热，或泛成水，或合外邪，变化较多，当仔细辨别，治法或渗，或利，或燥，或扶正，总之使湿孤立，湿无可挟，则病易除。

常用中药药理

白 术

【**性味**】苦、甘，温。

【**归经**】归脾、胃经。

【**功效**】补气健脾，燥湿利水，止汗，安胎。

【**主治**】骨伤科病患者脾胃气虚引起的气短倦怠、面色萎黄、纳少便溏、泄泻、水肿、自汗等。

【**用法用量**】水煎服，每日5～15g。

【**使用注意**】

1. 本品苦温性燥，有伤阴之弊，故阴虚内热，或津液亏耗燥渴者，均不宜服。

2. 气滞胀闷者忌服。

【**药理作用**】

1. 抗菌作用 白术制剂有广谱抗菌作用，对金黄色葡萄球菌、溶血性链球菌、绿色链球菌、肺炎球菌、脑膜炎球菌、白喉杆菌、枯草杆菌、革兰氏菌、堇色毛菌、须癣毛菌、同心性毛菌、石膏样及孢子菌、絮状表皮癣菌、星形奴卡菌等有抑制作用。

2. 免疫促进作用 白术煎剂能提高小鼠淋巴细胞转化率，增强网状内皮系统的吞噬功能，促进细胞与体液免疫功能。又能促进小鼠体重增加和增强耐疲劳能力。

3. 对心血管系统的影响 白术有扩血管作用，对心脏有抑制作用，剂量过大可致停搏。

4. 抗凝血作用 白术煎剂能延长大鼠和人的凝血时间，其作用较双香豆素弱。

5. 其他作用 白术有保肝、利胆、抗溃疡、利尿、抗肿瘤、降血糖等作用。

【各家论述】

1.《神农本车经》："主风寒湿痹，死肌"。

2.《名医别录》："利腰脐间血"。

3.《药性论》："主大风顽痹"。

4.《日华子本草》："补腰膝，消痰，治水气，利小便，止反胃呕逆，及筋骨弱软"。

5.《本草汇言》："大抵此剂能健脾和胃，运气利血"。

6.《本草求真》："白术专补脾阳，生则较熟性更鲜，补不腻滞，能治风寒湿痹，及散腰脐间血"。

独 活

【性味】 辛、苦，微温。

【归经】 归肝、肾、膀胱经。

【功效】 祛风湿，止痛，解表。

【主治】 风湿痹痛，风寒感冒。

【用法用量】 水煎服，每日 3～10g。

【使用注意】 本品辛散温燥，凡非风寒湿邪而属气血不足之证忌用。

【药理作用】

1. 镇痛作用 独活煎剂 2g/kg 腹腔注射，能明显延长小鼠热板法造成的动物疼痛反应时间，表明独活有明显的镇痛作用。

2. 抗炎作用 独活寄生汤给大鼠灌胃，对甲醛性足肿胀有一定的抑制作用，能使炎症减轻，肿胀消退加速。

3. 抗菌作用 独活对结核杆菌、布鲁菌有明显的抑制作用，独活的有效成分花椒毒素等在光照环境中对金黄色葡萄球菌、大肠杆菌等有很强的杀菌作用。

4. 光敏作用 独活中的佛手柑内酯、花椒毒素、欧芹属素乙等呋喃香豆精类化合物为"光活性物质"，当它们进入入体后，一旦受到日光或紫外线照射，则可使受照射处皮肤发生日光性皮炎，即红肿、色素增加，甚至表皮增厚等。

5. 其他作用 独活有镇静、抑制血小板聚集、抗血栓形成、降血压、抗心律失常、缓解胃肠及子宫痉挛、兴奋呼吸、抗肿瘤等作用。

【各家论述】

1.《神农本草经》："主风寒所击，金疮止痛"。

2.《名医别录》："治诸风，百节痛风无久新者"。

3.《药性本草》："主中诸风湿冷，奔喘逆气，皮肌苦痒，手足挛痛，劳损"。

4.《本草经疏》："独活，其主风寒所击金疮止痛者，金疮为风寒之所袭击，则血气壅而不行，故其痛愈甚，独活之苦甘辛温，能辟风寒，邪散则肌表安和，气血流通，故其痛自止也"。

5.《药品化义》："独活，能宣通气道，自顶至膝，以散肾经伏风，凡颈项难舒，臀腿疼痛，两足痿痹、不能动移，非此莫能效也"。

第七章
腰椎管狭窄症

腰椎管狭窄症是指腰椎椎管狭窄、神经根管、侧隐窝退行性变，导致骨性或纤维结构形态和容积异常，单一平面或多平面的一处或多处管径内腔狭窄，引起神经根、马尾及血管受压，导致神经根缺血、缺氧、水肿、淤血而产生的以间歇性跛行、腰腿疼痛、麻木为主要症状的一系列临床表现综合征。

病 因 病 机

本病属于祖国医学的"痹症、腰腿痛"的范畴。早在《黄帝内经》中就有对此病的记载，从中医学病因病机学角度来看，其内在因素主要为先天肾气不足、肾气虚衰，以及劳役伤肾；外在因素主要为反复遭受外伤，慢性劳损，以及风、寒、湿侵袭。其主要发病机制是肾虚不固，风寒湿邪阻络，气滞血瘀，营卫不得宣通，以致腰腿痹阻疼痛。《诸病源候论·腰脚疼痛候》云："肾气不足，受风邪之所为也。劳伤则肾虚，虚则受于风冷，风冷与正气相争，故腰脚痛。"故本病属于本虚或者本虚标实之证。

现代医学认为，腰椎管狭窄症与腰椎退行性改变密切相关，发病初期表现为椎体的反复轻微磨损，进一步发展则引起关节突肥大、腰椎间盘变性、骨质增生、黄韧带肥厚、脊柱不稳及滑脱等，上述诸多病理因素共存，压迫马尾及神经根而引起的一系列神经病理学改变，均可引起椎间盘突出、侧隐窝狭窄或中央椎管狭窄等。

疾 病 分 型

现代医学将腰椎椎管狭窄症分为原发性和继发性两种。原发性即先天性，是椎管本身由于先天性或发育性因素而致的腰椎椎管狭窄，表现为腰椎管的前后径和横径均匀一致性狭窄，继发性多为后天性因素所致，其中退行性是主要发病原因，中年以后腰椎发生退行性改变，如腰椎骨质增生、黄韧带及椎板肥厚，小关节突增生或肥大、关节突关节松动，椎体间失稳等均可使腰椎椎管内径缩小、椎管容积变小，达到一定程度后可引起脊神经根或马尾神经受挤压而发病。若在先天性椎管较为狭小的基础上再发生各种退行性改变，使椎管容积进一步狭小，最易导致本病。此外，还有其他因素导致的椎管狭窄，如陈旧性腰椎间盘突出、脊椎滑脱。腰椎骨折脱位复位不良、脊柱融合术后或椎板切除术后等也可引起腰椎椎管狭窄。

治法治则

腰椎管狭窄症疾病病理改变复杂，且本身具有一定程度的自限性或自愈性，手术治疗容易出现腰椎不稳、瘢痕组织增生、神经组织病变等并发症；非手术治疗具有无创伤、治疗成本低、复发率低、腰椎生理结构能保持完整等优点；多数骨科医生均赞同先进行合理的保守治疗以恢复其正常的功能、减轻疼痛症状，对保守治疗无效或效果不佳者再进行手术。所以非手术治疗应是腰椎管狭窄症的治疗重点。非手术治疗主要包括卧床休息、腰背肌锻炼、佩戴腰围、物理治疗及药物治疗等，中医中药的治疗是非手术治疗的重要组成部分，临床疗效突出。

根据本病的病因病机及不同的证型，中医需要进行正确的辨证施治，治法多以补肝肾壮骨、祛风湿寒、活血化瘀止痛等为主。临床使用较多的是独活寄生汤、通督活血汤、补阳还五汤等加减。另外，中医治法中还有中药内服与外用相结合、针灸、针刀、电针、针灸配合推拿等。综合疗法如药物离子导入、牵引、硬膜外注药、理疗、药物内服等共奏改善局部血液循环，通络止痛，促进增厚之纤维组织变薄变柔，椎管或椎间孔内纤维性或脂肪性组织吸收，马尾神经根性炎症消除等作用。

手术方式主要是在减压的同时保持和恢复脊柱的稳定性。术式主要包括：椎板切除术及脊柱融合术、动态固定装置植入、内镜微创手术等。临床上当腰椎管狭窄症患者出现下述情况时可考虑手术治疗：①经正规的非手术治疗无效；②自觉症状明显并持续加重，影响正常生活和工作；③伴有明显的神经根痛和明确的神经功能损害，尤其是严重的马尾神经损害；④进行性加重的滑脱、侧凸伴相应的临床症状和体征。目前，在手术方式的选择上尚无统一的标准，因此在选择手术方式及其减压范围上应秉持谨慎的态度，处理好减压与稳定的关系，严格避免手术失败综合征的发生和医源性过度治疗。

1. 清热通络方

【组成】忍冬藤 20g，络石藤 15g，青风藤 15g，鸡血藤 15g，海风藤 15g，川牛膝 15g，制穿山甲 10g，豨莶草 10g，桑寄生 10g，制地龙 10g，生甘草 6g。

【功效】清热除湿，通络止痛。

【主治】腰痛及下肢麻木疼痛，站立、腰部后仰或步行后加重，以间歇性跛行症状为主。

【用法】水煎服，每日 1 剂。

【处方总结】其中忍冬藤清经络风热止痛；鸡血藤活血补虚通络；海风

藤、络石藤、青风藤去风湿、通经络；制穿山甲活血通络散结；豨莶草散风通经络活血化湿；川牛膝逐瘀通经，舒筋利痹；桑寄生养血润筋，通络治腰痛良药；制地龙有活络清热之功；制香附开郁行气，以促活血之药效，兼有止痛之功；生甘草通行数经，调和诸药。大便干者可加熟大黄5g。本组共14例，痊愈10例，显效23例，好转2例，无效5例，总有效率为91%，显效率为55%。

【来源】杨福桂．清热通络法治疗腰椎管狭窄症60例临床观察［J］．中国中医骨伤科杂志，1997，5（4）：42-43.

2. 调气通髓汤

【出处】上海中医药大学施杞教授经验方

【组成】炙黄芪30g，当归、川芎、白芍、川牛膝、熟地黄各15g，桂枝、柴胡、黄柏、生大黄、汉防己、葶苈子、淡附子、鹿角胶（烊化）各10g，炙甘草6g。

【功效】补益肝肾，调气通髓，通络止痛。

【主治】腰痛伴下肢疼痛、麻木，间歇性跛行为主，腰部过伸试验（＋），直腿抬高试验阴性。

【用法】每日1剂，煎取药汁400ml，2次分服。

【处方总结】方中黄芪，健脾胃以养气之源；当归、川芎、白芍、熟地黄合为四物汤，具有养血活血之效；鹿角胶、黄柏补肝肾、养精血以培其本；桂枝、淡附子，通阳气、散阴寒而和营卫；柴胡疏肝理气；汉防己利水止痛；葶苈子、大枣，泻肺以通调气道，祛经络之痰以通髓；生大黄荡涤畅中，推陈出新；川牛膝，补肾散寒，又引诸药下行。加减：腰腿痛甚者，加制马钱子1.5~2g。本组痊愈26例，好转17例，无效4例，总有效率为91.5%。

【来源】魏爱淳，陈旭．调气通髓汤治疗腰椎管狭窄症47例［J］．四川中医，1998，16（12）：41.

3. 骨痹散

【组成】全蝎16g，炙穿山甲10g，土鳖虫20g，蜈蚣8条，鹿角霜20g，三七10g，熟地黄20g，白芍30g，甘草10g，金银花30g，苍术15g，黄柏5g。

【功效】补肾养肝，活血化瘀，息风通络止痛。

【主治】腰部下肢疼痛、麻木，间歇性跛行为主，行走无力，腰部过伸试验（＋），直腿抬高试验阴性。

【用法】前6味研末，平均分成8份，第一天早、晚各1份，以后每日1份，7日服完。服散剂时，用后6味煎汁送服，每日1剂，共8剂。

【处方总结】方中取全蝎、蜈蚣息风通络；熟地黄、鹿角霜、土鳖虫、炙穿山甲温肾阳，强筋骨，活血止痛；三七祛瘀活血不伤正；白芍、甘草酸甘化阴，缓解经络之挛急；金银花、苍术、黄柏清热利湿。本组共45例，治愈13例，显效22例，好转7例，无效3例，总有效率为93.3%，显效率为75.8%。

【来源】史德举，贾仰春，于素芹．骨痹散治疗腰椎管狭窄症45例临床观察［J］．国医论坛，2004，19（5）：26-27.

4. 通督活血汤

【出处】湖北省李同生教授经验方

【组成】黄芪15g，当归、丹参、赤芍、泽兰叶、杜仲、狗脊、苏木、地龙、葛根各10g，鹿角胶15g（烊化）。

【功效】通督活血，益精填髓。

【主治】腰背痛、腰骶痛或下肢痛，腰痛多出现于站立位或走路过久，躺下或蹲位以及骑自行车时，疼痛多自行消失，随病变加重而逐渐出现间歇性跛行、肌力下降、肌肉萎缩、腱反射减弱及鞍区麻木、大小便不利等症状。

【用法】每日1剂，每日服2次。10日为一个疗程。

【处方总结】综观通督活血汤，其中当归、丹参、赤芍、泽兰、苏木、地龙活血化瘀通络；杜仲、狗脊、鹿角胶补肾壮腰通督脉；葛根解肌，处方切证，故疗效显著。气滞血瘀证：加青皮、陈皮、乳香、没药。风寒湿滞证：加附桂、川乌、薏苡仁、茯苓、白术。湿热痰滞证：加防己、牛膝、苍术、黄柏、麦冬。肝肾亏虚证：加黄精、补骨脂、党参、杜仲等。本组治愈54例，显效25例，有效20例，无效6例，总有效率为94.7%。

【来源】舒谦，李强，李同生．通督活血汤治疗腰椎管狭窄症105例体会［J］．中国中医骨伤科杂志，2005，13（3）：26-27.

5. 门氏活化汤

【出处】门纯德老中医经验方

【组成】当归、丹参、鸡血藤、穿山甲、水蛭、地龙、红花、桃仁、黄芪、桂枝、白芍、木耳、天麻、僵蚕、全蝎、甘草。

【功效】养阴润燥，柔肝缓痛，活血化瘀定痛。

【主治】缓发性、持续性下腰痛和腿痛，久立及久行加重，间歇性跛行，腰部过伸试验阳性，腰椎 CT 提示侧隐窝骨性狭窄。

【用法】加工成丸剂，每袋 10g，含生药 55g，每次 1 袋，每日 3 次。

【处方总结】门氏活化汤中当归、丹参、鸡血藤行血活血，养心血，补肝血；穿山甲、水蛭、地龙活血逐瘀，通经络，破瘀积；红花、桃仁活血化瘀，通利气血；黄芪、桂枝温通行痹，温运活血；白芍和肝血，养肝阴，柔肝解痉；钩藤疏肝风，调肝气，解痉止痛；木耳、天麻一柔一刚，刚柔相济，益精气，濡经络，祛风化瘀止痛；僵蚕、全蝎一缓一急，缓急相得，祛风邪，缓拘挛，通经活络止痛；甘草调和诸药，且与白芍相伍，酸甘化阴，养阴益血，并治挛急。本治疗组痊愈 8 例，显效 6 例，好转 6 例，无效 5 例，总有效率为 80%。

【来源】梁伯进. 门氏活化汤配合手法治疗腰椎管狭窄症 25 例疗效观察 [J]. 新中医，2005，37（4）：35-36.

6. 补肾活血汤

【组成】熟地黄 30g，杜仲 12g，枸杞子 12g，菟丝子 12g，山茱萸 12g，肉苁蓉 12g，补骨脂 8g，当归尾 8g，没药 8g，独活 8g，红花 6g。

【功效】补益肝肾，祛瘀止痛。

【主治】长期反复的腰腿痛和间歇性跛行，腰痛在前屈时减轻，在后伸时加重，腿痛多为双侧，可交替出现，站立和行走时出现腰腿痛和麻木无力，疼痛和跛行逐渐加重，休息后好转。严重者可引起尿频或排尿困难。下肢肌萎缩，腱反射减弱，腰过伸试验阳性。

【用法】每日 1 剂，每剂服 2 次。

【处方总结】方中熟地黄、杜仲、山茱萸、肉苁蓉、补骨脂等补益肝肾，强化腰腑之品，当归尾、红花、没药、独活以养血活血，祛风湿通经络，全方共奏补肾填精、调畅气血、通络利邪、标本兼顾之效。疼痛明显者加全蝎 4g，蜈蚣 2g。本组共 35 例，治愈 11 例，显效 15 例，好转 6 例，未愈 3 例。

【来源】蔡锦成，胡丰村，罗进林，等. 补肾活血汤配合牵引治疗退变性腰椎管狭窄症临床观察 [J]. 中医药临床杂志，2007，19（6）：602-603.

7. 活血通督汤

【组成】黄芪 15g，丹参 10g，鹿角胶 20g（烊化），狗脊 15g，苏木 10g，杜仲 12g，独活 15g，当归 10g，牵牛子 10g，乌药 10g，地龙 12g。

【功效】活血化瘀，益气通督。

【主治】腰骶疼痛伴有间歇性跛行，直立或行走时腰痛、下肢麻木。上坡、爬楼梯、骑自行车时腰痛及下肢麻木症状减轻或消失；可有椎旁压痛，严重可有下肢感觉、肌力、肌腱反射减弱；腰椎过伸试验阳性，直腿抬高试验阴性，影像学显示腰椎退行性变。

【用法】水煎服，每日1剂，早晚分服，10日为1个疗程。

【处方总结】活血通督汤中黄芪与丹参、当归，可益气活血、化瘀止痛；鹿角胶配狗脊、杜仲补肝肾，强筋骨。苏木与乌药、狗脊温经散寒止痛，独活祛风湿止痹痛，牵牛子峻下通便，地龙有通行经络作用。本组治疗组45例，治愈25例，好转16例，未愈4例，总有效率为91.11%。

【来源】张杨立，王旭正，张志文，等. 活血通督汤联合西药常规疗法治疗腰椎管狭窄症临床观察 [J]. 光明中医，2008，23（7）：946-947.

8. 补阳还五汤

【出处】清·王清任《医林改错》

【组成】黄芪30g，桑寄生30g，党参15g，当归15g，赤芍15g，牛膝15g，杜仲15g，川芎9g，地龙9g，独活9g，桃仁6g，红花6g。

【功效】健脾益气，化瘀通络。

【主治】一侧或两侧腰腿痛或明显的马尾性间隔性跛行，行走距离在200m以内，疼痛可在蹲、卧、坐位获得部分缓解。直腿抬高在50°以上或阴性，除腰背部有轻度压疼和叩击痛以外无明显其他体征。

【用法】水煎服，每日1剂。

【处方总结】方中黄芪、党参健脾益气，使气旺血行，化瘀而不伤正；当归、川芎、赤芍、地龙、桃仁、红花活血化瘀；桑寄生、杜仲、独活补肝肾，祛风寒；牛膝引药下行。腰腿痛甚者加制川乌、草乌各6g；下肢麻木甚者加全蝎9g，乌梢蛇9g；间歇性跛者黄芪加至60g。本组共80例，治愈48例，显效22例，好转7例，无效3例，总有效率为96.3%。

【来源】张英杰，刘元梅. 补阳还五汤加味治疗退行性腰椎管狭窄症80例 [J]. 实用中医内科杂志，2008，22（7）：47.

9. 章氏验方

【出处】福建名老中医章宝春经验方

【组成】复方杜仲片：炒杜仲、炒续断、当归尾各90g，延胡索、牡丹皮、乳香、没药、桃仁各60g，木香30g，肉桂15g。

脊椎洗伤方：制川乌6g，制草乌6g，鸡血藤15g，全当归10g，山柰10g，白芷10g，羌活10g，独活10g，杜仲12g，续断12g，细辛10g，红花6g，秦艽12g，赤芍12g，干姜10g，透骨草15g，伸筋草12g，海桐皮12g。

【功效】补肾强腰，活血化瘀，祛风除湿，通痹止痛。

【主治】有慢性腰痛史，部分患者有外伤史；多发生在 40 岁以上的体力劳动者；长期反复出现的腰腿痛和间歇性跛行，腰痛在前屈时减轻，在后伸时加重，腿痛多为双侧，也可左、右交替出现；下肢肌肉萎缩，肢体痛觉减退，腱反射迟钝，腰椎过伸试验阳性。

【用法】将复方杜仲片中药物共研细末，每 100g 加淀粉 5g，压成片剂，每次服 7 片，每日 3 次。将脊椎洗伤方药装入纱布袋内，置于砂锅中加水 1000～1500ml，煮沸 10～20 分钟后，用 2 块厚布浸于热药汤中，先取 1 块热布绞干热敷腰部，2 块浸热药布轮替，不间断热敷。每次热敷 20～30 分钟，每日 1～2 次。

【处方总结】方中炒杜仲、炒续断、肉桂温阳补肾，当归尾、牡丹皮、桃仁祛瘀活血，延胡索、乳香、没药、木香理气止痛。脊椎洗伤方熏洗热敷温经通脉。中药熏蒸治疗，起到祛风散寒、活血化瘀、补肾强筋的作用，能够迅速消除组织水肿，解除组织粘连，使椎管有效管径增大，从根本上解决了椎管容积相对狭窄的问题。本组共 46 例，结果治愈 24 例，占 52.17%；好转 20 例，占 43.58%；未愈 2 例，占 4.35%。总有效率为 95.65%。

【来源】陈定家，张建新，李民，等. 中药配合骶管封闭治疗腰椎管狭窄症 [J]. 中医正骨，2008，20（10）：38.

10. 腰痛汤

【组成】杜仲 15g，熟地黄 12g，黄芪 30g，狗脊 30g，独活 15g，桑寄生 15g，桃仁 9g，红花 9g，当归 12g，怀牛膝 15g，穿山甲 3g，王不留行 12g，土鳖虫 12g，地龙 12g。

【功效】补益肝肾，活血化瘀，祛风寒湿。

【主治】腰腿痛或明显的马尾性间隔性跛行，行走距离在 200m 以内，疼痛可在蹲、卧、坐位获得部分缓解。直腿抬高试验阴性。具有症状重，体征轻的特点。

【用法】水煎服，每日 1 剂，分 3 次服。

【处方总结】腰痛汤中杜仲、熟地黄、狗脊、桑寄生、怀牛膝补益肝肾；黄芪补气；当归补血活血；独活祛风；桃仁、红花、穿山甲、王不留行、土鳖虫、地龙共奏活血化瘀之功。加减：寒湿甚者，加附子、肉桂、白术；血瘀甚者，加乳香、没药；痰湿甚者，去熟地黄加薏苡仁、茯苓、白术；湿热甚者，加乳香、没药；痰湿甚者，去熟地黄，加薏苡仁；气虚甚者，加党参、白术、麦门冬；肝肾阴亏者，加枸杞子、黄精、桑椹。本组共 62

例，其中治愈 31 例，显效 18 例，有效 11 例，无效 2 例，总有效率为 96.8%。

【来源】孙化斌，孙玉宝，郭晓玲．腰痛汤配合活血膏治疗腰椎管狭窄症 62 例 [J]．中国民间疗法，2009，17（2）：40-41.

11. 中药内服方

【组成】熟地黄 10～20g，鹿角胶 6～12g（烊化兑服），枸杞子 10～20g，菟丝子 10～20g，山药 15～20g，续断 10～20g，骨碎补 10～20g，牛膝10～20g，丹参 15～20g，川芎 10～20g，全蝎 6～10g，甘草 3～6g。

【功效】填精补髓，滋肾养肝，强壮筋骨，活血通络。

【主治】腰部及下肢疼痛，间歇性跛行，下肢放射痛，在行走或后伸后加重，可有下肢肌肉萎缩或腿部、会阴区麻木。后伸试验阳性。

【用法】每日 1 剂，水煎分 3 次服。

【处方总结】方中熟地黄、鹿角胶补肾阴肾阳、添精益髓，枸杞子、菟丝子滋肾补肝、益精养阴，续断、骨碎补、牛膝补益肝肾、强壮筋骨兼活血行瘀，山药、甘草补中养脾，川芎、丹参行气活血，全蝎搜风通络。夹瘀者腰痛如刺，痛有定处，舌质紫暗或有瘀斑，脉涩者，酌加土鳖虫、红花、当归、没药；兼风寒者腰痛而沉，牵引颈背，苔薄白，脉紧者，酌加羌活、独活、细辛、桂枝；湿盛者腰腿痠重，苔腻者，去鹿角胶、熟地黄，加苍术、薏苡仁；腰腿冷痛重者，遇寒加重，苔白腻，脉沉细或沉缓者，酌加干姜、茯苓、细辛、附子；腰腿重滞而热，口干，尿黄，舌质红，苔黄腻，脉濡数者，加黄柏、土茯苓、萆薢；偏阳虚者面色 白，手足不温，少腹拘痛，舌质淡，脉沉者，加肉桂、附子；心烦失眠，面色潮红，手足心热，舌质红，脉细数者，加龟甲胶、知母、牡丹皮、地骨皮等。本组共 36 例，优 12 例，良 19 例，尚可 4 例，差 1 例，优良率为 86.1%。

【来源】杨晓斌．中药内服外敷治疗退行性腰椎管狭窄症 36 例 [J]．实用中医药杂志，2009，25（6）：375.

12. 补中益气汤

【出处】金·李东垣《脾胃论》

【组成】生黄芪 60g，苍术 12g，白术 18g，茯苓 15g，党参 18g，升麻9g，柴胡 12g，当归 15g，陈皮 10g，炙甘草 10g。

【功效】补中益气，健脾利湿。

【主治】一侧或两侧腰腿痛或明显的马尾性间歇性跛行，行走距离在200m 以内，疼痛可在蹲、卧、坐位获得部分缓解。直腿抬高在 50°以上或阴性，除腰背部有轻度压痛和叩击痛以外无明显其他体征。

【用法】 水煎服，每日1剂。

【处方总结】 补中益气汤补中益气，健脾除湿，随证加减，加木瓜、川牛膝、独活走下焦，善祛下焦筋骨间寒湿；配续断、炒杜仲、桑寄生、川牛膝祛风湿、补肝肾；加土鳖虫、蜈蚣、全蝎、当归、鸡血藤通经活络、养血活血；加制附子、干姜、肉桂、小茴香温通血脉、散寒除湿；茯苓、苍术、白术补气健脾；甘草调和诸药。下肢间歇性跛行者加川牛膝15g，木瓜15g，独活15g；下肢麻木者加土鳖虫10g，蜈蚣1条，全蝎6g，当归15g，鸡血藤15g；腰痛重者加续断15g，炒杜仲15g，桑寄生18g；遇阴雨天加重，下肢发凉者者加制附子20g（先煎1小时），干姜10g，肉桂6g；腰痛伴晨僵，行走后反而灵活加炒小茴香12g，炒牵牛子20g，生姜5片、大枣10枚。本组共45例，显效31例，有效25例，无效4例，总有效率为93.3%。

【来源】 何远征，冯仲锴. 补中益气汤加减配合正脊手法治疗腰椎间盘突出症合并腰椎管狭窄症临床观察 [J]. 中医正骨，2009，21（9）：8-9।

13. 羌活胜湿汤

【出处】 金·李杲《内外伤辨惑论》

【组成】 羌活10g，独活15g，防风20g，甘草10g，藁本10g，蔓荆子10g，炒泽泻20g，川芎10g，生姜片3片，炒杜仲20g，醋延胡索15g，酒白芍15g。

【功效】 祛风除湿。

【主治】 腰痛及下肢放射性痛，经休息或弯腰后缓解或消失，站立、腰部后仰或步行后加重，伴有间歇性跛行。

【用法】 水煎服，每日1剂。

【处方总结】 方中羌活、独活、防风、藁本、蔓荆子、川芎皆风药也，六者辛温开散，使湿从汗出，则诸邪散矣，若水湿在里，则当用利水渗湿之剂。羌活胜湿汤治疗腰脊疼痛，难以转侧，正适合腰椎管狭窄综合征之证候。杜仲补肾壮骨，白芍加甘草缓解疼痛。泽泻解痉，利尿，抗炎，能减轻局部水肿，促进组织的恢复。延胡索具有镇痛作用。肾虚者加山茱萸，间歇性跛行加天麻。本组共14例，治愈12例，显效1例，无效1例，总有效率为90%。

【来源】 刘国录，侯占英. 羌活胜湿汤加味治疗腰椎管狭窄症14例 [J]. 中国中医药现代远程教育，2010，8（2）：34.

14. 中药组方

【组成】 当归 12g，桃仁 12g，桂枝 6g，续断 12g，杜仲 12g，枸杞子 12g，地龙 12g，生黄芪 15g，车前子（包煎）10g。

【功效】 补益肝肾，活血益气。

【主治】 有顽固性的一侧或两侧腰腿痛或明显的马尾性间歇性跛行，行走距离在 200m 以内，疼痛可在蹲、卧、坐位获得部分缓解。直腿抬高在 50°以上，除腰背部有轻度压痛和叩击痛以外无明显其他体征。中医辨证属邪实正虚者。

【用法】 将上药放置砂锅中用凉水浸泡 30 分钟后，文火煎 30 分钟，取出煎汁，再往砂锅内放入凉水，文火煎 15 分钟，取出药汁与第 1 次药汁混合，分 2 次服用，早晚各服用 1 次。

【处方总结】 其组方中用桂枝以利关节，温经通脉，和营通阳，利水下气，行瘀补中；利用当归主一切风，一切气，养新血；利用杜仲、续断、枸杞子以温而能补，辛而能润，清肝滋肾，益精强阳而补髓；地龙用于痹症，关节痛，经络不利者，与方中当归、生黄芪、桃仁配伍以益气活血，化瘀通络而止痛，与车前子配伍能降压利小便。本组共治疗 197 例，其中显效 89 例，有效 81 例，可 27 例，有效率为 86.3%。

【来源】 赵永刚. 中药组方治疗腰椎管狭窄症 197 例 [J]. 世界中医药，2010，15（5）：326.

15. 壮骨通督汤

【组成】 鹿角胶 18g（烊化），桑寄生 18g，杜仲 15g，怀牛膝 15g，细辛 5g，肉桂 10g，人参 12g，丹参 18g，泽兰 10g，延胡索 10g。

【功效】 活血通督，补肾益气，活络定痛。

【主治】 腰部有外伤或劳损史，间歇性跛行，腰腿疼痛，下肢放射痛，在行走或后伸后加重，可有下肢肌肉萎缩或腿部、会阴区麻木。

【用法】 上药加水 500ml，浸泡 1 小时左右，先用武火前至沸腾，再用文火煎取浓缩液 300ml 左右，每日 1 剂，早晚各服 1 次。

【处方总结】 方中丹参活血祛瘀，宣络通痹，治腰膝痹瘘，病重难履，为活血药物之首；鹿角胶补血益精，善通督脉，峻补元阳，补益肝肾，强精活血，以助丹参行兼益气，人参补气，补气不致滞塞，活血不损元气，延胡索活血祛瘀，理气止痛，通滞散结；怀牛膝既能补肝肾，强筋骨，又能通血脉而利关节，桑寄生合杜仲补肾壮腰，肾气足则骨强，肝气充则筋健，肉桂温通经脉、散寒止痛，细辛用之加强肉桂温经止痛之功。下肢痹顽瘘废，麻木疼痛甚者酌加地龙、木瓜、五加皮；有舌苔白腻，脉濡缓，口渴不欲饮，怠倦困重，酌加苍术、茯苓、防己；兼有口渴欲饮，舌质红少苔，脉弦细，面色红赤，阴虚火炎，酌加炙黄柏、生地黄；疼痛甚者加乌药、三七；兼有游走窜痛、痛无定处、顽麻不仁者，酌加威灵仙、秦艽、羌活。本组共32例，优24例，良5例，可2例，差1例，总有效率为90.6%。

【来源】刘太红.壮骨通督汤治疗腰椎管狭窄症的体会[J].中医中药，2012，26（10）：244.

16. 行气活血止痛方

【组成】川牛膝、枳壳、当归、川芎各15g，杜仲、鸡血藤、丹参、延胡索、地龙、僵蚕各10g，苍术、白术、茯苓、猪苓各6g，甘草3g。

【功效】行气活血，散结止痛。

【主治】腰痛及下肢麻木疼痛，站立、腰部后仰或步行后加重，以间歇性跛行症状为主。中医辨证为气滞血瘀型。

【用法】加水煎煮至200ml，分早晚两次服用。

【处方总结】方中枳壳理气宽中、行滞消胀，当归、川芎活血止痛，川牛膝补益肝肾、滋养筋肉，四药共为君药；鸡血藤、丹参行血活血，杜仲补益肝肾、强筋骨，地龙、僵蚕祛除风湿，延胡索祛风止痛；茯苓、猪苓、苍术、白术归脾、胃经，具有健脾、燥湿利水作用，在活血通络、行气的同时兼以利湿。本组共观察43例，治疗痊愈13例（30.23%），显效15例（34.88%），有效1例（23.26%），无效5例（11.63%），治疗有效率为88.37%。

【来源】李睿.行气活血止痛方治疗腰椎管狭窄症的临床效果[J].陕西中医，2016，37（9）：1200-1202.

小结

腰椎管狭窄症是临床常见病和多发病，目前对于此病，临床效果较难以确定，一般最后仍需要进行手术治疗。中医方剂在缓解患者症状方面，有一定的临床效果。近年来，我国医务人员对中医方剂对腰椎管狭窄症的间歇性跛行等的改善进行了临床及实验研究，取得了一定的科技成果。目前中医治疗方法，方药部分主要是以汤剂内服和外用为主。从近些年的文献来看，腰椎管狭窄仍然是临床效果较差的疾病，对于症状轻的患者，中医的非手术治疗方法的应作为治疗腰椎管狭窄症的首选治疗方法，特别是综合疗法的应用一定程度上提高了疗效。

本次共入选 16 方，其中经典方 3 例，名中医验方 4 例，治法主要是以补益肝肾、活血化瘀、通络止痛、祛风寒湿、健脾清热利湿等为主，部分方剂依据辨证的侧重不同加入健脾益气类等药物。中医认为，水湿痰浊与气滞血瘀密不可分，血滞为瘀，津停为痰，痰可碍血，瘀能化水，腰椎管狭窄症患者兼有痰湿阻滞证是此类证型病程缠绵、顽固不愈的原因，因此在本病的治疗中活血化瘀通络的同时，注重对化痰祛湿药物的使用。目前，临床常用的方剂中以杜仲、牛膝、当归、鹿角胶、独活、黄芪、地龙、桃仁、丹参等最为常用。腰椎间盘突出症与腰椎管狭窄症是腰椎疾病中最为常见的两个病。然而，搜集近二十年的文献，相较于腰椎间盘突出症来说，治疗腰椎管狭窄的方剂数目明显为少，方剂组成种类较少，可能也是单一采用中药或保守治疗治疗腰椎管狭窄症疗效不高的一种反映。

常用中药药理

桑寄生

【**性味**】苦，平。

【**归经**】归肝、肾经。

【**功效**】祛风湿，补肝肾，强筋骨，安胎。

【**主治**】风湿痹痛，腰膝酸痛，胎动不安，胎漏下血等。

【**用法用量**】水煎服，每日 10～20g，亦可浸酒服。

【**药理作用**】

　　1. 对心血管系统影响　本品能降血压，舒张冠状动脉，增加冠脉血流量，槲寄生还有抑制血小板聚集和抗血栓形成的作用。

　　2. 其他作用　桑寄生有利尿、抗病毒等作用。

【**各家论述**】

　　1.《神农本草经》："主腰痛，小儿背强，痈肿，安胎，充肌肤，坚发、齿，长须眉"。

　　2.《名医别录》："主金疮，去痹"。

　　3.《日华子本草》："助筋骨，益血脉"。

　　4.《滇南本草》："治筋骨疼痛，走筋络，风寒湿痹"。

　　5.《本草蒙筌》："散疮疡，追风湿，却背强腰痛"。

　　6.《本经逢原》："寄生得桑之余气而生，性专祛风逐湿，通调血脉"。

　　7.《本草求真》："桑寄生，号为补肾补血要剂。缘肾主骨，发主血，苦入肾，肾得补则筋骨有力，不致痿痹而酸痛矣。甘补血，血得补则发受其灌荫而不枯脱落矣。故凡内而腰痛、盘骨笃疾、胎堕，外而金疮、肌肤风湿，何一不借此认为主治乎"。

鹿角胶

【性味】 甘、咸，温。

【归经】 归肾、肝经。

【功效】 温补肝肾，益精养血。

【主治】 肝肾不足所致的腰膝酸冷，阳痿遗精，虚劳羸瘦，崩漏下血，便血尿血，阴疽肿痛。

【用法用量】 3～6g，烊化兑服。

【使用注意】 阴虚火旺者忌服。

【药理作用】

1. 促进淋巴母细胞转换，对人体的淋巴母细胞转换有促进作用。

2. 能促进周围血液中的红细胞、白细胞、血小板的量增加。

3. 对豚鼠进行性肌营养障碍症，有显著的防治和治疗作用。

4. 促进钙的吸收使血中钙略有增高，这种钙质载运作用可能与其所含甘氨酸有关，钙能降低毛细血管通透性，使渗出减少，有消炎、消肿和抗过敏作用。

【各家论述】

1. 《本草经疏》："凡作劳之人，中气伤绝……折跌伤损，则血瘀而成病，甘温入血，通行又兼补益，故折跌伤损自愈。"

2. 《本草汇言》："鹿角胶，壮元阳，补血气，生精髓，暖筋骨之药也。前古主伤中劳绝，腰痛羸瘦，补血气精髓筋骨肠胃。"

第八章 急性腰扭伤

急性腰扭伤是指突然遭受间接暴力而致腰部剧烈疼痛、活动受限等的一种急性损伤，俗称闪腰、岔气。可发生于任何年龄，但以青壮年及体力劳动者多见。临床表现为伤后腰部一侧或两侧剧烈疼痛，持续不减，活动受限，深呼吸、咳嗽及用力排便时疼痛加重，个别患者伤后疼痛不重，但休息一夜后腰部剧痛。本病属于中医"腰部伤筋"的范畴，称为䐴腰痛或瘀血腰痛。

病因病机

急性腰扭伤多是由于弯腰做重体力劳动时因用力过猛引起某一韧带或肌肉的撕裂伤，同时导致相关筋膜的损伤；当单手提取重物时，如用力过猛，运动姿势不协调，身体失去平衡，导致部分肌肉强烈收缩扭曲而发生扭伤；腰骶部各种先天性畸形。中医学《诸病源候论·腰背痛·诸候》曰："䐴腰者，谓率然伤损于腰而致病也。此由损血搏放背脊所为……"说明外伤以后产生的腰痛是由于瘀血阻滞所造成。《金匮翼·卷六》曰："瘀血腰痛者，闪挫及强力举重得之，腰者，一身之要，屈伸俯仰，无不由之。若一有损伤，则血脉凝涩，经络壅滞，令人卒痛不能转侧，其脉涩，日轻夜重者是也。"精辟地叙述了急性腰扭伤发病的病因病机。

疾病分型

急性腰扭伤根据损伤部位的不同，临床表现的差异而有不同的分型。

1. 腰肌扭伤 骶棘肌最易受累而引起损伤。其好发部位以骶骨附着点处最常见，其次为棘突旁或横突上的腱膜附着处，而位于肌腹中部的撕裂则较少见。

2. 棘上韧带损伤 腰部棘上韧带较强大，但在第5腰椎至第1骶椎处常缺如或较为薄弱，而腰部活动范围较大，故也易造成损伤。

3. 棘间韧带损伤 腰部屈伸动作使棘突分开和挤压，棘间韧带的纤维之间相互摩擦，日久可引起变性。在此基础上，加之外伤因素，棘间韧带可发生断裂或松弛。

4. 腰椎小关节紊乱　当腰部突然过度前屈并向一侧旋转时，可使关节突关节间隙变大，滑膜进入关节间隙，直腰时将滑膜嵌住，发生急性腰痛。

5. 腰骶关节损伤　当脊柱发生屈曲、后伸和旋转运动时，都作用于关节突关节上，而关节有关节囊、韧带相连，允许一定的活动，但在过伸时遭到牵拉伤、撕裂和半脱位，导致腰骶关节损伤。腰骶部的异常结构如隐性脊柱裂、腰椎骶化也是诱发因素。

治 法 治 则

急性腰扭伤是临床常见病。现代医学治疗包括：①卧硬板床休息，避免腰部负荷过重劳动。②疼痛剧烈时，可口服吲哚美辛、布洛芬等药物止痛。③外用药可用扶他林涂擦患部或消炎痛膜敷贴患处，均可减轻疼痛。④压痛点明显者可用1%普鲁卡因（或加入醋酸氢化可的松1ml）做痛点封闭，并辅以物理治疗。

中医治疗的目的在于缓解肌肉痉挛，改善血液循环，消除瘀滞，加速瘀血的吸收，促进损伤组织的修复。治则：舒筋活血，消肿止痛，理筋整复。扭伤初期宜睡硬板床，采用口服汤剂或中成药，针灸，外用熏蒸热敷及手法按摩等。疼痛减轻后进行腰背肌功能锻炼。对于小关节紊乱型的腰扭伤，采用中医的旋扳手法治疗，通过对小关节的调整，能够快速缓解患者的腰部症状，但应该做好对急性腰扭伤的分类诊断。

内治方

1. 解痉汤

【组成】白龙须15～20g，钩藤根15g，当归尾15g，丹参20g，制乳没各6～10g，延胡索12g，白芍35g，炙甘草20g，伸筋草15g，生麻黄3g，熟地黄18g，草红花3g，续断12g。

【功效】活血行气，养血祛风，解痉舒筋。

【主治】急性腰扭伤并发筋挛。腰部剧痛，压痛点局限不移，一刺激即发生患部筋挛。腰肌强硬，腰脊向患侧倾斜。检查无脊柱骨骼、关节病变及附近内脏疾病。

【用法】每日1剂，水煮分两次温服。

【处方总结】"解痉汤"以中草药白龙须为主组成，白龙须别名八角枫，其味苦辛，微温，有小毒。功能散寒止痛，祛风湿，具有明显的松弛骨骼肌作用和一定的止痛作用。钩藤根平肝息风，舒筋活络，具有较好的止抽、定惊、镇静作用；当归、丹参、乳没（即活络效灵丹）有活血通络、止痛之功，为治疗瘀血腰痛之良药；丹参祛瘀生新，安神止痛；延胡索活血散瘀、行气止痛，具有镇静、缓解经筋痛，松弛肌筋之功效；白芍养血荣筋、平肝安脾、养阴通脉、缓急止痛；伸筋草能通络舒筋、祛风止痛；麻黄与熟地黄合用能温通筋脉腠理，补血而不腻，具有强壮神经之作用；红花小量能活血养血而息风；续断补肝肾、续筋骨、通血脉、利关节，具有促进肌筋再生的作用；炙甘草补脾益气，通络脉，具有温中缓急与调和诸药的作用。下肢加牛膝、木瓜；血瘀甚者加苏木、土鳖虫；气滞甚者加香附、重用乳香。血虚者加鸡血藤，痉甚者加蜈蚣、天麻。本组 27 例痊愈 21 例，显效 6 例，总有效率为 100%。

【来源】姜佐柏．解痉汤治疗急性腰扭伤并发筋挛 27 例报告 [J]．中国中医骨伤科杂志，1990，6（3）：44-46.

2. 郭氏挫伤眇痛汤

【出处】兰州中医骨伤科医院郭氏家传经验方

【组成】乌药 9g，香附 9g，青皮 9g，当归 9g，赤芍 9g，桃仁 12g，红花 9g，续断 9g，杜仲 15g，小茴香 9g，三七 3g，甘草 9g。

【功效】行气止痛，活血化瘀。

【主治】明显扭挫伤，腰部疼痛剧烈，活动受限，腰不能伸直，俯仰、转侧均感困难，局部明显压痛，脉多见浮弦而数。

【用法】水煎服，每日 2 次。

【处方总结】方中乌药、香附、小茴香、青皮以舒肝散寒、行气止痛，共解气滞，桃仁、红花、赤芍活血化瘀，当归养血滋阴，使祛瘀而不伤正，续断、杜仲养肝益肾，强筋壮骨；三七止血散血，止痛以增强疗效，甘草调和诸药。本组中共 123 例，均治愈，有效率为 100%。

【来源】郭玉涵．郭氏挫伤眇痛汤治疗急性腰扭伤 [J]．甘肃中医，1995，8（1）：19.

3. 腰痛方

【组成】乳香 9g，徐长卿 12g，威灵仙 12g，蕲蛇 9g，肉桂 3g，蒲公英 30g，苍术 9g，白术 9g。

【功效】补肾壮腰。

【主治】急性腰扭伤。腰部肿痛，活动受限，严重者不能行走甚至不能站立，X 线片显示腰椎未见明显异常。

【用法】水煎服，每日 1 剂。

【处方总结】自拟腰痛方中乳香具有活血化瘀、理气止痛的功效；徐长卿具有祛风止痛的功效；威灵仙具有祛风通络止痛的功效；蕲蛇具有很强的祛风通经作用；肉桂具有温通经脉、散寒止痛的功效；诸药配合具有很强的活血化瘀、理气止痛、祛风疏经通络作用，治疗急性腰扭伤具有很好的效果。蒲公英清热和胃，苍术清热燥湿和胃，白术理气健脾和胃，此三药合用既能防止前诸药伤害脾胃功能，又能促进诸药的吸收以增强疗效。肾阳虚者加巴戟天12g，淫羊藿12g，仙茅12g；肾阴虚者加用女贞子12g，墨旱莲12g，龟甲（先煎）12g，肾阴阳两亏者加熟地黄20g，山药12g，巴戟天12g，骨碎补12g，龟甲（先煎）12g。本组中治愈95例，显效10例，总有效率为90.5％。

【来源】林月明．自拟腰痛方加减治疗急性腰扭伤105例［J］．中国骨伤，1996，9（2）：41.

4. 王不留行汤

【组成】王不留行、木香、小茴香、土鳖虫各10g，延胡索30g，炮穿山甲粉（吞）2g，川牛膝20g，泽兰25g。

【功效】活血化瘀，利气消肿。

【主治】急性腰扭伤。

【用法】每日1剂，分上、下午2次水煎服。利用煎服中药残渣加水复煎加热，布包热敷腰骶部或骶髂部，每日2～3次。

【处方总结】方中王不留行、炮穿山甲、土鳖虫活血祛瘀；木香、小茴香、延胡索利气止痛；泽兰祛瘀活血、利水消肿；川牛膝祛瘀血、通血脉并引瘀血下行。外加药物热敷局部，疏通经络，调和气血，以达"通则不痛"的治疗目的。本组共治疗351例，痊愈218例；显效107例；有效26例，有效率为100％，治愈率（痊愈＋显效）达92.6％。

【来源】黄镇义．王不留行治疗急性腰扭伤351例疗效观察［J］．浙江中西医结合杂志，1999，9（5）：344-345.

5. 活血镇痛汤

【出处】老中医林如高先生经验方

【组成】川芎、当归、白芍、生地黄、桔梗、连翘、骨碎补、续断、枸杞子各9g，防风、桃仁各6g，制乳香、制没药、三七、甘草各4.5g，茯神12g。

【功效】活血化瘀，舒筋止痛。

【主治】急性腰扭伤。

【用法】每日1剂，水煎服，早晚各服1次，并卧硬板床休息。

【处方总结】本方在四物汤基础上增减而成，原用于筋骨损伤初期。四物汤是治疗血证之基本方，配合桃仁、乳没、三七而起到活血化瘀，舒筋止痛的作用。桔梗宣提气机，而起到祛瘀活血的作用。"腰为肾之府"故取补益肝肾之药枸杞子、续断、骨碎补以补益肝肾。加上茯神宁心安神，防风、连翘祛风清热以防瘀血日久化热。甘草调和诸药。本组中共30例，治愈26例，显效4例，总有效率为100%。

【来源】沈俊散.活血镇痛汤治疗急性腰扭伤 [J].海峡药学，1997，9（3）：59.

6. 三香伸筋汤

【组成】木香9g，香附9g，制乳香9g，伸筋草30g，制没药9g，桃仁6g，红花9g，泽兰9g，牛膝9g，土鳖虫6g，延胡索30g，地龙9g。

【功效】活血化瘀，理气通络，消肿止痛。

【主治】大多有明显的外伤史，腰部一侧或两侧疼痛剧烈，不能挺直，俯仰屈伸、转侧起坐均感困难，患者常以手扶腰部前来就诊，严重者不能站立。

【用法】水煎服，每日1剂，分2次服。

【处方总结】三香伸筋汤中，木香、香附行气活血、祛瘀止痛；制乳香、制没药、土鳖虫、地龙、延胡索、桃仁、红花活血消肿、通络止痛；泽兰配牛膝行血、利水、消肿。肾虚者加菟丝子9g，补骨脂9g，枸杞子12g。100例中除20例严重者辅以腰部斜扳手法治疗外，皆内服6～12剂三香伸筋汤加减后痊愈，有效率为80%。

【来源】徐俊明，郭淑丽，李华.三香伸筋汤治疗急性腰扭伤 [J].山东中医杂志，2008，27 (11)：756.

7. 血府逐瘀汤

【出处】清·王清任《医林改错》

【组成】桃仁6g，红花6g，当归9g，赤芍9g，生地黄9g，川芎6g，柴胡9g，枳壳9g，桔梗5g，牛膝9g，甘草3g，续断9g，杜仲9g，土鳖虫10g。

【功效】活血化瘀，理气止痛。

【主治】有腰部扭伤史，腰部一侧或两侧剧烈疼痛，活动受限，不能翻身、坐立和行走，常保持一定的强迫姿势，以减少疼痛；腰肌、臀肌痉挛，或可触及条索状硬物，损伤部位有明显的压痛点，脊柱生理弧度改变。

【用法】将上药冷水浸泡30分钟，煎煮20分钟，第1次滤出汤汁，再加水煎煮15分钟，将2次的汤汁混合，分早晚两次服用。

【处方总结】方中桃仁、红花、活血祛瘀而止痛；赤芍、川芎助桃红活血祛瘀；牛膝活血通经、祛瘀止痛、引血下行；生地黄、当归养血益阴、清热活血；桔梗、枳壳、柴胡尤善理气行滞，使气行则血行；腰为肾之府，续断善能活血祛瘀，又能壮骨强筋，有续筋骨、疗伤止痛之能；杜仲补肾强筋扶正固本；土鳖虫咸寒，归肝经，性善走窜入血，能活血消肿止痛，续筋接骨疗伤。局部痛点固定不移，偏血瘀，加乳香 6g，没药 6g；局部窜痛，胀痛无定处，偏气滞加延胡索 9g，香附 9g；伴腹部胀痛、便秘、尿黄赤、舌苔黄腻、脉濡数，偏湿热者，加大黄 6g，忍冬藤 30g，厚朴 9g。本组共治愈 117 例，有效 9 例，总有效率为 100%。

【来源】林娟菁．血府逐瘀汤加味治疗急性腰扭伤 126 例 [J]．福建医药杂志，2009，31（5）：171．

8. 活络效灵丹

【出处】张锡纯《医学衷中参西录》

【组成】当归 20g，丹参 15g，乳香 10g，没药 10g，土鳖虫 10g，续断 15g，杜仲 25g。

【功效】祛瘀止痛，益肾续筋。

【主治】急性腰扭伤。

【用法】每日 1 剂，水煎 2 次，煎汁混合约为 400ml，早晚分服；药渣趁热外敷伤处（以痛点为中心）温度适中，以免烫伤肌肤，时间为 1～2 小时。

【处方总结】方中当归养血活血，通经止痛；丹参通行血脉，祛瘀生新止痛而不伤正气；乳香、没药活血消肿，行气止痛；土鳖虫破血逐瘀，续筋能力强，续断擅长活血化瘀，续筋接骨，二药配伍为佐助，以加强当归、丹参的活血祛瘀的作用；杜仲补益肝肾，强筋骨，并引诸药直达病所，以达标本兼治之功。本组治愈 30 例，好转 17 例，无效 3 例，总有效率为 94.00%。

【来源】周锦先．活络效灵丹加味治疗急性腰扭伤 50 例临床观察 [J]．中国中医急诊，2012，21（2）：288．

9. 身痛逐瘀汤

【出处】清·王清任《医林改错》

【组成】秦艽 9g，川芎 6g，桃仁 9g，红花 9g，羌活 6g，当归 15g，没药 9g，五灵脂 6g，香附 6g，牛膝 9g，地龙 6g，青皮 6g，麻黄 6g，甘草 6g。

【功效】活血行气，祛瘀通络，通痹止痛。

【主治】急性腰扭伤。

【用法】加水 400ml，煎 30 分钟，取汁 200ml，再加水 200ml，取汁

100ml，两煎相混，分3次温服，1剂/日。

【处方总结】方中川芎辛香行散，温通血脉，活血祛瘀，行气开郁而止痛；红花活血祛瘀止痛；当归、桃仁兼有润肠通便之功，可预防该病卧床导致的便秘；没药、五灵脂活血兼有止痛之功；青皮入肝经，具有破气行滞的功效，能帅诸药而通关；辅以通络宣痹止痛之秦艽、羌活、地龙；佐以香附调理气机；牛膝引血下行；甘草调和诸药。疼痛剧烈者加延胡索9g，三七9g；腰膝酸软者加桑寄生9g，杜仲9g。本组中治愈81例，显效29例，有效8例，无效2例，总有效率为98.3%。

【来源】白巨平，左大鹏，高宏杰. 加味身痛逐瘀汤治疗急性腰扭伤120例［J］. 中医药导报，2012，18（9）：118.

10. 归芍伤筋汤

【组成】当归15g，威灵仙20g，红花9g，川牛膝15g，白芍30g，三棱10g，莪术10g，鸡血藤20g，川芎10g，续断20g，延胡索10g，徐长卿20g，甘草10g。

【功效】活血化瘀，通络止痛。

【主治】腰骶部有明显的疼痛点和肌痉挛，伴脊柱侧弯以减轻疼痛，有明显的放射性牵涉痛，咳嗽、小便时加重；体格检查：有明显的局限性压痛点，肌痉挛、僵硬，脊柱侧凸畸形，活动受限。

【用法】水煎服，每日1剂。

【处方总结】当归、红花、川牛膝活血化瘀止痛，三棱、莪术活血散结止痛，川芎、延胡索行气活血止痛，白芍、甘草养阴柔筋、缓急止痛，威灵仙、鸡血藤、徐长卿祛风除湿，通络止痛，续断续筋强骨。本组观察病例45例，治愈10例，显效22例，有效13例，无效0例，显效率为71.1%，有效率为100%。

【来源】陈文革，袁林，姜锦林，等. 归芍伤筋汤内服联合通络止痛散外敷治疗急性腰扭伤45例［J］. 中国实验方剂学杂志，2014，20（24）：221-224.

11. 活血利水方

【组成】黄芪20g，泽兰10g，牛膝10g，防己10g，延胡索10g，赤芍10g。

【功效】活血利水，止痛。

【主治】腰骶部有明显的疼痛点和肌痉挛，伴脊柱侧弯以减轻疼痛，有明显的放射性牵涉痛，咳嗽、小便时加重；体格检查有明显的局限性压痛点，肌痉挛、僵硬，脊柱侧凸畸形，活动受限。

【用法】水煎服，每日 1 剂。

【处方总结】黄芪味甘，性微温，归脾、肺经，补气健脾、利尿消肿，最善补气。气为血之帅，气行推动血行，用之可增强活血祛瘀之功效，亦可取其益气增强利水消肿之功，两擅其功，共收活血利水之功效；泽兰、川牛膝二药，既可活血，又可利水消肿；延胡索活血行气止痛，增强活血行气、祛瘀止痛之功效；赤芍味苦，性微寒，活血凉血，活血的同时尤可治疗血瘀证之发热；防己味苦性寒，善于止痛利水。本组观察病例 30 例，优 18 例，良 8 例，中 3 例，差 1 例，优良率为 86.7%。

【来源】熊道森，杨少锋．活血利水方治疗急性腰扭伤 30 例疗效观察[J]．湖南中医杂志，2016，32（3）：88-89.

12. 活血止痛汤

【组成】川芎 10g，当归 15g，苏木 10g，红花 10g，土鳖虫 10g，生地黄 12g，赤芍 10g，陈皮 6g，延胡索 10g，伸筋草 10g。

【功效】理气活血，滋补肝肾。

【主治】腰骶部有明显的疼痛点和肌痉挛，伴脊柱侧弯以减轻疼痛，有明显的放射性牵涉痛，咳嗽、小便时加重；体格检查有明显的局限性压痛点，肌痉挛、僵硬，脊柱侧凸畸形，活动受限。

【用法】水煎服，每日 1 剂。

【处方总结】川芎、赤芍、土鳖虫、陈皮、生地黄具有理气活血的功效；当归补血活血，改善血瘀；伸筋草消肿散寒、舒筋活血；苏木、延胡索、红花具有改善血瘀、缓解疼痛以及加强活血的功效。本组观察病例 34 例，治愈 26 例，显效 4 例，有效 2 例，无效 2 例，有效率为 94.12%。

【来源】王坚，朱杭，潘浩，等．活血止痛汤治疗急性腰扭伤的疗效观察[J]．中国中医药科技，2016，23（4）：473-474.

外治方

1. 自拟腰痛透敷方

【组成】当归 20g，赤芍 18g，桂枝 18g，骨碎补 18g，苏木 18g，苍术 18g，香附 20g，红花 20g，防风 18g，草乌 15g，伸筋草 20g，舒筋草 20g。

【功效】活血祛瘀，祛湿消积，通络止痛。

【主治】有腰部扭伤史，腰部一侧或两侧剧烈疼痛，活动受限，保持一定的强迫姿势，腰肌臀肌痉挛，或可触及条索状硬物，损伤部位有明显的压痛点。

【用法】将上述药物装入袋中，用温水浸湿，放至透敷器上加热到40℃左右取出，将腰袋放于患者疼痛部位（待腰袋温度降低后使用透敷器反复加热），每次治疗20～30分钟，每日1～2次。

【处方总结】当归、赤芍、苏木、红花，有活血祛瘀、消肿止痛之功，再配接骨续筋的骨碎补，目的在于消除损伤；香附为行气药，能行血中之气，有气行则血行之意；桂枝、防风、草乌、伸筋草、舒筋草、苍术，均为祛风除湿之品，因为损伤之后，不仅气血运行受阻，风湿邪气也乘虚而入，停滞患处，故配上药，目的在于治疗风湿，以冀风湿得去而呈舒筋活络之效。本组治愈25例，好转11例，有效率为100%。

【来源】林月明.自拟腰痛方加减治疗急性腰扭伤105例［J］.中国骨伤，1996，9（2）：41.

2. 辛夷止痛散

【出处】浙江省嘉兴市第一医院院内经验方

【组成】辛夷（剥去苞片、花瓣，取雄蕊、雌蕊用）50g，白芷10g，丁香10g，大茴香10g，肉桂10g，细辛3g。

【功效】祛寒通络，行瘀活血，消肿止痛。

【主治】急性腰扭伤。

【用法】混合粉碎成细末灌瓶密封备用。用时取1g掺入烊化的膏药上，贴于最明显的痛点。5～7日外敷1贴膏药，2贴为1个疗程。

【处方总结】本方师承老药工经验方，辛夷辛温，祛风湿、散风寒、通肺窍。本方重用辛夷，辛夷之雄蕊、雌蕊有特殊香气，具有祛寒止痛功效。白芷辛温，活血消肿止痛。细辛辛温，温经、祛风散寒止痛。公丁香辛温，温中散寒。大茴香辛温，祛寒止痛。肉桂辛、甘、大热，祛寒止痛、补火助阳、通血脉。以上6味药物均辛温，辛则横走，温则发散，具有祛寒通络、行瘀活血、消肿止痛的作用。本组临床治愈94例，显效39例，无效18例，总有效率为88.1%。

【来源】胡钦禄，范平国.经验方辛夷止痛散外敷治疗急性腰扭伤151例［J］.辽宁中医药大学学报，2008，10（6）：99.

3. 中药湿热敷方

【组成】桃仁、桂枝、羌活、独活各20g，红花、川芎、赤芍、苏木、伸筋草、当归各15g，桑枝、海风藤、透骨草、乳香、没药、千年健、威灵仙、忍冬藤各30g。

【功效】活血化瘀，温经通络，消肿止痛。

【主治】急性腰扭伤气滞血瘀型：闪挫及强力负重后，腰部剧烈疼痛、肌肉痉挛，腰不能挺直，俯仰、屈伸、转侧均困难，舌质暗红或有瘀点，苔薄，脉弦紧。

【用法】中药用布包先泡 30 分钟，再煎煮 30 分钟，再与毛巾（70cm×32cm 的两块对折结合）煎煮 30 分钟。根据疼痛部位拧干毛巾水分，选用 3~4 块毛巾叠敷，第一块接触皮肤的毛巾以患者能忍受为度（38~42℃），其他毛巾使用煮沸后的温度。

【处方总结】本方中桃仁、红花、川芎活血化瘀，当归补血行气，桂枝、羌活、独活温经活血通络，乳香、没药、苏木、赤芍活血散瘀，威灵仙、千年健、桑枝、海风藤、伸筋草、忍冬藤活络舒经（偏于瘀于肌表拘挛经络之证）。本组痊愈 1 例，有效 35 例，无效 2 例，总有效率为 95%。

【来源】陈明仙. 中药湿热敷配合推拿治疗气滞血瘀型急性腰扭伤疗效观察 [J]. 现代中西医结合杂志，2012，21（22）：2446-2447.

小结

中医学将急性腰扭伤归属于闪腰、岔气、腰部伤筋、瘀血腰痛之范畴。轻者为骶棘肌和腰背筋膜不同程度的损伤；较重者可发生棘间韧带的损伤；严重者可发生滑膜嵌顿后关节紊乱。损伤后可出现刺痛、胀痛或牵扯痛，疼痛一般较剧烈，有的不能翻身起床、站立或行走，有的不能挺直腰部或俯仰转侧均感困难，咳嗽或深呼吸时疼痛加重，给患者身心带来极大的痛苦，严重影响工作、学习和生活质量。《金匮要略》有"瘀血腰痛者，闪挫及强力举重得之，若一有损伤，则血脉凝涩，经络壅滞，令人卒痛不能转侧，其脉涩，日轻夜重"的记载，认为腰部急性损伤后，筋肉、经络、气血损伤，关节结构紊乱，气血瘀于内，不通则痛，功能受限。辨证分型包括气滞血瘀型、湿热瘀阻、寒湿侵袭、肾虚型等。

本次入选 15 方，内治方 12 例，外治方 3 例，经典方 3 例。治法中包括活血行瘀、温经通络、消肿止痛、祛湿消积、补肾壮腰、理气止痛、养血祛风等。药物中以活血化瘀止痛的当归、桃仁、红花、乳香、没药，行气止痛的香附，补肾壮腰的杜仲、续断、牛膝为主，加之土鳖虫消肿止痛，伸筋草、透骨草、独活、地龙等通络止痛。以当归、红花、延胡索、续断、牛膝、乳香、没药、土鳖虫、川芎、续断为最常用的中药，多以活血药居多，这与患者急性腰扭伤后损伤局部脉络、血溢脉外阻滞经络，多为血瘀气滞有关。所搜集方中的辛夷止痛散在外用方中加入解表药辛夷，利用其具有香气，通透皮肤，助药力直达病所，值得在临床中加以借鉴。泽兰也是在治疗此类方中常出现的一种中药，味苦、辛、微温，归肝、脾经，具有活血祛瘀、利尿退肿之功，此药在消肿止痛方面体现了中医的"血不利则为水"的理念，在治疗腰椎神经根水肿方面也多增加此类药物，值得临床中借鉴。

常用中药药理

泽 兰

【性味】苦，辛，微温。

【归经】归肝、脾经。

【功效】活血祛瘀，行水消肿。

【主治】跌打伤痛，胸胁疼痛以及痈肿，血滞经闭，经行腹痛，月经不调，腹中包块，产后瘀滞腹痛等证；产后小便不利，身面浮肿。

【用法用量】内服：煎汤，每日 10～15g；或入丸、散。外用：捣敷或煎水熏洗。

【使用注意】无瘀血者慎服。

【药理作用】

1. 抗凝血作用　动物实验，给大白鼠喂饲泽兰煎剂，而后头颈总动脉放血，观察饲泽兰煎剂前后体外血栓形成的时间、重量、长度，测定比较血小板计数和聚集、凝血酶原时间、血浆纤维蛋白原以及优球蛋白溶解时间，进而测定泽兰对血液凝固性的影响，结果表明，泽兰通过减少血小板数，抑制血小板功能，抑制内、外凝血功能，促进纤溶活性等环节，从而抗体外血栓的形成。

2. 地瓜儿苗全草制剂　（泽兰又名地瓜儿苗）有强心的作用。

【各家论述】

1.《雷公炮炙论》："能破血，通久积"。

2.《日华子本草》："通九窍，利关脉，养血气，破宿血，消癥瘕，产前产后百病，通小肠，长肉生肌，消补损瘀血，沿鼻洪吐血，头风目痛，妇人劳瘦，丈夫面黄"。

3.《频湖集简方》："治疮肿初起，及损伤瘀肿：泽兰捣封之。"

4.《本草正义》："其治金疮痈肿疮脓者，专入血分而行瘀排脓消肿也"。

5.《本经》："主乳妇内衄，中风余疾，大腹水肿，身面四肢浮肿，骨节中水，金疮痈肿"。

香 附

【性味】辛、微苦、微甘，平。

【归经】归肝、三焦经。

【功效】疏肝理气，调经止痛。

【主治】骨伤科病患者肝郁气滞的胁肋作痛、脘腹胀痛，寒凝肝脉的疝痛牵引少腹，以及痛经、月经不调、乳房胀痛等。

【用法用量】内服：煎汤，每日 6～12g；亦可入丸、散剂服。外用：研末撒，调敷或做饼热熨。

【使用注意】气虚及阴虚血热者慎服。

【药理作用】香附能抑制子宫，其作用性质似当归素而较弱。挥发油有轻度雄激素样活性。香附醇提物有抗炎、镇痛及一定的解热作用。香附烯及香附油对金黄色葡萄球菌、宋氏痢疾杆菌有抑制作用。此外，尚有降压、强心作用。

【各家论述】

1.《本草纲目》："生则上行胸膈，外达皮肤，熟则下走肝肾，外彻腰足。炒黑则止血，得童便浸炒则入血分而补虚，盐水浸炒则入血分而润燥，青盐炒则补肾气，酒浸炒则行经络，醋浸炒则消积聚，姜汁炒则化痰"。

2.《单方验方新医疗法选编》："治跌打损伤：炒香附四钱，姜黄六钱。共研细末，每日服三次，每次服一钱。孕妇忌服"。

第九章
胸腰椎压缩性骨折

本章所说的胸腰椎压缩性骨折主要是指由骨质疏松所引起。骨质疏松性椎体压缩性骨折是脊柱疾病中较为常见的一种疾病，好发于胸椎及腰椎，主要病因为骨质疏松症，加之外伤后外力对椎体骨折的压缩导致。一般患者均表现为局部压痛、叩痛，翻身、转侧困难，多不伴有下肢放射痛及麻木等神经刺激症状。

病 因 病 机

胸腰椎压缩性骨折，主要是来自头、足方向的传达暴力（如从高处跌下时，足或臀部着地，或重物由高处下落，击于患者头部、肩部或背部时，冲击的压缩暴力传到脊柱），使脊柱骤然过度屈曲所形成。由于脊柱的屈曲位受伤，外力集中到一个椎体前部，同时又受到上、下椎体的挤压，故该椎体被压缩，而呈楔形，并向后移位，损伤脊髓或马尾神经。

在中医学中，称为"骨痿"。"肾藏精主骨生髓"，肾精充足则骨得以滋养，筋骨强健。肾虚精亏，则化骨无源，筋骨痿弱。"骨伤内动于肾，筋伤内动于肝"，骨质疏松与肝肾关系密切，则该病在本为肝肾不足。患者多由外伤所致，则有"凡从高处坠下，伤损肿痛"，因此该病在标为气滞血瘀，形伤肿痛。外力所致机体损伤，脉络瘀阻，气机阻滞，经脉之血运行不畅，血溢脉外，瘀滞不通，不通则痛。

治 法 治 则

骨质疏松性骨折一般以非手术治疗为主，微创手术可有效地缓解疼痛，早期下床活动；仅少数有神经症状者给予前路或后路手术，辅以内固定。必须重视对骨质疏松本身的治疗，这是治疗的基础，可以缓解症状，巩固疗效，防止日后骨折的再发生。TLICS评分是指导胸腰椎骨折的重要指导原则，目前已成为临床通用评定指标，其在指导胸腰椎骨折患者的治疗选择中发挥了极大的作用，对于不稳定的骨质疏松性骨折也具有指导意义。

非手术治疗：①卧床休息，休息时间为2～3个月；②佩戴特制的塑料支具，佩带时间一般为 3 个月；③服用止痛药物；④治疗原发性骨质疏松症；⑤饮食疗法和理疗等。

手术治疗：包括经皮椎体成形术（PVP）、经皮椎体后凸成形术（PKP）、椎弓根螺钉内固定系统手术治疗等方法。经皮球囊椎体后凸成形术是医师在影像系统的辅助下，通过可膨胀的骨扩张器进入椎体，在椎体扩张形成的空隙内，低压状态下注入适量的骨水泥，从而恢复椎体高度，纠正后凸畸形，快速缓解疼痛的一种微创治疗方法。经皮椎体后凸成形术（PKP）是目前临床中应用较多的治疗方法，具有微创性、安全性高等优点，可快速缓解疼痛，并有利于早期活动，避免长期卧床导致的并发症。

1. 身痛逐瘀汤

【出处】 清·王清任《医林改错》

【组成】 秦艽 3g，川芎 6g，桃仁 9g，红花 9g，甘草 6g，羌活 3g，没药 6g，当归 9g，五灵脂 6g，香附 3g，地龙 6g。

【功效】 活血行气，祛瘀通络，通痹止痛。

【主治】 有外伤史，有腰背部疼痛，转动时疼痛加剧，有压痛、叩击痛，咳嗽及打喷嚏时加重。经 X 线片及磁共振成像检查有单纯椎体楔形压缩骨折，压缩＜1/3。

【用法】 水煎服，每日 1 剂，早晚分服。

【处方总结】 王清任的身痛逐瘀汤是活血祛瘀、通经祛邪之法合用。方中秦艽祛风利湿、缓解拘挛、止痛，羌活祛风湿、散风寒，二者合用祛除外邪；当归补血活血、濡养经脉；五灵脂、红花、桃仁、川芎、没药活血化瘀，川芎为血中气药，既行血滞，又行血中湿气；没药活血止痛，通十二经脉；桃仁、红花破血行瘀能力强，五灵脂通利血脉、活血散瘀，治疗瘀血所致的各种疼痛；地龙通经活络，引药下行直达病所；香附开郁行气，通行十二经八脉，达通则不痛；牛膝入肝、肾，补肝肾，强筋骨，散瘀血；羌活散寒除湿、散瘀止痛；甘草调和诸药、缓急止痛。本组观察 30 例，治愈 23 例；有效 6 例；无效 1 例，有效率为 96.67%。

【来源】 孙国荣，谢义松，肖四旺.身痛逐瘀汤治疗胸腰椎单纯楔形压缩性骨折 30 例总结 [J].湖南中医杂志，2014，30（10）：67-68.

2. 补肾健骨汤

【组成】 山药、穿山甲、续断、淫羊藿、补骨脂、黄芪各 30g，当归、熟地黄各 15g，茯苓、鹿角霜各 20g，葛根 60g，红花 10g。

【功效】 补肝益肾，强筋健骨。

【主治】 胸背、腰背部疼痛，强迫体位，胸腰椎后凸畸形，活动障碍，影响睡眠。主要体征：受累椎体部位棘突叩压痛。经 X 线、CT、MRI 等检查确诊椎体骨折。

【用法】水煎服，每日 1 剂，早晚分服。

【处方总结】方中茯苓、山药健脾，熟地黄强筋健骨，淫羊藿和补骨脂有活血补肾的作用，穿山甲、续断和黄芪益气活血、止痛。本组观察 30 例，治愈 21 例；有效 8 例；无效 1 例，有效率为 96.67％。

【来源】范宏元，孙珺，赵婧，等. 补肾健骨汤联合西药治疗老年骨质疏松性胸腰椎压缩性骨折的临床研究 [J]. 中国现代医学杂志，2015，25（13）：69-72.

3. 壮骨汤

【组成】淫羊藿、枸杞子、茯苓、川牛膝、女贞子、当归各 10g，骨碎补、续断、杜仲、黄芪各 15g，菟丝子、延胡索各 8g，赤芍、白芍各 6g。

【功效】补肾壮骨。

【主治】有外伤史，有腰背部疼痛，转动时疼痛加剧，有压痛、叩击痛，咳嗽及打喷嚏时加重。经 X 线片及磁共振成像检查有单纯椎体楔形压缩骨折，压缩＜1/3。

【用法】水煎服，每日 1 剂，早晚分服。

【处方总结】方中骨碎补具有补肾强阳之功效，可促进愈合，抑制疼痛，且能够改善软骨细胞功能，抑制细胞的退行性改变，避免骨关节病变；淫羊藿补肾虚、助阳；当归养血补血，活血化瘀；菟丝子补肝肾养阴，益精填髓；川牛膝、续断、杜仲补肝肾强筋骨；赤芍可清热解毒、祛瘀止痛；延胡索可治气中血滞，行血中之气虚，可用于缓解疼痛。本组观察 30 例，治愈 23 例；有效 6 例；无效 1 例，有效率为 96.67％。

【来源】张龙生，吴维毅，唐霸. 壮骨汤治疗老年性骨质疏松性脊柱压缩性骨折临床观察 [J]. 新中医，2015，47（7）：163-164.

4. 活血补肾通络方

【组成】熟地黄 20g，黄芪 20g，淫羊藿 15g，红花 10g，三七 5g，穿山甲 5g，当归 12g，菟丝子 10g，牛膝 12g，补骨脂 8g，续断 8g，甘草 9g。

【功效】活血补肾通络。

【主治】有腰背部疼痛，转动时疼痛加剧，有压痛、叩击痛，咳嗽及打喷嚏时加重。经 X 线片及磁共振成像检查有单纯椎体楔形压缩骨折，压缩＜1/3。

【用法】水煎服，每日 1 剂，早晚分服。

【处方总结】方中淫羊藿、当归、牛膝可补肾填精，黄芪可补中益气，熟地黄、山茱萸可滋阴益精，补骨脂、续断可补肾强骨，续伤止痛，三七、红花可活血化瘀、通络止痛，穿山甲可活血散结，甘草调和诸药。本组观察36例，治愈3例；好转30例；无效3例，有效率为91.67%。

【来源】刘毓，蓝国建，李笔锋. 活血补肾通络方治疗老年压缩性骨折36例 [J]. 新中医，2015，35（9）：2108-2109.

5. 补肾壮骨汤

【组成】淫羊藿5g，巴戟天10g，紫河车3g，白术6g，黄芪10g，五加皮6g，丹参15g，生地黄10g，龙骨6g，山药15g，牡蛎15g。

【功效】补益肾精，行气活血，强壮骨骼。

【主治】经X线、CT及MRI确诊为椎体老年性骨质疏松压缩性骨折，中医辨证为肝肾不足证。

【用法】水煎服，每日1剂，早晚分服。

【处方总结】方中淫羊藿、巴戟天强筋壮骨，补肾助阳；紫河车益精，补气，养血；白术、黄芪益气健脾；五加皮、丹参祛瘀止痛，凉血活血；山药、生地黄、龙骨、牡蛎补肾精强骨骼。本组观察35例，治愈20例；好转13例；无效2例，有效率为94.29%。

【来源】王鏊泉，周海纯. 补肾壮骨汤联合椎体成形术治疗老年骨质疏松性胸腰椎压缩性骨折的临床观察 [J]. 中医药信息，2016，33（2）：102-103.

6. 补肾活血汤

【出处】《伤科大成》

【组成】熟地黄15g，杜仲12g，补骨脂12g，菟丝子9g，当归12g，丹参20g，威灵仙9g，枸杞子12g，白芍9g，山茱萸9g，肉苁蓉9g，川牛膝12g，五加皮9g。

【功效】补肝益肾，活血化瘀止痛，强筋健骨。

【主治】胸背、腰背部疼痛，强迫体位，胸腰椎后凸畸形，活动障碍，影响睡眠。主要体征：受累椎体部位棘突叩压痛。经X线、CT、MRI等确诊椎体骨折。

【用法】水煎服，每日1剂，早晚分服。

【处方总结】方中以熟地黄为君药，具有养肝肾、强筋骨、填精髓等功效；当归、丹参为臣药，具有到活血化瘀、通络止痛的功效；杜仲、山茱萸、枸杞子、肉苁蓉、五加皮均能助君药补益肝肾、强筋健骨，五加皮还能通经活络、利水消肿，也为臣药；白芍养血敛阴，可帮助当归补血养血，还可柔肝缓急止痛，为佐药；川牛膝，既能补肝肾、强筋骨，又能引药下行，活血通络，通利腰脊、关节为佐使药。本组观察19例，治愈12例；好转6例；无效1例，有效率为94.74％。

【来源】冯美楷，冯春，赵军军，等．经皮球囊扩张椎体后凸成形术联合补肾活血汤治疗老年骨质疏松性胸腰椎骨折的临床研究［J］．时珍国医国药，2016，27（11）：2690-2691.

小结

胸腰椎压缩性骨折选择微创手术治疗的越来越多，但仍存在骨水泥渗漏、骨水泥反应、病椎周围椎体再骨折、感染、神经压迫、肺栓塞等风险。因此，以垫枕、背伸复位等方法为主的传统治疗方法仍值得提倡。《医宗金鉴》述脊柱骨折用"攀索叠砖法"治疗，患者双手攀绳以砖六块，左右分别叠放三块，双足放在其上，然后取走足下垫砖，使身体处于悬空状态，脊柱呈过伸位，呈挺胸状，可使椎间隙变宽，将后凸畸形矫正，确有复位良效。腰背肌功能训练也是在患者恢复过程中不可或缺的部分，通过前纵韧带对椎体的牵拉，可以复位恢复高度，不会形成驼背；腰背肌经过锻炼，坚持有力，比受伤前还有力且不会遗留慢性腰背痛。

中药的治疗更多地体现在补肾壮骨即抗骨质疏松，活血化瘀止痛，行气通便，改善伤后腹胀、便秘方面。本次共纳入6方，经典方2方，经验方4方。治法是以补肾壮骨为主，兼有活血化瘀、通络止痛。方中使用频率较高的有当归、淫羊藿、黄芪、续断、牛膝、红花、菟丝子、熟地黄、补骨脂、杜仲、五灵脂等。伤后腹胀是胸腰椎压缩性骨折最常见出现的症状，是由于伤后血肿刺激腹膜后产生腹胀，再者因压缩骨折后如无明显手术指征，需要严格卧床休息，减少了活动，肠蠕动也会减缓，形成便秘，反过来又形成腹胀。中药多采用承气汤类方剂，多加入峻下之剂以行气通便。

常用中药药理

熟地黄

【性味】甘，微温。

【归经】归肝、肾经。

【功效】补血养阴，填精益髓。

【主治】血虚诸证；肝肾阴虚诸证。

【用法用量】煎服，10～30g。

【药理作用】

1. 对骨髓造血系统的影响 熟地黄可促进贫血动物红细胞、血红蛋白的恢复，加快多能造血干细胞、骨髓红系造血祖细胞的增殖、分化作用。

2. 对血液凝固的影响 熟地黄能显著地抑制肝脏出血性坏死灶及单纯性坏死。对高脂食物引起的高脂血症、脂肪肝及大鼠内毒素引起的肝静脉出血症，均有抑制血栓形成的作用。

3. 对免疫系统的影响 熟地黄醇提取物给小鼠灌服，对受角叉菜胶抑制的巨噬细胞功能有明显的保护作用，对抗体形成细胞有抑制作用。

4. 抗氧化作用。

【各家论述】

1.《珍珠囊》："大补血虚不足，通血脉，益气力。"

2.《医学启源》："虚损血衰之人须用，善黑须发"。

3.《本草纲目》："填骨髓，长肌肉，生精血。补五脏内伤不足，通血脉，利耳目，黑须发，男子五劳七伤，女子伤中胞漏，经候不调，胎产百病"。

4.《本草从新》："滋肾水，封填骨髓，利血脉，补益真阴，聪耳明目，黑发乌须。又能补脾阴，止久泻。诸种动血，一切肝肾阴亏，虚损百病，为壮水之主药"。

续　断

【性味】 苦、辛，微温。

【归经】 归肝、肾经。

【功效】 补肝肾，强筋骨，续折伤，止崩漏，安胎。

【主治】 肝肾不足，腰膝酸软，风湿痹痛；跌仆损伤，筋伤骨折；肝肾不足，崩漏经多，胎漏下血，胎动不安。

【用法用量】 煎服，9～15g。

【使用注意】 血热者慎用。

【药理作用】 续断浸膏、总生物碱及挥发油对未妊娠或妊娠小鼠子宫皆有显著的抑制收缩作用；水煎液能提高小鼠耐缺氧能力和耐寒能力，延长小鼠负重游泳持续时间，促进小鼠巨噬细胞吞噬功能；醇提液能明显促进成骨细胞的增殖，具有抗骨质疏松作用。此外，续断还有抗炎、抗衰老、抗氧化等作用。

【各家论述】

1.《本草经解》："主伤中，补不足，金疮痈疡折跌续筋骨，妇人乳难。久服益气力。"

2.《玉楸药解》："续断行瘀血而敛新血，崩漏、癥瘕、痈疽、瘰疬、淋漓、痔瘘、跌打、金疮诸血，能止能行，有回虚补损、接骨续筋之力。"

第十章
颈腰椎骨质增生

颈腰椎骨质增生症是一种退行性病变，是中老年人的常见病、多发病，是由于构成颈腰椎关节的软骨、椎间盘、韧带等软组织变性、退化，关节边缘形成骨刺，滑膜肥厚等变化，而出现骨破坏，引起继发性的骨质增生，导致关节变形，当受到异常负荷时，引起疼痛，活动受限等症状的一种疾病。骨质增生症属中医学"骨痿""骨枯""骨极""骨痹"等范畴。

病因病机

中医认为本病因于先天禀赋不足，后天久劳伤及肝肾，肝血不足，筋脉失养，肾精亏虚，骨失所养，筋失濡润，脉络瘀阻，闭塞不通，故有疼痛、麻木不仁等。《素问》曰："五八肾脏衰，发堕齿槁。病在骨，骨重不举，骨髓酸痛，寒气至，名曰骨痹，五脏皆有所合，久痹而不去者，内舍于其合也。故骨痹不已，复感于邪，内舍于肾"。《类证治裁·痹论》谓："诸痹良由先虚，腠理不密，风寒湿乘虚内袭，正气为邪所阻，不能宣行，因而留滞，气血凝涩，久而成痹"。因此，骨质增生症病因病机盖生理退化之中老年人，肾衰、骨弱、髓空，骨髓化源匮乏，失其主骨、藏精之能，弗能营养骨骼，风寒湿挟痰瘀等病理产物乘虚入侵，凝聚盘踞，致骨质脆弱，退行变化，软骨软化，变形或碎裂，逐渐脱落，软骨边缘附着处发生保护性新骨增生而形成骨刺。病机特点乃本虚标实、虚实夹杂、正虚邪实之候。正（肾精、骨髓）虚损匮乏于内，邪（风、寒、湿、痰、瘀）实鸱张戕残其中，综合形成本病。

疾病分型

根据中医临床辨证，颈腰椎骨质增生可分为四型。①风寒湿痹型：颈或腰部疼痛酸重，转侧不便，痛时拘挛，难以屈伸，有时发麻，牵连四肢，遇阴雨天加剧。苔白，脉浮涩。②气滞血瘀型：颈或腰部疼痛，活动受限，痛有定处，夜间尤甚，发时痛如针刺，得温不解，部分患者有外伤史，睡眠差，纳食不佳，大便干，舌紫暗或有瘀斑，脉弦涩。③肾阳虚型：颈痛或腰膝酸软疼痛，绵绵不断，久坐、久立、久卧尤甚，兼见少腹拘紧，面色㿠白，四肢不温，乏力头昏，大便稀溏，夜尿多，舌质淡，脉沉细无力。④久病劳损型：劳累后颈或腰部酸楚疼痛，四肢倦怠，按摩及温熨或休息可缓解，日久可兼疲乏懒言，表热自汗，纳少，苔薄白，脉细缓。

治 法 治 则

骨质增生是人体的一种保护性的生理反应，由于本病早期一般无症状，临床症状不明显者也不需特殊治疗，待出现症状时，X线片一般显示比较严重，甚至出现椎体间骨刺"达桥"。目前，对本病尚无特效治疗方法，临床治疗仅能改善其症状，对症状明显者，可根据病情做相应的治疗。中医学治疗方法能有效地缓解临床症状，包括口服汤剂，中药外洗、熏蒸、热敷，手法按摩，小针刀等，均可在一定程度上缓解患者的症状。

内治方

1. 地骨皮汤

【组成】地骨皮 12g，当归 10g，炒穿山甲 6g，泽兰 10g，炒杜仲 10g，续断 10g，狗脊 10g，豨莶草 10g，鬼箭羽 12g。

【功效】滋肾壮骨。

【主治】脊柱骨质增生而出现腰背疼痛等症。

【用法】水煎服，每日 1 剂，早晚分服。服药 15 日为 1 个疗程。

【处方总结】本方滋肾除蒸、壮骨祛痹、消除疼痛，恢复脊椎原有功能，方中地骨皮、杜仲、续断、狗脊滋肾除蒸、壮骨强筋；炒穿山甲、泽兰、豨莶草、鬼箭羽行血通络、搜风祛痹。肝肾阴虚者加熟地黄、山茱萸、桑寄生；阳虚者加巴戟天、肉苁蓉、淫羊藿；气虚重用生黄芪；风寒夹杂加羌独活、秦艽、海风藤、海马；湿热偏重者加龙胆草、炒苍术、茯苓、猫人参。本组治愈48例；好转14例；无效1例，有效率为98.4%。

【来源】李有娟．地骨皮汤治疗脊椎骨质增生性腰背痛63例临床小结[J]．浙江中医学院学报，1994，18（6）：23．

2. 灵芍汤

【组成】白芍 30~60g，威灵仙 15g，木瓜 15g，鸡血藤 15g，黄芪 30g，牛膝 30g，五灵脂 10g，细辛 4g，补骨脂 15g，乌梢蛇 15g，川乌 3g，当归 10g，甘草 10g。

【功效】补益肝肾，益气补脾养血，舒经通络。

【主治】颈腰椎部位有较明显的疼痛症状，局部有压痛，甚至有叩击痛，颈椎、腰椎酸软疼痛，活动时疼痛加剧。X线检查显示：颈椎、腰椎椎体边缘及椎体小关节突有不同程度骨赘形成。

【用法】水煎服，每日1剂，早晚分服。

【处方总结】本方中白芍性寒味酸，气厚味薄，升而微降，归肝、脾经，具有解痉镇痛祛瘀、滋阴补血、敛阴柔肝而缓急止痛的作用，且酸能软坚散结而有软化骨刺之功。黄芪性微温，归脾、肺经，具有益气固表、补气升阳之效，脾为先天之本，脾之功能正常，得以促进其他脏腑功能恢复之作用；威灵仙、木瓜、乌梢蛇、川乌等祛风湿、通经络，桑寄生、补骨脂、牛膝等补益肝肾、强壮筋骨；当归、鸡血藤、五灵脂活血养血、舒经活络。病变于颈椎者加葛根30g，姜黄10g，桑枝15g；病变于腰椎者加续断30g，狗脊30g；阳虚甚者加鹿角霜10g，制川乌15g；阴虚甚者去当归、细辛，加枸杞子15g，熟地黄15g。本组共治疗78例，其中治愈48例，好转14例，无效1例，有效率为98.4%。

【来源】郑湘宏，黄霖.灵芍汤治疗骨质增生78例临床观察[J].中国中医骨伤科杂志，2000，8（5）：50-51.

3. 补肾祛痛汤

【组成】炒杜仲15g，续断15g，桑寄生15g，独活10g，当归10g，怀牛膝15g，川芎10g，鸡血藤10g，骨碎补15g，威灵仙15g，炙甘草6g。

【功效】补益肝肾，疏筋止痛。

【主治】腰部疼痛，重者可影响腰部活动功能；四季皆有，以寒冷、潮湿气候多见，常有劳累、纵欲、坐卧湿冷之地、涉水、淋雨史，或身体亏虚，或年老体虚者多见；虚实皆见，实证起病急骤，虚证常呈慢性反复发作；X线及CT检查显示腰椎有骨质增生性改变，并排除其他疾病所引起。

【用法】水煎服，每日1剂，早晚分服。服药15日为1个疗程。

【处方总结】补肾祛痛汤以杜仲、牛膝、桑寄生、骨碎补补益肝肾，强筋壮骨；续断、独活、鸡血藤、威灵仙祛风湿、止痹痛，舒筋活络；当归、川芎补血活血；炙甘草甘缓止痛，调和诸药。阴虚加熟地黄、枸杞子；阳虚加淫羊藿、肉苁蓉；血瘀加红花、三七；湿重加苍术、薏苡仁；有热加黄柏；病程长，顽固者加蜈蚣、乌梢蛇。本组共46例，治愈22例；好转21例；无效3例，有效率为93.48%。

【来源】尤淑贤，管昌邑.自拟补肾祛痛汤治疗老年性腰椎骨质增生症46例[J].福建中医药，2006，37（4）：22-23.

4. 抗骨增生汤

【组成】党参30g，黄芪30g，白术20g，枳实20g，当归15g，川芎30g，桃仁15g，红花15g，三棱20g，莪术20g，皂角刺15g，白芥子30g，桑寄生30g，薏苡仁30g，甘草6g，水蛭6g（另包研末冲服）。

【功效】补气养血，滋养肝肾，除湿祛痰，活血通络。

【主治】颈、腰疼痛，活动障碍，腰腿痛伴双下肢麻木、酸胀，疼痛严重者生活不能自理。X线片显示骨刺形成，骨质增生。

【用法】每日1剂，水煎服。

【处方总结】方中以黄芪四君子汤为君药。其中黄芪、党参、白术补中益气，生津养血，健脾燥湿，升阳。桃红四物汤为臣药，补血养血，活血止痛，其中桃仁、红花、川芎活血祛瘀，行气止痛，通经活络。外加三棱、莪术、水蛭破血逐瘀，行气止痛，增强疗效。白芥子、皂角刺、枳实、桑寄生为使药，达到祛痰除湿、软坚散结、通络止痛、健脾除痹、培补肝肾、强筋壮骨的功效。本组共治疗116例，其中治愈86例，有效29例，无效1例，总有效率为99.13%。

【来源】李玉龙，杨明全，王云.抗骨质增生汤治疗颈腰椎骨质增生116例疗效观察［J］.四川中医，2007，25（2）：88.

5. 补肾通络汤

【组成】独活12g，桑寄生15g，续断15g，穿山甲10g，秦艽15g，细辛10g，当归12g，牛膝15g，乌梢蛇15g，络石藤20g，杜仲15g，鸡血藤20g，熟地黄15g，甘草6g。

【功效】补肾壮骨，祛风除湿，通络止痛。

【主治】腰部疼痛为主症，伴有或不伴有下肢麻木、疼痛等，影像学检查示骨质增生，骨刺形成。

【用法】每日1剂，水煎取汁分3次温服。

【处方总结】方中桑寄生、续断、牛膝、杜仲补肾壮骨，兼祛风湿；独活、细辛、秦艽祛风散寒，除湿；当归、熟地黄、鸡血藤养血活血通络；穿山甲散结通络；乌梢蛇、络石藤祛风通络；甘草调和诸药，偏寒者加桂枝10g，附子10g（先煎）；偏热者加雷公藤20g，金银花12g，忍冬藤30g，偏湿者加防己15g，苍术12g，薏苡仁15g，气虚明显者加人参10g，黄芪20g，有瘀血刺痛加莪术9g，桃仁12g，疼痛较剧者加蜈蚣2条，地龙12g。本组共治疗53例，其中痊愈32例，好转9例，显效8例，无效4例，总有效率为92.45%。

【来源】陈正玲. 补肾通络汤治疗腰椎骨质增生 53 例 [J]. 中国中医急症，2008，17（3）：398.

6. 壮骨如神汤

【组成】鹿角胶 10g，乌梢蛇 6g，丹参 15g，当归 15g，黄芪 15g，鸡血藤 15g，威灵仙 10g，豨莶草 15g，牛膝 15g，杜仲 15g，狗脊 10g，葛根 12g。

【功效】补肾壮骨，祛风除湿，通络止痛。

【主治】病变部位僵硬疼痛，活动障碍，活动时疼痛加重，且与天气变化无关，肢体麻木、酸胀、疼痛，呈放射性；经过一次以上 X 线摄片检查确诊为骨质增生病。

【用法】每日 1 剂，分两次服。

【处方总结】壮骨如神汤中鹿角胶补肝肾、强筋骨、益精血，乌梢蛇透骨通络，祛风，专治骨节疼痛，共为君药；丹参、当归活血化瘀、养血止痛；黄芪健脾益气，乃气行则血行之意；鸡血藤行血补血，通经活络；黄芪、鸡血藤相伍补气养血活血，祛瘀而不伤正，补气而不滞邪，用于治疗手足麻木、疼痛之症有较好的疗效；威灵仙、豨莶草疏筋开痹，丹溪曰："威灵仙，痛风之要药，其性好走，通十二经，朝服暮效。"《新修本草》称其能治腰膝冷痛；牛膝、杜仲、狗脊补肝肾、强筋骨、壮腰膝；葛根解肌止痛。以上共为臣佐。本组治愈 48 例；好转 14 例；无效 1 例，有效率为 98.4%。

【来源】张剑慧. 壮骨如神汤治疗腰椎骨质增生 60 例临床观察 [J]. 中医药导报，2009，15（5）：38-39.

7. 腰痹汤

【组成】熟地黄 25g，狗脊 25g，鸡血藤 25g，川芎 15g，当归 20g，乳香 10g，没药 10g，细辛 5g，黄芪 30g，独活 20g，威灵仙 20g，蜈蚣 2 条，苏木 10g。

【功效】补肾壮骨，补气活血，散寒除湿止痛。

【主治】腰痛并向臀部及下肢放射，腹压增加（如咳嗽、喷嚏）疼痛加重。脊柱侧弯，腰椎生理弧度变浅或消失，病变部位椎旁有压痛，腰部活动受限。X 线摄片检查：脊柱侧弯，腰椎生理前凸消失，病变椎间隙可能变窄，相邻边缘有骨质增生。

【用法】以上药物用冷水浸泡 30 分钟后煮沸 20 分钟，共煎 2 次，将 2 次煎得的药液混匀后分 3 次温服，每日 3 次，20 日为 1 个疗程。

【处方总结】本方以熟地黄、狗脊、鸡血藤、淮牛膝滋阴补肾，强筋壮骨以治本；黄芪、川芎、当归补气养血，活血行气为辅药；独活、威灵仙、蜈蚣祛风除湿，散寒止痛为佐药；配以细辛、乳香、没药活血祛瘀，温经止痛，并搜肾经之风痹。随症加减：有酸胀感加木瓜 15g；疼痛剧烈加九香虫 10g；腰膝酸软加杜仲 15g，桑寄生 25g；麻木较重者去蜈蚣加乌梢蛇 20g，防己 20g；舌质红、苔薄加黄柏 15g，生地黄 15g；舌苔厚腻加苍术 20g，薏苡仁 40g。68 例中临床治愈 36 例，显效 24 例，好转 6 例，无效 2 例，总有效率为 97.1%。

【来源】向慧，阚右骞. 腰痹汤治疗腰椎骨质增生 68 例疗效观察 [J]. 云南中医中药杂志，2009，30 (5)：20.

8. 补肾温阳止痛汤

【出处】云南省名中医王敏教授经验方

【组成】制川乌 3g，制草乌 3g，熟地黄 25g，骨碎补 18g，肉苁蓉 15g，淫羊藿 15g，白芍 15g，赤芍 15g，威灵仙 15g，山茱萸 15g，续断 15g，桂枝 15g，当归 15g，丹参 15g，没药 8g，巴戟天 15g，葛根 20g，蜈蚣 2 条，全蝎 4g。

【功效】补肾温阳，调血活血，温筋散寒。

【主治】中老年人，具有发病缓慢、病程长、反复发作的特点，其典型的临床症状有麻木、疼痛、头晕（颈椎），甚至活动受限。影像学检查显示骨刺形成，骨质增生。

【用法】水煎服，每日 1 剂，早晚分服。服药 15 日为 1 个疗程。

【处方总结】本方熟地黄、骨碎补、肉苁蓉、淫羊藿、续断、巴戟天以补肾温阳、益肝肾、强筋骨；草乌、川乌乃大辛大热之品，善于温经散寒，宣通痹闭而解寒凝，并增加补肾温阳之药力；桂枝、威灵仙祛风湿，温经通络止痛；赤芍、白芍、当归、丹参、山茱萸以活血调血，缓急止痛，寓于善补阳者，于阴中求阳；葛根以疗骨痹，解痉通脉，缓解肌肉强痛；并配伍虫类药蜈蚣、全蝎以"搜剔钻透驱邪"，开气血凝滞，消瘀通络，集中使用之，有协调加强之功。加减：兼胃寒怕冷，遇寒症状加重属寒湿痹者，重用制草乌 6g，川乌 6g，甚至加附子 20g，青风藤 10g，海风藤 15g，鸡血藤 15g；患处灼热疼痛及舌质黄腻者加石膏 30g，虎杖 12g，生苡仁 18g；兼四肢麻木较甚者加桑枝 18g，姜黄 15g；兼肢节拘挛者加炮穿山甲 10g（可用代用品），僵蚕 10g，伴见肌肉萎缩者加生黄芪 30g，生白术 15g；兼患处肿胀急性期加泽泻 15g，土茯苓 15g，恢复期加胆南星 10g，白芥子 10g 等。本组中治愈 35 例，显效 48 例，有效 13 例，无效 4 例，有效率为 96.6%。

【来源】盛满华，王敏. 王氏补肾温阳止痛汤治疗骨质增生 100 例 [J].

中医药临床杂志，2011，23（9）：791-792.

9. 骨刺灵汤

【组成】 川芎5g，生甘草5g，土鳖虫5g，红花5g，桃仁10g，赤芍10g，地龙10g，乌梢蛇10g，三棱10g，莪术10g，当归15g，鸡血藤15g，生地黄15g，威灵仙15g，丹参15g。

【功效】 舒筋活血，补肾益肝，祛风镇痛。

【主治】 中老年人，且发病部位多在第3、第4腰椎处，其主要表现为腰部软组织僵硬、胀痛、酸痛，且活动受限。X线摄片检查：脊柱侧弯，腰椎生理前凸消失，病变椎间隙可能变窄，相邻边缘有骨质增生。

【用法】 用水煎服，一日1剂，分2次服用，持续治疗1个月。

【处方总结】 当归、川芎、丹参、桃仁、鸡血藤以及红花等药物，具有活血、化瘀以及镇痛的功效，能对骨质增生所在部位的血供起到改善作用，使气血恢复到正常状态；生地黄、鸡血藤具有祛邪、补肾、疏经通脉以及改善关节的作用；土鳖虫、地龙、乌梢蛇具有舒筋活络的功效；川芎、赤芍以及当归等具有镇静、止痛的作用；甘草具有缓急止痛、调和诸药的作用。本组观察35例，临床治愈12例，显效15例，有效5例，无效3例，总有效率为91.4%。

【来源】 彭志华，张胜，蔡迎峰.骨刺灵汤治疗腰椎骨质增生症35例临床疗效观察[J].云南中医中药杂志，2015，36（8）：48-49.

外治方

1. 中药外敷方

【组成】 威灵仙、骨碎补、透骨草、鸡血藤、炙穿山甲各30g，生川草乌、制乳香、制没药、三棱、桃仁、红花、肉桂、川芎各15g，川牛膝25g，冰片10g。

【功效】 活血散瘀，软化骨刺，温肾散寒祛湿。

【主治】 病变关节部位疼痛不适，仰俯、伸屈、转侧失灵，多数活动后可缓解，活动过多或位置改变可使疼痛加重，尤其是晨起或久坐起立时疼痛最剧，增生部位有明显压痛。

【用法】 用药前先自制一约10cm×15cm（具体视病变部位而定）大小的布袋，敷药时取适量的药粉于钵内，用醋、酒各半将其调成稠糊状，布袋也用醋、酒浸透拧干，将药袋置于病变部位，用系带固定，药袋外附塑料膜保湿，再用一宽布袋将药袋固定于患处，与皮肤贴紧，有条件者用红外线照射30分钟，亦可用热水袋热敷30分钟，每次持续用药6~7小时，10次为1个疗程。

【处方总结】方中炙穿山甲、制乳香、制没药、三棱、桃仁、红花、川牛膝活血散瘀，通经络；肉桂、骨碎补、生川草乌温肾散寒；炙穿山甲、威灵仙走窜之力最强，辅以透骨草协助诸药作用于局部，搜经入络，软化骨刺以达治疗目的。再者白酒能温经通络、扩张血管，醋能软坚散结、活血通络，并能加强药物渗透作用，二者为引，可以相辅相成，以利药物吸收。药物直接作用于皮肤，减少周围软组织渗出，缓解疼痛，且在温热的作用下可直接通过肌肤孔窍，经穴渗透、吸收、扩散等途径，深入腠理发挥作用。临床痊愈136例，有效159例，无效3例，未坚持者2例，总有效率为98.33%。

【来源】王惠英.中药外敷治疗骨质增生症300例［J］.中医外治杂志，2006，15（1）：9.

2. 活血消痛散

【组成】当归，赤芍，川芎，桃仁，川乌，草乌，天南星，川牛膝，血竭，透骨草，大黄，乳香，没药，白酒。

【功效】祛风胜湿除寒，活血化瘀，消肿散结止痛。

【主治】颈椎增生表现为颈、肩、背疼痛，颈部活动时加重，颈部活动受限，单侧或双侧手指麻木；腰椎增生表现为腰部困痛、胀痛，弯腰、翻身受限，单侧或双侧下肢麻木、疼痛，劳累后加重。X线或CT检查示椎间隙狭窄和不对称，病变关节椎体边缘唇样变，前后缘骨赘形成。

【用法】按一定剂量比例配伍，打粉过60目筛，用白酒调制而成。治疗时装入与病变部位大小相适的薄布袋，敷于患处，并用热水袋热熨或热疗仪理疗，每次60分钟，每日2次，7日为1个疗程。

【处方总结】活血消痛散以四物汤为基本方，其中当归、赤芍活血化瘀、消肿止痛；川芎行气活血，为"血中之气药"；大黄性苦寒，具泻火凉血、行瘀通经的功能，其破积行瘀作用甚佳；川乌、草乌散寒止痛；天南星燥湿化痰、祛风止痛；川牛膝逐瘀通经、通利关节；桃仁配血竭活血散瘀、通络定痛；透骨草舒筋通络、理肌解痉；乳香、没药具有活血止痛、消肿生肌的作用；白酒辛温通络、活血化瘀、消肿止痛，并能加强中药性味透皮吸入。本组治疗颈椎增生45例，治愈30例，显效10例，有效4例，无效1例，总有效率为97.8%；治疗腰椎增生52例，治愈37例，显效9例，有效3例，无效3例，总有效率为94.2%。

【来源】冯廷义.自拟活血消痛散外敷治疗骨质增生97例疗效观察［J］.中国中医药信息杂志，2011，18（1）：81.

小结

　　骨质增生在临床中较为多见，但并不是骨质增生就是骨质增生症，很多人有骨质增生但不一定有症状，要区分骨质增生和骨质增生症的区别。骨质增生在大多数情况下不会造成对血管、神经的压迫和激惹，也不是疼痛、肿胀、功能障碍症状的直接原因，而是随着年龄的增长，机体各组织器官的新陈代谢减弱，功能逐渐衰退，体内的钙发生迁徙，引起内分泌失调，骨组织成分随之退化变性，为了维持机体的力学平衡和扩大病变承受压力，表现出以增生来代偿、缓冲应力不利作用的一种自身病理现象。当骨质增生到一定程度，使局部解剖失常，压迫神经根，导致化学性神经根炎性致痛物质渗出。

　　本次入选 12 方，其中经验方 1 例，多为自拟方，治疗以祛风胜湿、除寒止痛、活血化瘀、消肿散结、软化骨刺、补益肝肾、益气补血、补肾温阳、除湿祛痰为主。处方中使用率较高的药物有当归、威灵仙、鸡血藤、牛膝、乳香、没药、杜仲、续断、川芎、川乌、桑寄生、骨碎补、蜈蚣、独活、狗脊等。文献报道中一篇综述总结采用中药治疗的内服和外用基本处方中，使用频率最高的是川芎，其次是红花，再次是白芍、甘草、当归、乳香、川乌、赤芍、木瓜、茯苓、葛根、牛膝、丹参。从药物分类及药效上和编者纳入的文献总结基本一致，某些药味的差别可能与编者纳入的文献经筛选后数量较少有关。

常用中药药理

鸡血藤

【性味】 苦、微甘，温。

【归经】 归肝经。

【功效】 行血补血，舒筋活络。

【主治】 跌打损伤，风湿痹痛，半身不遂，月经不调，痛经，闭经等。

【用法用量】 水煎服，每日 10～15g，大剂量 30g，或浸酒服。

【使用注意】 本品能活血通经，故月经过多者不宜服用。

【药理作用】

1. 抗炎作用　用鸡血藤酊剂给大鼠灌胃，对由甲醛引起的关节炎有显著疗效。

2. 其他作用　鸡血藤还有镇静、催眠及兴奋子宫等药理作用。

【各家论述】

1.《本草纲目拾遗》："活血，暖腰膝，已风瘫"。

2.《饮片新参》："去瘀血，生新血，流利经脉"。

3.《现代实用中药》："有活血镇痛之效"。

乳 香

【性味】辛、苦，温。

【归经】归心、肝、脾经。

【功效】活血止痛，消肿生肌。

【主治】跌打损伤，风湿痹痛，痛经，闭经，胃脘痛，肠痈，疮痈久溃不敛等。

【用法用量】内服：煎汤，每日 3～10g；或入丸、散。外用：研末调敷。

【使用注意】

1. 无瘀滞者及孕妇忌用。

2. 本品味苦气浊，入煎剂常致汤液混浊，胃弱者多服易致呕吐。故对胃弱者，用量不宜过大或久用。

【药理作用】乳香有镇痛作用。

【各家论述】

1.《日华子本草》："煎膏止痛长肉"。

2.《珍珠囊》："定诸经之痛"。

3.《本草纲目》："消痈疽诸毒，托里护心，活血定痛，伸筋，治妇人难产，折伤"。

4.《本草汇言》："治跌仆折伤筋骨：乳香，真没药各一钱五分，当归尾、红花、桃仁各三钱。水煎服。乳香，活血去风，舒筋止痛之药也"。

5.《本草求真》："功专破血散瘀，止有推陈之力，而无致新之妙"。

6.《医学衷中参西录》："乳香、没药，二药并用，为宣通脏腑、流通经络之要药，故凡心胃胁腹肢体关节诸疼痛皆能治之……又善治风寒湿痹，周身麻木，四肢不遂及一切疮病肿疼，或其疮硬不疼"。

第十一章 股骨头坏死

股骨头坏死（股骨头缺血性坏死、股骨头无菌性坏死）是由多种病因共同作用引起的股骨头血液供应破坏或骨细胞变性，进而导致骨的有活力成分（骨细胞、骨髓造血细胞和脂肪细胞）死亡引起的复杂病理过程，是骨科领域常见且难治性疾病之一。临床上股骨头坏死主要分为创伤性和非创伤性两大类，前者主要由髋部外伤、髋关节脱位、股骨颈骨折等导致，而后者在国内主要是由长期应用糖皮质激素、酒精、系统性红斑狼疮、血液系统疾病等引起。

中医学中虽然没有股骨头坏死的病名记载，但就病因病机及证候特征而言，一般认为本病当属"骨痹、骨痿、骨蚀、髋骨痹"等范畴。

病因病机

中医认为，股骨头坏死是以肝肾亏虚为本，血瘀阻滞为标，属本虚标实之证。血行脉中，主濡养润泽，亦靠肾精之补充，赖肾气之推动，若肾虚精亏气化失常，则充髓生骨能力不足，推动血行能力降低，以致髓枯骨痿，血行迟缓而瘀滞，股骨头失去气血润泽与濡养而坏死，成为股骨头坏死的内在根源。

现代医学认为，股骨头坏死的发病机制包括脂肪栓塞学说、微血管损伤学说、骨质疏松学说、骨内压增高学说等，均与祖国医学有共通之处。但是，股骨头坏死的发病机制是很复杂的，每一学说仅可以解释一部分发病机制，不能对所有病理变化给出合理的解释。

疾病分型

目前，股骨头坏死最常用的是国际骨循环研究会（Association Research Circulation Osseous，ARCO）分级。0 期：X 线片、CT 扫描、MRI、ECT 检均正常，只有股骨头的病理学检查才能发现异常；Ⅰ期：X 线片、CT 扫描正常，MRI 及 ECT 检可有异常改变，股骨头变形正常而病理学明显改变；Ⅱ期：X 线片、CT、MRI、ECT 检均可发现异常，股骨头外形正常，形态仍无改变。病理学改变进一步发展；Ⅲ期：X 线片显示股骨头有塌陷，半月征出现，股骨头外形基本正常；Ⅳ期：X 线片显示股骨头外形明显改变，塌陷变平，关节间隙尚在；Ⅴ期：股骨头变形明显，关节间隙变窄。

《中医病证诊断疗效标准》将股骨头坏死分为：①气滞血瘀型；②风寒湿痹型；③痰湿型；④气血虚弱型；⑤肝肾不足型。结合近年的文献论述，股骨头坏死主要是从"肾虚"和"血瘀"两方面辨证分型。但在临床中仍应根据不同原因引起的股骨头坏死以及疾病进展的不同时期需分别进行辨证分型治疗。

治 法 治 则

治疗股骨头坏死的最终目的是改善血液循环、阻止骨坏死、促进再生、恢复组织解剖结构、防止关节软骨退行性变，目前治疗方法主要分为非手术治疗和手术治疗。非手术治疗即保守治疗，主要是综合治疗，适用于 Ficat Ⅰ、Ⅱ期患者，病变范围的大小与修复成正比。治疗原则是治疗原发病、减小负重、消除致病因素等从而有利于股骨头的修复，包括制动、中药治疗、高压氧治疗、分米波疗法、体外冲击波疗法、介入治疗等均取得较好的疗效。手术治疗包括股骨头髓芯减压术、截骨术、植骨术、带血管蒂植骨术、不带血管骨移植术、股骨头表面置换术、人工髋关节置换术。

中医治疗股骨头坏死前景广阔，尽管中医治疗股骨头坏死方法众多，但各地医家的辨证分型、疗效标准不统一。目前，仍强调治疗应在股骨头缺血的早期阶段。不同患者症状表现有所不同，股骨头坏死因其发展阶段不同，其证候特点也各异，治疗既要及时，又要有所侧重，需准确辨证，处方用药也要灵活加减，才能取得满意的治疗效果。

内治方

1. 补肾通络汤

【出处】江苏省中医院主任医师许建安经验方

【组成】川芎 10g，续断 10g，狗脊 10g，桑枝 12g，独活 12g，地龙 10g，土鳖虫 10g，淫羊藿 15g，鹿衔草 12g，秦艽 10g，蜈蚣 2 条，生甘草 5g。

【功效】补肾壮骨，活血通络。

【主治】患者髋关节或膝关节疼痛，疼痛可呈持续性或间歇性。如双侧病变可呈交替性疼痛。符合国际骨循环研究会（ARCO）1992 年骨坏死的国际分期标准Ⅰ、Ⅱ期者。

【用法】每日 1 剂，水煎分两次服，30 日为 1 个疗程。

【处方总结】本方中川芎活血行气、祛风止痛，续断补肝肾、强筋骨、续折伤，与川芎共为君药。狗脊、淫羊藿、鹿衔草具有补肝肾、强筋骨，祛风止痛之效，三药共为臣药。秦艽、桑枝、独活具有祛风湿、止痹痛之效。地龙具有活血通络之效，土鳖虫具有破瘀血、续筋骨之功效。蜈蚣具有息风止痉、通络止痛之功效，以上三药共为佐使药。甘草具有缓急止痛之效，又有调和诸药之功。诸药合用能活血化瘀，祛瘀生新，使骨中之脉络复通，股骨头有精血之濡养，共奏补肾壮骨、活血通络之功。热重加黄柏6g，知母10g；阴虚加枸杞子15g，生地黄10g；湿重加苍术6g，白术10g；气滞加陈皮6g，炒枳壳6g。本组40例，显效26例，占65%。有效12例，占30%。无效2例，占5%。

【来源】茆军，郭玉成．补肾通络汤治疗早期非创伤性股骨头坏死的临床研究［J］．河北医学，2002，8（7）：672-673.

2. 补肾复活汤

【组成】淫羊藿15g，骨碎补15g，续断10g，三七10g，枸杞子10g，丹参15g，当归10g，土鳖虫10g，煅狗骨15g，川芎10g，黄芪30g，牛膝10g。

【功效】补肾生髓、活血化瘀为主，佐以壮骨益气。

【主治】不同程度的患髋疼痛、跛行，髋关节活动明显受限，严重时完全不能行走或下蹲，腹股沟中点压痛，Thomas征及4字试验阳性，患肢缩短、外展、外旋受限，肌肉萎缩。

【用法】水浸泡20分钟后煎煮，每日1剂，分早晚各服1次；患髋严格避免负重，临床症状较重患者配合患肢直腿胶布牵引，负重为体重（kg）的1/14～1/12，牵引时间15～20日。

【处方总结】方中淫羊藿、骨碎补、续断归肝肾经，有补肾阳、强筋骨、祛风湿、活血止血的功效。故与淫羊藿、骨碎补为君药。三七对骨内高压具有明显的降压作用；丹参有活血通经、清心除烦、凉血消肿、安神止痛的作用；黄芪补气升阳，托毒生肌，此三种药为臣药。煅狗骨可促进骨基质中胶原纤维的合成，提高骨细胞活性而促进骨折愈合；枸杞子滋补肝肾、安神养血；当归补血和血、活血止痛；土鳖虫破血逐瘀、接骨续筋；川芎活血行气、祛风止痛；牛膝补肝益肾、祛风通络，且有使药直达痛所的引经作用，诸药共为佐使药。本组共治疗152例，优88例，良38例，可20例，差6例，总有效率为96.1%。

【来源】林永城，曾炎辉，张泽玖．补肾复活汤治疗中老年股骨头缺血性坏死［J］．中国康复，2005，20（1）：36-37.

3. 自拟补肾活血汤

【组成】桃仁10g，红花6g，当归10g，川芎10g，丹参15g，牛膝10g，巴戟天 10g, 鸡血藤 12g, 续断 10g, 补骨脂 10g, 骨碎补 10g, 炙甘草 6g。

【功效】活血化瘀, 补益肝肾。

【主治】髋部疼痛, 以内收肌起点处为主, 疼痛可呈持续性或间歇性, 可向下放射至膝关节; 行走困难, 呈跛行, 进行性加重; 髋关节功能障碍, 以内旋、外展受限为主, 被动活动髋关节可有周围组织痛性痉挛。

【用法】每日 1 剂, 水煎, 分 2 次服, 连服 3 个月。

【处方总结】方中丹参、桃仁、红花、当归行气活血散瘀; 牛膝通络化瘀、行气; 川芎以"血中之气药"著称, 具有辛散温通之性, 既能活血, 又能行气; 鸡血藤养血、活血、化瘀; 巴戟天补肾壮阳、强筋健骨、祛风湿; 补骨脂、续断、骨碎补补肾强骨、接骨续筋; 甘草调和诸药。诸药合用, 共奏活血化瘀、补益肝肾之功效, 使瘀去新生, 气血行而脉络通, 起到促进坏死骨的吸收和新生骨的生成作用。本组 38 例, 显效 5 例, 有效 30 例, 无效 3 例, 总有效率为 92.1%。

【注意事项】患者均祛除致病因素, 减轻患肢负重。行患肢牵引 2 周, 且患髋进行不负重功能锻炼。

【来源】魏峰, 张国福. 补肾活血汤治疗成人早期股骨头缺血性坏死 38 例 [J]. 中国中医药信息杂志, 2006, 13 (8): 72-73.

4. 健脾益气方

【组成】生黄芪 30g, 当归 10g, 白术 15g, 茯苓 10g, 赤芍 10g, 丹参 15g, 桃仁 10g, 红花 10g, 升麻 10g, 柴胡 10g, 川牛膝 10g, 鸡血藤 20g, 延胡索 15g, 炙甘草 10g。

【功效】健脾益气, 行气活血。

【主治】髋部疼痛, 以内收肌起点处为主, 疼痛可呈持续性或间歇性, 可向下放射至膝关节; 行走困难, 呈跛行, 进行性加重; 髋关节功能障碍, 以内旋、外展受限为主, 被动活动髋关节可有周围组织痛性痉挛。

【用法】每日 1 剂, 水煎 2 次, 分 2 次饭前服。服用 4 周为 1 个疗程, 可连续治疗 6 个疗程。

【处方总结】本方方中生黄芪、当归、白术、茯苓、鸡血藤补脾益气生血; 其中当归、鸡血藤既能补血又善活血, 与赤芍、丹参、桃仁、红花、川牛膝、延胡索共用行气活血、通络止痛; 生黄芪既能补气, 又能升阳, 与升麻、柴胡共用助脾气升发; 炙甘草补脾益气、缓急止痛且以之调和诸药。兼有湿热者去鸡血藤, 加羌活 10g, 独活 10g, 忍冬藤 10g。治疗过程中要求患者积极配合, 停用激素类药、忌酒, 尽量卧床休息或扶双拐行走, 避免伤肢负重, 并在医师指导下进行加强髋部前展、后伸、外展、内收、外旋、内旋功能锻炼。本组患者经健脾益气中药治疗 6 个月后，治愈 15 例（26.79%），显效 21 例（77.50%），有效 16 例（28.57%），无效 4 例（7.14%）；优良率 64.29%，总有效率为 92.86%。

【来源】黄明华，孙佩宇，郭振江.健脾益气方治疗股骨头缺血性坏死 56 例 [J]. 吉林中医药，2010，30（10）：857-858.

5. 骨蚀汤

【出处】全国老中医药专家学术经验继承指导老师，山东中医药大学附属医院曹贻训教授经验方

【组成】熟地黄 15g，黄芪 30g，当归 15g，川芎 9g，桂枝 9g，丹参 15g，川牛膝 9g，鸡血藤 15g，钩藤 15g，白芥子 9g，全蝎 9g，地龙 9g，穿山甲 9g，葛根 15g，白芍 15g，延胡索 9g，补骨脂 15g，骨碎补 15g，狗脊 15g，淫羊藿 15g，党参 15g，炒白术 15g，甘草 6g，蜈蚣 2 条，巴戟天 15g，桑寄生 15g。

【功效】活血化瘀，补肝益肾。

【主治】髋部间断性疼痛逐渐发展到持续性疼痛，由疼痛引发肌肉痉挛、关节活动受限，最终致残而跛行；股骨头坏死程度按改良 Ficat 分期在Ⅰ～ⅡB 期的早期股骨头坏死患者。

【用法】头煎加水 500ml，煎至 200ml，二煎加水 300ml，煎至 200ml，二煎相兑。1 剂/日，早晚分服。

【处方总结】方中熟地黄补血养阴，填精益髓；丹参祛瘀止痛，活血通经；丹参、熟地黄合用，活血祛瘀，补肾阳，通经止痛，既可补虚，又可祛瘀，既能针对肝肾亏虚之本，又可治疗因气滞血瘀寒凝所致的髋部疼痛、肢体活动不利等症，故为君药。黄芪补气升阳，托疮生肌，能补气以生血、摄血；当归补血调经，活血止痛功；黄芪、当归配伍，则阳生阴长，气旺血生；巴戟天补肾助阳，祛风除湿，强筋健骨，用于肝肾不足的筋骨痹痛，风湿拘挛麻木等证；川芎，味辛、温，行气开郁，祛风燥湿，活血止痛。黄芪、当归、巴戟天、川芎协助君药发挥活血通络，补益肝肾，散瘀消肿止痛之功效，为臣药。党参补中益气，健脾益肺；穿山甲活血散结，善行走窜，能通络而直达病所，为活血通络之要药；骨碎补、桑寄生、补骨脂、狗脊、淫羊藿祛风湿，补肝肾，强腰膝；桂枝温经通脉，助阳化气，散寒止痛；全蝎、蜈蚣息风解痉，通络止痛；白芍养肝阴，调肝气，平肝阳，缓急止痛；白术补气健脾，燥湿利水；地龙清热镇痉，利尿解毒；鸡血藤舒筋活血，祛风止痛；钩藤清热、平肝、止痉；白芥子散结，通络止痛；延胡索活血散瘀，利气止痛；葛根解表退热，生津，升阳止泻。以上诸药，

合为佐药。甘草益气补中，清热解毒，祛痰止咳，缓急止痛，调和药性，能缓和烈性或减轻毒副作用，又可调和脾胃；川牛膝活血通经，能引诸药下行。川牛膝、甘草两药合用，共为使药。本组共治疗 16 例，显效 7 例，好转 4 例，有效 2 例，无效 3 例，总有效率为 81.25%。

【注意事项】治疗期间嘱患者扶拐行走，并避免负重和长距离行走。

【来源】蔡余力，陈德强，史超. 补肾活血法对早期股骨头坏死影响的临床观察 [J]. 甘肃中医，2011，24（1）：32-33.

6. 益肾复元方

【出处】广东省中医药管理局科研课题项目

【组成】仙茅 15g，骨碎补 30g，续断 30g，黄芪 30g，血竭 5g，三七 10g，丹参 15g，地胆头 15g，麻黄 10g，白芥子 15g，水蛭 10g，牛膝 30g。

【功效】益肾活血。

【主治】多有外伤、饮酒、滥用激素等病史，不同程度的髋部活动后疼痛加重，髋关节内收、外展功能受限，影像学检查显示股骨头骨质改变。

【用法】水煎服，每日 1 剂。

【处方总结】方中仙茅、骨碎补、续断、牛膝补肝肾、壮筋骨；血竭、三七、丹参、水蛭活血养血、化瘀通络止痛；麻黄、白芥子解表祛寒化痰，地胆头解毒，黄芪补气升阳。本方既能活血养血、化瘀通络止痛，又能益肝肾、壮筋骨，同时加入化痰通窍药，辅以从痰论治之法，共奏良效。本组共治疗 30 例，治愈 12 例，显效 8 例，有效 6 例，无效 4 例，总有效率为 86.67%。

【来源】郑湘宏，曹浩财，宋兴华. 益肾复元方配合低强度激光治疗早期股骨头坏死临床研究 [J]. 中国中医急症，2011，20（8）：1209-1210.

7. 补肾化瘀汤

【组成】熟地黄、骨碎补、续断、怀牛膝、桑寄生各 20g，延胡、当归、桃仁、红花、独活各 10g。

【功效】补益肝肾，活血祛痰通络。

【主治】早期有跛行，髋膝酸痛，僵硬感，活动时痛，休息后好转；髋部活动受限，旋转、屈曲、外展和内收受限，患肢肌肉萎缩；后期呈屈曲内收畸形；X 线片显示轻者可见股骨头密度增高，重者见骨坏死改变。

【用法】水煎分早晚 2 次温服，连续治疗 3 个月。

【处方总结】方中熟地黄、骨碎补、续断、怀牛膝、桑寄生补益肝肾、填精益髓、强筋健骨为本，故用量较大，延胡索、当归、桃仁、红花、独活活血祛湿、通络止痛为辅，另辨寒热分别加以温通经络之桂枝、防风，或滋阴凉血清热之女贞子、丹参，诸药合用，共奏补益肝肾、填精益髓、强筋健骨、活血祛湿、通络止痛之效。畏寒肢凉加桂枝、防风各10g；口咽干燥、舌质红加女贞子、丹参各10g。本组共36例，临床控制13例，显效11例，有效7例，无效5例，总有效率为86.1%。

【来源】罗新玲．补肾化瘀法为主治疗成人股骨头坏死无菌性坏死36例临床观察［J］．中国医疗前沿，2011，6（9）：34-35.

8. 活血补肾方

【组成】丹参30g，黄芪30g，当归9g，淫羊藿9g，仙茅6g，鹿茸2g（冲），白芍12g，牛膝15g，白术9g，肉桂6g，骨碎补15g，全蝎9g，蜈蚣2条，茯苓9g，杜仲9g，甘草6g。

【功效】活血化瘀，补益肝肾。

【主治】激素性股骨头坏死。不同程度的患髋疼痛、跛行，髋关节活动明显受限，严重时完全不能行走或下蹲，腹股沟中点压痛，Thomas征及4字试验阳性，患肢缩短，外展、外旋受限，肌肉萎缩。

【用法】每日1剂，分早晚两次，饭后1小时口服。

【处方总结】活血补肾方中丹参、鹿茸合用，活血祛瘀，补肾阳，通经止痛，既可补虚，又可祛瘀，既能针对肝肾亏虚之本，又可治疗因气滞血瘀、寒凝所致的髋部疼痛、肢体活动不利等症，故共为君药；黄芪、当归、仙茅、淫羊藿协助君药发挥活血通络、补益肝肾、散瘀消肿止痛之功效，共为臣药；茯苓利水渗湿，健脾安神。蜈蚣，息风止痉，攻毒散结，通络止痛。全蝎，息风止痉，攻毒散结，通络止痛；以上诸药，合为佐药；牛膝引诸药下行；甘草缓和烈性或减轻毒副作用，又可调和脾胃，两药合用，共为使药。本组共29例，优8例，良15例，可4例，差2例，总有效率为93.1%。

【来源】郭亚，刘明远．活血补肾方治疗激素性股骨头坏死的临床观察［J］．湖北中医杂志，2012，34（1）：19-20.

9. 通痹益肾汤

【出处】河北省中医药管理局2010年度中医药类科研计划课题

【组成】骨碎补15g，续断20g，炒杜仲20g，红花10g，生地黄12g，熟地黄12g，山茱萸10g，桃仁10g，怀牛膝9g，牡丹皮12g，白芍15g，当归10g，土鳖虫10g，透骨草20g，自然铜6g，焦神曲12g，白术10g，茯苓15g，炙黄芪15g。

【功效】活血化瘀通痹，补肝肾，强筋骨。

【主治】股骨颈骨折、髋关节脱位病史，不同程度的髋部活动后疼痛加重，髋关节内收、外展功能受限，影像学检查显示股骨头骨质改变。符合本病诊断标准，属于 ARCO 分期 0 期、Ⅰ 期、Ⅱ 期患者。

【用法】每日 2 剂，水煎取汁 300ml，分早晚 2 次温服。

【处方总结】方中桃仁、红花、当归、土鳖虫活血化瘀、通痹为君药，当归、土鳖虫善化瘀血，最补损伤；杜仲、熟地黄、山茱萸、骨碎补、续断补肝肾、强筋骨，为臣药，骨碎补补肾壮阳，活血续伤，生地黄、熟地黄、山茱萸养血滋阴，填精益髓；焦神曲、白术、白芍、茯苓、炙黄芪健脾益气为佐药；怀牛膝活血通经，强壮筋骨，又引诸药下行直达病所，为使药。本组共治疗 38 例，改善 30 例，不变 6 例，更差 2 例，改善率为 78.9%。

【来源】潘娅，陈维新，张中信，等. 通痹益肾汤治疗早起创伤性股骨头坏死疗效观察 [J]. 河北中医，2013，35 (6)：834-835.

10. 活血补髓汤

【出处】山东省教育厅科技计划项目

【组成】丹参30g，黄芪30g，当归10g，水蛭6g，全蝎10g，鹿茸2g，淫羊藿10g，仙茅6g，骨碎补15g，牛膝15g，肉桂6g，白芍12g，白术9g，茯苓9g，甘草6g。

【功效】活血化瘀，补益肝肾，消肿止痛。

【主治】肾虚血瘀型：髋关节疼痛、屈伸不利，步履艰难，疲乏无力，腰膝酸软，舌质淡，脉细。

【用法】上药加水 500ml，泡 2 小时，煮沸后，文火煎 30 分钟，取汁200ml；再加水 300ml，文火煎 30 分钟，取汁200ml，两次相兑，分早晚两次饭后 1 小时口服，每日 1 剂。

【处方总结】方中丹参、鹿茸合为君药，活血祛瘀，补肾阳，通经止痛，既可补虚，又可祛瘀，既针对肝肾亏虚之本，又治疗因气滞血瘀、寒凝所致的髋部疼痛、肢体活动不利等；黄芪、当归、淫羊藿、仙茅协助君药活血通络、补益肝肾、散瘀消肿止痛，故为臣药；并佐以破血逐瘀、消癥之水蛭，活血续伤补肾强骨之骨碎补，活血通经、补肝肾、强筋骨之牛膝等共奏标本兼治之效。本组共治疗 23 例，显效 9 例，有效 11 例，无效 3 例，总有效率为 86.9%。

【来源】刘国岩，徐琬梨，张世华. 活血补髓汤治疗激素性股骨头坏死的临床研究 [J]. 山东中医杂志，2014，33 (8)：641-642.

11. 双合汤

【出处】清代名医沈金鳌所著《杂病源流犀烛》

【组成】桃仁 6g，当归 9g，白芍 9g，川芎 9g，红花 6g，陈皮 9g，半夏 9g，茯苓 9g，白芥子 9g，生地黄 9g，生姜 6g，甘草 6g，竹沥 30g。

【功效】活血化瘀，祛痰通络。

【主治】符合 2007 中华医学会骨科学分会关节外科组专家建议的非创伤性股骨头坏死诊断标准的酒精性股骨头坏死患者，辨证为痰瘀痹阻型。

【用法】每日 1 剂，水煎，早晚饭后 30 分钟分服

【处方总结】桃仁、红花、当归、川芎活血化瘀、通络止痛，半夏、白芥子、鲜竹沥、陈皮祛痰，白芍酸敛肝阴，生地黄养肝阴而泄伏热，生姜汁、茯苓、甘草温中健脾、调和诸药。本文将酒精性股骨头坏死归属于痰瘀痹阻型，嗜酒无度损伤脾胃，导致脾失健运，肝失疏泄，湿热内蕴，痰浊郁结，瘀血阻滞。本组在 MRI 坏死指数、Harris 评分等方面明显优于对照组。

【来源】魏伟，刘华，魏爱淳，等．双合汤治疗塌陷前酒精性股骨头坏死临床研究 [J]．四川中医，2015，33（6）：78-81.

12. 健脾化痰通络方

【出处】吉林省中医药管理局课题

【组成】茯苓 20g，白术 30g，丹参 15g，当归 15g，五倍子 15g，红花 15g，陈皮 10g，伸筋草 10g，丝瓜络 15g，木香 10g，地龙 10g，炙甘草 10g。

【功效】健脾化瘀。

【主治】跛行，髋、膝酸痛，僵硬感，活动受限，活动时痛，休息后好转；中医辨证为痰瘀阻络证：局部疼痛，跛行，舌质偏红或有瘀斑，舌苔薄黄，脉滑涩。

【用法】上述药物水煎取汁 300ml，每次 100ml，早晚饭后各 1 次口服。

【处方总结】白术健脾利湿，脾之健运功能恢复，则痰湿无所生；茯苓渗湿化痰，培土固本，以补后天；丹参、五倍子活血祛瘀，当归补血活血、止痛，红花活血化瘀，木香、陈皮、伸筋草行气止痛，地龙、丝瓜络通络止痛，炙甘草调和诸药。本组治疗 30 例，显效 16 例，好转 12 例，无效 2 例，有效率达 93.3%。

【来源】李凡，张瑾．健脾化痰通络方治疗股骨头坏死痰瘀阻络证患者的临床研究 [J]．世界最新医学信息文摘，2015，15（76）：80-81.

13. 活血生骨汤

【出处】 山东省中医药科技发展计划项目

【组成】 川芎 30g，当归 30g，怀牛膝 30g，骨碎补 20g，熟地黄 20g，鳖甲 20g，龟甲 15g，海马 15g。

【功效】 活血化瘀，补肝益肾，强筋健骨。

【主治】 激素性股骨头坏死。不同程度的患髋疼痛、跛行，髋关节活动明显受限，严重时完全不能行走或下蹲，腹股沟中点压痛，Thomas 征及 4 字试验阳性，患肢缩短，外展、外旋受限，肌肉萎缩。

【用法】 每日 1 剂，煎取药汁 300ml，于早饭、晚饭后 1 小时温服。

【处方总结】 怀牛膝，味苦甘酸、性平，归肝、肾经，补肝肾、强筋骨、利尿通淋、引血下行，为君药。当归，养血活血、利气止痛；骨碎补，补肾强骨、续伤止痛；熟地黄，补血滋润、滋肾益阴；川芎，祛风燥湿、活血止痛；以上药物共为臣药。海马，强身健体、补肾壮阳、舒筋活络、消炎止痛；龟甲，温运阳气、和里养阴；鳖甲，滋阴潜阳、软坚散结；三者配伍为佐药。甘草，补脾益气、缓急止痛，调和诸药、缓和药性之功，为使药。疼痛显著者在该方中增加乳香 15g，没药 15g，延胡索 20g；关节活动受限者增加鸡血藤 15g，木瓜 20g；湿热者加黄柏 10g，薏苡仁 15g，苍术 10g。本组观察治疗 6 个月后，疗效优 29 例，良 11 例，中 2 例，优良率为 95.24%。

【来源】 赵宝祥，孙丙银. 活血生骨汤治疗中老年激素性股骨头坏死的临床疗效 [J]. 中国老年学杂志，2015，19（35）：5564-5565.

14. 补肾壮骨通络汤

【出处】 辽宁省教育厅科学技术研究项目

【组成】 川芎 12g，延胡索 15g，当归 15g，独活 15g，骨碎补 15g，续断 15g，狗脊 15g，熟地黄 15g，杜仲 15g，怀牛膝 15g，茯苓 15g，白术 15g，白芍 20g，炙甘草 10g。

【功效】 补益肝肾，强壮筋骨，活血化瘀，行气通络止痛。

【主治】 髋关节疼痛，以腹股沟、臀部和大腿为主，髋关节内旋活动受限且内旋时疼痛加重。中医辨证为肝肾亏虚型：髋部隐痛，绵绵不休，关节屈伸不利或强硬，跛行，或腰膝酸软，眩晕，耳鸣，心烦失眠，舌质红，苔薄白，脉弦细。

【用法】 每日 1 剂，煎取药汁 300ml，于早饭、晚饭后 1 小时温服。

【处方总结】 方中续断、狗脊偏于补肝肾、强筋骨为君药；骨碎补、杜仲、怀牛膝、川芎、延胡索为臣药，既补肝肾、强筋骨，又活血行气止痛；当归、熟地黄补血活血，独活祛风湿，通络止痛，茯苓、白术、白芍补气健脾、扶助正气，共为佐药；炙甘草调和诸药，为使药。

【来源】宫云昭，李可大，唐林. 补肾壮骨通络汤治疗早期股骨头坏死临床疗效探讨 [J]. 辽宁中医药大学学报，2016，18（6）：90-92.

15. 通络生骨汤

【组成】黄芪30g，三七6g，土鳖虫10g，鹿角胶15g，丹参30g，鸡血藤20g，续断15g，地龙20g，川芎10g，当归15g，白芥子10g，血竭10g。

【功效】活血散瘀，补气行血，填精壮髓。

【主治】髋部疼痛等不适感；髋部功能受限；X线和MRI检查有骨坏死表现；既往大量或长期使用激素。中医辨证为筋脉瘀滞证：局部疼痛，关节活动受限，甚至跛行，舌质偏红，苔薄黄，脉弦或涩。

【用法】每日1剂，煎取药汁300ml，于早饭、晚饭后1小时温服。

【处方总结】方中土鳖虫、鹿角胶、续断具有补肾壮骨、强健筋骨的作用；地龙、白芥子、川芎、黄芪发挥活血行血、疏通经络，使皮里膜外之血行通畅；当归、丹参、三七、鸡血藤、血竭以补阳生血、祛瘀止痛，此方刚柔相济，扶正而不留邪。

【来源】鲁超，周永春，王智耀，等. 通络生骨方治疗激素性股骨头坏死的回顾性临床研究 [J]. 西部中医药，2016，29（9）：99-102.

外治方

邓氏骨伤科膏药

【出处】川渝老中医邓国荣先生家传方

【组成】不饱和植物油、松香、有机酸、樟脑按一定重量配比制备而成，溶基质掺药为一体。

【功效】通经活络，活血生骨。

【主治】以腹股沟和臀部、大腿部位疼痛为主，髋关节内旋活动受限，局部深压痛，内收肌起点压痛，可向下放射至膝关节；行走困难，呈跛行；髋关节功能进行加重，4字试验阳性，被动活动髋关节可有周围组织疼痛性痉挛。

【用法】邓氏骨伤科膏药剂型为外用剂，24小时敷贴，三日一换，30日为一个疗程。治疗期间均卧床休息（避免负重），皮套牵引8kg（每日两次，每次两小时），并配合适当的功能锻炼。

【处方总结】不饱和植物油4~6份，松香40~50份，分子式为RCOOH（其中R为CH₃、H）的有机酸4~5份，樟脑（粉或油）2.5~4份。该药味数少，无铅无毒，载药量大，含水量多，渗透强。利用人体皮温即可贴于患处，使用方便。方中樟脑性味辛、热，通关窍，利滞气，功能祛湿消肿止痛。松香性味苦、甘、温。功用祛风，燥湿，排脓，拔毒，生肌，止痛。本组共100例，痊愈12例，显效16例，有效55例，无效17例，总有效率为83%。

【来源】邓敦，邓国荣．邓氏骨伤科膏药治疗股骨头坏死的临床研究[J]．中国中医骨伤科杂志，2006，11（14）：63-66.

小结

中医药在治疗股骨头坏死方面积累了丰富的经验，并显示出一定的优势。大量的临床实例证明股骨头缺血性坏死并不是不可逆的，关键是重视早期诊断，选择正确的治疗方法，提高中药治疗的疗效。要严格掌握中医药治疗的适应证，在坏死修复过程中避免塌陷的发生。对于坏死范围小于股骨头体积1/3，塌陷程度较轻者，采用中药治疗可以有效控制病情进展；坏死范围超过股骨头体积1/3，累及股骨头主要承重区而尚未发生塌陷的早期坏死，必须在严格控制负重下进行治疗；对于已发生轻微塌陷的股骨头坏死，应该尽快通过有效手术纠正塌陷，包括微创钻孔减压、打压、支撑植骨术以及病灶清除、多条血管束、带血管骨瓣植入术等，术后配合中药治疗。

临床中对于股骨头坏死具有许多种类的辨证治疗，这实际上源于中医辨证的灵活性。但无论以哪种辨证为主，均应与临床实际相符合。本次入选16方，其中外用方1例，综其治疗方法不外乎：补益肝肾、活血化瘀、通经活络、健脾益气。在临床观察中发现外伤性股骨头坏死患者多以瘀血阻滞为主，而酒精性股骨头坏死多表现为痰湿之证，但临证还应参其舌脉等实施论治。总结文献报道其中活血是贯穿整个治疗过程的。其用药方中出现频率较高的有当归、牛膝、骨碎补、丹参、续断、黄芪、川芎、白术、茯苓、红花、淫羊藿、土鳖虫等。有学者为了寻找用药规律，收集论文及药方，总结出治疗常用药及其组方规律，药物804味，其中活血化瘀药占36%；补虚药(包括补肾、补血、补气药)占41%；散风寒、祛风湿药占41.5%；利水化痰药占41.4%；其余药物占41.1%。在补虚药28味中，补肾药与补气血药各占50%，其中补肾壮阳药占2%，滋补肾阴药占8%，补气药占24%，补血药占26%。

骨碎补

【性味】苦，温。

【归经】归肝、肾经。

【功效】补肾强骨，止痛续筋骨。

【主治】跌打闪挫，筋骨折伤，肾虚，腰痛、齿痛、耳鸣等。

【用法用量】内服：煎汤，每日 10~20g，浸酒或入丸散，适量。外用：研末调敷，或鲜品捣敷。

【使用注意】

1. 阴虚及无瘀血者不宜服。

2. 《本草经疏》："不宜与风燥药同用"。

3. 忌羊肉、羊血。

【药理作用】

1. 促进骨折愈合作用　骨碎补能促进骨对钙的吸收，并提高血钙和血磷水平，从而有利于骨折的愈合。

2. 抗炎作用　用形态学观察骨碎补对 160 只骨性关节炎模型大鼠有治疗作用。结果表明，骨碎补能改善软骨细胞的功能，推迟细胞退行性变，降低骨关节病病变率。

3. 其他作用　骨碎补还有镇痛、镇静、降低血脂、减轻阿米卡星和链霉素等对耳蜗的等毒性作用。

【各家论述】

1. 《药性论》："主骨中毒气，风血疼痛"。

2. 《开宝本草》："主破血止血，补折伤"。

3. 《本草正》："疗骨中邪毒，风热疼痛，或外感风湿，以致两足痿弱疼痛"。

4. 《本草述》："治腰痛行痹，中风鹤膝风挛气证"。

5. 《泉州本草》："骨碎补四两，浸酒一斤，分十次内服，每日二次；另晒干研末外敷，接骨续筋"。

6. 《中药大辞典》："治关节脱位、骨折。在关节复位或正骨手术后，取槲蕨（去毛，即骨碎补）和榔榆皮捣烂，加面粉适量，捣成糊状，敷伤处，二至三日换药一次。"

当　归

【性味】 甘、辛，温。

【归经】 归肝、心、脾经。

【功效】 补血活血，止痛，润肠通便，止咳平喘。

【主治】 跌打损伤，瘀血疼痛，风湿痹痛，虚寒腹痛，血虚引起的月经不调、闭经、痛经、肠燥便秘、咳嗽气喘，痈疽疮疡等。

【用法用量】 水煎服，每日 5～15g。

【使用注意】

1. 补血用当归身，破血用当归尾，和血（即补血和血）用全当归。

2. 湿盛中满、便溏者慎用。

3. 恶蘭茹、湿面，畏石菖蒲、海藻。

【药理作用】

1. 抗菌作用　当归有广谱抗菌作用。从当归煎剂的体外实验看到，对大肠埃希菌，伤寒及副伤寒杆菌、痢疾杆菌、霍乱弧菌、变形杆菌、甲型及乙型溶血性链球菌、白喉杆菌有一定的抑制作用。当归挥发油的体内实验观察到，对金黄色葡萄球菌、大肠埃希菌、福氏痢疾杆菌、铜绿假单胞菌等感染小鼠预防性给药或感染后治疗，均有较好的效果。

2. 抗炎作用　当归水煎液对多种致炎剂引起的急、慢性炎症均有显著的抑制作用，摘除动物双侧肾上腺后其抗炎作用仍然存在，并能减少大鼠炎症组织前列腺素 E_2 的释放量，降低豚鼠补体旁路溶血活性，但不能对抗组胺的致炎作用。其抗炎机制可能是通过抑制血小板中致炎物质如 5-HT 的释放。

3. 镇痛作用　当归的水提物对醋酸扭体性疼痛模型有显著的镇痛作用，其强度为乙酰水杨酸钠的 1.7 倍。

4. 促进股骨有核细胞的生成　当归是中医补血要药。实验研究表明，当归水浸液给小鼠口服不仅能显著促进血红蛋白及白细胞的生成，而且对贫血小鼠的股骨有核细胞及白细胞数的恢复有显著促进作用。

5. 活血作用　小鼠实验，当归水剂对凝血酶诱导的血小板聚集有明显的抑制作用；大鼠实验，当归可使血栓干重显著减少，血栓增长速度减慢。

6. 免疫调节作用　当归煎剂灌胃，能显著增加小鼠玫瑰花形成数，使小鼠脾脏体积增大、重量增加。当归还能显著增强动物腹腔巨噬细胞的吞噬功能，提高网状皮系统对染料的廓清速度，说明其具有促进非特异性免疫功能的作用。当归对体液免疫则有一定的抑制作用。

7. 抗氧化作用　当归是一种较好的中药抗氧化剂，能清除自由基，抑制丙二醛的生成，对抗 H_2O_2 和氧自由基引起离体人组细胞膜脂质过氧化反应，减轻羟自由基和丙二醛的溶血作用等。

8. 其他作用　当归对心血管系统有较强的药理活性，如强心、降低心肌氧耗量、抗心律失常、扩张外周血管、调节血压、降血脂、抗动脉粥样硬化形成等。此外，当归还有保肝、利尿、抗肿瘤、双向性调节子宫等药理作用。

【各家论述】

1. 明·张介宾撰《本草正》："当归，其味甘而重，故专能补血，其气轻而辛，故又能行血，补中有动，行中有补，诚血中之气药，亦血中之圣药也。大约佐之以补则补，故能养营养血，补气生精，安五脏，强形体，益神志，凡有形虚损之病，无所不宜。"

2.《本草新编》："当归，味甘辛，气温，可升可降，阳中之阴，无毒。虽有上下之分，而补血则一。入心、脾、肝三脏。但其性甚动，入之补气药中则补气，入之补血药中则补血，无定功也。"

第十二章
膝骨
关节炎

骨性关节炎（osteoarthritis，OA）是指关节面软骨发生原发性或继发性退变及结构紊乱，伴随软骨下骨质增生、软骨剥脱，从而使关节逐渐破坏、畸形，最终发生关节功能障碍的一种退行性疾病，尤以膝关节最为多见。其发病率随年龄的增加而升高，是老年人常见、多发和较难治的一种骨关节病。膝骨关节炎属于中医"骨痹""筋痹"范畴。

病 因 病 机

本病最早记载于《内经》，《素问·长刺论》曰："骨痹，病在骨，骨重不举，骨髓酸痛，寒气至，名曰骨痹"。《素问·皮部论》指出，"寒多则筋挛骨痛；热多则筋弛骨消"，《素问·痹论篇》曰："风寒湿三气杂至，合而为痹也。"可见外感风寒湿邪是致病的重要因素。《素问·刺节真邪论》曰："虚邪之中于人也，洒淅动形，起毫毛而发腠理。其入深，内搏于骨，则为骨痹。"《外科大成》指出，"积气留舍、荣卫不养、肉缩筋挛、肘不得伸、内为骨痹，外为不仁。"《素问·逆调论》指出："肾者水也，而生于骨，肾不生，则髓不能满，故寒甚至骨也。所以不能冻栗者，肝一阳也，心二阳也，肾孤脏也，一水不能胜二火，故不能冻栗，病名曰骨痹，是人当挛节也""肝主筋""肾主骨""膝为筋之府"。《景岳全书》曰："风痰多成瘫痪奇证，冷痰多成骨痹"。所以认为本病本在肝肾亏虚，病标在风寒湿阻，瘀血闭阻。属本虚标实之证，痰凝、血瘀、热结是病机关键。

疾 病 分 型

综合膝骨性关节炎的临床表现，即可诊断此病，但必须对此病进行进一步分析，明确病变部位、性质、程度等，判断疾病主要矛盾，才能据此制订正确合理的治疗方案。

1. 依据病变部位

（1）髌股骨性关节炎：病变仅局限于股髌关节，而膝关节的股胫关节未被侵犯或病变表现轻微，症状、体征等都集中于股髌关节。

（2）股胫骨性关节炎：病变集中在股胫关节。由于股胫关节有内、外两部分组成，临床上又以内侧股胫关节多发病。因此，此型又可分成内侧、外侧、全股胫关节三种类型。

（3）全膝骨性关节炎：病变侵犯整个膝关节。与本型相对，又把上述两型称之为局限性膝骨性关节炎。

2. 依据 Kellgren 和 Lawrenee 法对患者膝关节进行分级归类。0 级：正常；Ⅰ级：关节间隙可疑变窄，可能有骨赘；Ⅱ级：有明显的骨赘，关节间隙变窄（少于正常关节间隙的 1/2）；Ⅲ级：中等量骨赘，关节间隙变窄较明显，有硬化性改变（多于正常关节间隙的 1/2）；Ⅳ级：大量骨赘，关节间隙明显变窄，严重硬化性病变。

治 法 治 则

现代医学治疗膝骨性关节炎的方法很多，包括非手术治疗和手术治疗。非手术治疗包括口服药物，包括抗炎止痛药、营养软骨的盐酸氨基葡萄糖和硫酸氨基葡萄糖等药物；关节腔注射玻璃酸钠润滑关节；物理疗法包括电疗、超声、磁疗等。在非手术保守治疗无效时采取手术治疗，包括滑膜切除术、游离体摘除术、关节镜下灌洗、刨削、软骨成形术，人工关节置换术及关节融合术等方法。

中医中药治疗膝骨性关节炎具有明显的特色和优势，采取标本兼治、内外结合的系统治疗。其中内治法如辨证口服汤剂、中成药，外治法如外用中药敷贴法、热熨法、熏洗法、熏蒸法、涂抹法、电热针法、温针灸法、中药离子导入、手法推拿等，以及能够较好地缓解疼痛的小针刀治疗，均能在一定程度上缓解临床症状。"膝为筋之府""筋骨并重""筋束骨"等理论为临床从筋治疗骨关节病提供了指导思想，目前文献多有相关报道，或许是研究膝骨关节炎值得探索的重要方向。

内治方

1. 壮筋灵

【组成】熟附子、桂枝、防己、独活、淮牛膝各 15g，杜仲、骨碎补、巴戟天各 20g，熟地黄 30g，白芍 50g，三棱、莪术、红花、防风各 15g，全蝎 10g，细辛 3g，淫羊藿 20g，乌梢蛇 15g。

【功效】补益肝肾，活血化瘀，散寒通络。

【主治】膝关节骨性关节炎，以膝关节疼痛、僵硬、肿大、畸形及功能障碍为主要表现。X 线片显示关节面硬化，骨刺形成，关节间隙变窄。

【用法】上药用文火浓煎，每日 1 剂，头煎以 4 碗煎至 1 碗，再煎以 2 碗煎至 1 碗，分 2 次服，药渣用纱袋装好外敷患膝。

【处方总结】膝骨关节炎属于中医的"痹证""痿证"范畴，大多认为本病的特点是"本虚标实"，故多以补肝肾、强筋骨、补气血以治其本，祛风散寒胜湿、通经活血止痛以治其标。该病的病机应离不开肝肾虚损、血瘀、寒湿痹阻等三种因素。方中以杜仲、骨碎补、熟地黄、淫羊藿等补肾壮骨；白芍养血柔肝；熟附子、桂枝、独活、全蝎、乌梢蛇等祛风散寒通络；三棱、莪术、红花等活血通络。诸药合用，正切病机，起补益肝肾、强壮筋骨、活血化瘀、祛风散寒通络之效，可收标本兼治之全功。本组 75 例中，优 29 膝，良 33 膝，可 13 膝，无效 5 膝，优良率达 77.5%，有效率达 93.75%。

【来源】余宇峰，许少健，刘金文. 自拟壮筋灵配合功能锻炼治疗膝骨关节炎 75 例临床体会 [J]. 湖南中医杂志，1999，15（5）：10-11.

2. 活血祛痰汤

【组成】川芎 15g，丹参 10g，红花 10g，鸡血藤 15g，半夏 10g，白芥子 6g，茯苓 10g，陈皮 10g，白术 10g，牛膝 12g。

【功效】活血化瘀，祛痰利水。

【主治】膝关节骨性关节炎偏于体肥年高之人。

【用法】每日 1 剂，水煎 400ml，分 2 次内服，2 周为 1 个疗程，共 1~3 个疗程。

【处方总结】膝关节骨性关节炎临床以体肥年高之人多见，由于老年人肝肾渐衰，脾失健运，肾失蒸化而致水湿停滞，阻碍气机，易致痰浊、血瘀留滞关节则致病。另外，所谓肥人多痰，体形肥胖之人形盛气衰，气虚运化无力，亦可聚湿生痰，痰瘀互结，引起关节肿胀，甚至畸形。痰瘀水同出一源，痰瘀既是阴阳平衡失调，脏腑功能紊乱引起的产物，又是进一步引起水邪积聚的因素，正如唐容川所说："血瘀既久，亦能化为痰水"，王肯堂也曾指出："瘀则液外渗，则成水也"，所以在膝关节骨性关节炎中不可忽视水邪的作用。方中川芎、丹参、红花、鸡血藤活血化瘀，可以改善异常的血液流变学和血流动力学，而降低骨内高压；半夏、白芥子化痰散结，通络止痛，用于痰湿阻滞所致的肢体关节疼痛；茯苓、白术健脾利水渗湿，可以消除关节间隙及其周围组织中多余的水分，而使肢体关节肿胀消退；牛膝活血化瘀，引血下行，为引经药。全方配伍，共奏活血化瘀、祛痰利水之功。临证加减：疼痛甚者加制川乌 6g，制草乌 6g；肿胀甚者加泽兰 10g，泽泻 10g；偏气虚者加黄芪 30g，党参 15g；偏血虚者加当归 10g，白芍 10g；寒盛者加威灵仙 15g，桑寄生 10g；湿盛者加薏苡仁 10g，虎杖 10g。176 例中，临床治愈 62 例，好转 106 例，未愈 8 例，总有效率为 95.45%。

【来源】严培军，孙玉明，周福贻. 从痰瘀水论治膝关节骨性关节炎176例 [J]. 南京中医药大学学报，2000，16（4）：249.

3. 麻桂温经汤

【出处】清·钱秀昌《伤科补要》

【组成】麻黄8g，桂枝、桃仁各12g，红花10g，细辛9g，白芍、当归各20g，牛膝15g，黄芪30～50g，甘草6g。

【功效】益气养血，温经散寒。

【主治】膝关节骨关节炎，以膝关节疼痛，以上下楼梯时为著，痛有定处，不能长距离行走，关节屈伸活动受限，局部皮肤不红，患者膝部恶寒喜暖，得热痛减，遇冷加重为主要表现。中医辨证属寒湿阻络证。

【用法】水煎服，每日1剂，分两次饭后服。

【处方总结】麻桂温经汤出自《伤科补要》（原方为：麻黄、桂枝、桃仁、红花、细辛、当归、黄芪），有温经散寒如通络祛瘀之功效，鉴于中老年人的病理特点，既要温散寒邪，又要养血通脉，故在原方中加当归、黄芪取其补血活血，益气生血之效。当归入肝经，历来为温补肝血之要药。黄芪补气生血，通痹固表。白芍味酸补血敛营，柔筋止痛。麻黄、桂枝、细辛温经散寒，通络止痛。桃仁、红花、牛膝活血祛瘀，散结止痛。根据临床不同兼证，寒胜加川乌、附子以加强散寒止痛作用；湿邪胜，痰浊内停，加薏苡仁、白芥子以除痰祛湿。有瘀血症象加川芎、丹参、三棱等加强活血通瘀功能，改善微循环淤滞，通络止痛。由于该方配伍得当，诸药合用，可使寒散、瘀祛、络通，则疼痛自除，故收到良好的效果。临证加减：寒偏胜者，关节冷痛，冬令痛甚，常需带防寒护膝，稍遇寒冷则疼痛难忍。脉沉紧，苔白厚，加制川乌、制附子各10g。痰湿偏胜：关节沉重或稍肿胀，脉沉滑，苔白腻，加薏苡仁20g，白芥子、制南星各10g。有明显瘀血症，休息时疼痛加重，活动后稍减轻，痛有定处，脉沉涩，舌质紫或有瘀斑加川芎、丹参各20g，三棱15g。病程较久，缠绵不愈，酌加全蝎、蜈蚣、蟅虫等虫类药物，以搜风透络，解痉舒筋。本组共治疗115例，临床治愈29例，显效52例，有效23例，无效11例，显效率70.4%，总有效率为90.4%。

【来源】姚生莲，蒋中楠，夏树. 麻桂温经汤治疗增生性膝关节炎115例 [J]. 陕西中医，2000，21（7）：298.

4. 养血清润汤

【组成】当归、薏苡仁、威灵仙各20g，白芍、川芎、熟地黄、防己、秦芄、滑石各 15g，防风、苍术、黄柏、川牛膝、栀子各 10g，忍冬藤 30g。

【功效】 养血润筋，清热利湿。

【主治】 膝骨关节炎。膝关节疼痛、肿胀，膝关节屈伸活动障碍，髌骨研磨试验阳性，浮髌试验阳性。

【用法】 水煎服，每日 1 剂，15 日为 1 个疗程。

【处方总结】 很多患者膝关节疼痛具有"得温痛减、得寒痛剧"的特点，但其怕冷多局限于膝关节局部，很少有全身怕冷者，同时还兼有口干、口苦、心中烦闷等症，其舌质多为红或紫红或紫暗，苔多黄腻或薄黄，脉多沉、弦、滑。脉症合参，此乃真热假寒证，其病机主要为肝血不足，疏泄太过，木旺乘土，脾失健运，湿浊之邪阻塞膝关节局部经络，阳气不通，局部得不到人体气血的荣养温煦所致。养血清润汤中，以四物汤养血润筋，四妙散和防风、防己、滑石、秦芄、威灵仙等清热利湿、消肿止痛，诸药合用故能取得较好的疗效。肿胀明显者加泽兰 15g，泽泻 30g；体态肥胖者，加制半夏 30g，制胆星 15g；下肢酸沉重着者，加木瓜、桑枝各 15g；腰膝酸软者，加杜仲、桑寄生、续断各 15g；膝关节怕冷明显，舌质淡，舌体胖，苔薄白，脉沉细者，上方去栀子、薏苡仁、黄柏、忍冬藤，加熟地黄、补骨脂各 15g，细辛 6g。服药 2 个疗程后，本组 173 例中，临床控制 37 例，显效 48 例，有效 49 例，无效 39 例，有效率为 77.5%。

【来源】 王明喜，高飞，王德才. 养血清润汤治疗原发性膝关节骨性关节炎 173 例 [J]. 四川中医，2002，20（12）：62.

5. 桃红饮加味

【组成】 桃仁 10g，红花 10g，当归 10g，川芎 9g，威灵仙 25g，白芥子 6g，川牛膝 15g，桑寄生 20g。

【功效】 活血化瘀，通络止痛。

【主治】 膝骨关节炎膝关节疼痛，活动受限，兼见关节畸形，肌肉萎缩等。

【用法】 水煎服，每日 1 剂，早晚各服 1 次，10 日为 1 个疗程。

【处方总结】 桃红饮出自《类证治裁》，原主治败血入络瘀血所致的痹证。方中桃仁、红花、当归、川芎补血活血、化瘀通络；威灵仙，善走而不守，宣通十二经络，主治风寒湿壅滞经络，关节不利诸病。在原方基础上加白芥子温经通络，散寒，消肿止痛；川牛膝活血祛瘀，强筋骨，通经止痛，且引血下行使药直达病所；桑寄生能补肾健骨，滋养肝肾。诸药合用共奏补肝肾、活血祛瘀、通络除痹之功。临证加减：疼痛明显加三棱 5g，制乳香、没药各 5g；肿胀沉痛加木瓜 25g，生薏苡仁 25g；兼湿热加苍术 5g，黄柏 5g；兼腰膝酸软加杜仲 10g，续断 15g；病情日久不愈加土鳖虫 5g，穿山甲 6g。本组共治疗 48 例，其中治愈 29 例，好转 17 例，无效 2 例，总有效率为 95.8%。

【来源】憨兰．桃红饮加味治疗膝骨性关节炎 48 例 [J]．中医正骨，2003，15（2）：43.

6. 扶元荣骨汤

【组成】补骨脂 15g，黄芪 30g，党参、茯苓各 15g，肉苁蓉 10g，熟地黄 20g，何首乌、当归各 12g，牛膝、木瓜、制川乌各 10g。

【功效】培元固本，生津荣骨。

【主治】膝骨性关节炎。关节疼痛肿胀，滞僵感明显，上下楼梯等活动时加重，可伴有内外翻畸形。

【用法】每日 1 剂，加水煎至 300ml，早晚分服。药渣趁热外敷患膝 30 分钟，每日 1 次。2 周为 1 个疗程。

【处方总结】膝骨关节炎患者大多病程迁延日久，呈缓慢进行性发展，耗气伤阴，必致气阴两亏，故在治疗上以培元固本、生津荣骨为法。扶元荣骨汤方中补骨脂、肉苁蓉温补肾阳，为君药；熟地黄、何首乌益髓填精，重用黄芪、党参、茯苓，少量当归取其益气行血之功，共为臣药；木瓜具有舒筋活络之效，并善走下肢，牛膝兼有补肝肾及引血下行之效，制川乌补火助阳、散寒止痛共为使药。全方配伍以益髓填精、培元固本为主，兼有益气行血、生津荣骨之功。此外，药渣热敷患膝，可通过热力使药物直达病所，改善局部的血液循环。本组治疗 64 例，治愈 48 例，好转 11 例，无效 5 例，有效率为 92.2%。

【来源】齐立卿，张晶，杜双庆．扶元荣骨汤治疗膝骨关节炎 64 例疗效观察 [J]．辽宁中医杂志，2005，32（10）：1039-1040.

7. 四神煎

【组成】生黄芪 30g，石斛 30g，川牛膝 15g，金银花 30g（后下），远志 10g。

【功效】益气通络，清热豁痰。

【主治】膝骨关节炎。

【用法】水煎服，每日 1 剂，分早晚两次顿服。

【处方总结】膝骨关节炎古称鹤膝风，属中医"痹证"的范畴。该病的病因病机可概括为以肺、脾、肾三脏亏虚为本，以热毒、痰瘀为标，是本虚标虚、虚实夹杂之证。故临床应用除补气、活血通络之法外，宜合用涤痰、清热解毒之法，如此标本同治，方可收到良好的效果。四神煎重用生黄芪为君，取其既可补气通痹，又可解肌托毒之功，可标本兼顾。臣以石斛，助黄芪除痹；金银花清热解毒，疏散风热；牛膝补肝肾、强筋骨，又能通血脉而利关节；远志具有蠲痹消肿、豁痰强筋的功效。辨病加减：若合并类风湿关节炎加用当归 15g，玄参 10g，生甘草 10g；若合并痛风性关节炎加用土茯苓 30g，威灵仙 20g。辨证加减：瘀血证加桃仁 10g，红花 10g，地龙 10g。痰湿证加薏苡仁 30g，黄柏 10g，苍术 10g。本组治疗 30 例，临床控制 12 例，显效 8 例，有效 9 例，无效 1 例；总有效率为 96.66%。

【来源】潘峥，周彩云．四神煎治疗膝骨关节炎急性期 30 例临床观察[J]．中医杂志，2007，48（12）：1087．

8. 祛瘀化痰汤

【组成】红花 10g，陈皮 12g，丹参 12g，苍术 15g，茯苓 15g，法半夏 15g，白芥子 12g，当归 15g，川芎 12g，牛膝 12g，防己 12g，白术 12g。

【功效】化瘀通络，祛痰化湿。

【主治】以膝关节肿胀、疼痛，膝关节活动障碍为偏于老年肥胖者为主要临床表现。

【用法】每日 1 剂，水煎分 2 次服，每次服 200ml。药渣用布包裹，趁热敷膝部。

【处方总结】本病属于中医的"骨痹""痛痹"范畴。或因劳累过度，或因饮食不节，日久则脾胃受损，脾虚失运，湿邪内聚，流注关节，郁久化痰，痰湿阻络致脉络不通，血液瘀积；或肝肾亏损，筋骨失养，风寒湿邪侵袭关节，阻塞脉络，致血液瘀滞。祛瘀化痰汤中川芎辛温香窜，走而不守，能通达四肢关节，为血中之气药；丹参活血化瘀，凉血消肿，适宜因瘀血阻滞引起的肌肉、关节疼痛等症；红花辛散温通，有活血通经，祛瘀止痛之功；苍术主运脾，白术主健脾，二者皆能化湿；茯苓补益心脾，又能利水渗湿；半夏辛温行水湿，水湿去则脾健，而痰湿自消，脉络通畅；佐以引经药怀牛膝、防己以祛风湿通经络。同时因肥胖人多脾虚，中老年人多肾虚，故应视患者或伴有气血不足，或伴有肝肾亏虚而随症加减用药，使气血旺盛，经络通畅，有助于祛瘀血，化痰湿。临证加减：偏肾阴虚者加熟地黄 12g，山茱萸 12g；偏肾阳虚者加巴戟天 12g，淫羊藿 15g；偏气虚者加党参 15g，黄芪 20g；偏血虚者加枸杞子 15g，白芍 15g；湿热盛者加薏苡仁 15g，草薢 12g；风湿盛者加威灵仙 15g，秦艽 12g；膝关节肿胀重者加泽兰 15g，疼痛重者加白花蛇舌草 9g。治疗组 150 例，治愈 47 例，显效 55 例，有效 35 例，无效 10 例，总有效率为 93.3%。

【来源】雷波，刘定安，杨阳，等．祛瘀化痰汤治疗膝关节骨性关节炎150 例临床观察 [J]．中医药导报，2008，14（3）：33-35.

9. 养元柔肝汤

【出处】河北医科大学中医院院内经验方

【组成】黄芪 30g，熟地黄 20g，补骨脂、人参各 15g，何首乌、当归各 12g，肉苁蓉、骨碎补、柴胡各 10g，白芍、石斛各 30g，木瓜、牛膝、甘草各 10g。

【功效】养血柔肝，培元固本。

【主治】膝关节肿胀、疼痛，膝关节活动障碍为主要临床表现。膝关节特殊检查可见膝关节内侧压痛阳性，髌骨研磨试验阳性，膝关节屈伸受限　　。

【用法】本方每日 1 剂，加水煎至 300ml，早晚分服。

【处方总结】养元柔肝汤是河北医科大学中医院多年治疗膝骨关节炎的经验方。方中补骨脂、肉苁蓉、骨碎补温补肾阳为君药；熟地黄、何首乌益髓填精于阴中求阳，滋水涵木；重用黄芪、人参大补元气；当归、白芍、石斛、甘草养血柔肝，取其益气行血之功共为臣药；木瓜具有舒筋活络之效，并善走下肢；牛膝兼有补肝肾及引血下行之效，柴胡条达肝气共为使药。全方配伍以益髓填精、培元固本为主，兼有柔肝舒筋、益气行血之功。养元柔肝汤能显著改善膝骨关节炎患者的症状、体征，降低膝关节骨关节炎严重性指数（ISOA）评分，具有补益肝肾、柔肝舒筋的功效，是治疗膝骨关节炎的有效方剂。治疗组 183 例，治愈 105 例，好转 64 例，无效 14 例，总有效率为 92.35%。

【来源】齐立卿，王金榜，杜双庆，等．养元柔肝汤治疗膝骨关节炎 183 例疗效观察 [J]．河北中医药学报，2009，24（3）：14-15.

10. 补阳还五汤

【出处】清·王清任《医林改错》

【组成】生黄芪 30g，当归尾 12g，赤芍 12g，地龙 12g，川芎 6g，红花 9g，桃仁 9g。

【功效】益气活血，化瘀止痛。

【主治】膝骨关节炎以膝关节肿胀、疼痛，膝关节活动障碍等为主要临床表现。

【用法】每日 1 剂，煎汁，分 2 次服。

【处方总结】膝骨关节炎病机为气血肝肾不足为本，瘀、风、寒、湿、热等痹阻经络，筋骨失养为标。肝主筋，肾主骨生髓，中老年以后气血不足，肝肾亏虚，筋骨不健，风寒湿等邪易入而致气血瘀滞，外邪夹杂，久则骨质增生变硬，筋弛筋挛，关节不利。补阳还五汤是清代名医王清任所创气虚血瘀理论的代表方，功能补气、活血、通络。方中重用黄芪以大补元气，气旺则血行，故为君药；当归尾活血化瘀而不伤血，为臣药；佐以赤芍、川芎、桃仁和红花活血祛瘀；地龙通经活络，性善走，配合诸药以行药势，为使药；根据兼证配以祛邪之品，诸药合用，气足血行，瘀去络通。湿热者加黄柏10g，苍术9g，风寒者加桂枝6g，制川乌9g，肿胀甚者加络石藤12g，丹参15g。本组治疗47例，显效9例，有效33例，无效5例，有效率为89.4%。

【来源】刘存根，彭再如. 补阳还五汤加减治疗膝骨关节炎临床观察[J]. 中国实验方剂学杂志，2009，15（6）：94.

11. 芍药木瓜汤

【出处】东汉·张仲景《伤寒论》

【组成】白芍30g，木瓜15g，鸡血藤15g，威灵仙20g，甘草10g。

【功效】柔肝缓急，舒筋止痛。

【主治】膝关节骨关节炎。以膝关节疼痛、僵硬、肿大、畸形及功能障碍为主要表现。

【用法】每日1剂，水煎2次，合并煎液约500ml，分2次服。治疗10日为1个疗程，连续服用2个疗程。

【处方总结】此方为《伤寒论》芍药甘草汤加味，原方中白芍养血柔肝、缓急止痛；木瓜伸筋舒络；威灵仙温经散寒；鸡血藤活血通络；芍药配合甘草以增强柔肝缓急的效果。本组共治疗60例，临床控制38，显效12，有效6，无效4，有效率为93.3%。

【来源】徐新玉，包力，吐苏娜依，等. 自拟芍药木瓜汤治疗膝骨关节炎60例 [J]. 中国中医药信息杂志，2011，18（3）：70-71.

12. 补中桂枝汤

【组成】柴胡15g，炙升麻10g，生黄芪30g，当归20g，白术15g，陈皮10g，党参30g，桂枝20g，白芍15g，独活15g，怀牛膝15g，海桐皮10g，海风藤10g，淫羊藿15g，薏苡仁15g，石菖蒲10g，大枣10g，炙甘草10g，生姜15g。

【功效】补益气血，祛风散寒除湿。

【主治】绝经期女性膝骨关节炎。

【用法】每日 1 剂，分 3 次，每次饭后 30 分钟服用。

【处方总结】本方以黄芪、当归益气养血为君；党参、白术健脾补中；桂枝、白芍通经散寒，调和营卫为臣；配合升麻、柴胡以求升清降浊、健运气血；独活祛风胜湿、散寒止痛；怀牛膝、海风藤、海桐皮祛风湿，通经络，止痹痛；淫羊藿补肾壮阳，祛除风湿；薏苡仁除痹健脾；陈皮、石菖蒲理气，化湿和中，固护脾胃；生姜、大枣补脾益胃，调和营卫为佐；炙甘草合桂枝辛甘化阳以实卫，合芍药酸甘化阴以合营，补脾益气、调和诸药为佐使药。总以治本为主，标本兼顾为目的。本组治疗 58 例，其中痊愈 18 例，显效 34 例，有效 6 例，无效 0 例，有效率为 100%。

【来源】杨将领，肖泓 . 补中桂枝汤联合西药治疗围绝经期女性膝骨关节炎临床研究 [J]. 云南中医药杂志，2011，32（12）：17-20.

13. 真火膝痹汤

【出处】清·陈世铎《辨证录》

【组成】白术 30g，巴戟天 30g，制附子 15g，牛膝 15g，防风 15g，草薢 12g，石斛 12g，杜仲 15g，黄芪 30g，淫羊藿 20g，茯苓 10g。

【功效】温阳散寒，除湿止痛。

【主治】膝骨关节炎，以膝关节的疼痛、肿胀、晨僵、关节积液及骨性肥大为主要表现，并伴有关节作冷、畏恶风寒、肢冷不温、腰膝酸软等。

【用法】每日 1 剂，每剂水煎 3 次，头两煎相合分 3 次内服，第 3 煎外洗患处。

【处方总结】真火膝痹汤来源于《辨证录》治疗冷痹之真火汤，在原方基础上加黄芪、杜仲、淫羊藿，其补阳散寒除湿之力更强。该方以巴戟天、淫羊藿温阳气、散阴寒、补益肝肾，为君药。白术健脾燥湿，制附子温阳散寒止痛，两药相合则补火生土祛湿力强；牛膝、杜仲补肝肾、壮筋骨；黄芪、防风补气祛风，合白术乃玉屏风散，意能益卫气、温煦关节、抵御外寒，共为臣药。草薢、茯苓祛湿邪；石斛养阴除痹，又能防止主药温燥伤阴，为佐药。草薢同时能引药下达，是为使药。诸药相伍，内服外用，共奏温阳散寒、除湿止痛之功，标本同治，故而能取得很好的效果。本组治疗 40 例，临床痊愈 28 例，显效 10 例，有效 2 例，无效 0 例，有效率为 100%。

【来源】崔世奎 . 真火膝痹汤内服外用治疗阳虚寒湿痹阻型膝骨关节炎疗效观察 [J]. 中国中医药信息杂志，2012，19（3）：66-67.

14. 清热除痹方

【出处】全军中医药研究重大专项（10ZYZ116）；国家发明专利授权

（专利号：201110416472.1）

【组成】寻骨风 15g，青风藤 30g，穿破石 30g，苍术 15g，知母 15g。

【功效】清热化湿，通络除痹。

【主治】关节疼痛，局部灼热红肿，痛不可触，得冷稍舒，口渴，舌质红，苔黄腻，脉滑数者为湿热痹阻证。

【用法】水煎服，每日 1 剂。

【处方总结】本方中寻骨风为马兜铃科多年生攀援草本植物绵毛马兜铃的根茎，性味苦，平，归肝经，祛风湿，通经络，止痛，乃为君药。青风藤性味苦、辛、寒，归肝、脾经，祛风湿、通经络、利小便；穿破石性味淡、微苦、凉，祛风利湿，活血通经，共为臣药。苍术性味辛、苦，温，归脾、胃经，燥湿健脾，祛风湿；知母性味苦、甘、寒，归肺、胃、肾经，清热泻火，滋阴润燥，苍术和知母，一除湿，一清热，配合君臣除湿热之痹痛，乃为佐药。本组共治疗 138 例，试验组临床控制 29 例，显效 49 例，有效 48 例，无效 12 例，总有效率为 91.30%。

【来源】李静，孙维峰，刘颖琬，等．清热除痹方治疗湿热痹阻型风湿病的临床疗效及安全性评价 [J]．华南国防医学杂志，2014，28（8）：750-752．

15. 补肾活血方

【组成】熟地黄 15g，骨碎补 15g，补骨脂 15g，生地黄 15g，怀牛膝 15g，续断 15g，鸡血藤 30g，红花 10g，三七 6g，炙甘草 6g。

【功效】补肾活血，祛瘀止痛。

【主治】肝肾亏虚，瘀血阻滞型。关节疼痛（隐痛或酸痛或刺痛），痛处固定，胫软膝酸；舌质偏红或淡胖或有瘀斑、瘀点，苔薄白或少津，脉沉细或弦涩或细数。

【用法】每日 1 剂，水煎服，两次分服。

【处方总结】本方以君药骨碎补补肾活血；臣药补骨脂补肾活血，温肾助阳，增加君药之功效；续断、怀牛膝补肝肾，强筋骨，行血脉、利关节；佐药鸡血藤、红花、三七活血化瘀，通经活络止痛；使药炙甘草缓急止痛，调和药性。本组观察 35 例，临床控制 0 例，显效 8 例，有效 26 例，无效 1 例，总有效率为 97.14%。

【来源】张嘉倩，刘淑清．补肾活血方对膝骨性关节炎的临床观察 [J]．辽宁中医杂志，2014，41（11）：2339-2341．

16. 忍冬萆薢汤

【出处】我国著名骨伤科名家何竹林先生经验方

【组成】忍冬藤 30g，草薢 15g，桑枝 30g，海桐皮 15g，丝瓜络 20g，豨莶草 15g，秦艽 15g，赤芍 12g，威灵仙 12g。

【功效】清湿热，通经络，利关节。

【主治】症见膝关节红肿，疼痛，活动不利，伴肌肉酸痛、困重不适，舌质红，苔黄，脉弦滑。

【用法】每日 1 剂，水煎服，两次分服。

【处方总结】方中以忍冬藤、桑枝、丝瓜络甘寒清热、通络利湿；辅以草薢、豨莶草、海桐皮增强其祛风除湿、通络止痛之效；赤芍微寒，清热凉血，祛瘀止痛；秦艽为治痹证之润剂，祛风湿、退虚热、滑利关节，为痹证必用之药，该药用量大兼有通便止痛之妙；于寒凉清热药中配入辛温通络之威灵仙，可使顽痹能蠲，郁火能散。诸药相配无寒凉伤阳，苦燥伤阴之弊。本组观察 32 例，痊愈 9 例，显效 17 例，有效 4 例，无效 2 例，总有效率为 93.7%。

【来源】老元飞，卓士雄，何挺. 忍冬草薢汤治疗湿热痹型膝骨关节炎的临床疗效观察 [J]. 中医临床研究，2014，6（34）：91-94.

17. 活血利节汤

【出处】河南洛阳正骨医院

【组成】川芎 10g，延胡索 10g，姜黄 12g，莪术 10g，郁金 10g，刘寄奴 10g，威灵仙 10g，当归 10g，柴胡 10g，牛膝 10g，牡丹皮 10g，桂枝 6g，乌药 6g，五灵脂 6g，黄芪 15g，甘草 6g。

【功效】益气活血，通经利节。

【主治】肢体关节刺痛，痛处固定，局部有僵硬感，或麻木不仁，舌质紫暗，苔白而干涩。

【用法】每日 1 剂，水煎服，两次分服。

【处方总结】方中川芎、延胡索为君药，活血行气，祛瘀止痛。刘寄奴、莪术、五灵脂等助君药荡涤凝瘀败血；牛膝活血祛瘀，引血下行，共为臣药。乌药、郁金、姜黄等佐助君臣之药活血行气，通经活络，使瘀去新生、经脉通利、气血畅行，而痛自舒；同时施以桂枝可温通经脉，宣导活血药物，以加强化瘀止痛之功；为免活血而耗血、行气而伤阴，则配以当归使祛瘀与养血同施；而本病患者中，老年居多，加黄芪补益元气，确保活血而不伤正，又有旺气行血之功，以上共为佐药。甘草缓急止痛，调和诸药，为使药。有关节积液者，加草薢 15g，玉米须 30g。本组观察 42 例，临床控制 19 例，显效 16 例，有效 5 例，无效 2 例，有效率为 95.24%。

【来源】张玉可，郭艳幸. 活血利节汤治疗瘀血痹阻型膝骨关节炎临床观察［J］. 风湿病与关节炎，2014，3（12）：18-20.

18. 地灵仙汤

【组成】熟地黄、怀山药各 24g，山茱萸、川牛膝、白芍各 18g，桑寄生 30g，补骨脂、䗪虫、延胡索、独活各 15g，姜黄 12g，威灵仙 30g，乌梢蛇、川芎各 9g。

【功效】补益肝肾，蠲痹通络。

【主治】肝肾阴虚型膝骨关节炎。

【用法】每日 1 剂，水煎服，两次分服。

【处方总结】地灵仙汤组成以熟地黄、山茱萸、怀山药、川牛膝、桑寄生、补骨脂、白芍、姜黄、威灵仙、䗪虫、乌梢蛇、川芎、延胡索、独活为主，具有补肝益肾、蠲痹通络止痛的功效。方中以熟地黄、山茱萸、怀山药、桑寄生、补骨脂等药补益肝肾、充实精血，威灵仙、姜黄、川芎、延胡索、白芍通行经脉、理气止痛，䗪虫、乌梢蛇搜剔通络、化瘀疗伤，独活、川牛膝作为引经药，引药下行至膝关节。本组观察 68 例，临床治愈 8 例，显效 32 例，有效 21 例，无效 7 例，有效率为 89.7%。

【来源】彭翠宁. 地灵仙汤治疗膝关节骨性关节炎的临床观察［J］. 陕西中医，2015，36（6）：682-684.

19. 附子汤

【出处】《伤寒论·少阴病》

【组成】附子 12g，茯苓 9g，人参 6g，白术 12g，白芍 9g。

【功效】温阳散寒。

【主治】寒湿痹阻证。诊断标准主症：关节疼痛重着，遇冷加剧，得温则减；次症：腰身重痛；舌象与脉象：舌质淡，苔白腻，脉沉。

【用法】每日 1 剂，水煎服，两次分服。

【处方总结】附子汤出自《伤寒论·少阴病》，主治阳虚有寒导致的关节疼痛。方中君药附子是毛茛科植物乌头的子根，有毒，具有回阳救逆、补火助阳、补肾命火、逐风祛湿、散寒止痛的功效，常用于寒湿痹痛的治疗。本方中应用附子温肾以扶真阳之本，人参大补元气以补后天之虚，阳虚水盛，故加茯苓、白术以健脾利湿化水，且有利于阳气宣通。四药均为温药，为避免损伤阴液，故加芍药以制茯苓、白术之温燥。

【来源】刘福存，单乐天，童培建，等. 附子汤治疗轻中度膝骨关节炎寒湿痹阻证的临床研究［J］. 中医正骨，2016，28（1）：10-13.

20. 益肾通痹方

【出处】上海中医药大学施杞教授的经验方

【组成】炙黄芪 12g，白芍 12g，熟地黄 12g，川芎 12g，山茱萸 12g，秦艽 12g，川牛膝 12g，龟甲胶 9g，鹿角胶 12g，菟丝子 12g，鸡血藤 12g，补骨脂 12g。

【功效】补肾益髓，散寒通络，祛风除湿。

【主治】肾虚髓亏型膝骨关节炎：隐隐作痛，腰膝酸软，腰腿不利，俯仰转侧不利；伴有头晕，耳鸣，耳聋，目眩；舌质淡红，苔薄白，脉细。

【用法】每日 1 剂，水煎服，两次分服。

【处方总结】熟地黄、龟甲胶、鹿角胶滋阴益肾填精；山茱萸、菟丝子入肾经，补肾益精；补骨脂入肾脾经，补肾益精髓。以上药物共为君药。秦艽苦、辛、平，有祛风除湿、通络利关节的功效；鸡血藤性温，味苦微甘，入肝、肾经，补血活血养血通络、暖腰膝；川芎活血行气、祛风通络，可助他药药力到达病所为臣药。龟甲胶、鹿角胶滋腻，易闭门留寇，配合川芎补不恋邪；配合炙黄芪益气健脾；白芍养肝健脾；川牛膝强筋骨，逐瘀通经，引药下行，共为佐使药。本组观察 48 例，显效 7 例，有效 30 例，无效 11 例，有效率为 77.1%。

【来源】李宁，李应福，蒋国鹏，等 . 益肾通痹方治疗膝关节骨关节炎的临床研究 ［J］. 中国中医骨伤科杂志，2016，24（4）：15-17。

21. 祛痹汤

【组成】桑寄生 15g，独活 15g，杜仲 10g，补骨脂 10g，牛膝 10g，威灵仙 10g，鸡血藤 10g，附子 10g，干姜 10g，骨碎补 10g，制川乌 10g。

【功效】补肝肾，散寒除湿，活血通络。

【主治】膝关节持续性疼痛，关节活动时有骨响声，活动后症状好转，但负重后加重；X 线表现：关节边缘尖锐，骨赘形成，并且有不同程度的骨刺形成，关节间隙变窄，软骨下关节面硬化、囊性变。

【用法】每日 1 剂，水煎服，两次分服。

【处方总结】方中独活祛风散湿，善祛深伏骨节之风寒湿邪；桑寄生祛风湿又长于补肝肾，有止腰腿疼痛之功，故而与独活共为君药。杜仲、牛膝补肝肾、强筋骨，善治风湿冷痛，共为臣药。骨碎补、补骨脂可温补肾阳、强健筋骨；威灵仙味辛、苦，性微温，可以祛风除湿，通络止痛，主治风湿痹痛。再佐以制川乌、鸡血藤，祛风除湿、温经散寒、通经活络，以助独活、桑寄生祛风湿之功效。附子、干姜可解寒邪入里，腰腿冷痛。随症加减，风胜者加防风、白芷；寒胜者加细辛；湿胜者加薏苡仁。本组观察46 例，显效 34 例，有效 10 例，无效 2 例，有效率为 95.6%。

【来源】吕刚，杨宏，刘波．祛痹汤治疗膝骨关节炎的临床观察及其对血清中相关炎性因子的影响［J］．世界中西医结合杂志，2016，11（8）：1150-1152.

22. 疏肝滋肾汤

【组成】当归 30g，白芍 15g，枸杞子 30g，骨碎补、鸡血藤各 30g，淫羊藿、女贞子、墨旱莲各 20g，茯苓、白术、炙甘草、黄精、柴胡各 10g。

【功效】滋肝补肾，祛风散寒。

【主治】膝关节持续性疼痛，关节活动时有骨响声，活动后症状好转，但负重后加重；X 线表现：关节边缘尖锐，骨赘形成，并且有不同程度的骨刺形成、关节间隙变窄，软骨下关节面硬化、囊性变。

【用法】每日 1 剂，水煎 2 次取汁 300ml，饭后 30 分钟温服 150ml，早晚各 1 次。

【处方总结】方中枸杞子与女贞子相伍为滋补肝肾佳品，补肾益精、养肝润目，调节内分泌；黄精补气养阴，增强益肾功效；淫羊藿温而不燥，补肾之阳，强腰膝壮筋骨，善治筋骨拘挛麻木；柴胡为引经药，骨碎补可入肝、肾二经，补肾强骨力强；当归温润可补血和血，黄精可壮筋骨益精血，与当归并用可补虚养血，土茯苓即可强筋壮骨又可与白术相须共奏健脾祛湿之功；白芍可养血敛阴；女贞子养血行气功效。鸡血藤善祛风除痹，缓解腰膝关节疼痛，用于风寒湿痹、关节痹痛肢体萎弱；墨旱莲与女贞子共用可治疗心烦、失眠、腰膝酸软等；大量芍药酸禀木气而缓肝止痛，与炙甘草相伍可柔筋止痛；甘草又可调和诸药。本组观察 40 例，临床控制 3 例，显效 22 例，有效 11 例，无效 4 例，有效率为 90.0%。

【来源】薄云．疏肝滋肾汤治疗膝骨关节炎临床研究［J］．河北中医药学报，2016，31（4）：15-17.

23. 千金三黄汤

【组成】麻黄 6g，独活 15g，细辛 3g，黄芪 15g，黄芩 10g，薏苡仁 20g，黄柏 6g，牛膝 15g，土茯苓 30g，忍冬藤 20g，白头翁 20g，甘草。

【功效】清热祛湿，补肾健脾，活血通络止痛。

【主治】膝关节持续性疼痛，关节活动时有骨响声，活动后症状好转，但负重后加重；X 线表现：关节边缘尖锐，骨赘形成，并且有不同程度的骨刺形成、关节间隙变窄，软骨下关节面硬化、囊性变。

【用法】水煎服，每日1次。

【处方总结】三黄汤出自《金匮要略》，由麻黄、独活、细辛、黄芩、黄芪四味药共同组成，后被《千金方》摘录，有益气解表、除湿疏风的功效；原方加入有清热燥湿、补脾健肾之功效的四妙丸（薏苡仁、黄柏、牛膝、苍术），辅与土茯苓、白头翁清热解毒、化湿；忍冬藤清热疏风，通络止痛；甘草调和诸药。全方具有清热祛湿、补肾健脾、活血通络止痛之功。对气虚湿热痹阻证膝痹病有清热祛湿、舒经壮骨补虚、通络止痛之效。本组观察40例，治愈6例，显效9例，有效19例，无效6例，有效率为85.0%。

【来源】滕居赞，宋喜军，李红梅. 千金三黄汤加味治疗膝骨关节炎40例临床研究 [J]. 四川中医，2017，35（1）：130-132.

外治方

1. 金桂外洗方

【组成】半枫荷60g，海桐皮30g，入地金牛30g，宽筋藤30g，生川乌30g，生草乌30g，桂枝18g，生大黄18g。

【功效】祛风除湿，通经活络，除瘀止痛。

【主治】膝骨关节炎。膝关节疼痛、僵硬、肿胀、活动受限，尤以上下楼梯或半蹲位疼痛明显，劳累及受寒后加重，髌骨研磨试验阳性。X线片显示关节骨质增生，关节间隙变窄，尤以内侧为主。

【用法】上药水煎，热敷患膝。1剂/日，2次/日，1周为1个疗程，治疗1~3个疗程。

【处方总结】此方采自民间并经过改进，方中以半枫荷为君，祛风除湿，活血消肿，止痹痛，《岭南草药》曰其"善祛风湿，凡脚气、脚弱、痹痛，以之浸酒服"。川乌、草乌相须而用，共为臣药，祛风除湿，温经止痛，《本草纲目》云"主大风顽痹"，其主要成分为乌头碱，有镇痛、镇静、局部麻痹等作用。海桐皮"主腰脚不遂，顽痹腿膝疼痛"（《海药本草》）；桂枝温经通脉，散寒止痛；入地金牛"主风寒湿痹、历节疼，除四肢厥气、膝痛"（《神农本草经》）；大黄活血祛瘀止痛，共为佐使。

【来源】刘金文，冯立科，许少健. 金桂外洗方对膝骨关节炎患者生存质量的改善作用 [J]. 中医药临床杂志，2004，16（1）：47-48.

2. 乌头汤

【出处】东汉·张仲景《金匮要略》

【组成】 生川乌30g，生草乌30g，细辛15g，黄芪30g，白芍30g，生麻黄15g。

【功效】 温经散寒，通络止痛。

【主治】 膝骨关节炎表现为寒湿型者。

【用法】 先用自来水500ml浸泡30ml后温火煎煮2次，每次30分钟，共浓缩成50～80ml，用纱布过滤药液备用。选用K89-Ⅱ型电脑中频电疗仪。操作方法如下：将纱块用药液浸湿做成药垫，在2块电极板与皮肤之间均放置药垫，尔后用松紧带将电极板及药垫固定于膝关节"犊鼻"及"膝眼"穴位上，连接输出导线，接通电源，调节电流强度，因人而异，以患者感觉舒服为佳。治疗时间为20～30分钟，每日1次，10日为1个疗程，疗程间隔3～5日。

【处方总结】 该方君药为生乌头，性猛力宏，为两刃刀，既有良好的通经止痛作用，生川乌与生草乌联合用，并加入细辛，使该方药性更为峻猛，而将内服改为外用，运用中频机使药液中的离子通过膝关节的双"犊鼻"穴导入人体，使其有极大的安全性。犊鼻穴属足阳明胃经穴位，该穴具有通经活络、疏风散寒、理气消肿止痛的作用。本组共治疗119例，临床治愈10例，显效65例，有效36例，无效8例，有效率为93.3％。

【注意事项】 个别患者药垫局部皮肤有时出现刺激症状，可涂擦皮炎平软膏或热敷局部即消除。

【来源】 郑倩仪，陈伯健. 经方乌头汤配合电脑中频导入穴位治疗膝骨关节炎 [J]. 实用医学杂志，2009，25（6）：984-985.

3. 四子散

【出处】 广东省名医邓晋丰教授经验方

【组成】 紫苏子60g，莱菔子60g，白芥子60g，吴茱萸30g。

【功效】 祛风除湿，温经散寒，调和气血，通络止痛。

【主治】 膝关节骨性关节炎，以关节肿胀、疼痛和功能障碍为主要表现，影响患者的日常生活和工作，导致生活质量下降。

【用法】 将四子散用电子瓦煲加热30分钟，使温度达到60～70℃，装入6cm×10cm的布袋中，来回热熨关节痛处20分钟，每日两次，1周为1个疗程，治疗2个疗程。

【处方总结】 四子散是广东省名医邓晋丰教授治疗膝关节骨关节炎的经验方，用其热熨是一种药灸方法，药物加热后于患处来回运转或旋转，在热能消耗的过程中加速局部血液和淋巴液的循环，减轻静脉淤滞，降低骨内压力，促进关节积液吸收，缓解疼痛和肿胀。患者的膝关节活动障碍减轻，日常活动增多，故精力、生理机能评分也明显增高。四子散方中的白芥子有通行经络、散寒、消肿止痛的功效；莱菔子长于利气、散风寒；紫苏子能下气定喘、温中开郁；吴茱萸，取其辛而大热之性，用其温中下气、除湿解郁、开腠理、逐风寒之功。四种药物相配，达到祛风除湿、温经散寒、调和气血、通络止痛的作用。

【注意事项】过敏体质和局部皮肤有伤口者勿用。

【来源】王影，傅秀珍，邱瑞娟. 四子散药熨对膝骨关节炎患者生存质量影响的研究［J］. 中国民族民间医药，2010，14（3）：6.

4. 石氏四肢洗方

【出处】上海石氏伤科经验洗方

【组成】伸筋草12g，五加皮9g，威灵仙12g，白芷9g，牛膝15g，全当归12g，海桐皮15g，续断12g，红花4g，积雪草9g，透骨草12g，生川乌、草乌各15g，扦扦活12g。

【功效】益气活血，化瘀利湿。

【主治】膝骨性关节炎，以膝关节疼痛、僵硬、活动受限等为主要表现。

【用法】用石氏四肢洗方外洗患侧膝关节。本方用纱布包裹后水煎10分钟，先熏蒸患膝，待水温下降后用药水擦洗患膝5分钟，如此反复2次，每日3次，治疗4周。

【处方总结】在石氏四肢洗方中运用续断、扦扦活、全当归散寒除湿，祛风通络；海桐皮、白芷、红花活血化瘀，行气止痛；伸筋草为石氏伤科常用药物，其性味苦、辛，温，善于舒筋活血、祛风止痛，加用五加皮坚强筋骨，川草乌逐邪镇痛，合以透骨草疏通经络，另运用牛膝引血下行，共同达到治疗目的。98例患者治疗4周，从疼痛、僵硬、日常活动三个方面总评分：显效32例，有效36例，无效30例，有效率为69.4%。

【注意事项】对本洗方过敏者勿用。

【来源】李达，杨燕青，罗枫，等. 石氏四肢洗方治疗膝骨关节炎的疗效观察［J］. 现代中西医结合杂志，2010，19（14）：1700-1703.

5. 石氏熏洗方

【出处】上海石氏伤科经验方

【组成】麻黄10g，桂枝20g，细辛10g，制天南星20g，威灵仙20g，白芷20g，鹿衔草20g，花椒10g，大黄20g。

【功效】活血温经，舒筋止痛。

【主治】膝骨关节炎，以膝关节疼痛、僵硬、活动受限等为主要表现。

【用法】将上药加水3000ml，煮沸后用小火煎10分钟（保持沸腾为度），稍冷却后连同药渣倒入熏蒸设备中，设定温度45℃，将患膝置于蒸汽出口熏蒸，每次30分钟，隔日1次，每周3次，共治疗2周。

【处方总结】"石氏熏洗方"是著名骨伤流派"石氏伤科"的经验外用方剂，采用熏蒸的方法治疗膝骨关节炎等肢体疼痛性骨伤科疾病已有近百年历史。"石氏熏洗方"中，麻黄、桂枝、白芷可发散风寒，散寒止痛，桂枝兼能温经通脉；细辛、花椒解表散寒，祛风止痛；制天南星燥湿化痰，散结消肿；威灵仙通祛风湿、通经络；大黄可祛瘀消肿；诸药合用可达通络止痛之效。且骨关节炎患者多属中老年，常并患多种内科疾病，而局部熏洗治疗可减轻患者内服药造成的脏器负荷，定位明确，药物可直达病所，热熏能促血行畅通，舒缓筋络。

【注意事项】对药物已知成分过敏者勿用。

【来源】顾莉华，郭晓霞，程鑫，等."石氏熏洗方"熏蒸治疗膝骨关节炎的临床研究［J］.中国中医骨伤科杂志，2011，19（12）：24-25.

6. 自拟健步汤

【组成】制乳香12g，制没药12g，制川乌6g，制草乌6g，伸筋草10g，骨碎补20g，皂角刺15g，续断10g，怀牛膝10g。

【功效】祛风除湿，消肿止痛。

【主治】膝骨性关节炎。

【用法】用水2000ml加热煮沸30分钟，然后进行熏洗膝关节，共约30分钟，保留熏洗液倒回锅内药渣中，供下次熏洗使用，每剂药煎洗2次，2次/日，14日为1个疗程。

【处方总结】方中制川乌、制草乌两者配伍，祛风除湿力度更强，消肿止痛效果更显著。又以乳香、没药为臣药，可活血行气、舒筋通络。《医学衷中参西录》云："乳香、没药，二药并用，为宣通脏腑、流通经络之要药……具通气活血之力，又善治风寒湿痹，周身麻木，四肢不遂及一切疮疡肿疼，或其疮硬不疼。"这两味药可加强行气活血的药力，正所谓"治风先治血，血行风自灭"。配以伸筋草，增强祛风散寒之力。续断、骨碎补、怀牛膝为佐药，补肝肾，强筋骨。膝骨关节炎患者大多为中老年人，配以补肝肾、强筋骨之品，可标本兼治。皂角刺排毒透脓、祛风，加强全方祛风消肿之功。全方组方严谨，既可祛风寒湿邪之标，又可固肝肾、强筋骨之本。

【来源】郭盛君，马玉峰，杜春林，等.自拟健步汤外洗治疗寒湿痹阻型膝关节骨性关节炎的疗效观察［J］.中国医药导报，2012，9（4）：

111-113.

7. 膝痛洗方

【组成】 制川乌 9g，制草乌 9g，当归 12g，红花 6g，苏木 6g，胆南星 9g，羌活 9g，独活 9g，桂枝 6g，威灵仙 12g，寻骨风 12g，透骨草 12g，延胡索 9g。

【功效】 温筋脉，祛风寒，行气血，透关节。

【主治】 膝关节骨性关节炎，以关节肿胀、疼痛和功能障碍为主要表现，影响患者的日常生活和工作，导致生活质量下降。

【用法】 研末，放入纱布袋中；陶制砂锅或搪瓷烧锅加水 1000ml，浸泡 30 分钟，煮沸后，用文火煎 15 分钟左右，等药汁冷却至 35～40℃时，用毛巾蘸取药液热敷膝部 20 分钟，每日 1 次。

【处方总结】 方中重用制川乌、草乌为君，其中川乌祛寒湿、散风邪、温经止痛、开痰散结消肿，草乌治风寒湿痹、挛痛不能握；川乌、草乌中含有的乌头碱具有较强的抗炎镇痛及局部麻醉作用。当归、红花、苏木、胆南星活血化瘀、化痰散结；佐以羌活、独活、桂枝、威灵仙、寻骨风、透骨草、延胡索祛风胜湿、解痉止痛；更用香樟木、甘松等辛温芳香走窜之品，温筋脉、行气血、透达关节。本组观察 30 例，临床控制 5 例，显效 10 例，有效 11 例，无效 4 例，治疗组总有效率为 86.67%。

【来源】 黄骥，周淳，张晶莹，等 . 推拿结合膝痛洗方热敷治疗膝骨关节炎疗效观察 [J]. 上海中医药杂志，2014，48（8）：57-59.

8. 舒筋止痛汤

【组成】 木瓜 40g，鸡血藤、川牛膝、乌梢蛇各 15g，独活、防己、雷公藤、千年健、地龙、蚕沙、细辛、全蝎、甘草各 10g，桂枝 9g。

【功效】 祛风湿，止痹痛，活血通络。

【主治】 寒痹型膝骨关节炎。主症：膝关节疼痛、怕冷。次症：膝部肿胀，屈伸不利，遇寒加重，得热减轻。舌脉：舌质淡、苔白，脉沉细缓。

【用法】 药煎汤至沸腾，蒸汽熏蒸患膝，以患者耐受为度；当药液温度降至 50℃，用毛巾浸湿药液用力擦洗，范围为膝关节上下 20cm；当药液温度低于 30℃，重新加热药液，重复熏洗，每次 20 分钟，每日 2 次。

【处方总结】 方中独活具有祛除风湿、散寒解表的作用，善祛膝部风湿；木瓜、蚕沙除湿利痹，缓急舒筋；防己祛除风湿，利水消肿；千年健祛除风湿，强健筋骨；细辛、桂枝解表散风寒兼温通经脉；雷公藤祛风除湿，活血消肿，通络止痛；鸡血藤活血止痛，舒筋活络；川牛膝性善下行，能补肝肾，强筋骨，又能通血脉，利关节；上述活血药与祛风湿药配伍，寓"治风先治血，血行风自灭"之意。乌梢蛇、全蝎药性善走，具祛风通络、镇痉止痛之功效；甘草调和诸药。本组观察51例，临床控制15例，显效21例，有效12例，无效3例，有效率为94.12%。

【来源】 徐君君，刘鸿，袁淑芬，等．小针刀配合舒络止痛汤熏洗治疗寒痹型膝骨关节炎50例临床观察［J］．新中医，2015，47（9）：196-199．

9. 散风消肿散

【组成】 羌活20g，独活20g，炙川乌20g，炙草乌20g，紫荆皮20g，透骨草20g，乳香（炙）20g，没药（炙）20g，红花15g，鸡血藤20g，白芷20g，浙贝母10g，皂角刺15g，厚朴12g，大黄10g，木香8g，肉桂6g。

【功效】 祛寒除湿，温经活血，缓急止痛。

【主治】 膝关节骨性关节炎，以关节肿胀、疼痛和功能障碍为主要表现，影响患者的日常生活和工作，导致生活质量下降。

【用法】 以上药物做成颗粒，用温水加蜂蜜调制成糊状，平铺于棉纸上，外敷于膝关节前侧，用弹性绷带加压包扎固定，每晚睡前外敷，外敷12小时后拆除，每日1次，疗程4周。

【处方总结】 散风消肿散中，羌活、独活辛、苦，温，祛风胜湿止痛，擅治肢体痹痛；炙川乌、炙草乌辛、苦，热，祛风湿、温经止痛；乳香辛、苦，温，没药苦、辛，平，均能活血止痛，消肿生肌，两药常相须配伍，以增强疗效；紫荆皮活血消肿止痛，透骨草祛风湿、舒筋络、解毒活血止痛，与以上三组对药共为君药。臣以红花辛、温，活血通经，祛瘀止痛；鸡血藤苦、甘，温，活血补血，舒筋活络；白芷、浙贝母、皂角刺散结消肿；厚朴燥湿祛痰。木香行气止痛，肉桂温通止痛，大黄活血化瘀止痛，共为佐使。本组观察73例患者中，痊愈26例，显效21例，有效17例，无效9例，总有效率为87.7%。

【来源】 章波，吴飚．散风消肿散外敷治疗膝骨关节炎临床疗效观察［J］．中国临床医生，2015，43（9）：61-63．

10. 海桐皮汤

【出处】 《医宗金鉴》

【组成】 海桐皮30g，透骨草15g，乳香6g，没药6g，当归15g，防风15g，红花9g，川芎15g，威灵仙25g，花椒10g，白芷15g，桂枝10g，甘草9g。

【功效】 通畅气血，舒展脉络，消退肿胀。

【主治】 膝关节骨性关节炎，以关节肿胀、疼痛和功能障碍为主要表现，影响患者的日常生活和工作，导致生活质量下降。

【用法】加工成细粉末，装于药袋中。将药物倒入1500ml温水中，温度维持在50～60℃，趁热对患处进行熏洗和热敷。1次/日，每次约30分钟。

【处方总结】方中君药海桐皮祛风湿，通络止痛；臣药透骨草、桂枝、白芷、威灵仙、花椒、防风舒经活络，行气活血；佐药当归、川芎、乳香、没药、红花通经祛瘀，消肿止痛；使药甘草调和诸药。本组观察30例，临床控制6例，显效12例，有效10例，无效2例，有效率为93.33%。

【来源】俞飞，费骏，赖震．海桐皮汤熏洗治疗膝骨性关节炎［J］．中国中西医结合外科杂志，2016，22（1）：15-17.

小结

　　膝骨性关节炎是一种累及关节软骨、软骨下骨、关节滑膜等多种组织的疾病，它主要是中老年人的骨骼、肌肉系统在发生衰老、退变的过程中形成的。一般认为该病的发病与年龄、创伤、炎症、肥胖、遗传、体质和代谢障碍等因素有关。目前，由于对膝骨性关节炎的病因及发病机制缺乏足够的了解。虽然对膝骨关节炎的治疗方法很多，但还没有单一的特效治疗方法，远期则趋向于关节置换。保守治疗的目的主要是缓解疼痛症状，延缓病情进展为主。

　　本病属中医学"骨痹""筋痹"范畴，以肝肾亏虚为本，风寒湿痰瘀痹阻经络，筋骨失养为标。与肝、脾、肾三脏关系密切，血瘀、痰阻为主要病理改变。《中药新药临床研究指导原则》中将骨性关节炎分为三型，分别为肝肾不足，筋脉瘀滞型；脾肾两虚，湿注骨节型；肝肾亏虚，痰瘀交阻型。《中医病症诊断疗效标准》中将骨性关节炎分为肾虚髓亏，阳虚寒凝，瘀血阻滞三型。

　　本次入选32方，内治法22例，外治方10例，经典方7例，从整体观出发，围绕肾、肝、脾三脏立法，审因辨证，灵活应用温补肾阳、培元固本、健脾利湿、补肝柔筋利节等治则，配以活血化瘀、祛风散寒、清利湿热、化痰通络、逐痹止痛等法，以达到标本同治的目的。药物中以牛膝、白芍、当归、黄芪、威灵仙、川芎、鸡血藤、熟地黄、补骨脂、白术、茯苓、骨碎补、独活、淫羊藿为主要使用药物。外治以治标为主，主要能够在内服药物基础上局部施治，药物经过透皮吸收，达到通经活络，调整气血运行化瘀除痰、祛风散寒、消肿止痛的作用，特别是一些不能内服的外用药，祛风散寒、清利消肿药效极好，通过局部用药吸收能收到内服药所不能达到的效果。外治方中以温经散寒的川乌、草乌使用率最高，其次有白芷、桂枝、红花、透骨草、海桐皮、威灵仙、乳香、没药等。

常用中药药理

威灵仙

【性味】辛、咸，温，有毒。

【归经】归膀胱经。

【功效】祛风湿，通经络，消痰水，软化骨鲠。

【主治】风湿痹痛及骨伤科患者的腰膝冷痛、脚气、癥瘕积聚、诸骨鲠喉等。

【用法用量】内服：煎汤，每日6～9g；浸酒或入丸、散，适量；外用：捣敷，适量。

【使用注意】

1. 气虚血弱，无风寒湿邪者忌服。

2. 恶茶及面汤。

3. 多服疏入五脏真气。

4. 孕妇慎用。

【药理作用】

1. 镇痛作用 威灵仙煎剂0.025g/10g腹腔注射能轻度提高小鼠痛阈（热板法），提示本品有镇痛作用。

2. 抗菌作用 威灵仙煎剂能抑制金黄色葡萄球菌及志贺痢疾杆菌。水浸剂可抑制奥杜小芽孢癣菌。其中的原白头翁素对革兰阳性菌、阴性菌和霉素都有较强的抑制作用。

3. 其他作用 威灵仙有抗心肌缺血、抗利尿、降压、兴奋肠道及子宫平滑肌、降血糖、刺激皮肤发泡等作用。

【各家论述】

1.《开事本草》："腰膝冷疼及疗折伤"。

2.《广西中草药》："祛风除湿，通经活络，利尿，止痛。治风湿骨痛，黄疸，浮肿，小便不利，偏头痛，跌打内伤"。

3.《普济方》："威灵仙（炒）五两，生川乌头、五灵脂各四两。为末，醋糊丸，梧子大。每服七丸，用盐场下。忌茶。治手足麻痹，时发疼痛；或打仆伤损，痛不可忍，或瘫痪等症"。

4.《药品化义》："灵仙：性猛急，盖走而不守，宣通十二经络，主治风、湿、痰、壅滞经络中，致成痛风走注，骨节疼痛，或肿，或麻木"。

黄 芪

【性味】 甘，微温。

【归经】 归脾、肺经。

【功效】 补气升阳，益卫固表，托毒生肌，利尿退肿。

【主治】 气虚乏力，食少便溏，中气下陷引起的久泻脱肛、头晕目眩，气不摄血引起的便血、崩漏、肌衄、气虚发热，气虚水肿，血痹肢体麻木，痈疽日久不溃或溃后久不生肌收口，中风后遗症，消渴证等。

【用法用量】 水煎服，每日 10～15g，大剂量可用至 30～120g。

【使用注意】

1. 补气升阳宜蜜炙用，其他方面多生用。

2. 实证患者不宜服用。

3. 恶白鲜皮。

【药理作用】

1. 促进股骨生长作用 体外实验证明，黄芪注射液对鸡胚股骨有促进生长的作用。

2. 抗疲劳作用 黄芪多糖给正常小鼠和氢化可的松所致"阳虚"小鼠腹腔注射，可使其常温游泳时间延长，显示本品的抗疲劳作用。由于小鼠的肾上腺重量增加，所以考虑黄芪的抗疲劳作用可能是通过增强肾上腺皮质功能而产生的。

3. 抗菌、抗病毒作用 实验表明，黄芪对志贺痢疾杆菌、炭疽杆菌、溶血性链球菌、白喉杆菌、假白喉杆菌、肺炎双球菌、金黄色葡萄球菌、柠檬色葡萄球菌、白色葡萄球菌、枯草杆菌、Ⅰ型流感病毒、Ⅱ型副流感病毒、Ⅲ型副流感病毒、水泡性口腔炎病毒、3型腺病毒、DNA病毒等均有抑制作用。

4. 镇痛作用 醋酸扭体法和热板法实验证实，黄芪有明显的镇痛作用。

5. 免疫促进作用 黄芪及黄芪多糖能增强网状内皮系统的细胞吞噬功能，如与灵芝、党参合用，此作用更明显。正常人口服黄芪煎剂后，血中 IgM、IgE 及环磷酸源苷（cAMP）增加，唾液分泌型免疫球蛋白显著下降，淋巴细胞转化率显著升高。黄芪煎剂还可以增强 NK 细胞的细胞毒活性，对干扰素则有自身诱生、促进诱生和活性发挥三方面的作用。

6. 雌激素样作用 黄芪可使雌性小鼠动情周期长达 10 日之久，提示黄芪有雌激素样作用。

7. 促进机体代谢作用 黄芪水煎剂，每日给小 1 鼠灌胃，共 3 周，对小鼠有强壮作用。黄芪在细胞培养中，可使活细胞数目明显增多，细胞生长旺盛，寿命延长。黄芪对细胞生长的促进作用可能是通过对细胞内环磷酸腺苷和环磷鸟嘌呤核苷的调整而实现的。黄芪还能促进血清和肝脏蛋白质的更新。

8. 对血液流变性影响　黄芪可降低血小板黏附率、血细胞比容及血液黏度，缩短红细胞电泳时间，抑制血栓形成，显示"通利血脉"的作用。

9. 其他作用　研究表明，黄芪还有强心、扩张冠状动脉及外周血管、降血压、升高白细胞、抗缺氧、抗高温、抗低温、抗辐射、调节血糖水平、延长动物寿命、利尿、消除尿蛋白、保肝、镇静等药理作用。

【各家论述】

1. 《名医别录》："主妇人子脏风邪气，逐五脏间恶血"。

2. 《日华子本草》："黄芪助气壮筋骨，长肉补血，破癥癖"。

3. 《景岳全书·本草正》："黄芪，生者微凉，可治痈疽，蜜炙性温，能补虚损"。

4. 《本经逢原》："性虽温补，而能通调血脉，流行经络，可无碍于壅滞也"。

5. 《得配本草》："治四肢节脱，但有皮连，不能举动，此筋解也。黄芪三两，酒浸一宿，焙研，酒下二钱，至愈而止"。

第十三章 膝关节滑膜炎

膝关节滑膜炎多是指膝关节创伤性滑膜炎，是指膝关节损伤后引起的滑膜非感染性炎性反应。临床上分急性创伤性炎症和慢性劳损性炎症两种。中医称之为"痹证夹湿""湿气下注"。

病因病机

急性滑膜炎多因暴力打击、创伤、扭伤、挫伤、关节附近骨折或外科手术等，使滑膜受伤充血，迅速产生大量积液所致。中医认为是湿热相搏、热灼筋肉所致。若滑膜损伤破裂则会大量渗出血液，积液、渗血可增加关节内压力，阻碍淋巴系统循环，堆积在关节内，其酸性代谢产物则可使碱性关节液变成酸性。如不及时治疗、清除积液或积血，关节滑膜就可在长期慢性刺激和炎症的反应下逐渐增厚，出现纤维化，引起关节粘连，影响正常活动。

慢性滑膜炎一般由急性创伤性滑膜炎失治转化而成，或由其他的慢性劳损导致滑膜的炎症渗出，产生关节积液造成。临床上属于中医的痹证范围，多由风、寒、湿三气杂合而成，一般夹湿者为多。或肥胖之人，湿气下注于关节而发病。

治法治则

对本病的治疗，首先应正确处理活动与固定的关系。活动可增加关节积液和继续出血，但活动可防止肌肉萎缩和关节粘连。关节肿胀可予以关节腔穿刺治疗，穿刺后进行加压包扎。膝关节慢性滑膜炎病程较长，经过充分非手术治疗，仍有膝关节肿胀、疼痛，关节肿胀的主要原因是滑膜肥厚，为其手术指征。手术应尽量切除 70% 以上的滑膜组织，以防止复发。采用关节镜下切除滑膜，具有切口小，创伤小，不影响关节活动，恢复快等优点。目前，关节镜治疗是较为常规的方法。

中医治疗主要包括手法推拿、根据辨证不同选用不同的汤剂口服或中成药，外用熏洗、熏蒸、外敷等；针灸治疗，理疗等。

1. 消肿蠲痹汤

【组成】 制附子 10g，细辛 3g，独活 10g，牛膝 15g，桂枝 10g，川芎 15g，当归 15g，生黄芪 15g，茯苓 12g，白术 12g，泽泻 15g，甘草 10g。

【功效】 祛风散寒，除湿通络，消肿止痛。

【主治】 膝关节肿胀、疼痛，局部皮肤温度不高，且喜温喜按，浮髌试验阳性，舌淡红，苔薄白，脉沉。

【用法】 头煎加水 500ml，煎取 200ml；二煎加水 300ml，煎取 200ml。2 次药液混合，每次服 200ml，每日早晚各 1 次，饭后服用。15 日为 1 个疗程，疗效不显者加服 1 个疗程。

【处方总结】 本病可归入中医痹证范畴，乃由创伤、劳损等因素造成正气不足，风、寒、湿、热之邪乘虚而入所致。邪留关节，痹阻经络，气血不畅，津聚为水是其基本病机。根据《素问·至真要大论》"留者攻之"的治则，采用祛风散寒、除湿通络、消肿止痛为基本治法。本方取辛热苦燥的附子为君，其药性走窜，功善祛风散寒，除湿通络。桂枝、细辛、独活为臣，以增祛风散寒、除湿通络之力。更配辛温走散之川芎，既可祛风止痛，又能行气活血，使气血流畅，则风寒湿邪不易滞留，深寓"治风先治血，血行风自灭"之奥义；又因"风药多燥……故疏风必先养血"，所以配当归以养血和血，以防辛温刚燥之品耗伤阴血，而达祛邪不伤正之妙。又因水湿滞留，关节肿胀，故配茯苓、泽泻、白术以健脾渗湿，利水消肿；生黄芪益气扶正，活血利水；牛膝补肝肾，强筋骨，通血脉，利关节。以上共为佐药。而且牛膝性善下走，合独活则能引诸药下行，直达病所，故亦兼有使药的作用。全方有较强的祛风散寒、除湿通络、消肿止痛之功。偏寒者，加制川草乌各 6g（先煎），生麻黄 6g，白芍 15g；偏热者，加忍冬藤 30g，石膏 30g，汉防己 10g。本组治疗 25 例，治愈 10 例，显效 12 例，好转 2 例，无效 1 例，总有效率为 96.0%。

【来源】 马义杰，李红彩."消肿蠲痹汤"治疗膝关节滑膜炎并积液 25 例 [J]. 江苏中医，1999，20（11）：25.

2. 加味五苓汤

【出处】 东汉·张仲景《伤寒论》

【组成】 猪苓 9g，泽泻 15g，白术 9g，茯苓 9g，桂枝 6g，赤芍 9g，当归 12g，木瓜 12g，丹参 12g，牛膝 12g，赤小豆 12g。

【功效】 利水渗湿，健脾活血。

【主治】 膝关节肿胀、疼痛，局浮髌试验阳性。损伤瘀血型：有明确的外伤史，患膝肿痛较甚，有时可见瘀斑。寒湿凝聚型：受凉后发病，患膝肿痛怕冷，得暖则舒，局部皮温不高，舌质淡，苔薄腻。湿热下注型：患膝肿痛，有灼热感，局部皮温稍高或皮色稍红，舌苔黄腻。肝肾不足型：见于老年患者，患膝肿痛无力，上下楼梯时尤为明显，劳累加重，休息后减轻，X线片常可见退行性改变。此型临床亦表现为偏寒湿或湿热。

【用法】水煎服，每日1剂，早晚各1次。

【处方总结】本病中医归为筋伤的范畴，并且认为膝关节是筋伤的好发部位。跌仆劳损，风寒湿邪，导致血脉不和，水湿蕴结，停聚于膝关节；肝肾不足，虚寒内生，津液输布失常均可引发本病。从中医辨证的观点来看，本病有寒热虚实之分。从病机看乃水湿停聚。因而治疗上当溯本求源，治湿为先。《素问·至真要大论》云"留者攻之"。加味五苓汤乃由五苓散演化而来。五苓散出自《伤寒论》，原为化解太阳经腑同病之蓄水证而设。取其祛湿之主效，添加药味，以增强利水渗湿之功；并加用活血通络之品，其意在津血同源，治湿须活血，血行湿方消。方中猪苓、泽泻、赤小豆乃利水渗湿之主药；当归、赤芍、丹参活血通络，以助祛湿，且止痛作用较佳；"诸湿皆归于脾"，故用白术、茯苓运脾消湿；牛膝、木瓜舒筋通络，且为引经之品，诸药合用，共奏利水渗湿、健脾活血之功效。临证加减：损伤瘀血型加乳香9g，没药9g，红花6g；寒湿凝聚型加制附子6g，片姜黄6g，独活9g；湿热下注型加黄柏9g，苦参9g，忍冬藤15g；肝肾不足型加鹿角胶9g，杜仲9g，黄芪12g。临床疗效：治疗123例，优79例，良31例，差13例。总有效率约为89%。

【注意事项】治疗期间尽可能地减少患膝活动，不进行患肢的功能锻炼。

【来源】李开金，蒋东明. 加味五苓汤结合外敷药治疗膝关节滑膜炎123例 [J]. 南京中医药大学学报（自然科学版），2001，17（5）：321.

3. 薏苡仁汤

【出处】河南张八卦外科传统经验方

【组成】薏苡仁120g，当归15g，苍术、防己、黄柏、泽泻、川牛膝各10g。

【功效】活血调营，燥湿化浊清热。

【主治】膝关节突然肿胀酸沉疼痛膝关节肿胀，波动应指，浮髌试验阳性，病程不超过30日，中医辨证属瘀湿蕴热型。

【用法】每日1剂，水煎服。

【处方总结】本病属中医学的"鹤膝风"范畴。发病急骤，迅速肿胀，内为积液，酸沉疼痛，功能障碍为膝关节滑膜炎的主症。中医辨证应属瘀热内蕴，湿浊积聚。治则自当活血调营，燥湿化浊清热。方中重剂薏苡仁为君药，益胃健脾、运湿化气，当归活血、养血、行血，是为主药；辅以燥湿、逐湿之苍术，苦寒清热、善走下性、长于除湿之防己；佐以黄柏清热坚阴，泽泻利湿清热而不伤阴；使以牛膝引药下行。瘀血重者加赤芍、桃仁、红花；疼痛较重者加乳香、没药、三七；病程较长者加穿山甲。治疗组 90 例，治疗时间最短者 5 日，最长 30 日，平均 13.5 日。其中治愈 79 例，显效 8 例，有效 2 例，无效 1 例。

【注意事项】局部绷带缠绕包扎，肿消退前保持卧床休息。

【来源】王玉萍. 薏苡仁汤治疗膝关节滑膜炎 90 例——附西医常规疗法治疗 30 例对照 [J]. 浙江中医杂志，2005，40（4）：165.

4. 滑膜炎汤

【出处】第三批全国名老中医毛天东主任医师自拟方

【组成】丹参 30g，当归 15g，赤芍 15g，土茯苓 30g，金银花 20g，连翘 20g，桑寄生 15g，泽泻 15g，生薏苡仁 30g，白扁豆 30g，木瓜 12g，牛膝 12g。

【功效】活血祛瘀，利湿解毒，通经活络。

【主治】膝关节滑膜炎。临床表现为膝关节膨隆饱满，酸胀疼痛，明显压痛，浮髌试验阳性，局部皮温增高，行走不便，屈伸不利，或病史较长、劳累后症状易反复者。

【用法】水煎服，每日 1 剂。分早晚 2 次温服。除急性期石膏固定者外，服汤药期间患者用药渣加水再煎后外洗、热敷患膝。

【处方总结】方中土茯苓甘淡性平，除湿，清热解毒，强筋骨，利关节；薏苡仁甘、淡，微寒，入脾经，既能健脾渗湿，又能清热，《本经》述"主筋急拘挛不可屈伸风湿痹"；白扁豆健脾化湿；丹参味苦微寒，活血通络，凉血消肿；赤芍味辛、苦而气微寒，入厥阴肝经，凉血祛瘀，通经消肿；泽泻利水渗湿泄热；木瓜以香温为用，化湿为功，入太阴脾经，以化湿健脾，入厥阴肝经，以祛筋脉之湿，又能舒筋活络，且木瓜祛湿偏走下肢，正切病要；川牛膝性善下行，朱丹溪谓"能引诸药下行"，不但能引诸药直达病所，而且川牛膝本身具通利关节、逐瘀通经、消肿止痛之效；桑寄生味甘苦而气平偏温，入肝肾经，甘补肝血而荣筋脉，温补肾阳而胜风寒，味苦以燥湿邪，具有内补肝肾，外祛风湿之效；当归补血活血，行气止痛；金银花、连翘甘寒，清热解毒，既加强方中清热之效，又无伤阴之弊，前人曾言"连翘具升浮宣散之功，流通气血，治十二经血凝气聚"。诸药合用共奏活血祛瘀、利湿解毒、通经活络之功。

早期膝部肿胀严重，湿热重热偏盛者，毛老主张上方用药要加大土茯苓用量，同时根据"热得寒则清，瘀得辛则散，症得苦则消"加入辛苦微寒的败酱草。疼痛、发热症状缓解，活动改善后，可去金银花、连翘，常加入舒筋活络的忍冬藤和鸡血藤。对于膝关节滑膜炎容易复发，缠绵难愈的特点，通过散剂治疗。对于滑膜炎急性期必须应用汤剂控制并治愈临床症状，临床症状消失，对于本病并非痊愈的标志，保证症状不复发方为治愈的铁标准。临床症状消失后，继续运用中药散剂进行巩固性治疗，应用散剂一则较经济、方便，免除了中药煎煮麻烦，二则定时定量给药，保证人体内部药物治疗作用的稳定性和持久性。同时，临床症状的消失，患者的湿热症状得到控制，湿热已不是疾病的主要矛盾，恢复脾脏运化水湿功能已成为治疗的关键，所以原方去金银花、连翘，加入健脾益气之品，以收全功。除儿童急性期石膏固定或牵引期间外，患者在服用汤药时可利用药渣再煎汤外洗热敷患膝。通过热效应和药物的直接作用，加速膝部肿胀消退。

临证加减：早期湿热盛，肿胀明显，膝部积水较多，原方加大土茯苓用量，最多可用至60g，加败酱草30g，大青叶30g；肿胀、疼痛、发热症状缓解，活动改善后，原方去金银花、连翘加忍冬藤20g，鸡血藤20g，萆薢15g。至膝关节膨隆饱满，酸胀疼痛及压痛消失，关节活动正常，浮髌试验阴性，局部皮温正常。对病史较长、劳累后症状易反复者，前方加黄芪25g，白术10g，茯苓15g，党参10g共为散剂，每次10g，每日2次，继续服用1～3个月。

临床疗效：治疗90例，治愈70例，随访12～14个月无复发，显效14例，有效5例，无效1例，总有效率为98.9%。

【注意事项】儿童急性期用长腿石膏固定膝关节功能位1～2周；成人急性期卧床休息制动，同时指导练习股四头肌等长收缩活动，中后期肿胀消退后可进行主动练习膝关节的屈伸活动，适当步行锻炼。

【来源】时国富，刘又文，陈利国.毛天东运用滑膜炎汤治疗膝关节滑膜炎的经验［J］.中医正骨，2006，18（3）：64-65.

5. 宣痹汤

【出处】清·吴瑭《温病条辨》

【组成】防己15g，连翘10g，栀子9g，薏苡仁20g，蚕沙9g，半夏9g，泽泻10g，川牛膝10g。

【功效】清化湿热，宣痹通络。

【主治】膝关节突然肿胀酸沉疼痛；膝关节肿胀，波动应指，浮髌试验阳性。局部皮温增高，活动受限，舌质红，苔白腻。病程两周以内为急性滑膜炎，两周以上为慢性滑膜炎；排除骨损伤、关节结核、关节炎、肿瘤等。

【用法】 每日1剂，水煎早晚分服，5剂为1个疗程。治疗1个疗程不愈者增加1～2个疗程。

【处方总结】 本方以防己为君药，防己有木防己和汉防己之分，木防己治风肿，汉防己治水肿。《本草拾遗》有"治风用木防己，治水用汉防己"之说，《药性论》有"汉防己治湿风，手足痛，散留痰"之说。本方用汉防己，取其辛能宣散，苦寒降泻，以祛风湿、清热通络止痛；薏苡仁为臣，薏苡仁甘淡渗湿除痹。《神农本草经》曰："主筋急拘挛，不可屈伸，风湿痹。"《本草纲目》称其"健脾益胃，补肺清热，祛风胜湿"，本方用以利湿清热健脾，疏导下焦；佐以连翘、栀子，味苦性寒，清热燥湿，祛除中焦湿热；半夏燥湿化痰，杜绝生痰、生湿之源；蚕沙味辛性温，可通可散，以祛风湿、疏筋缓急、止痹痛；泽泻利湿清热而不伤阴；使以牛膝引药下行。疼痛甚者，可加姜黄、海桐皮，姜黄温而兼苦，外散风寒湿邪，内行气血，通经止痛；海桐皮味苦性不燥，祛湿通络止痛。病程较长者加穿山甲，可搜风、通络、止痛。纵观此方，化上焦之湿，燥中焦之痰，通利下焦，宣上畅中渗下，以使痰湿祛除，经络通畅，杜绝生痰、生湿之源。疼痛甚者可加姜黄、海桐皮；病程较长者加穿山甲。本组中治疗75例，治愈69例，显效4例，有效2例，有效率为100%。

【来源】 陈世柱，王勇刚，昝强.宣痹汤治疗膝关节滑膜炎的临床分析 [J].甘肃中医学院学报，2007，24（2）：33-34.

6. 参苓白术三妙散

【出处】 宋·太平惠民合剂局《太平惠民和剂局方》

【组成】 党参30g，生白术12g，茯苓30g，生山药30g，车前子30g（包煎），薏苡仁20g，川牛膝15g，苍术13g，黄柏6g，鸡血藤30g，三七5g，甘草6g，肉桂2g。

【功效】 益气，化湿，清热。

【主治】 膝关节滑膜炎，症见膝关节肿胀、疼痛，膝关节周围压痛明显，伸屈活动受限。舌质红，苔黄腻或白，脉数或弦滑。

【用法】 每日1剂，水煎，早晚分2次服。服药15剂后，患者自觉体力增大，食欲增加时，守方制成散剂，每次10g，早晚2次温开水冲服，1个月为1个疗程。

【处方总结】 参苓白术三妙散是参苓白术散与三妙散加减而成，方中重用党参、茯苓、山药、车前子、鸡血藤等药，具有益气健脾除湿，佐以活血化瘀及清热等多重功效，从而达到祛除风寒湿邪、强健筋骨、通络止痛的目的。服药3～5剂后，小便量加大者，加黄柏量至8g，肉桂量至5g，其他药不变。本组89例，经平均3个疗程治疗，痊愈74膝，显效32膝，好转18膝，无效10膝，总有效率为92.5%。

【来源】王俊顾，吕振超，张嫩阁. 参苓白术三妙散治疗慢性膝关节滑膜炎［J］. 中医正骨，2008，20（9）：30.

7. 牛蒡子汤

【出处】上海石氏伤科经验方

【组成】牛蒡子9g，僵蚕9g，蒺藜9g，独活6g，秦艽5g，白芷5g，半夏6g，桑枝9g。

【功效】脾虚湿阻，痰瘀相搏。

【主治】双膝关节疼痛，时有针刺感，活动不利。体形较胖，头晕、头沉，倦怠乏力，记忆力下降。胃脘痞满，便溏，苔白腻或白腻而滑。

【用法】水煎服，每日两次，早晚各一次。药渣用布袋包好，外敷膝部，温度不宜太高。1个月为1个疗程。

【处方总结】膝骨关节炎以老年人居多，尤其是绝经期后的妇女为多，而在女性患者中又以肥胖者居多。《石室秘录》云："肥人多痰，乃气虚也，虚则气不能运，故痰生之。"石氏伤科理论注重气血、痰瘀相关理论，采用牛蒡子汤治疗膝骨关节滑膜炎。牛蒡子性凉，味苦辛，祛痰消肿，通行十二经络，散结祛风，利腰膝凝滞之气。僵蚕性平，味辛咸，祛风解痉，化痰散结，祛风散寒，燥湿化痰，温利血脉。两者合用，通行十二经脉，开破痰结，导其瘀滞，宣达气血，滑利关节，共为君药。半夏燥湿化痰，降逆止呕，消痞散结，为臣药。特别是半夏专治脾胃湿痰，对肥胖妇女脾虚不能健运，而生湿痰者，尤为适宜。独活为祛风除湿之要药，能疗腰腿足胫之痛，故有"身半以上风湿投羌活，身半以下风湿宜独活"之说。秦艽、白芷、桑枝均有治风寒湿痹之功效，为佐药。蒺藜平肝疏肝、祛风，作为使药。50例患者中，临床痊愈10例，显效20例，好转12例，无效8例，总有效率达84%。

【来源】周裕仓，钟磊，应运城. 牛蒡子汤治疗脾虚痰湿型膝骨关节滑膜炎［J］. 中医文献杂志，2008，26（2）：44-45.

8. 羌活胜湿汤

【出处】金·李杲《内外伤辨惑论》

【组成】羌活 10g，川芎 6g，独活 10g，藁本 6g，防风 10g，蔓荆子 6g，甘草 5g。

【功效】祛风胜湿，止痛。

【主治】慢性膝关节滑膜炎，以膝关节肿胀、疼痛、压痛明显、屈伸受限、局部发热或皮肤暗红为主要表现。

【用法】每日 1 剂，水煎分 2～3 次温服，10 日为 1 个疗程。

【处方总结】羌活胜湿汤来源于《内外伤辨惑论》，方中羌活辛温入太阳散表寒、祛风湿、利关节、止痹痛，为治风寒湿邪在表之要药。防风辛、甘，性温，长于祛风散寒，为风药中的润剂，两者相伍，为君药；配有独活、藁本、蔓荆子重在祛周身风湿，为臣药；川芎能散寒祛风、宣痹止痛，为佐药；甘草调和诸药为使。全方共奏祛风胜湿、止痛之功。临证加减：寒湿重者加制附子 5g，桂枝 6g，寒湿困脾者加山药 15g，白术 10g，桂枝 6g；湿盛肿剧者加苍术 10g，白芷 10g，防己 12g，泽兰 12g；寒盛者加制川乌 10g，制草乌 10g；肾虚者加桑寄生 12g，骨碎补 12g，鹿角霜 10g；久病入络者加桃仁 9g，僵蚕 9g；血化热者加牡丹皮 10g，黄柏 10g；年老体虚、骨质疏松者加杜仲 10g，骨碎补 12g；疼痛甚者加姜黄 9g，海桐皮 9g，细辛 4g；病程长者加穿山甲 6g。本组治疗 63 例，治愈 32 例，好转 28 例，未愈 3 例，有效率为 95%。

【来源】奥沛源，张兆祥. 羌活胜湿汤配合中药熏洗治疗慢性膝关节滑膜炎 63 例 [J]. 基层医学论坛，2008，12（7）：633-634.

9. 历节清饮

【出处】名老中医娄多峰教授经验方

【组成】忍冬藤 60g，桑枝 30g，蚕沙 30g，栀子 12g，土茯苓 30g，萆薢 30g，防己 15g，青风藤 30g，丹参 30g，香附 20g，生地黄 20g，石斛 20g，知母 20g，生黄芪 30g。

【功效】清热解毒，祛风除湿，活血通络，益气养阴。

【主治】患膝疼痛，关节膨隆饱满，压痛明显，浮髌试验阳性，局部皮温增高，行走不便。舌质红，苔黄腻，脉弦或弦滑。

【用法】每日 1 剂，水煎分 2 次口服，15 日为 1 个疗程。

【处方总结】中医认为，该病多因外伤及慢性劳损所致，膝关节骨折时常合并关节滑膜受损，伤后积瘀积液，湿热相搏，使膝关节发热、胀痛、灼热、筋肉拘挛、关节屈伸障碍，治疗应以清热解毒、祛风除湿、活血通络为主，兼以益气养阴。历节清饮方中忍冬藤甘寒，清热解毒，善清络中湿热；桑枝苦平，祛风湿，行水气，通达四肢，两者配伍，清热解毒，祛风利湿；再配以祛湿良药萆薢、防己、蚕沙，清热渗湿良药土茯苓，共达利湿、活血、通络之效；佐以栀子清热燥湿、消肿止痛，丹参活血通络、凉血消肿，香附理气止痛，生地黄、知母滋阴养血，黄芪补气健脾，使祛邪不伤正，祛湿不碍阴，共奏益气养阴、通络止痛之功效。有膝部外伤者加桃仁、红花；劳损所致者加桂枝、杜仲。治疗 80 例，治愈 71 例，显效 8 例，无效 1 例，总有效率为 98.8%。

【注意事项】治疗早期卧床休息，制动 1～2 周，肿胀消退后主动进行膝关节的屈伸活动练习，适当步行锻炼。

【来源】董卫功，张德生，王兴焱.历节清饮治疗膝关节滑膜炎 80 例报告 [J].中医正骨，2009，21 (9)：75.

10. 消肿温经汤

【组成】白术 20g，猪苓 20g，金钱草 20g，虎杖 10g，木瓜 10g，川牛膝 15g，土鳖虫 10g，地龙 10g，苍术 15g，麻黄 6g，附子 10g，桂枝 10g，丹参 20g，黄芪 15g，当归 10g，厚朴 10g，陈皮 10g，甘草 10g。

【功效】温经散寒，消肿止痛。

【主治】膝关节肿胀疼痛、积液、伸屈不利，功能受限影响行走，病膝关节有沉重及酸胀感，两侧膝眼部肿胀饱满，按之有囊状浮动感，有轻微压痛，浮髌试验阳性，膝关节局部不红不热。

【用法】每日 1 剂，水煎分 2 次口服。

【处方总结】方中麻黄、附子、桂枝温通经脉；丹参养血活血；土鳖虫、地龙虫类透骨散瘀通络；金钱草、虎杖利湿泻热，猪苓利湿不伤阴；久病气血俱虚，选黄芪当归气血双补，养血滋阴；方中配以苍术、厚朴、陈皮加强运脾和胃、渗湿作用。疼痛较重者加没药 10g，三七 10g，细辛 5g；膝关节感觉风冷者加制川乌 10g，防风 10g；湿热并重者加龙胆草 10g，泽泻 20g，土茯苓 30g。本组 57 例服药最多 65 剂，治愈 42 例，显效 10 例，有效 3 例，无效 2 例，总有效率为 96.5%。

【来源】陈新宇，王春英.消肿温经汤治疗膝关节慢性退行性滑膜炎 57 例疗效观察 [J].中医正骨，2014，26 (5)：43-45.

11. 消肿利节方

【组成】防风 12g，柴胡 6g，川牛膝 6g，当归 10g，防己 12g，茜草 12g，萆薢 15g，连翘 15g，甘草 3g。

【功效】活血化瘀，消肿散结，祛风除湿，恢复平衡。

【主治】有外伤史；多发于年老、体胖者；膝关节肿胀、压痛，胀痛，屈膝功能障碍；浮髌试验阳性；关节穿刺为淡粉红色液，表面无脂肪滴。

【用法】每日1剂，水煎分2次口服。

【处方总结】方中连翘清热解毒，散诸经血结气聚，疏散风寒；当归、茜草调血和血、凉血，祛瘀通经；防己、草薢祛风除湿，利水消肿，祛痹通经；防风、柴胡祛风胜湿，和解表里，疏肝行气；牛膝活血祛瘀，补肝肾强筋骨；甘草缓急止痛，调和诸药。本组41例，治愈22例，好转16例，未愈3例，总有效率为92.68%。

【来源】刘斌，郭艳幸，文永兵. 消肿利节方治疗急性创伤性膝关节滑膜炎近期临疗效观察 [J]. 风湿病与关节炎，2016，5（2）：11-13.

12. 寄生通络汤

【组成】桑寄生30g，羌活10g，独活10g，肉桂10g，干姜10g，黄芪30g，地龙10g，葛根30g，川牛膝10g，当归20g，白芍10g，醋延胡索30g，油松节30g，海桐皮30g，甘草10g。

【功效】温阳祛寒，利水消肿。

【主治】膝关节冷痛重着，静卧后痛稍减，受寒及阴雨加重，肢体发凉。舌质淡，苔白或腻，脉滑或濡缓。

【用法】每日1剂，水煎分2次口服。

【处方总结】本方重用桑寄生补肝肾，强筋骨，又有祛湿之功，可谓扶正祛邪；以羌活、独活祛风胜湿，以肉桂、干姜温阳祛寒；川牛膝可引药下行，尚能补肝肾，强筋骨，活血通经，为佐药之用；加以黄芪补气亦利水消肿，地龙、葛根疏经通络止痛，白芍、醋延胡索入肝经，活血行气止痛，油松节、海桐皮增加全方祛湿止痛之功，甘草调和诸药。本组观察52例，治愈38例，显效10例，无效4例，总有效率为92.3%。

【来源】李泊泊，杨豪. 寄生通络汤联合非甾体抗炎药治疗寒湿型膝骨关节滑膜炎52例 [J]. 中国中医药现代远程教育，2016，14（17）：94-95.

13. 舒筋活血汤

【出处】平乐正骨经验方

【组成】当归12g，川芎12g，赤芍12g，姜黄10g，伸筋草10g，羌活8g，续断8g，漏芦8g，葛根10g。

【功效】活血通经，舒筋活络。

【主治】膝关节肿胀疼痛、积液、伸屈不利，功能受限影响行走，病膝关节有沉重及酸胀感，两侧膝眼部肿胀饱满，按之有囊状浮动感，有轻微压痛，浮髌试验阳性，膝关节局部不红不热。

【用法】每日1剂，水煎分2次口服。

【处方总结】方中当归活血化瘀，瘀血消散则肿去痛消，是治疗跌打损伤、瘀血肿痛、筋伤骨折的要药，与川芎、赤芍、续断配伍，可增强活血通经、消肿之功效，为君药。川芎活血行气止痛，与当归配伍，通达气血，活血定痛；赤芍祛瘀止痛，行滞消肿；姜黄辛散温通，入血分活血化瘀，入气分行散滞气、活血利痹止痛；伸筋草辛温善行，祛风湿，舒经活络，治痹通而病久之筋脉拘急、屈伸不利；羌活通利关节止痛；续断补肝肾，活血，续筋骨，消除瘀血肿痛；漏芦苦寒，归胃经，《日华子本草》谓其"治扑损、续筋骨，通经脉"；葛根"发散而升，风药之性也，故主诸痹"。本组观察92例，临床控制14例，显效40例，有效33例，无效5例，总有效率为94.57%。

【来源】陈晓霞，许京华. 舒筋活血汤治疗慢性膝关节滑膜炎92例［J］. 中医研究，2016，29（9）：23-24.

14. 通利活血汤

【出处】郭维淮先生经验方

【组成】黄芪30g，当归10g，续断12g，柴胡10g，牡丹皮10g，姜黄12g，草薢15g，秦艽12g，桑寄生12g，牛膝10g，甘草3g。

【功效】活血化瘀，祛风除湿。

【主治】关节肿痛不适，按之有波动感，关节屈伸受限，膝关节局部皮温升高，口渴，小便黄，大便干，舌苔多黄腻，脉滑数或弦滑。

【用法】每日1剂，水煎分2次口服。

【处方总结】方中黄芪补气利水，为君药，现代药理研究表明，黄芪的有效成分黄芪多糖具有刺激免疫系统的作用，而且能够增强细胞的抗缺血和抗缺氧能力；当归的活血补血，还有祛瘀止痛的功效，现代药理学研究表明，当归的有效成分阿魏酸能够激活关节液的超氧化物歧化酶活性，从而促进膝关节组织的血液循环，利于消肿；柴胡畅达肝气；秦艽、草薢除湿祛风止痛；续断、桑寄生、川牛膝强筋骨、祛风除湿；姜黄、牡丹皮活血止痛。本组观察40例，治愈13例，显效18例，有效7例，无效2例，总有效率为95%。

【来源】李阳阳，张海龙，陈江非. 通利活血汤治疗湿热阻络型膝关节滑膜炎临床疗效观察［J］. 亚太传统医药，2017，13（5）：147-149.

小结

　　膝关节滑膜炎，目前多将其作为一个笼统的诊断，因为很多疾病均可导致关节肿胀出现滑膜炎的症状，如骨关节炎、风湿性关节炎、类风湿关节炎、半月板损伤、韧带损伤等。所以对本病更应从疾病的本质出发，了解导致滑膜炎的根本原因，才能有针对性地治疗。中医认为其病机是，本虚标实，然先治其标，兼顾其本，标病在水湿，其源于脾虚、肾虚，外感寒湿或湿热，以及外伤瘀血。

　　本次入选 14 方，经验方 6 例，经典方 4 例，治疗以利水为目的，主要有甘淡渗湿，苦寒泻水，温阳散水，疏风胜湿，活血、化痰利水，补气行水等方法，根据相关辨证因素兼用清热、益气、通络、柔肝、养血等方法。方中使用频率较高的药物有牛膝、当归、黄芪、防己、独活、白术、丹参、薏苡仁、苍术等。方中以利水消肿的泽泻、防己、薏苡仁、茯苓，祛湿的独活、苍术、黄柏、土茯苓，活血的当归、丹参、赤芍、川芎为主。肿胀严重可用重剂的药物土茯苓、黄柏、薏苡仁等药物。

常用中药药理

防　己

【性味】苦、辛，寒。

【归经】归膀胱、肾、脾经。

【功效】祛风湿，止痛，利水。

【主治】风湿痹痛，水肿，腹水，脚气浮肿。

【用法用量】水煎服，每日 5～10g。

【使用注意】

1. 本品大苦辛寒，易伤胃气，故阴虚及胃纳不佳者不宜用。

2. 恶细辛。

【药理作用】

1. 镇痛作用　用小鼠热板法测得汉防己总碱及汉防己甲素、汉防己乙素、丙素均有镇痛作用，其中，总碱的镇痛作用最强。用电刺激小鼠尾巴也证明，汉防己甲素、汉防己乙素以及汉防己流浸膏或煎剂皆有一定的镇痛作用，甲素的作用强于乙素，其作用强度的为吗啡的 1/20～1/10，为延胡素总碱的 1/4～1/2。另有实验观察到，汉防己甲素与延胡素总碱合用则镇痛作用不但不增强反而减弱。汉防己用量超过一定剂量时，镇痛作用反而减弱甚至消失。这提示，临床使用汉防己止痛既不能量大，也不宜与延胡索同用。

2. 抗炎作用　汉防己甲素、汉防己乙素对大鼠甲醛性关节炎均有一定的抗炎作用，甲素的作用强于乙素，甲素的作用强度与泼尼松相近，强于水杨酸钠，弱于保泰松。切除动物肾上腺后，作用消失，表明它是通过兴奋肾上腺皮质而产生抗炎作用。

3. 抗过敏作用　汉防己甲素能明显降低由全蛋清所致的家兔严重过敏性休克的发生率，但对豚鼠组织胺休克，并无作用。

4. 抗菌作用　体外实验证明，汉防己有抗痢疾杆菌和某些真菌的作用。

5. 活血作用　现代药理研究看到，汉防己素对多种因素诱发的血小板聚集有一定的抑制作用，在体外还具有促进家兔纤维蛋白降解和抑制凝血酶引起血液凝固过程的作用。这些实验结果在一定程度上证明了汉防己可能有活血的功效。

6. 其他　近年研究表明，防己有扩冠、抗心律失常、降血压、调血脂、平喘、抗矽肺、抗肿瘤等药理作用。

【各家论述】

1.《本草再新》："利湿，除风，解火，破血"。

2.《长沙药解》："汉防己泄经络之湿淫，木防己泄脏腑之水邪，见痰饮内停，湿邪外郁，皮肤黄黑，膀胱热涩，手足牵急，关节肿痛之症，悉宜防己"。

3.《本草求真》："治风须用木防己，治水须用汉防己"。

苍　术

【性味】辛、苦，温。

【归经】归脾、胃经。

【功效】燥湿健脾，发汗，祛风湿，明目。

【主治】骨伤科患者湿阻中焦引起的脘腹胀满、恶心、呕吐、大便溏泄、肢体倦怠，风寒夹湿引起的恶寒发热、头痛身重，湿热下注引起的关节痹痛或肢节肌肉酸重肿痛，以及夜盲等。

【用法用量】水煎服，每日5～10g。

【使用注意】

1. 阴虚内热、表虚多汗者忌用。

2. 忌桃、李、雀肉、菘菜、青鱼。

【药理作用】

1. 抗病原微生物作用　苍术、艾叶、白术、雄黄烟熏消毒，对结核杆菌、金黄色葡萄球菌、大肠埃希菌、枯草杆菌和铜绿假单胞菌有明显的灭菌作用，对腮腺炎病毒、流感病毒、核型多角体病毒、肺炎支原体、口腔支原体、黄曲霉菌及致病性皮肤真菌等都有显著的杀灭作用。进一步实验证实，在上述配方中起主要作用的是苍术。

2. 对心血管系统的影响　苍术对蟾蜍心脏有轻度抑制作用，对蟾蜍后肢血管有轻微扩张作用。

3. 其他作用　苍术有抗胃溃疡、调节胃肠运动、抗肝损伤、抗肿瘤、降血糖、利尿、抗缺氧等作用。

【各家论述】

1. 李杲："除湿发汗，健胃安脾，治痿要药"。

2. 《玉秋药解》："回筋骨之痿软，清溲溺之混独"。

3. 《药品化义》："湿在下部，足膝痿软，以此同黄柏治痿，能令足膝有力；取其辛散气雄，用之散邪发汗，极其畅快"。

第十四章
踝关节扭伤

踝关节扭伤是易发生的外伤性疾病，多在运动、不平的路面行走、跑步、跳跃或下楼梯时踝跖屈位，足突然向内或向外翻转，踝外侧或内侧韧带受到强大的张力作用所致。因各种外伤引起足的过度内翻或外翻而致踝关节周围韧带损伤者称为踝关节扭伤，可发生于任何年龄，以青壮年居多，以外踝扭伤最为多见。临床表现为踝部出现明显肿胀疼痛，足不能着地，内外踝前下方均有压痛，皮肤出现呈青紫色，X线片示骨质未见异常。本病属于中医"筋伤"范畴。

病因病机

踝关节周围主要的韧带有内侧副韧带、外侧副韧带和下胫腓韧带。外侧副韧带起自外踝，止于距骨前外侧的为腓距前韧带，止于跟骨外侧的为腓跟韧带，止于距骨后外侧的为腓距后韧带。内侧副韧带又称为三角韧带，起于内踝，向下呈扇形附于跗舟状骨、距骨前内侧、下跟舟韧带和跟骨的载距突，较坚韧，不易损伤；下胫腓韧带又称为胫腓联合韧带，包括下胫腓前韧带、骨间韧带和下胫腓后韧带三部分，是保持踝关节稳定的重要韧带。站立体位时，重力沿着胫腓骨经过踝关节垂直传向距骨，然后通过距跟关节、距舟关节、跗骨间关节与跗跖关节，将重力向后传至跟骨，向前传至各距骨，保证让人体重力均衡、平稳、有效地分布于足底，以维持正常体位。当重力传导时向两侧偏离的角度过大，或传力过猛，超出韧带的承受力，韧带会被撕裂或撕断，甚者拉折骨头。

中医学认为，本病的发生是由于外伤等因素，使踝部的经脉受损，血瘀脉外，气血运行不畅，经络不通，气滞血瘀而致。

治法治则

现代医学治疗本病症一般采取"RICE"（即制动、冰敷、加压包扎，抬高患肢）止痛（使用非固醇类的消炎药物）和早期活动。中医在这方面有独特的疗法，包括针灸、推拿、理疗、中药外敷及综合治疗等。初期（48小时内）以制动、止血、止痛为主；早期（2 周内）以活血化瘀、消肿止痛、生肌为主；后期（2 周后）以理疗结合功能锻炼为主。

内治方

1. 活血利水方

【组成】桃仁 15g，红花 10g，当归 10g，川芎 6g，赤芍 15g，三七片 12g，川牛膝 10g，木通 9g，车前子 15g。

【功效】活血祛瘀，利水消肿。

【主治】适用于外伤而致气滞血瘀症，症见踝关节疼痛，活动时加剧，局部明显肿胀，皮下瘀斑，关节活动受限，舌质暗红，边有瘀点，脉细涩弦。

【用法】三大碗清水煎一碗半，分两次服用，早晚饭后各一次，五大碗清水煎三碗，趁热外洗患部，日一次。

【处方总结】医圣张仲景提出了"血不利则为水"这一著名论点，说明了跌打损伤导致的瘀血内停能影响水津之布散，以致在局部形成水肿，出现了局部的肿胀。因此，在急性的踝关节扭伤的治疗中以活血化瘀法和利水法并用，其临床效果应该优于单一的活血化瘀法。四物汤活血养血，配桃仁、红花破血行瘀，去生地黄之腻滞，加三七片以增强祛瘀止痛之功，车前子、木通性寒而归膀胱经，功能利水渗湿消肿，川牛膝引药下行。气虚者加黄芪以益气活血，实热者加蒲公英以清热解毒。本组治疗 30 例，治愈显效 11 例，有效 16 例，无效 3 例，总有效率为 90%。

【来源】邓伟，钟宇芳. 活血利水法治疗急性踝关节扭伤 [J]. 中药材，2004，27（12）：958-959.

2. 活血化瘀丸

【出处】沈阳市沈河区中医院院内制剂

【组成】金银花 30g，刘寄奴 15g，牡丹皮 20g，䗪虫、当归、天花粉、续断、怀牛膝、桂枝、乳香、没药各 15g。

【功效】活血祛瘀，消肿止痛。

【主治】踝关节扭伤，症见踝关节疼痛，局部肿胀，皮下瘀斑，伴跛行，舌质暗红，瘀点，脉弦涩。

【用法】成人 1 次 1 丸，每日 3 次。

【处方总结】活血化瘀丸方中取乳香、没药、刘寄奴、䗪虫、桃仁、红花破瘀生新，消肿止痛为主；金银花、天花粉、牡丹皮、白芷清热凉血，防腐消肿，促进皮损恢复；桂枝温经通络为辅；佐以当归、续断、怀牛膝养血活血，补肝肾强筋骨。诸药合用，起到活血化瘀、消肿止痛的功效。本组210例中，治愈201例，有效7例，无效2例，总有效率为99％。

【来源】梁守义. 活血化瘀丸治疗踝关节扭伤210例［J］. 辽宁中医杂志，2004，31（5）：394.

3. 舒筋活血汤

【组成】当归12g，川芎10g，牛膝9g，续断15g，枳壳15g，姜黄15g，血竭10g，五加皮15g，炒白术20g，茯苓15g，骨碎补15g，白芷15g，麝香（冲）0.6g。

【功效】活血化瘀，消肿止痛。

【主治】有明确的踝部外伤史；扭伤部位疼痛，肿胀，皮下瘀斑伴跛行；局部压痛；X线检查未见骨折，脱位。

【用法】以上中药，文火水煎2次，共取汁400ml，分两次温服，每日1剂，忌生冷、黏滑、油腻之品。

【处方总结】舒筋活血汤中姜黄、炒白术具有活血化瘀，促进血液循环的作用。当归、川芎，具有舒筋通络、行气止痛的功效。茯苓，苦、辛，微寒，凉血清热、活血化瘀、消肿止痛。白芷、五加皮与枳壳可以有效地扩张外周血管，增加患处血流量，改善血流动力学。牛膝、续断、骨碎补抑制血小板聚集，提高凝血效果。血竭、麝香降低毛细血管通透性，减少微血管周围渗血，去瘀生肌。湿重者加藿香（后下）10g，佩兰（后下）1g；热重者加连翘12g，黄芩9g。本组观察50例，治愈25例，显效20例，有效4例，无效1例，总有效率为98％。

【来源】党芙蓉，张晓娜. 舒筋活血汤治疗急性踝关节扭伤临床效果观察［J］. 世界中西医结合杂志，2015，10（8）：1119-1121.

4. 健脾益气汤

【组成】黄芪18g，炙甘草9g，人参6g，白术9g，当归3g，陈皮6g，升麻6g，柴胡6g，桂枝3g，艾叶3g，茯苓15g，防己6g。

【功效】健脾温阳，益气利水。

【主治】多为损伤后期或慢性软组织损伤，以局部肿胀、隐痛为主，午后肿胀加剧，晚上休息后肿胀减退，压之凹陷，疼痛重滞，可有反复扭伤、乏力。次症：口干，便秘，失眠，舌质淡红，脉细涩或沉细无力。

【用法】每日1剂，分2次服，早、晚各1次，餐后半小时温开水冲服，7天为1疗程。

【处方总结】方中重用黄芪为君药，补益中气，人参、白术、茯苓、防己为臣药，与黄芪配伍，达到健脾温阳益气以利水消肿的作用，佐以陈皮、升麻、柴胡以助黄芪人参健脾益气之功，当归、桂枝、艾叶可助黄芪、白术、防己等温阳利水之效，再以甘草为使，使药达病所。本组观察180例，治愈93例，好转78例，未愈9例，总有效率为95%。

【来源】李前，陈绍军，钟佳. 自拟健脾益气汤治疗脾气虚型踝关节扭伤后期肿胀的疗效观察［J］. 湖南中医药大学学报，2015，35（11）：52-54.

5. 活血化瘀利水方

【组成】当归尾10g，白茅根30g，川芎10g，赤芍10g，红花8g，牡丹皮10g，茯苓10g，三七5g，泽兰10g，水蛭6g，地龙10g，生地黄12g，川木通10g，土鳖虫8g，甘草3g。

【功效】健脾温阳，益气利水。

【主治】有明显的外伤史，疼痛剧烈，局部迅速肿胀，肢体活动功能障碍；伤处压痛，可出现局部青紫血班，严重者可出现皮下血肿，波动征阳性；X线片检查排除骨折、脱位和骨病。

【用法】每日1剂，以煎药机煎药，将水1000ml水煎成300ml，分2袋，早晚2次口服。

【处方总结】方中以当归尾活血化瘀、通经止痛，白茅根利水通淋、凉血止血，二者视为君药；三七散瘀止血、消肿定痛，川芎、红花、水蛭、地龙、土鳖虫活血祛瘀、通经止痛，茯苓淡渗利水，泽兰活血化瘀利水，木通利水渗湿，以上诸药为臣药；赤芍、牡丹皮活血化瘀、凉血止血，生地黄养阴清热，既能制活血化瘀之燥，又能防利水伤阴之弊，共为佐药；甘草善于缓急止痛，调和诸药，是为使药。

【来源】肖黎，刘绪银，李黎，等. 活血化瘀利水方治疗急性软组织损伤32例疗效观察［J］. 湖南中医杂志，2016，32（10）：78-80.

外治方

1. 加味苏木合剂

【出处】河南省中医学院附院协定方

【组成】苏木、川芎、赤芍、丹参、鸡血藤、木瓜、金银花、连翘各30g，川牛膝20g，当归尾、当红花、大黄、甘草各15g，蟅虫10g。

【功效】活血祛瘀，消肿止痛。

【主治】踝关节扭伤后疼痛肿胀，关节屈伸不利，内外翻时疼痛明显。

【用法】加水 5000ml，煎取 3000～3500ml，倒入脚盆，兑白酒 100ml，硫酸镁 200g，搅匀置凉处备用。药略温浸洗患部，每日 1 剂，早晚各 1 次，每次 1 小时。注意有骨折脱位者先行复位后再施此法。

【处方总结】方中苏木、当归尾、赤芍、川芎、红花、鸡血藤、川牛膝活血祛瘀，消肿止痛，并为伤科要药，瘀血停留每致化热，故用大黄、金银花、连翘清热除瘀，并可凉血止血；木瓜、甘草活血舒筋，利水清肿，加入䗪虫破血逐瘀，续筋接骨，疗伤止痛，白酒通血脉，利关节，引药透里达外，硫酸镁扩张血管，改善其通透性，诸药配合，共奏活血化瘀、舒筋通络、凉血止血、消肿止痛之功，收到使药物直拉病所，改善其局部血液盾环，促使骨折愈合、软组织修复之效。

【来源】雷玉林，罗双云．加味苏木合剂煎洗治疗踝关节扭伤 30 例［J］．中西医结合杂志，1989，9（9）：533.

2. 草药外洗方

【组成】透骨草 50g，当归 20g，川芎 15g，丹参 30g，白芷 20g，红花 10g。

【功效】活血祛瘀，消肿止痛。

【主治】有急性扭伤病史，踝关节明显肿胀疼痛，不能完全着地，行走不便，局部常伴有瘀血紫斑。

【用法】加水适量煎煮，煎好后取药液，放置适当温度，以足可放置其中为度，浸泡 10～20 分钟，即药液温度下降感觉不太热时取出，一日 2 次，3～5 日为 1 个疗程。

【处方总结】透骨草可祛风除湿、活血止痛，当归、川芎有活血行气止痛之功，丹参、红花擅长活血通经、祛瘀止痛，白芷有解毒、止痛、消肿之力。诸药配合共奏活血祛瘀、行气止痛之效。

【来源】陈龙海．中草药外洗治疗急性踝关节扭伤［J］．江西中医药，1994，25：34.

3. 二乌散

【组成】生川草乌、生天南星、生白附子、生白芷、细辛、羌活、独活、松节各 2 份，青陈皮、川芎、桂枝、姜黄各 1 份。

【功效】散寒除湿，理气活血。

【主治】陈旧性踝关节扭伤。

【用法】以上诸药低温烘干，共碾极细粉末。每次取 100g，布包煎，熬开 5 分钟即可。先熏洗患部，水温合适时，再将患踝浸泡 15 分钟，每日两次。

【处方总结】方中以生川草乌为主，其性走而不守，善入经络，直达病所，用之可达散寒除湿、温经止痛之效；生天南星、生白附子燥湿化痰、消肿止痛；生白芷祛风散寒止痛。以上四药生用，取其力猛效宏。并用桂枝、羌独活、细辛之辛温，以祛风散寒止痛，增加疗效；松节善祛关节之寒湿，该病用之最妥，更加青皮、陈皮理气行滞，川芎、姜黄活血化瘀，疏通经络，以解瘀阻肌肉、经络之患。本组中共 50 例，痊愈 40 例，显效 7 例，无效 3 例，有效率为 94%。

【来源】刘青.二乌散熏洗治疗陈旧性踝关节扭伤［J］.四川中医，1996，14（11）：52.

4. 新伤洗药

【出处】天津市津南区孔令志骨伤科诊所祖传武林伤科方

【组成】伸筋草 20g，乳香 10g，没药 10g，透骨草 30g，苏木 12g，木瓜 10g，红花 15g，续断 12g，栀子 12g，大黄 12g。

【功效】活血祛瘀，凉血行气止痛。

【主治】伤后外踝关节红肿热痛，功能受限影响活动，并因外踝伤后肿胀而患足常呈内翻位，勉强行走出现跛行。

【用法】将上药共置于搪瓷盆中加水适量煮沸，候水温降低稍有热感时（约 70℃）再浸泡洗浴患足，每次洗浴 30 分钟，每日 2～3 次，下次使用时再温热药液即可，不可太热。药液缺少时应适量加水。每剂药外用 5 日，不愈者更换新药，继续按上法使用。

【处方总结】方中伸筋草、透骨草能活络舒筋、通利关节；乳香、没药、红花活血化瘀、行走通经、消肿定痛；苏木、木瓜舒筋活络；栀子、大黄消炎肿，止出血，散瘀滞、善治跌打损伤；续断理伤续筋功效卓著；本方配伍了性味苦寒之栀子和大黄而消炎泻热、凉血止血是其特色，符合骨伤科新伤的治疗原则。

【来源】孔令志，孔德霞，孔德坤，等.新伤洗药治疗外踝关节扭伤 846 例［J］.中医外治杂志，1997，3：18.

5. 消肿膏

【组成】全当归 120g，姜黄 120g，牡丹皮 120g，大黄 150g，细辛 60g，生川乌 60g，皂角刺 60g，桂枝 60g，透骨草 60g，苦丁香 60g，延胡索 60g，乳香 60g，没药 60g，赤芍 60g，蒲公英 60g。

【功效】活血祛瘀，理气止痛。

【主治】有明显外伤史，局部有疼痛，压痛点，肿胀，皮下瘀血，踝关节外翻或内翻时疼痛加重，行走困难或功能障碍。X 线检查排除骨折和脱臼者。

【用法】将上药研细面加香油或其他油脂调成膏状，装入容器中备用。使用时按损伤部位大小取药膏适量，敷于患处，每日换药 1 次，3 日为 1 个疗程。

【处方总结】本方当归、乳香、没药、皂角刺调气和血、消肿祛瘀、理气止痛，大黄以直降下行，走而不守；细辛以宣络脉，通百节，外用行孔窍通肌肤。生川乌、姜黄祛寒定痛；苦丁香，延胡索行气止痛，透骨草引药入络，蒲公英清热解毒；牡丹皮、桂枝行瘀通络，宣通气血。治疗组 73 例，痊愈 50 例，显效 19 例，有效 4 例，无效 0 例，治愈率 68.5%，总有效率为 100%。

【来源】孔令峰. 消肿膏外敷治疗急性踝关节扭伤 73 例 [J] . 中国中西医结合杂志，1998，18（3）：180-181.

6. 中药热敷方

【组成】生蓖麻根皮 3 份，韭菜根 1 份，香附 5g。

【功效】活血祛瘀，消肿止痛。

【主治】扭伤后外踝下方肿胀、疼痛，严重者行走困难。

【用法】捣烂，入锅炒热后加入适量高度酒和食盐趁热敷患处，温度以患者能耐受为度。每日换药 1 次，连敷 3 日，治疗期间不宜走动。

【处方总结】所用药物中，蓖麻根皮有消肿止痛的作用，韭菜根和香附有化瘀、疏通经络之功，食盐及高度酒均有消肿的作用。本组中 70 例患者经治疗后均治愈，治愈率为 100%。

【来源】苏彩霞，田梅君. 中药热敷治疗踝关节扭伤 [J] . 中国民间疗法，2002，10（8）：23.

7. 化瘀定痛散

【组成】全当归、牡丹皮、生大黄各 120g，细辛、黄栀子、皂角刺、桂枝、土鳖虫、延胡索、红花、血竭、透骨草各 60g，薄荷脑 20g。

【功效】活血化瘀，行气止痛，清热凉血消肿。

【主治】踝关节扭伤。症见外踝或内踝部肿胀疼痛，皮下瘀斑、瘀血明显，外踝前下方、外踝尖压痛阳性，前抽屉试验阳性。舌质淡，有瘀点，苔黄，脉涩。

【用法】上药共研细末，将薄荷脑用 95% 乙醇浸泡溶解后拌入药粉内，待乙醇挥发后装入容器备用。用时按损伤的大小、程度取药粉适量，加凡士林调成膏状，敷于患处，盖以油纸，弹力带固定，每日换药 1 次，5 日为 1 个疗程。

【处方总结】化瘀定痛散外敷，方中生大黄、牡丹皮、黄栀子行瘀通络，凉血消肿止痛；皂角刺、土鳖虫、全当归、红花、血竭活血散结止痛；细辛、桂枝辛散，宣通气血；延胡索、薄荷脑行气止痛；透骨草引药入络。通过皮肤渗透吸收，共奏活血化瘀、行气止痛、清热凉血消肿之功。治疗 2 个疗程，痊愈 108 例，显效 29 例，有效 19 例，总有效率为 100%。

【来源】张晶，杜景华，杜双庆. 化瘀定痛散合弹力带固定治疗踝关节扭伤［J］. 四川中医，2003，21（11）：86-86.

8. 化瘀膏

【出处】河南省宁陵县中医院院内制剂

【组成】全当归、姜黄、红花、泽泻各 120g，细辛、三七、延胡索、生乳香、生没药、䗪虫、赤芍、黄柏、蒲公英、栀子、木通、泽兰、牛膝、透骨草各 60g，大黄 150g，血竭 40g。

【功效】行气活血，消肿止痛。

【主治】急性踝关节扭伤。有明显外伤史，局部疼痛、压痛、肿胀，皮下瘀血，踝关节外翻或内翻时疼痛加重，行走困难或功能障碍，X 线检查排除骨折和脱臼者。

【用法】将血竭研细面另包备用，再将上药研细面加蜂蜜或其他油脂成膏状，使用时按损伤部位大小取药膏适量，摊于厚布上，取适量的血竭药面洒在药膏表面，敷于患处，加压包扎。每 3 日换药 1 次，2 次为 1 个疗程。

【处方总结】本方当归、乳香、没药、姜黄、延胡索活血化瘀、理气止痛；大黄"以直降下行，走而不守"；细辛以"宣络脉通百节，外而行孔窍通肌肤"之用；䗪虫、血竭专入血分、散瘀止痛，为伤科要药；三七活血止血为新伤之所用；赤芍、黄柏、蒲公英、栀子用其清热凉血、泻火解毒之功；木通、泽泻利水消肿；红花、泽兰、牛膝活血通经，牛膝兼引火（血）下行；透骨草引药入络。本组共治疗 584 例，其中痊愈 400 例，显效 152 例，有效 32 例，无效 0 例，治愈率为 68.5%，总有效率为 100%。

【来源】董灿玲，董红. 化瘀膏外敷治疗急性踝关节扭伤 584 例［J］. 陕西中医，2005，26（12）：1305-1306.

9. 凉膈散加味

【出处】 宋·太平惠民合剂局《太平惠民和剂局方》

【组成】 生大黄30g，芒硝60g，生栀子15g，连翘15g，乳香15g，没药15g，牛膝15g，蒲公英20g，伸筋草20g，独活12g，羌活12g，白芷9g。

【功效】 活血化瘀，祛湿通络，行气止痛。

【主治】 急性踝关节扭伤。受伤部位疼痛肿胀，甚至不能站立行走；受局部明显压痛，作踝关节内翻或外翻实验时，疼痛加剧，辅助检查：X线片检查示踝关节未见异常。

【用法】 上述诸药共研为末，加石膏粉用醋调成糊状，取适量摊于纱布上敷于患处。1周换1次为1个疗程，连用3个疗程。

【处方总结】 凉膈散为清热通便、清上泻下之剂，以清热解毒为主要功效。实际上该方还有良好的化瘀功能。凉膈散为主方祛瘀消肿，更加乳香、没药、牛膝、伸筋草、蒲公英加强活血化瘀、行气消肿止痛功效。因其瘀血阻络、气机闭塞，气不行则津液停，水湿不化，湿邪内阻而肿，故用独活、白芷、羌活祛湿止痛，使湿祛则经络通，通则气血循经络行，瘀血得以吸收。在制膏药过程中，加石膏粉，利用石膏及生大黄、生栀子的苦寒性味，寒则收敛，苦则收涩，减轻继续出血造成的肿胀，避免进一步损伤，从而改善局部微环境，使损伤组织迅速恢复。本组中治愈19例，显效24例，有效7例，无效6例，有效率为89.3%。

【来源】 王加利，于东方. 凉膈散加味治疗急性踝关节扭伤56例 [J]. 辽宁中医杂志，2007，34（4）：469-470.

10. 创伤外洗颗粒

【组成】 白芷6g，防风、当归、牛膝、没药、乳香、茜草、麻黄各9g，浮萍、蒲公英、紫花地丁各12g，木瓜15g。

【功效】 活血祛瘀，消肿止痛。

【主治】 踝关节扭伤。症见踝关节扭伤后疼痛，局部肿胀，皮下瘀斑，行走跛行，踝关节外翻或内翻时疼痛加重，舌暗红，脉弦涩。

【用法】 饮片加水煎煮2次，每次1.5小时，合并煎液，静置沉淀24小时，滤过，滤液浓缩至相对密度1.4（50~60℃）的稠膏，取稠膏40g，加淀粉100g，药用糊精20g，按2:5:1的比例及乙醇适量，12目筛制粒，70℃干燥后，整粒，得颗粒150g，分装成每包50g。本品为黄褐色颗粒，气香，味微苦。给予中药颗粒剂外洗，每次以80~90℃开水溶一袋药物，先用蒸气熏蒸患肢，待温度合适后进行浸泡洗浴，每次持续20分钟，若温度下降可以添加热水。每次1袋，每日上午、临睡前各治疗1次。

【处方总结】方中白芷能消肿排脓，止痛；防风祛风散寒，胜湿止痛；当归补血活血，又兼散寒止痛；牛膝性善下行，活血通经；乳香、没药能活血行气，止痛，又能化瘀伸筋蠲痹，前者偏于行气伸筋，后者偏于散血化瘀；茜草能消瘀滞、通血脉、利关节，治跌打损伤及风湿痹痛；取麻黄散寒通滞作用，以利消肿；浮萍利水消肿；紫花地丁清热解毒，消痈散结；木瓜有较好的舒筋活络作用。

【来源】杨增敏，王大伟，王锋，等.创伤外洗颗粒对踝关节扭伤患者的疗效观察[J].山东中医药大学学报，2008，32（5）：404-405.

11. 舒筋通络外洗方

【组成】乳香9g，没药9g，伸筋草12g，红花9g，苏木9g，土鳖虫9g，五加皮9g，海桐皮9g，威灵仙6g，白芷9g，麻黄9g，青风藤25g。

【功效】活血祛瘀，消肿止痛。

【主治】踝关节扭伤。有明显的踝部外伤史，损伤后踝关节即出现疼痛，局部皮下瘀斑，伴跛行，局部压痛明显。内翻扭伤者，将足做内翻动作时，外踝前下方剧痛；外翻扭伤者，将足做外翻动作时，内踝下方剧痛。X线片检查未见骨折。

【用法】水煎成洗剂，每次250ml，趁热熏洗患处，每日2次。

【处方总结】方中红花通经络，活瘀血，消肿止痛；土鳖虫破血逐瘀；苏木散风湿、舒利关节而通痹；乳香气香窜，味淡，善透窍以理气；没药气则淡薄，味则辛而微酸，善化瘀以理血。乳香、没药、威灵仙共奏活血祛瘀、消肿止痛之功；海桐皮、青风藤、伸筋草温通经脉、舒筋活络；桂枝能使皮肤血管扩张；五加皮、伸筋草温通经络，对筋骨损伤效果最好；透骨草祛风除湿，活血止痛；白芷、麻黄辛散通络，促进腠理开放，利于药物透皮吸收。本组中显效53例，有效8例，无效2例，有效率为96.8%。

【来源】陈迎春，高绍芳，王立芹，等.舒筋通络外洗方治疗踝关节扭伤的临床观察[J].四川中医，2008，26（9）：96-98.

12. 内服外洗方

【组成】内服方：当归、生地黄各15g，赤芍10g，土鳖虫、桃仁各9g，红花、乳香、没药、路路通、牛膝各6g，三七3g。

外洗方：伸筋草、透骨草各15g，五加皮、三棱、莪术、秦艽、海桐皮各12g，牛膝、木瓜、红花、苏木各10g。

【功效】活血化瘀，舒筋活络。

【主治】有明确的踝部外伤史；损伤后踝关节即出现疼痛，局部肿胀，皮下瘀斑，跛行；局部压痛明显。

【用法】内服方，水煎服，1剂/日。7日为1个疗程。外用方先将药物置于金属盆具中，加水3000ml，容器加盖，先用武火加热至沸腾，再以文火煎煮10分钟。然后将踝关节置容器上，取毛巾覆盖踝关节上，以热气熏蒸。待药液温度适宜时，将踝关节置药液中浸洗，配合揉按推拿或活动关节，30分钟/次；2次/日，每剂药用2日。

【处方总结】内服方中，桃仁、红花、当归、乳香、没药、三七活血化瘀，消肿止痛，生地黄凉血；路路通活血通络；土鳖虫活血化瘀；牛膝引经下行。诸药合用，共奏活血化瘀、消肿止痛、舒筋活络之功。中药熏洗使药物直接作用于受伤的踝关节，使局部的皮肤血管扩张，从而改善局部血液和淋巴循环，加速新陈代谢，消除局部组织的渗血、水肿及其他病理改变，促进组织损伤的修复，防止肌肉粘连，预防关节僵硬，从而达到治疗本病的目的。加减：痛甚者，加延胡索9g；食欲缺乏者，加砂仁9g；局部红肿发热者，加双花、连翘各9g；肿胀严重者，加茯苓、猪苓各12g。本组共治疗80例，治愈56例、好转23例、无效1例，总有效率为98.75%。

【来源】冯乾.中药内服外洗治疗踝关节扭伤[J].中国实用乡村医生杂志，2008，4（15）：35-36.

13. 中药熏洗方

【组成】草乌10g，川芎20g，红花15g，丹参15g，伸筋草30g，透骨草30g，牛膝15g，防风10g，羌活15g。

【功效】活血祛瘀，消肿止痛。

【主治】踝关节酸痛无力等表现。内踝前外侧及外踝前下方压痛，小腿前后肌群紧张，胫前肌及腓肠肌有不同程度压痛。X线表现踝关节均无骨折。

【用法】诸药混合均匀放入不锈钢盆中，加水1000ml，煮沸10分钟后，改文火，并用热气熏患踝，2分钟后关火继续熏蒸，待药液变温后将踝关节浸泡其中。

【处方总结】中药采用红花、川芎、丹参可活血通经、祛瘀止痛，改善局部血液循环；伸筋草、透骨草可引药透入经络血脉，祛风活血、舒筋活络；牛膝可壮筋骨、行血散瘀、引药下行；防风、羌活、草乌可祛风除湿。经治疗本组中优38例，良14例，可3例，总优良率为92%。

【来源】马德刚，赵秀华.中药熏洗配合手法治疗陈旧性踝关节扭伤55例报告[J].齐齐哈尔医学院学报，2008，29（11）：1346.

14. 黄药膏

【组成】栀子 80g，生大黄 50g，黄芩 30g，黄连 30g，牛膝 20g，土鳖虫 20g，三七 15g，地龙 15g，冰片 5g。

【功效】活血化瘀，行气消肿，凉血止痛。

【主治】明确的踝部扭伤史，损伤后踝关节周围疼痛，以内外踝部位明显，局部肿胀，皮下瘀斑，伴跛行；局部压痛明显，X 线片示踝关节无骨折。

【用法】上述药物除冰片外，余药烘干，粉碎过 100 目筛，冰片置乳钵内乳细，冰片与药粉采用配研法混匀即可备用。按损伤面积的大小，取适量药粉，放入调药碗内，加白酒、蜂蜜适量，调匀药粉为糊状，置于杉树皮上抹平，药的厚度以 2～3mm 为宜，然后将纱布贴于药膏上，再将杉树皮贴于患处，最后用 4～5 层绷带绷扎，2～3 日更换 1 次。

【处方总结】自拟黄药膏方中重用栀子苦寒清热消肿，大黄宣气机、调血脉、利关节，两味药性俱寒凉，均有活血化瘀、消肿止痛的作用。配以黄芩、黄连、三七、牛膝等消肿止痛之效甚佳，加上血肉之品地龙、土鳖虫破血瘀，攻坚破积，通经止痛；又有冰片清热止痛，凉血止血。再借助酒、蜂蜜的行散作用与加温后的物理作用，直接敷于患处，药效直达病所，使气血畅行，瘀血得散，疼痛得解，还有杉树皮既能散瘀止血又有固定夹板的作用。本组共治疗 54 例，治愈 49 例，好转 4 例，无效 1 例，有效率为 98.15%。

【来源】邹来勇，汤群珍，田群. 自拟黄药膏外敷治疗急性踝关节扭伤 54 例 [J]. 现代中医药，2009，29（2）：35-36.

15. 中药热罨方

【组成】当归 10g，川芎 10g，三七 10g，王不留行 10g，三叉苦 10g，鸭脚木 10g，榕树根 10g，十大功劳 10g，鸡血藤 10g，杜仲 10g，透骨草 10g。

【功效】活血祛瘀，消肿止痛。

【主治】有踝关节扭伤史，伴肿胀、疼痛、活动受限等，踝关节应力 X 线片：胫距关节面倾斜度不超过 10°。

【用法】将以上诸药研末，用时将上药末放入铁锅中，文火炒热，纱布包裹。将温度降至 50～60℃时（以患者能耐受为度）的药物敷至患处，并在其表面轻柔地移动。每次 40 分钟，2 次/日。

【处方总结】中药热罨包疗法是指将中药粉碎后加热并用布包裹，趁热熨烫患处或相关穴位以达到治疗目的的一种治疗方法。自拟方药中当归、川芎、三七、王不留行、三叉苦、鸭脚木、榕树根、十大功劳、鸡血藤、杜仲、透骨草等，具有活血化瘀、消肿止痛等功效，通过加热后熨烫的方法增加了药物的渗透力，同时热力也促进了患处局部的气血流通。本组中优71例，良29例，无效0例，有效率为100%。

【来源】林慧敏，黄铭图.中药热罨包治疗踝关节扭伤100例[J].中医外治法，2009，18（4）：30-31.

16. 中药外敷方

【出处】浙江中医药大学第三附属医院院内制剂

【组成】姜黄、炙大黄、蒲公英、栀子各12g，黄芩、黄连、黄柏各10g。

【功效】活血化瘀，消肿止痛，清热燥湿，泻火解毒。

【主治】踝关节肿胀、疼痛，不同程度的皮下瘀血、活动受限，活动时疼痛加剧。X线检查排除骨折和脱位。

【用法】共研成细末，加少许凡士林、温水调成糊状，敷于患处。以辅料覆盖，绷带包扎固定，8小时换药1次，可睡前敷药，次日清晨将其取下。

【处方总结】方中片姜黄活血行气、通经止痛，炙大黄活血祛瘀，蒲公英清热解毒、消痈散肿，栀子清热泻火、凉血散瘀，黄芩、黄连、黄柏清热燥湿、泻火解毒。外敷药物后，用绷带将踝关节固定于中立位，避免了踝关节的再次受损。本组共治疗60例，其中痊愈48例，显效7例，有效3例，无效2例，有效率达96.7%。

【来源】李辉，高根德，冯建邦.中药外敷治疗急性踝关节扭伤60例[J].中医学报，2009，24（5）：89.

17. 中药烫熨方

【组成】威灵仙20g，徐长卿20g，桑枝20g，海桐皮20g，海风藤20g，苍术20g，独活20g，防风20g，羌活20g，白芷20g，川芎20g，莪术20g，鸡血藤20g，泽兰20g，刘寄奴20g。

【功效】祛风胜湿，散寒通络，活血止痛。

【主治】踝关节扭伤。踝关节疼痛，局部肿胀，皮下瘀斑，跛行；局部压痛明显。X线片示骨质未见异常。

【用法】研粉装入双层20～15cm大小的棉布袋，加酒泡湿7日后装袋备用，使用时用微波炉加热至60～70℃。在局部涂凡士林，将药袋置于患处熨敷。随时移动药袋用力均匀来回推熨。开始时用力轻而速度快，随着药温降低而用力增加，同时速度减慢。药袋温度过低时及时加温。中药烫熨

30分钟，2次/日，5日为1个疗程。

【处方总结】中药烫熨法利用温热之力，将药性通过体表毛窍透入经络、血脉，从而达到祛风胜湿、散寒通络、活血止痛等作用，来缓解或消除跌打损伤引起的局部瘀血、肿痛。方中防风、独活、羌活、白芷、苍术、桑枝祛风胜湿止痛；威灵仙、海风藤、海桐皮祛风通络止痛；徐长卿、川芎、鸡血藤、泽兰、刘寄奴祛风活血止痛。另用米酒浸泡、微波炉加热使药力加速渗透疗效更佳。本组共治疗30例，其中治愈19例，好转9例，无效2例，有效率为93.3%。

【来源】覃丽，刘娇.中药烫熨法治疗踝关节扭伤的效果观察［J］.吉林医学，2009，30（22）：2799.

18. 活血止痛散

【组成】红花15g，当归30g，川芎20g，乳香15g，没药15g，木香10g，生香附30g，血竭30g，羌活15g，独活20g，制川乌6g，制草乌6g，透骨草15g，木瓜15g，续断30g，川牛膝30g。

【功效】活血化瘀，舒筋通络，消肿止痛。

【主治】踝关节扭伤。踝关节明显肿胀，外踝关节下方压痛明显，踝关节内翻活动障碍，屈伸活动尚正常。

【用法】上述药物烘干，加工为细末，过100目筛备用。用法：按损伤面积的大小，取适量药粉，放入调药碗内，加入滚开水及适量蜂蜜调成糊状，均匀地平摊在石膏棉纸上，药的厚度以3~5mm为宜，然后再将一纱布贴于药膏上，外敷踝关节疼痛明显处，用弹性绷带包裹固定。

【处方总结】方中乳香、没药、红花、血竭活血化瘀，当归、川芎、牛膝养血活血、舒筋通络，木香、香附行气活血，羌活、独活、透骨草祛风除湿、通络止痛，制川乌、制草乌温经通络止痛，木瓜、续断强筋健骨。本组中治愈46例，有效13例，无效1例，有效率为98.3%。

【来源】卢晓峰.活血止痛散外敷治疗踝关节扭伤60例［J］.中医研究，2010，23（7）：49-50.

19. 身痛逐瘀散

【出处】清·王清任《医林改错》

【组成】秦艽、羌活、香附各9g，川芎、甘草、没药、炒五灵脂、地龙各18g，桃仁、红花、当归、牛膝各27g。

【功效】活血祛瘀。消肿止痛。

【主治】踝关节扭伤。有踝关节扭伤史，踝关节处疼痛肿胀，部分有瘀斑，跛行，患足活动时疼痛加重。

【用法】上药共为细末，蜂蜜调敷。药膏置于 10cm×10cm 大小无菌纱布上，再外敷患处，面积大者可外敷 2～3 块。用胶布固定，以免脱落，若对胶布过敏，可用绷带固定。一日 1 次，每次外敷 20 小时左右，7 日为 1 个疗程。

【处方总结】方中秦艽、羌活、香附可以通络理气止痛；川芎、没药、炒五灵脂能活血行气，消肿化瘀止痛；地龙有通络之功；桃仁、红花能活血祛瘀，通经止痛；当归可活血止痛；牛膝能活血通经，补肝肾，强筋骨；甘草、蜂蜜均有止痛作用。本组 40 例，经 2 日至 2 个疗程，治愈 38 例，好转 2 例，无效 0 例，总治愈率为 95%，有效率 100%。

【来源】黎秀琴．身痛逐瘀散外敷配合红外线照射治疗踝关节扭伤 40 例 [J]．陕西中医，2011，32（1）：50-51.

20. 舒筋通络外洗方

【组成】透骨草 30g，大黄 15g，三棱 15g，乳香 15g，莪术 15g，没药 15g，红花 20g，花椒 10g，艾叶 30g。

【功效】活血祛瘀，消肿止痛。

【主治】踝关节扭伤后疼痛肿胀伴关节活动受限。

【用法】加水适量，煎煮 15 分钟，取滤液，原药再加水反复煎煮 2～3 次，将全部滤液合在一起，每次治疗时把药液煎沸，先熏蒸后浸泡患足，每日 2 次，每次 30 分钟，每日 1 剂，10 日为 1 个疗程。

【处方总结】方中红花活血通经，大黄荡涤败血，消肿止痛；乳香，没药祛瘀通络止痛；艾叶活血祛瘀；三棱、莪术破血逐瘀；透骨草祛风通络止痛；花椒具有防腐作用。本组共治疗 52 例，其中治愈 35 例，显效 9 例，有效 6 例，无效 2 例，有效率为 96.2%。

【来源】杨梅花．舒筋通络外洗方治疗踝关节扭伤 52 例疗效观察 [J]．临床合理用药，2011，4（6B）：58-59.

21. 活血消肿止痛散

【组成】血竭 15g，红花、当归、三棱、续断各 20g，川乌、草乌、桃仁、乳香、没药各 25g，自然铜 30g，白醋适量。

【功效】活血祛瘀，消肿止痛，消炎生肌。

【主治】关节明显肿胀，以伤侧为甚，皮下可见不同程度的瘀血、瘀斑，以伤侧踝下压痛为甚。关节僵硬，主动活动受限，被动可伸屈，内翻、外翻出现剧痛。可缓慢站立支撑身体，但行走困难。

【用法】将上药分别粉碎成粗粉，并充分混合成散，然后加入白醋调成糊状。用平底宽口沙锅文火将药糊加热至60℃约15分钟。用纱布包裹药糊在患者踝跖部滚动热敷，约30分钟，去除纱布，将药糊均匀涂敷于肿胀的关节上，外用食品保鲜膜包裹2层，再用绷带固定，持续外敷20小时。每日1剂，共治疗14日。

【处方总结】本方中的红花、当归、桃仁、乳香、没药、血竭等，能扩张毛细血管与淋巴管，促进血液循环和淋巴液回流，达到活血、化瘀、消肿的作用。本药方具有活血消肿、解痉止痛的功效，促进血液循环和加快组织水肿的吸收，起到消肿止痛的作用。例如，川乌、草乌含有多种乌头碱，能阻遏兴奋在末梢神经的传导，达到局部麻醉止痛作用。方中红花、乳香、没药、续断、血竭、自然铜等，增强局部的血液循环，消除组织的炎性反应，促进纤维组织的再生，加快创伤的愈合，达到消炎生肌、续筋的作用。例如，自然铜含有大量锌、铜、铁、锰、钙等元素，其中锌、铁、锰利于胶原合成，铜能提高赖氨酸氧化酶的活性，使胶原纤维韧性、胶原不溶性增大，增强生物力学强度。本组共治疗56例，其中治愈41例，显效11例，有效4例，有效率为100%。

【来源】陈月华，吴八根．自拟活血消肿止痛散外敷治疗踝关节扭伤的疗效观察[J]．临床合理用药，2011，4（8A）：33-34.

22. 肉桂天花粉湿敷方

【组成】皂角刺10g，穿山甲10g，黄芪20g，天花粉10g，珍珠1g，白及10g，胆矾1g，煅石膏20g，海螵蛸10g，肉桂5g，芒硝10g，白芥子10g，黄连5g，紫珠3g，虎杖15g，冰片0.5g。

【功效】散热止痛，软坚生肌，收涩敛疮。

【主治】有明确的踝部外伤史，损伤后踝关节即出现疼痛，局部肿胀，皮下瘀斑，伴跛行；局部压痛明显，X线片示踝关节无骨折。

【用法】将上药研末，过80目筛后，放置无菌容器中。取适量自拟肉桂天花粉加75%乙醇调为糊状，均匀地涂抹于患处，药的厚度以2～3mm为宜，覆盖纱布3～4层，最后用弹力绷带固定，每两日更换1次。

【处方总结】自拟肉桂天花粉组方中皂角刺、穿山甲、天花粉研末外用具有消肿排脓的功效；黄芪、珍珠、白及研末外用具有消肿、托毒生肌之功能；胆矾、煅石膏、乌贼骨、肉桂研末外用具有收涩敛疮的作用；芒硝、白芥子研末外用具有软坚散结消肿的功能；黄连、紫珠、虎杖研末外用具有清热解毒之功能；冰片外用具有散热止痛的作用。本组中共治疗54例，其中治愈35例，显效9例，有效6例，无效2例，有效率为96.2%。

【来源】赵金萍，陆志颖，刘海霞．自拟肉桂天花粉外敷治疗急性踝关节扭伤54例［J］．中国中医骨伤科杂志，2012，20（7）：55-56.

┤ **小 结** ┝

　　踝关节扭伤是临床常见病和多发病，如得不到正确及时治疗，往往容易导致关节长期肿胀，遗留韧带松弛、关节失稳，引发创伤性关节炎的发生。目前中医的治疗方法，方药部分主要是以外用熏洗、泡洗、熏蒸、热敷等为主，内服方药较少，检索近10余年的篇名中有踝关节扭伤的文章460篇，其中内服药数篇，以外用方最多见，针灸、手法治疗也有较多数量。

　　对急性踝关节扭伤的治疗，有的学者认为24小时之内不宜使用理筋手法，这可能会导致毛细血管通透性增加，使肿胀疼痛加重。从中医角度讲，急性踝关节扭伤辨证为气滞血瘀，瘀血迁延日久不愈，因此治当活血化瘀，尤其是在早期，理筋手法可使扭伤局部血液循环改善，疼痛缓解，同时予以固定制动，充分体现了中医骨伤科"动静结合"的治疗原则。

　　本次共入选27方，内治5方，外治22方，治法主要包括活血化瘀、行气消肿止痛、收涩敛疮生肌、凉血利水、祛风胜湿、散寒通络、清热燥湿、泻火解毒、舒筋活络之法，其中以活血化瘀贯穿治疗的整个过程。方中使用率较高的药物有红花、当归、牛膝、乳香、没药、透骨草、川芎、大黄、栀子、伸筋草、羌活、白芷、蒲公英、木瓜、独活、续断、桂枝等。再以活血化瘀药物为基础之上，根据辨证不同，适当增加清热的大黄、栀子，蒲公英；祛风湿舒筋活络的羌活、木瓜、独活；利水消肿的泽兰、泽泻；伸筋草和透骨草都被认为是外洗方的常用配合。

常用中药药理

没 药

【性味】 苦，平。

【归经】 归心、肝、脾经。

【功效】 活血止痛，消肿生肌。

【主治】 跌打损伤，风湿痹痛，痛经，闭经，胃脘痛，肠痈，疮疡久溃不敛等。

【用法用量】 内服：煎汤，每日3～10g；或入丸，散。外用：研末外敷。

【使用注意】

1. 无瘀滞者及孕妇不宜用。

2. 本品味苦气浊，胃弱者应慎用，并注意用量。

【药理作用】 没药有镇痛、降血脂及抑制致病性真菌的作用。

【各家论述】

1.《药性赋》："主打揖损，心腹血瘀，伤折跌踬，筋骨瘀痛，金刃所损，痛不可忍，皆以酒投饮之"。

2.《海药本草》："主折伤与坠，推陈置新，能生好血，研烂，以热酒调服。"

3.《开宝本草》："主破血止痛。疗杖疮、诸恶疮、痔漏卒下血、目中翳晕痛肤赤"。

4.《本草述》："久服舒筋膜，通血脉，固齿牙，长须发。

5.《本草衍义》："没药，大概通滞血，打扑损疼痛，皆以酒化服"。

6.《本草纲目》："乳香活血，没药散血，皆能止痛消肿，生肌，故二药每每相兼而用"。

红　花

【性味】 辛，温。

【归经】 归心、肝经。

【功效】 活血通经，祛瘀止痛。

【主治】 跌打损伤，瘀血闭经，痛经，恶露不行，癥瘕痞块等。

【用法用量】 水煎服，每日 3～9g。

【使用注意】 孕妇及月经过多者忌用。

【药理作用】

1. 改善微循环作用　红花有轻度扩张血管的作用，可使微循环血流加速、毛细血管网开放数目增加和红细胞聚集程度减轻。

2. 抗凝血作用　红花有较明显的抗凝血作用，可使动物全血凝固时间及血浆（乏血小板）复钙时间明显延长。红花的抗凝血作用与其有抑制血小板聚集和增强纤维蛋白溶解作用有关。

3. 镇痛作用　小鼠热板法和醋酸扭体法实验证明，红花黄色素具有镇痛效应，并能增强巴比妥类及水合氯醛的中枢抑制作用，说明红花黄色素具有镇痛和镇静作用。

4. 抗炎作用　用角叉菜胶制造动物足肿胀的炎症模型，红花50％甲醇及水提物则能明显抑制其致炎性，提示红花有抗炎作用。

5. 免疫抑制作用　红花总黄素能降低血清溶菌酶含量，减弱腹腔巨噬细胞的吞噬功能，揭示本品对细胞免疫、体液免疫和非特异性免疫都有一定的抑制作用。

6. 其他作用　红花有强心、扩冠、轻度降血压、降血脂、抗缺氧及类雌激素样作用。

【各家论述】

1.《本草衍义补遗》："红花，破留血，养血。多用则破血，少用则养血"。

2.《本草经疏》："红蓝花，乃行血之要药"。

3.《本草汇言》："红花，破血、行血、和血、调血之药也。凡如经闭不通而寒热交作，或过期腹痛而紫黑淋漓，或跌仆损伤而气血瘀积，或疮疡痛痒而肿溃不安，是皆气血不和之证，非红花不能调"。

4.《药品化义》："红花，善通利经脉，为血中气药，能泻而又能补，各有妙义。若多用三、四钱，则过于辛温，使血走散。同苏木逐瘀血，合肉桂通经闭，佐归、芍治遍身或胸腹血气刺痛，此其行导而活血也"。

第十五章
跟痛症

跟痛症是跟骨跖面疼痛的慢性骨内科疾病，多发生于 40～70 岁的中老年人，男性多于女性，男女比约 2：1，特别是男性肥胖者及运动员，可一侧或两侧同时发病。因足跟部是人体负重的重要部分，由于长期站立、行走、摩擦或外伤等因素使足部肌肉、筋膜长期受到牵拉等刺激，致局部产生无菌性炎症或瘀血，由于足部解剖特点决定局部组织渗出不能向四周扩散，因此出现以疼痛为主症的疾病。

病因病机

跟痛症归属于中医学"筋伤""骨痹"等范畴，《诸病源候论》称足跟痛为"脚跟颓"。《丹溪心法》及后世医家都称为"足跟痛"。足跟部为肾经之所主，足少阴肾经起于足下趾，斜行足心，至内踝后，下入足跟。足跟处乃阴阳二跷发源之所，阳跷脉、阴跷脉均起于足跟，阳跷脉、阴跷脉各主人体左右之阴阳，肾为人体阴阳之根本，藏精主骨生髓，因此足跟痛与人体肾阴、肾阳的虚损密切相关，是跟痛证多发于中老年人的原因所在。在肾虚的基础上可夹有寒湿或湿热。足居下，而多受湿，肾虚正气不足，寒湿之邪，乘虚外侵，凝滞于下，湿郁成热，湿热相搏，致经脉郁滞，瘀血内阻，其痛作矣。或足部有所损伤，亦可致瘀血内阻。因此，跟痛症以肾虚为本，瘀滞为标，外邪多为寒湿凝聚。

疾病分型

本病包括跟下脂肪垫炎、筋膜炎、跟后滑囊炎、跟腱炎和跟骨骨刺等症。常见有五种类型：①足跟脂肪垫炎：跟垫发炎，跟骨跖面疼痛、肿胀，足跟负重区内侧压痛，部分高龄患者局部可触及纤维索块；②跟部滑囊炎：跟骨下、跟骨后、跟腱后滑囊发炎，局部疼痛、肿胀、压痛、感染，可引起红肿；③跟腱周围炎：跟腱区疼痛肿胀、压痛，有摩擦感，炎症波及腱鞘可出现绞轧音，踝关节背屈、跖屈可加重疼痛；④跖腱膜炎：跟下或足疼痛，足底紧张感，跟骨关节前缘压痛，牵扯跖腱膜，可使疼痛加重；⑤跟骨刺：跟骨刺是 X 线片象，足跟痛的原因不一定是骨刺本身引起，而是以跖腱膜与跟腱附着处的慢性炎症为病理基础，以晨起疼痛较重，稍活动后疼痛减轻，行走过久疼痛加重，跟骨跖面跟骨结节处有压痛的特征。跟痛证的发病部位不同，足跟疼痛的症状具有共性。

治法治则

现代医学治疗多以局部激素封闭、骨刺切除、跖筋膜切断、跟骨钻孔术或神经切除术为主。中医治疗方法包括内服、外洗、熏洗、外敷、小针刀等，其中以外用方剂较为多见，临床报道疗效也较为确切。外治之法在我国运用较早，早在秦汉时代就开始应用外治疗法。唐代《仙授理伤续断秘方》介绍了洗、贴、粉揩等外用法及其方药治疗骨关节损伤。清·吴师机曰："外治之理即内治之理；外治之药即内治之药，所异者法耳。"患者在急性期间应注意适当休息，减少负重，控制剧烈运动。症状缓解后，逐步进行足底部肌肉收缩锻炼，注意局部保暖，避免寒冷刺激，平时以穿硬底软垫的鞋子为主，鞋的后跟要宽大、稳定，避免在不平整的路面上行走。

内治方

1. 当归鸡血藤汤

【组成】当归 30g，白芍 30～60g，鸡血藤 15g，丹参 30g，延胡索 15g，五灵脂 10g，威灵仙 15g，制川乌、草乌各 10g，木瓜 15g，黄芪 30g，淫羊藿 30g，川牛膝 30g。

【功效】养血舒筋，温经止痛。

【主治】晨起患足疼痛明显，活动后疼痛缓解，活动过久疼痛加重，局部无明显红肿，跟骨结节处压痛。

【用法】上药加水 1000ml，浓煎取汁，分 2 次温服，1 剂/日。

【处方总结】本方中鸡血藤，去瘀血、生新血、流利经脉，当归行血补血；白芍养血柔肝，缓中止痛；丹参味苦、微辛，性微寒，归心、脾、肝、肾血分之药；延胡索、五灵脂活血散瘀，理气止痛；威灵仙主治腰脚疼痛久不愈；制川乌、草乌祛风除湿，温经止痛，川乌、草乌所含的主要生物碱乌头碱，它的分解产物具有强烈的镇痛作用；木瓜性温、味酸，入肝、脾经，对于脚痉挛疼痛等病症有一定的疗效。加入黄芪以增强补气行血之功效；淫羊藿辛、甘，温，川牛膝性平，味甘、微苦，入肝、肾二经，有补肾壮阳、祛风除湿之效。本组共治疗 38 例，其中治愈 28 例，显效 6 例，进步 4 例，有效率为 100%。

【来源】胡杰，李志高，陈浩. 当归鸡血藤汤配合针灸治疗跟痛症 38 例［J］. 黑龙江中医药，2003，1（11）：17.

2. 补肾健骨方

【组成】熟地黄 30g，牛膝 12g，杜仲 10g，补骨脂 12g，木瓜 20g，白芍 15g，三七 10g。

【功效】补肾健骨。

【主治】足跟部位疼痛（单侧或双侧），呈隐痛或刺痛，长距离行走后疼痛加重，休息后疼痛减轻；足跟局部压痛；X 线检查多无明显异常，少数发现有跟骨骨质增生；实验室检查多无明显异常。

【用法】每日 1 剂，水煎服。外洗方：宽筋藤 30g，花椒 15g，桂枝 15g，威灵仙 30g，朴硝 30g，毛冬青 30g，皂角刺 15g。水煎药汁 800ml，先熏后浸泡，每次 20 分钟左右，每日 2～3 次。7 日为 1 个疗程。

【处方总结】本方取补肾健骨、舒筋活络之意。本组共治疗 67 例，其中痊愈 37 例，显效 16 例，好转 10 例，无效 4 例。痊愈率为 55.22%。

【来源】陈一凡，谭少明.补肾健骨方配合外洗治疗跟痛症 67 例临床观察［J］.江苏中医药，2004，25（1）：29.

3. 补肾通络汤

【组成】巴戟天、肉苁蓉、枸杞子各 20g，白芍 30g，木瓜 15g，威灵仙 15g，当归、桂枝、鸡血藤、香附、熟地黄、牛膝各 10g，甘草 6g。

【功效】补益肝肾，养血通络，行气止痛。

【主治】足跟部疼痛，一般起病缓慢，逐渐加重；绝大多数无静息痛；少数患者为灼痛，疼痛程度轻重不一；晨起下床或久坐起立时足跟不敢着地，缓慢行走后好转，但负重较多时，疼痛明显。

【用法】头煎加水 500ml，文火煎取汁 300ml，二煎加水 300ml，文火煎取汁 100ml，2 次所取汁混匀，分早晚 2 次服，每日 1 剂。

【处方总结】补肾通络汤方中巴戟天、枸杞子、肉苁蓉、牛膝补益肝肾，强筋骨；白芍、木瓜、甘草柔肝缓急止痛；威灵仙、桂枝祛风通络止痛；当归、熟地黄、鸡血藤、枸杞子补血养血；香附行气解郁。本组 168 例，治愈 143 例，显效 20 例，有效 3 例，总有效率为 100%。

【来源】林彦生，黄雪琴，林延延.补肾通络汤配合中药熏洗治疗跟痛症 168 例［J］.河北中医，2006，28（12）：912.

4. 补肾汤

【组成】鳖甲 16g，龟甲 16g，骨碎补 18g，何首乌 15g，杜仲 15g，牛膝 12g，当归 12g，白芍 10g，锁阳 12g，白术 12g，全蝎 12g，甘草 5g。

【功效】补肾通络。

【主治】起病较慢，可有数月或数年病史，多为一侧发病。站立时疼痛较重，行走片刻疼痛可减轻，但行走过久疼痛又加重。局部多无红肿，少数出现肿胀，在跟骨跖面的跟骨结节处压痛，有时可触及纤维结块或骨性突起。

【用法】上药1剂，加水1500ml浸泡1小时后，放火上煎煮，先武火煎沸10分钟，再文火煎煮40分钟，淋取药液，再加水600ml，煎煮20分钟，淋取药液，第一、第二煎药液相混，分早晚二次空腹温服，每日服1剂。

【处方总结】方中鳖甲、龟甲、骨碎补、何首乌、杜仲、锁阳补肾填精；牛膝、当归、白芍、全蝎通经活络；白术、甘草益气健脾。诸药合用，共奏补肾通络之功。阳虚者加鹿角霜9g，阴虚者加知母6g，风寒者加防风12g。本组共治疗249例，其中治愈158例，显效50例，有效20例，无效21例，有效率为91.5%。

【来源】王吉华，董德河，杜新枝.补肾汤治疗跟痛症249例 [J] .中医学报，2009，24（5）：80.

外治方

1. 艾桐熏洗方

【组成】艾叶20g，海桐皮30g，肉桂15g，炙川乌、草乌各20g，威灵仙20g，透骨草30g，红花15g，川牛膝20g，黄柏20g，冰片15g。

【功效】活血破瘀，温经除湿。

【主治】足跟部疼痛，或活动、负重时加重，足跟底部或后方压痛，X线片显示有或无足跟骨骨刺，有或无跟骨骨骺炎。

【用法】将上述药物（除冰片外）放入较大容器内（如搪瓷盆等），加水浸没30分钟至1小时，再加水适量，煮沸后再煮15～20分钟，去渣留汤，加入冰片搅匀，趁热将患足置于盆上熏蒸，待药汤降温适度，放入患足外洗（按摩患处效更佳），外洗时间须超过30分钟，每日1～2次，每剂可用2次，10次为1个疗程。

【处方总结】方以红花、川牛膝、三棱、莪术、透骨草等活血化瘀止痛；艾叶、肉桂、威灵仙、海桐等、炙川草乌、透骨草等温经通络、祛湿止痛；牛膝通利血脉，冰片"治骨痛""治肢节疼痛"，《医林纂要》曰："冰片，辛香之气，固无不达，隆走而不守，亦能生肌止痛"，所以冰片、牛膝共为引经药。黄柏清湿热，且可纠全方过热之偏。42例患者共痊愈22例，好转15例，无效5例。

【来源】丁小安，陈建，金忠棋．自拟艾桐熏洗方治疗跟痛增42例临床报告［J］．中国中医骨伤科，1993，1（2）：33-34．

2. 滋肾祛瘀散

【组成】生地黄、玄参各12g，玉竹、牛膝、当归、桃仁、红花各10g。

【功效】滋肾祛瘀。

【主治】跟痛症。晨起或久坐站立时疼痛较重，行走片刻后疼痛减轻，但久行疼痛又加重；局部无红肿，于跟骨跖面的跟骨结节部有压痛，如骨刺较大时，可触及骨性隆起。

【用法】把以上药物轧碎成粗颗粒，然后将药物浸泡在50°～60°的优质高粱酒中，以酒液平面高出药物平面为宜。浸泡24小时后即可取出使用。于每晚临睡前，先用热水浸泡双脚5～10分钟，然后洗净擦干。将药物从酒中取出，平铺在大小适中的纱布上，并直接敷贴于足跟疼痛部，纱布包扎防止药物脱落，此时既可入睡。次日清晨取下药物，并将药物重新浸泡于酒液之中，以备晚上使用。

【处方总结】滋肾祛瘀散中生地黄、玄参、玉竹滋阴补肾，清热散结；当归尾、牛膝补肝血，舒筋壮骨；桃仁、红花活血化瘀，消肿止痛；高粱酒辛温走窜而发散风寒，并引药直透病所。诸药外用协同作用于跟痛部位，增强局部组织的免疫机能，改善微循环功能，消除瘀滞，促使炎症的消退及组织间水肿的吸收和排泄，从而达到治疗目的。本组1年以上随访治疗126例，优62例，良45例，可15例，无效4例，优良率达84.9%。

【来源】章进，胡国英．滋肾祛瘀散外敷治疗跟痛症156例［J］．中医药信息，1997，6：28．

3. 跟痛洗方

【出处】陈可冀《慈禧光绪医方选议》

【组成】防己12g，木瓜6g，蚕沙8g，乳香、牡丹皮、丝瓜络各9g，威灵仙30g，活血龙、川芎、桂枝各10g，食醋250ml。

【功效】活血化瘀，温经散寒，化湿除痹止痛。

【主治】足跟疼痛，均为站立行走时出现或加重，以胀痛为主，疼痛严重者不能下地行走，日常生活受影响。体征为挤压跟骨两侧疼痛，足跟无明显肿胀，压痛点位于足跟负重区偏内侧或足底。

【用法】上方加水2000ml，置砂锅内煮沸熏洗，每日3次，每次30～40分钟。每日1剂，15日为1个疗程。

【处方总结】原方中防己、木瓜、乳香、蚕沙、牡丹皮、丝瓜络具有化湿除痹、活血止痛之功，专治寒湿之脚痛；威灵仙、活血龙活血通络、软化骨刺；川芎活血化瘀止痛；桂枝温经散寒止痛；食醋具有软化足底皮肤以利治疗药物直达病所。83例经治疗，显效62例，好转16例，无效5例，总有效率为93.9%。

【来源】侯为林. 跟痛方治疗跟痛症83例 [J]. 安徽中医学院学报，1998，17（4）：29-30.

4. 宽筋散

【组成】当归20g，大茴香、小茴香、鸡血藤、五加皮、续断各30g，红花、荆芥、伸筋草、白芷、防风、羌活、青皮、乌药各25g，构桔李、木通、肉桂各20g。

【功效】活血祛瘀，舒筋通络。

【主治】临床表现为早晨起床后，站立时疼痛较重，行走片刻后疼痛减轻，但行走过久后疼痛加重，局部检查无红肿，在跟骨跖面的跟骨结节压痛或可触及骨性隆起。X线片显示足跟底部有骨质增生。

【用法】将上药装入袋中加开水约500ml或煮沸5分钟，尔后使药液之气充分熏蒸患处5～10分钟，待水温降至39～41℃后将患足全部浸入药物中泡洗，每日2次。

【处方总结】本疗法采用中药当归、鸡血藤、红花、青皮、大茴香、小茴香、木通，活血散瘀，散结消肿；荆芥、五加皮、伸筋草、防风、羌活、肉桂，温筋散寒，除湿通络；续断补肝肾、壮筋骨。通过外洗使药物作用于局部，血液循环得到改善。当药物趁热局部熏洗时，由热刺激促进周身的血液和淋巴循环，使其筋膜、血管、神经得到松解和通畅，达到"通则不痛"的效应。本组经治疗后优60例，良26例；劣0例，总有效率为100%。

【来源】赵玉群. 宽筋散药液熏蒸浸泡治疗跟痛症86例疗效观察 [J]. 现代康复，2001，5（2）：124.

5. 归红虫乌方

【组成】当归120g，红花、三七、土鳖虫、杜仲、川乌、草乌、络石藤、透骨草各60g，党参、乳香、没药各90g，马钱子20g。

【功效】疏通筋络，活血化瘀，强筋壮骨以止痛。

【主治】足跟疼痛，均为站立行走时出现或加重，以胀痛为主，疼痛严重者不能下地行走，日常生活受影响。

【用法】将上述中药碾碎合匀后用双层纱布等分包装成自己拳头大小的

药包，将药包浸泡于白酒中 2～3 日备用，准备一块 0.5～1.0cm 厚、10cm×10cm 大小的生铁块。治疗时先将铁块在蜂窝煤炉或燃气炉灶上烤热至发烫，再将被白酒浸泡过的药包置于铁块上，等药包产生热气（蒸气）后，将患病足跟放置其药包上进行熨治。注意须将火候调控在患者自身可受耐的情况下并保持其温度。每日 1 次，每次 30～40 分钟，7 日为 1 个疗程。

【处方总结】方中当归、红花、三七、土鳖虫、乳香、没药有活血化瘀、舒筋活络、消肿止痛之功；川乌、草乌、马钱子、络石藤、透骨草散寒除湿通痹；杜仲补肝肾、强筋骨；党参益气配当归以补血。蒸气可开腠理、通营卫。本组 31 例患者，通过中药熨治，治愈 19 例，基本治愈 10 例，无效 2 例，总有效率为 93.5%。

【来源】刘远坤. 归红虫乌方熨治足跟痛症 31 例 [J]. 四川中医，2002，20 (11)：44-45.

6. 八仙逍遥汤

【出处】清·吴谦《医宗金鉴》

【组成】防风 6g，荆芥 6g，当归 10g，没药 10g，透骨草 10g，桂枝 10g，细辛 6g，甘草 6g。

【功效】祛风散瘀，活血通络。

【主治】足跟部位疼痛（单侧或双侧），呈隐痛或刺痛，长距离行走后疼痛加重，休息后疼痛减轻；足跟局部压痛；X 线检查可发现有跟骨骨质增生，骨刺形成。

【用法】用瓷盆装水 1500ml 加入上方 1 贴，置武火煮沸 15 分钟，撤火，盆边置一小凳，将患肢置于盆上，用热气熏烫，待水温降至可以忍受时，患足置于水中浸泡至少 30 分钟，每日 2 次，每帖可用 2 日。药渣勿倒出，再用前加温煮沸即可。

【处方总结】方中防风散寒止痛祛风当，归活血养血，助防风祛风之功，川芎乃血中之气药，活血行气祛风，部位深着，非草木之品所能透达，故用地龙通利经络，桂枝、细辛同用温通经脉，方中重用细辛，量为 6g，取细辛芳香最烈，善开结气，宣泄郁滞，而能达巅顶，通利耳目，旁达百骸，无微不至，内之宣络脉而疏通百节，升之行孔窍而直透肌肤。通过熏洗，可以舒松关节，疏导腠理，流通气血。本组共治疗 86 例，其中优 56 例，良 22 例，差 8 例，治愈率为 65.1%，有效率为 90.7%。

【来源】丁迎奎. 八仙逍遥汤加减治疗跟痛症 [J]. 黑龙江中医药，2003，1：17.

7. 丁香浴足散

【组成】丁香 5g，藿香 15g，小茴香 5g，豨莶草 15g，附子 15g，桂枝 20g，艾叶 20g，川芎 10g，红花 5g，花椒 10g，独活 15g。

【功效】温阳散寒，活血祛瘀，通络止痛。

【主治】足跟部位疼痛，呈隐痛或刺痛，尤以久行后疼痛加重，休息后疼痛减轻；晨起足跟着地时疼痛，行走后缓解，久行后症状又加重，足跟局部压痛。

【用法】将上药研成细末，放入布袋内加水 2000ml，煎煮 15～20 分钟，煮沸后，将患处暴露进行熏蒸，待药液温度降至适中时（约 50℃），患足进行浸洗，每次 30 分钟左右，每日 2～3 次，每剂药连用 3 日，20 日为 1 个疗程。

【处方总结】方中丁香为君，温肾助阳，散寒止痛；附子、桂枝温阳散寒；川芎、红花活血逐瘀，共为臣药，起到通络止痛之效。独活、豨莶草、花椒佐助君臣诸药而达通络止痛的目的。艾叶、小茴香、藿香取其芳香走窜之性，使诸药直达病所，为使药。本组 42 例中痊愈 13 例，显效 18 例，有效 9 例，无效 2 例，总有效率为 95.24%。

【来源】朴钟源，车旭东，石志超．丁香浴足散熏洗治疗跟痛症 42 例［J］．吉林中医药，2005，25（1）：21.

8. 中药跟痛散

【组成】桃仁 20g，红花 20g，乳香 20g，川乌 15g，草乌 15g，川芎 30g，延胡索 30g，苍术 30g，天南星 30g，秦艽 30g，威灵仙 30g。

【功效】活血化瘀，通络止痛。

【主治】跟痛症。足跟底部疼痛，站立或行走时诱发或加重，局部压痛明显。

【用法】上药煎汁 1500～2500ml，再加入适量陈醋，先趁热熏蒸，待温度适宜后再将患足放入药液中浸泡。每次约 30 分钟，每日 2 次，每剂药可连用 2～3 日。亦可用上药研末，用陈醋调成稀糊状，浸泡患足跟部，每日换药 1 次。

【处方总结】方中用川乌、草乌止痛；延胡索、川芎活血行气，桃仁、红花活血祛瘀，四药合用，共奏行气活血之功；乳香活血止痛，消肿生肌；秦艽、苍术祛风湿，舒筋络；威灵仙祛风湿，通经络，止痹痛，治骨鲠，有软化骨刺的作用；天南星外用散结，消肿止痛。本组 43 例 68 足中，治愈 55 足，有效 13 足，总有效率为 100%。

【来源】孙宏丽，赵志华．中药熏洗法治疗跟痛症 43 例 [J]．四川中医，2005，23（5）：76．

9. 定痛汤

【组成】怀牛膝 15g，生马钱子（砸裂）10g，威灵仙 30g，骨碎补 30g，鸡血藤 30g，当归 10g，苏木 15g，穿山龙 15g，刘寄奴 15g，伸筋草 15g，透骨草 15g，没药 6g。

【功效】通络散结，消肿定痛，补肝肾，强筋骨。

【主治】患者均以站立行走时跟骨下疼痛，沿跟骨内侧向前扩展至足底，晨起或休息后开始行走时疼痛明显，活动后疼痛略减轻，跟骨结节前有压痛点，有的可触及硬节或囊性物，或微肿。

【用法】将上药用双层纱布包裹放入搪瓷盆内加水 3000ml，浸泡 20 分钟，煮沸 20 分钟。先用药液洗足跟，待水温降至能够耐受时再将患足放入药液中浸泡 30 分钟，药汤放置阴凉安全处，下次煮沸再用。每日早晚各 1 次，每剂使用 3 日。6 日为 1 个疗程，3 个疗程为限。

【处方总结】定痛汤方中生马钱子、威灵仙通络散结，消肿定痛，通经络消痰水，为主药；怀牛膝、骨碎补、鸡血藤、当归补肝肾，强筋骨，行气活血，舒筋活络止痛；苏木、穿山龙、刘寄奴、没药、伸筋草、透骨草活血通经，散瘀止痛，除湿。足冷加川乌 10g，草乌 10g，细辛 5g；足跟肿加天南星 10g，鲜姜皮 6 片。本组 41 例，治愈 32 例，有效 9 例，总有效率为 100%。

【来源】郭继芳．定痛汤浸洗配合痛点点压法治疗跟痛症 41 例 [J]．河北中医，2005，27（11）：834．

10. 舒筋活络洗剂

【组成】桂枝、桑枝、木瓜、艾叶、刘寄奴、透骨草、伸筋草各 12g，当归、川乌、草乌、红花各 9g，花椒 6g。

【功效】祛风通络，温经活血止痛。

【主治】因劳损后出现跟骨跖面一侧或两侧疼痛，站立或行走时跟下及足心疼痛，足底有胀裂感；压痛点多位于足跟负重区偏内侧，或局限于跟骨大结节的跖筋膜，肌肉附着部尤其是内侧，有时可触及皮下的脂肪纤维块，犹如可稍滑动的结节；跟骨 X 线片多见跟骨结节部有大小不等的骨刺。

【用法】先将上述药物加适量冷水浸泡 30 分钟，接着用大火煮沸后再用小火熬 20 分钟，然后将药液连同药渣一起倒入熏洗脚用的盆中。

【处方总结】方中桑枝、桂枝、木瓜、透骨草、伸筋草舒筋活络；川乌、草乌、花椒、艾叶祛风除湿、温经止痛；当归、红花、刘寄奴活血通经、消肿止痛。透骨草祛风除湿、活血止痛。足跟部浸泡在药液内，使药物通过皮肤渗透吸收直接作用于患处，药效集中。本组优24例，良8例，可3例，差2例，显效率为86.5%，有效率为94.6%。

【来源】宋磊．舒筋活络洗剂治疗跟痛症37例［J］．甘肃中医学院学报，2007，24（1）：33-34.

11. 土家药熏蒸方

【组成】枸骨根、散血草、钓鱼草、路边姜、马鞭草、柴蒿各50g。

【功效】活血化瘀，软坚散结，祛湿化痰，消肿止痛。

【主治】足跟痛，在跟骨距面、跟骨结节与距筋膜附着处或足跟外有1～3个压痛点，重者晨起或久坐、站立时跟部疼痛明显，甚则不敢着地，步履艰难。

【用法】用刀砍切成碎块或碎节，加水5000ml，置灶煎熬。一般沸后30～60分钟即可，将煎熬的药液倒入柱式木桶或木盆里，立即嘱患者将患足伸入木桶或木盆内并用厚棉布将桶口连同患足罩住，勿使蒸气外泄，充分熏蒸患处，以患者微出汗为最佳，但千万注意勿使足伸入滚烫的药液里，以免发生烫伤。当药液温度降至皮肤能以承受最低限度时，将患足浸入浸泡，并不断活动跟骨，每次20～30分钟，每日2～3次，直至痊愈。

【处方总结】方中枸骨根（又名猫公刺、六角茶）是一种常见的土草药，具有活血化瘀、舒筋活络、软坚散结、祛风止痛的功效；散血草（又名白毛枯草）味苦性寒，有清热解毒、祛痰活血之功；钓鱼竿（又名腹水草）味苦性辛凉，具有利尿、散瘀、解毒之效；路边姜（又名白马骨）为茜草根科植物六月雪的全株，性味苦辛凉，有疏风解表、清热利湿、解毒消肿的功效；马鞭草（又名马鞭兰）是一种地道土草药，味苦微寒，具有凉血破血、杀虫消胀的作用；柴蒿（又名皇后蒿）具有活血化瘀、软坚散结、清热解毒之功效。本组中临床治愈19例，显效9例，1例不小心轻度烫伤足底。

【来源】王珍莲，洪东升．土家药熏蒸浸泡治疗跟痛症28例临床观察［J］．中国民族医药杂志，2007，13（2）：18.

12. 活血止痛汤

【组成】延胡索15g，川芎15g，川乌15g，草乌15g，桃仁15g，红花10g，乳香15g，秦艽15g，独活15g，威灵仙20g，艾叶20g，小茴香5g，藿香15g。

【功效】活血祛瘀，通络止痛。

【主治】晨起行走时开始足跟部疼痛，活动后可减轻，继续行走或负重时疼痛加剧，压痛局限于跟骨负重区偏内侧或跟骨大结节处，大多数患者跟骨周围无肿胀或稍有肿胀。

【用法】水煎熏洗，先熏后洗，每日 2 次，每次熏洗不少于 30 分钟，冬、春、秋季每剂药洗 3 日，夏季每剂药洗 2 日，2 周为 1 个疗程，共治疗 2 个疗程。

【处方总结】方中延胡索、川芎行气活血止痛为君；川乌、草乌祛风湿、散寒止痛；桃仁、红花活血逐瘀；乳香活血止痛，消肿生肌；秦艽、独活、威灵仙祛风湿，通经络，止痹痛，以上分别为臣佐；艾叶、小茴香、藿香取其芳香走窜之性，使诸药直达病所，为使药。本组 45 例，痊愈 24 例，显效 9 例，有效 6 例，无效 6 例，总有效率为 86.7%。

【来源】雷静.活血止痛汤熏洗治疗跟痛症 45 例临床观察 [J].中医药导报，2008，14（5）：49-50.

13. 二草二皮汤

【出处】河南中医学院第一附属医院骨科李慧英教授经验方

【组成】陈皮 30g，茯苓皮 30g，伸筋草 30g，透骨草 30g，红花 15g，苏木 10g，艾叶 10g，大黄 10g，芒硝 15g，乳香 10g，海桐皮 30g，甘草 3g。

【功效】疏通经络，活血化瘀，止痛。

【主治】足跟部位疼痛（单侧或双侧），跟腱附着处肿胀、压痛，走路多时可因鞋的摩擦而疼痛，走路可出现跛行，运动后加剧。X 线片显示跟骨骨刺形成，骨质增生。

【用法】将上药置于锅或盒中加水煮沸 20 分钟，先用热气熏蒸患处，待水温稍减后用药水浸洗患处，每日 1～2 次，每次 20～30 分钟，7 日为 1 个疗程，一般需 2～3 个疗程。

【处方总结】方中陈皮配茯苓皮有理气调中、利水消肿之功；伸筋草、透骨草、海桐皮散寒、除湿、通痹；红花、苏木、乳香活血化瘀，舒筋活络；大黄、芒硝、艾叶消肿、软坚、止痛；甘草缓和药性，调和诸药。本组 32 例患者，通过中药熏洗，治愈 18 例，基本治愈 10 例，无效 4 例，有效率为 87.5%。

【来源】乔磊.二草二皮汤熏洗治疗跟痛症 32 例 [J].河南中医，2008，28（12）：64.

14. 跟痛散

【出处】广州中医药大学附属医院外用制剂

【组成】炒白芥子 10g，威灵仙 20g，制乳香、没药各 20g，冰片 2g。

【功效】祛风散瘀，活血通络。

【主治】站立或走路时，跟骨下面疼痛，疼痛科沿跟骨内侧向前扩展至足底，尤其是在造成起床以后或休息后刚开始走路时疼痛明显，行走一段时间后疼痛反而减轻。

【用法】上药共研为细末，用适量食醋调匀成稠膏状，摊于油纸或塑料薄膜上。用绷带或胶布包扎贴敷患处，2 日更换 1 次，3 次为 1 个疗程。

【处方总结】方中威灵仙软坚散结，通络止痛；制乳香、没药辛苦温通，消肿行气，活血止痛；冰片性味微寒，香窜善走，有引药到达患处之功；炒白芥子软坚散结；食醋味酸，具有软坚之功。本组 140 例，219 足中，治愈 208 足，无效 11 足，治愈率为 94.98%。

【来源】昝桃红，朱国欣. 跟痛散外用治疗跟痛症 140 例［J］. 中医外治杂志，2009，18（3）：5.

15. 中药熏洗方

【组成】附子 15g，桂枝 20g，延胡索 15g，川芎 15g，川乌 15g，草乌 15g，桃仁 10g，红花 10g，乳香 10g，秦艽 15g，独活 15g，威灵仙 20g，艾叶 20g，小茴香 5g，牛膝 10g。

【功效】温经散寒，活血止痛。

【主治】跟痛症表现为跟骨骨刺、跟部滑囊炎、脂肪纤维炎、跖筋膜炎等不同类型。①跟骨骨刺：足跟部疼痛，晨起较重，行走片刻后减轻，但行走过久疼痛加重。跟骨结节前方压痛，有时可触及骨性隆起。②跟部滑囊炎：一侧跟腱止点部疼痛，在行走、站立过久或剧烈运动后疼痛加重，局部轻度肿胀、压痛，有时可触及捻发音。③跟下脂肪纤维炎：跟下疼痛、肿胀、压痛浅。④跖筋膜炎：常有跟下及足心疼痛，足底有胀裂感。

【用法】水煎先熏后洗，每日 2 次，每次熏洗不少于 30 分钟，每剂药可熏洗 2～3 日。

【处方总结】方中附子、桂枝、川乌、草乌祛风湿、散寒止痛；延胡索、川芎行气活血止痛；桃仁、红花活血逐瘀；乳香活血止痛，消肿生肌；秦艽、独活、威灵仙祛风湿，通经络，止痹痛；艾叶、小茴香温经散寒、芳香走窜，可使诸药直达病所；牛膝引药下行，直达病所。治疗组共 30 例，痊愈 19 例，显效 6 例，有效 3 例，无效 2 例，总有效率为 93.33%。

【来源】朱龙. 中药熏洗配合手法治疗跟痛症 56 例［J］. 现代中医药，2009，29（3）：28-29.

16. 金桂外洗方

【出处】广东省名中医，广东省中医院关节外科学术带头人刘金文教授经验方

【组成】半枫荷60g，海桐皮、生川乌、生草乌、伸筋草、络石藤、两面针各30g，桂枝、生大黄各15g。

【功效】温经止痛，活血化瘀，舒筋通络。

【主治】患侧足跟疼痛，局部不红不肿，跟骨内侧或下侧结节处有一局限性压痛点。X线片显示骨质增生。

【用法】将以上中药，加水约4000ml（以泡脚时盆里药液可没过内踝上4cm为度），煮沸约15分钟后将药液取出，加入白醋1两，趁热浸泡患足，并以木槌连续敲击足跟痛处，浸泡时间15～20分钟，每日1次，6日为1个疗程。

【处方总结】金桂外洗方以半枫荷为君，祛风除湿，活血消肿，止痹痛，《岭南草药》曰其"善祛风湿，凡脚气、脚弱、痹痛，以之浸酒服"。川乌、草乌相须而用，共为臣药，祛风除湿，温经止痛。海桐皮祛风湿，通经络，"主腰脚不遂，顽痹腿膝疼痛"，有治风湿痹痛之功效；桂枝温经通脉，散寒止痛；两面针有祛风、通络、消肿、散瘀止痛之功效，主风寒湿痹、历节痛，除四肢厥气、跟痛；伸筋草祛风散寒，除湿消肿，舒筋活络，用于风寒湿痹，筋脉拘挛疼痛，外用治跌打扭伤肿痛；络石藤祛风通络，凉血消肿，《要药分剂》有云："络石之功，专于舒筋活络，凡患者筋脉拘挛，不易伸屈者，服之无不获效，不可忽之也。"大黄活血祛瘀止痛，上药共为佐使。白醋引药入骨，《本草纲目》曰"其性温，主消痈肿，散水气，杀邪毒"。在纳入本研究的193例患者中，显效63例，有效109例，无效的21例，总有效率为89.1%。

【来源】徐逸生，张迪晖，曹学伟．金桂外洗方治疗顽固性跟痛症疗效观察[J]．新中医，2011，43（4）：46-47．

17. 麝香跟痛散

【出处】河北省晋州市中医院经验外洗方

【组成】麝香1g，白芍400g，木瓜300g，甘草200g，红花150g，杜仲150g，怀牛膝150g，川芎150g，鸡血藤500g，黄芪600g。

【功效】补益肝肾，活血益气。

【主治】跟痛症。站立或行走时，足跟部酸痛乏力，有僵硬肿胀感，压痛明显，但无囊性感。X线片显示局部骨质增生或跟骨本身稍有脱钙现象。

【用法】将药物 80 目粉碎，装入密封瓶中备用。依患者足跟外缘轮廓取样，选合适医用辅料折成 4 层，轮廓半径放大 1cm 缝合足跟垫外缘，轮廓半径缩小 1.5cm 缝合足跟垫内缘，缝线间用麝香跟痛散填充压实。足跟垫填充药物约 20g，填充药物后形成一环形中空药垫。将足跟垫放置于鞋内足跟部，足跟垫与足跟部大小合适，穿鞋系带固定。足跟垫使用 5 日，5 次为 1 个疗程。

【处方总结】方中黄芪补气，红花、川芎、麝香、鸡血藤活血化瘀，木瓜舒筋活络除痹止痛，怀牛膝、杜仲、白芍柔肝补肾，兼顾气血肝肾。本组共治疗 105 例，经 1～3 个疗程治疗，治愈 60 例，好转 30 例，无效 15 例，总有效率为 85.7%。

【来源】李朝林，李建辉，彭力亚，等. 麝香跟痛散填充足跟垫治疗跟痛症临床观察 [J]. 长春中医药大学学报，2011，27 (5)：798-799.

18. 自拟跟痛汤

【组成】透骨草 30g，伸筋草 30g，泽兰 15g，红花 15g，独活 30g，羌活 30g，桂枝 15g，桑枝 30g，五加皮 30g，千年健 30g，细辛 30g，三分三 30g，生川乌 30g，生草乌 30g。

【功效】补肝肾，活血祛瘀，散寒止痛。

【主治】跟骨跖侧疼痛，通常发病缓慢，行走时疼痛加重，休息后可缓解，但长时间活动后又可加重症状。检查时可见足跟部前内侧稍肿胀。跟骨内侧结节及跖腱膜起点 2～3cm 处有明显压痛。

【用法】上述药物冷水浸泡 30 分钟，中火煎煮取汁，反复熏洗患侧跟部，早晚各 1 次，每次 30 分钟，2 周为 1 个疗程。

【处方总结】方中透骨草、伸筋草、独活、羌活、五加皮、千年健补肝肾，祛风湿，强筋骨；桂枝、桑枝祛风湿、利关节；川乌、草乌温筋通络，散寒止痛。使肝经疏通调达，气郁得解，气行则血行，从而肾气得以补益，筋骨得以濡养；红花、泽兰均归肝经，能活血祛瘀通络；细辛、三分三祛风散寒止痛。本组共治疗 50 例，其中治愈 15 例，显效 20 例，有效 13 例，无效 2 例，总有效率为 96%。

【来源】李丽梅. 自拟跟痛汤熏洗治疗跟痛症 50 例 [J]. 云南中医中药杂志，2012，33 (2)：37-38.

19. 活血通络方

【组成】草乌 15g，花椒 15g，川乌 15g，桂枝 20g，透骨草 30g，鸡血藤 15g，乳香 20g，没药 15g，红花 15g，当归 15g，伸筋草 20g，海桐皮 15g，

川牛膝 20g。

【功效】活血化瘀，祛风除湿，散寒止痛。

【主治】疼痛位于足跟，行走时痛感增加；长时间坐姿突然起身站立或早起突然站立时疼痛加剧；按压脚跟骨侧面或跖面有痛感；X 线片显示骨质增生。

【用法】上述药品混匀加清水 2.5L 浸泡 1 小时后用煮沸 8 分钟，加入陈醋 0.2L，滤去药渣后倒入盆内，将患足置于药液表面 10～15cm 处，进行热气局部熏蒸，待温度下降到可以耐受时，将患足浸入药液 25～30 分钟，同时保证药液温度恒定，1 剂/日，2 次/日，1 个疗程为 7 日，连续熏洗 3 个疗程结束。

【处方总结】本方中的草乌和川乌具有散寒止痛、祛风除湿的功效；透骨草、川牛膝具有舒筋活血、祛风止痛的功效；花椒能杀虫止痒，温中止痛；桂枝能温经通脉，发汗解肌；鸡血藤能养血调经，活血舒筋；陈醋具有消散瘀血的作用。本组共治疗 98 例，其中优 72 例，良 18 例，可 6 例，差 2 例，优良率为 91.84%。

【来源】韩延辉. 活血通络方熏洗治疗跟痛症 66 例疗效观察 [J]. 吉林医学，2012，33（9）：1856-1857.

20. 加味苏木煎

【出处】《简明正骨》

【组成】苏木 30g，鸡血藤 30g，大活血 30g，透骨草 30g，伸筋草 30g，海桐皮 15g，艾叶 30g，五加皮 15g，续断 15g。

【功效】祛风除湿，舒筋活血，通络止痛，补益肝肾。

【主治】晨起或久坐站立时疼痛较重，行走片刻后疼痛减轻，但久行疼痛又加重；局部无红肿，于跟骨跖面的跟骨结节部有压痛，如骨刺较大时，可触及骨性隆起。

【用法】加入清水 2500ml，浸泡 1 小时，加热煮沸 30 分钟后，加入陈醋 100ml，用布袋过滤药液，先用热气熏蒸患足，待水温稍降后用药水浸洗患处，并将装有药渣的药袋热敷足部（防止烫伤皮肤），每日 1～2 次，每次 20～30 分钟，7 日为 1 个疗程，连续治疗 2 个疗程。

【处方总结】加味苏木煎始载于《简明正骨》，在原方基础上，结合跟痛症病因病机，本方中重用鸡血藤、大活血、苏木舒筋活血；透骨草、伸筋草、海桐皮祛风除湿；艾叶温经散寒止痛；五加皮、续断补肝肾，强筋骨；醋味酸，入肝，肝主肌有收敛、柔肝功效，兼能活血之功。

【来源】胡零三，夏雄智，蔡泽锋. 加味苏木煎熏洗治疗跟痛症 40 例

［J］．江西中医药，2013，44（369）：22-23．

21. 温经通络方加减

【出处】 广东省名老中医邓晋丰教授的经验方

【组成】 大黄 30g，桂枝 30g，两面针 30g，生川乌 30g，当归 15g，鸡骨草 30g，紫苏叶 30g，艾叶 30g，花椒 30g。

【功效】 祛风除湿，温经活血通络，散结止痛。

【主治】 跟骨跖侧疼痛，通常发病缓慢，行走时疼痛加重，休息后可缓解，但长时间活动后又可加重症状。检查时可见足跟部前内侧稍肿胀，跟骨内侧结节及跖腱膜起点 2～3cm 处有明显压痛。

【用法】 将以上药物，加水 3000ml 左右，浸泡 30 分钟后长时间熬煮至约 2000ml，药液倒入盆/桶内，药液温度较高时，先置患足足跟于盆/桶上方，熏约 10 分钟；待药液温度适合时，予浸洗患足 10 分钟，然后采用坐位进行硬地面踩脚，由轻到重，由慢到快，患者根据自身忍耐程度及肌力水平控制踩脚力量，每次踩脚约 5 分钟，2 次/日，每剂药液可重复加热使用，连用 2 日，6 日为 1 个周期。

【处方总结】 本方以川乌、桂枝为君，川乌祛风除湿，温经止痛；桂枝味辛、甘、性温，有散风寒，逐表邪，去肢节间风痛之效；结合艾叶、花椒，具有祛风除湿，温经止痛之功效。大黄味苦寒，善攻积，入血分，能破血行瘀；当归，性甘温辛，有补血、活血之功，本方以大黄、当归为臣以达活血通络之效。佐以两面针、苏叶祛风止痛，鸡骨草除湿止痛。中药熏蒸浸洗具有温经通络、活血止痛功效，是中医外治方法之一，早在《内经》中即有"其有邪者，诸形以为汗"的记载。现代医学认为，中药熏蒸浸洗治疗是借助药力和热力综合作用于病位的疗法。

【来源】 陈善创，刘启宇，陈耿鑫．温通经络方配合主动踩脚锻炼治疗顽固性跟痛症疗效观察［J］．深圳中西医结合杂志，2016，26（10）：67-69．

22. 丹黄消瘀方

【组成】 制大黄 200g，红花 40g，桃仁 70g，三棱 70g，莪术 70g，乳香 70g，没药 70g，牡丹皮 100g，败酱草 40g，蒲公英 40g，独活 70g，桂枝 70g，泽兰 40g，续断 70g，骨碎补 70g。

【功效】 养血活血舒筋，温经通络止痛。

【主治】 晨起或久坐站立时疼痛较重，行走片刻后疼痛减轻，但久行疼痛又加重；局部无红肿，于跟骨跖面的跟骨结节部有压痛，如骨刺较大时，可触及骨性隆起。

【用法】 上方药物用纱布包煎煮沸 30 分钟左右，将药液浸泡热敷患部，每次 30 分钟左右，每日 1 次，水温保持温热，4 日/剂，10 日/疗程。

【处方总结】 方中大剂量使用制大黄、牡丹皮消肿化瘀，红花、桃仁、泽兰活血化瘀，三棱、莪术破血祛瘀、行气止痛，乳香、没药活血行气止痛、消肿生肌，败酱草、蒲公英清热解毒，独活、桂枝温经散寒、通络止痛，续断、骨碎补补肝肾，强筋壮骨，诸药合用，将药物的有效成分，通过皮肤直接吸收，直达病灶，具有活血舒筋、通络止痛、祛风散寒、温经通络、补肝肾、壮骨养血的作用，从而达到治疗足跟痛的目的。

【来源】 杨万松.自拟丹黄消痛散治疗跟痛症的体会［J］.云南中医中药杂志，2016，37（8）：55-56.

小　结

现代医学将跟痛症分类治疗，包括跟后痛指跟后滑囊炎、跟腱止点撕裂伤、类风湿性跟骨炎；跟下痛指跖腱膜炎、跟骨下滑囊炎、跟骨脂肪垫炎。因此，治疗时应该分别对待。跟痛症属中医学"痹证""肾痹"范畴，其病机为肝肾虚损，筋骨衰退。中医辨证首先多从肾虚立论，若病久不愈，血脉瘀滞，营卫不得贯通，或居湿地，贪凉露卧，虚邪贼风乘虚而入则发为肾虚痹阻性跟痛。依据不同的辨证，中医治疗跟痛症或以内治为主，或以外治为主。分析各医家所用的方药，不外乎强调两个方面：①补益肝肾；②祛风散寒、除湿止痛、活血化瘀。上述疗法各有其长处，而跟痛症病因及发病机制也较复杂。因此，在临床上应根据不同患者的病理变化采用相应的治疗方法，方能取得较好的治疗效果。

本次共入选 26 方，以外洗方（22 方）为主，内治方为 4 方，其中经典方 3 例，名中医经验方 6 例。方中使用频率较高的中药是桂枝、川乌、透骨草、伸筋草、乳香、草乌、没药、当归、红花、艾叶、威灵仙、红花、独活、海桐皮等。从药物组成上看这些药物体现了《医宗金鉴》的海桐皮汤内的组成。

分析各医家所用的方药，不外乎强调两个方面：①"补益"，强调补益肝肾；②"驱邪"，强调祛风、散寒、除湿。从疗效评定的结果分析，中医药治疗跟痛症所用方药或温补肾阳，益气活血；或温经散寒，祛风除湿。内服药以补益肝肾为主，外用药以活血化瘀为主。但在临床上不同的患者有各异的临床表现，即有不同的证候，而不同的医者，经验与看法不同，治疗的切入点也不一样，所以才表现为方药上的千变万化。

透骨草

【性味】辛，温。

【归经】归肝经。

【功效】祛风，除湿，舒筋，活血，止痛。

【主治】风湿痹痛，筋脉挛缩，寒湿脚气，疮癣肿毒。

【用法用量】内服：煎汤，每日 10～15g，或入丸、散剂服；外用：煎水熏洗。

【使用注意】孕妇忌服。

【各家论述】

1.《本草纲目》："治筋骨一切风湿疼痛挛缩，寒湿脚气"。

2.《山东中草药手册》："祛风湿，活血，止痛"。

3.《陕甘宁青中草药选》："治风湿性关节炎，筋骨拘挛：透骨草三钱，制川乌、制草乌各一钱，伸筋草二钱。水煎服"。

伸筋草

【性味】苦、辛，温。

【归经】归肝经。

【功效】祛风除湿，舒筋活络。

【主治】跌打损伤，风湿痹痛，筋脉拘挛，屈伸不利。

【用法用量】水煎服，每日 6～15g。外用：水煎洗或捣敷。

【使用注意】孕妇及出血过多者慎服。

【药理作用】伸筋草有镇痛、降温、利尿、兴奋胃肠和子宫平滑肌等作用。

【各家论述】

1.《本草拾遗》："主久患风痹，脚膝疼冷，皮肤不仁，气力衰弱"。

2.《生草药性备要》："消肿，除风湿。浸酒饮，舒筋活络。其根治气结疼痛，损伤，金疮内伤，祛痰止咳"。

3.《浙江民间常用草药》："舒筋，消炎。治关节酸痛，带状疱疹"。

4.《东北常用中草药手册》："舒筋活血，祛风散寒，止痛，治腰腿酸痛，风湿性关节肿痛，月经不调"。

第十六章 痛风性关节炎

痛风性关节炎是由于嘌呤代谢紊乱致使尿酸盐沉积在关节及其他组织而引起病损及炎性反应的一种疾病，其临床特征为高尿酸血症，伴有急性痛风性关节炎反复发作，痛风石沉积，病程迁延则表现为慢性痛风性关节炎和关节畸形。常累及肾脏，引起慢性间质性肾炎和肾尿酸结石形成。中医多将其归属于"痹证""痛风""历节"等范畴。

病因病机

中医学多认为，本病病因是嗜食膏粱厚味或先天禀赋不足，或年老体虚，脏腑功能失调，以致湿热内蕴，又兼外感风寒，侵袭经络，气血津液运行受阻，遂使湿热煎熬成痰，瘀毒凝络道，致关节红肿灼痛，是脾虚为本，湿热瘀毒为标的本虚标实之证。因此，饮食不节、形体肥胖、起居不慎为基本病因，脾肾亏虚、清浊不分、热毒为患是病机关键，热毒、痰浊、瘀血交相为患是主要病理产物。

现代医学认为，痛风是嘌呤代谢异常引起尿酸盐沉淀在组织中并对组织造成损害的一种疾病，可分为原发性和继发性两种，原发性者与家族遗传有关、继发性者可由肾脏、心血管疾病、血液病等多种原因引起。原发性痛风患者，部分由于酶及代谢缺陷，尿酸生成增加，另一部分主要是由肾脏清除尿酸能力减退所致。继发性痛风除细胞核破坏过多、核酸分解加速使尿酸生成增加外，主要由于尿酸排泄减少所致，尤其是各种肾脏疾病及心血管疾病晚期，肾衰竭致使尿酸大量滞留体内。痛风的主要病理变化是尿酸盐沉积在关键囊、滑膜、软骨、骨质、肾脏、皮下及其他组织中所引起的组织反应，尿酸盐沉积于关节软骨和骨质内，逐渐增多，突破关节面，刺激剂滑膜，即发生急性炎症，滑液增多，关节红肿。痛风石是痛风的特征性病变。尿酸盐沉积为细小针尖状结晶，常发生于软骨面、耳轮、滑囊周围。腱鞘表面、皮下组织和肾脏间质等处，引起相应的症状。

疾病分型

发病开始可累计包括第一跖趾关节在内的2个或3个关节，第一跖趾关节病变约占50%，为本病最常见的受累关节，踝跖跗、膝、肘和腕关节也可见到。原发性痛风通常分为4期：①无症状期：时间较长。仅血尿酸增高，约1/3患者以后有关节症状。②急性关节炎期：多在夜间突然发病，受累关节剧痛，首发关节常为拇趾关节，其次为踝、膝等关节。关节红肿热痛，全身乏力、发热、头痛等，可持续3～11日。饮酒、暴食、过劳、着凉、精神紧张等均可成为发作的诱因。③间歇期：为数月或数年，随着病情反复发作，间歇期变短，病程延长，关病变关节增多。逐渐转入慢性关节炎期。④慢性关节炎期：由急性发病至转为慢性关节炎期平均为11年左右，关节出现坚硬畸形、活动受限。30%左右患者可见痛风石，也可发生肾脏合并症以及输尿管结石。晚期可有高血压，肾、脑动脉硬化，心肌梗死。

治法治则

痛风性关节炎现代医学治疗包括全身和局部两方面。药物以秋水仙碱（colch-cine）使用较多，尚可选用保太松或吲哚美辛。血清尿酸持续上升也可用羧苯磺胺，通过抑制肾小管对尿酸盐的再吸收起到治疗作用，为有效的治疗药物之一。如存在肾脏疾病，通常选用别嘌呤治疗。急性期，关节内注射类固醇，制动关节和冷敷局部能明显减轻症状。有时为了减轻关节疼痛和恢复关节功能，可选择关节成形术、人工关节置换术等。

内治方

1. 大柴胡汤

【出处】东汉·张仲景《伤寒论》

【组成】大黄10g（后下），柴胡、黄芩、枳实、赤芍、苍术、牛膝、黄柏各10g，山慈菇20g，姜半夏6g，甘草6g，忍冬藤20g，大枣3枚。

【功效】解热祛风，除湿通络，泻腑实理气。

【主治】典型的关节红肿热痛，足趾关节、单膝、踝、跖趾关节、手指关节痛呈交替性游走痛，身热，口干渴，烦躁，溲赤，有汗不解，舌质红，苔黄厚腻，脉弦数。

【用法】每日1剂，水煎服，分2次服用，药渣再加盐50g，水煎温热后局部敷泡肿胀关节每日1次，每次30分钟，水温以35℃为宜。

【处方总结】本方为大柴胡汤加山慈菇，其内服外敷泡足的效果则是内外合治，起到双重疗效。方中柴胡解肌退热，疏肝散瘀。张元素认为"柴胡性味俱轻，阳气升也，苦寒以发散表热"。柴胡与黄芩相合则清泄在表邪热；大黄、枳实消积散瘀，理气导滞；赤芍活血解毒，凉血消肿，甘草柔肝止痛。法半夏祛湿化痰，消痞散结，黄柏泻火解毒，退虚热，苍术、忍冬藤皆可祛风除湿，山慈菇清热解毒，消痈散结。本组中临床痊愈 15 例，显效 12 例，有效 6 例，无效 3 例，有效率为 91.7%。

【来源】杨德才，刘红娟．大柴胡汤治疗痛风性关节炎 36 例 [J]．中国现代应用药学杂志，2002，19（2）：159-161.

2. 羌活汤

【出处】明·龚廷贤《增补万病回春·痛风》

【组成】羌活 12g，苍术 10g，黄芩 15g，当归 12g，赤芍 15g，茯苓 12g，半夏 10g，香附 9g，木香 9g，陈皮 10g，甘草 6g。

【功效】活血，疏风消痰，去湿。

【主治】痛风性关节炎。突然发作性的小关节剧痛、肿胀或局部发热，皮色暗红，关节肿胀，甚则关节周围漫肿，局部酸麻疼痛，伴有目眩，面浮足肿，舌体胖，舌质暗，苔白腻，脉缓或弦滑。

【用法】每日 1 剂，2 周为 1 个疗程。

【处方总结】方中用羌活走太阳经，上升发散作用强烈；故有"气雄而散"之说，苍术内化湿浊之郁，外散风湿之邪，二者共为君药；黄芩清热燥湿；当归、芍药活血行气；茯苓利水渗湿；半夏燥湿化痰；香附、木香、陈皮行气止痛。风甚加防风散风祛风；湿甚倍苍术加强化湿之功；热痰倍酒黄芩，加瓜蒌、枳实、竹沥清热燥湿；寒重以乌头温通经脉；上肢加白芷温散结气；下肢加黄柏、牛膝引血下行；痛甚加乳香舒经通脉止痛；发热者予柴胡解郁解热。本组中显效 21 例，有效 12 例，无效 7 例，有效率为 82.5%。

【来源】张贤，黄波禹．羌活汤治疗痛风性关节炎疗效观察 [J]．中国中医骨伤科杂志，2002，10（3）：34-35.

3. 加减木防己汤

【出处】清·吴鞠通《温病条辨·中焦篇》

【组成】防己 30g，滑石、薏苡仁各 20g，石膏 30g，桂枝、通草各 10g，杏仁 12g。

【功效】通络止痛，泄浊利湿。

【主治】急性单关节炎发病，关节红、肿、热、剧痛和拒按，多以脚趾第一跖趾关节红肿疼痛为首发症状，或手指关节、腕关节、踝关节等，活动不同程度受限，舌质淡红，或有瘀点，或有齿印，舌苔薄白，或白厚，或黄腻，脉象弦滑数。中医辨证属湿热痹阻经络者。

【用法】水煎服，每日1剂，分3次服。7日为1个疗程，连服2~3个疗程。

【处方总结】方中木防己利水退肿、祛风止痛，桂枝温通经脉、发汗解肌，石膏清热泻火、除烦止渴，杏仁苦泄降气，薏苡仁利水渗湿、通利关节、缓和拘挛，通草清热疼痛剧烈加姜黄、海桐皮；热重加知母、桑叶；肿甚加草薢、苍术、穿山甲；无汗加羌活、细辛；汗多加黄芪、炙甘草；兼痰饮加半夏、厚朴、陈皮。本组中临床痊愈29例，显效11例，有效13例，无效2例，总有效率为96.36%。

【来源】高成芬，刘咏梅．加减木防己汤治疗急性痛风性关节炎55例[J]．四川中医，2003，21（2）：42-43.

4. 九毛汤

【组成】毛木通、毛贯众、毛黄连、毛蕊花、毛大丁叶根各15g，毛稔叶30g，毛冬瓜、毛冬青各60g，毛排钱草20g。

【功效】清热利湿解毒，凉血活血通络。

【主治】痛风性关节炎急性期。多见第一跖趾关节红肿热痛，足趾关节、单膝、踝、跖趾关节、手指关节疼痛呈交替性游走性，兼见身热、口干渴、烦躁、溲赤，舌质红，苔黄厚腻，脉滑数。

【用法】水煎服，每日1剂，每剂煎2次，分早晚2次服。

【处方总结】九毛汤中，毛木通（粗齿铁线莲）清热利湿；毛黄连（蜀侧金盏花）清热燥湿解毒；毛贯众（多鳞毛蕨）功专清热解毒；毛稔叶（毛稔）凉血消肿止痛；毛冬青（毛花杨桃）、毛蕊花、毛大丁叶根（毛大丁草）清热解毒活血；毛排钱草散淤消肿、祛风除湿通络；毛冬瓜、毛冬青清热利湿解毒、舒筋活血消肿。诸药合用，共奏清热利湿解毒、凉血活血通络之功。本组共治疗30例，其中治愈24例，好转5例，无效1例，总有效率为96.67%。

【来源】张青梅．九毛汤治疗急性痛风性关节炎30例[J]．实用中医药杂志，2003，19（5）：237.

5. 痛风Ⅰ号方

【出处】湖北中医学院风湿科杨德才教授经验方

【组成】土茯苓、山慈菇各30g，草薢、丹参各20g，桑枝、木瓜、生地黄、牡丹皮、金钱草、车前子、秦皮、薏苡仁、延胡索各15g，黄柏、甘草各10g。

【功效】清热解毒，利湿化浊，祛瘀通络。

【主治】湿热痹阻型：第一跖趾关节突发性红肿热痛，关节活动受限，发病较急或伴发热，口渴，汗出，心烦不安，小便黄，舌质红苔黄，脉滑数。

【用法】水煎服，每日 1 剂，每日 3 次，每次服药时，取药汁 20ml 敷患处 15 分钟，药渣煎汁洗浴患处 30 分钟，温度以 35～38℃为宜。

【处方总结】痛风Ⅰ号方中土茯苓、萆薢、山慈菇、秦皮、黄柏、金钱草、薏苡仁、车前子清热利湿，泄浊解毒，利关节；桑枝、木瓜清湿热，通经络，消骨肿；生地黄、牡丹皮、丹参、延胡索清热凉血，活血通络，祛瘀止痛；甘草调和诸药。全方通过泄浊化瘀之法，调节机体升清降浊的代谢机制，使热毒、湿浊、瘀血得以清泄。本组中显效 61 例，有效 12 例，无效 7 例，有效率为 91.3%。

【来源】杨龙. 痛风Ⅰ号方治疗急性痛风性关节炎 80 例临床研究［J］. 浙江中医杂志，2005，40（10）：423-424.

6. 痛风汤

【出处】首届国医大师，南通市中医院主任医师，江苏省名中医，朱良春教授经验方

【组成】土茯苓 60g，威灵仙 30g，虎杖 30g，生薏苡仁 30g，萆薢 20g，泽兰 20g，泽泻 20g，桃仁 12g，山慈菇 12g，苍术 12g，甘草 6g。

【功效】清热利湿，通络止痛。

【主治】关节卒然红肿热痛、拒按，触之局部灼热，足趾关节、单膝、踝、跖趾关节，手指关节痛呈交替性游走痛，发热口渴，烦躁，溲赤，舌质红，苔黄厚腻，脉弦数。

【用法】痛风汤煎水分 2 次口服，每日 1 剂，疗程 10 日。

【处方总结】方中联合土茯苓和威灵仙共为君药，朱老特别强调土茯苓的作用和它的剂量，认为其有很好的健脾功效，脾胃健则营卫从，风湿去则筋骨利，且认为此药必须在用量上突破常规，需用至 60～120g 方能获良好的效果。威灵仙能祛风湿、通经络、止痹痛，与土茯苓联合运用能更好地达到本方祛风湿、止痹痛的目的。佐与生薏苡仁、萆薢、泽兰、泽泻、苍术等清热利湿药以清下焦湿热，再以桃仁、山慈菇、虎杖、泽兰等药活血止痛清热利湿，以甘草为使药调和诸药的药性。

【来源】王雪如，吴利银. 痛风汤治疗急性痛风性关节炎临床观察［J］. 辽宁中医药大学学报，2007，9（4）：120-121.

7. 降浊活血益肾汤

【组成】车前子15g（包煎），金钱草20g，萆薢10g，薏苡仁20g，泽泻10g，苍术10g，防己8g，怀牛膝15g，赤芍12g，当归15g，牡丹皮10g，桂枝10g，山药15g，土茯苓20g，山茱萸10g，木瓜12g。

【功效】利湿泄浊，补益脾肾。

【主治】急性关节炎发作并在24小时内达到高潮；局限于个别关节；整个关节呈暗红色；第一跖趾关节肿痛；单侧跖趾关节急性发炎；有可疑证实的痛风结节；高尿酸血症；非对称性关节肿胀。中医辨证包括湿热阻痹，瘀血阻络，痰瘀互结和脾肾阳虚型。

【用法】每日1剂，水煎2次，兑匀分早、晚饭后2次温服

【处方总结】以车前子、金钱草、薏苡仁、泽泻、萆薢、防己祛湿泄浊，清热解毒；用苍术、土茯苓、木瓜除湿健脾，祛风通络；用怀牛膝、赤芍、当归、牡丹皮、桂枝活血化瘀，通络止痛；用山药、山茱萸健脾益肾，补虚固本；本方标本同治，寒温并用，缓急相济，补泻兼施，切中病机，随证加减而疗效明显。若关节疼痛较剧者，加延胡索10g，山慈菇5g，蜈蚣2g以止痛；热甚者，加知母10g，生石膏15g（先煎）、栀子10g以清热解毒；若瘀肿较重者，加桃仁10g，红花6g，川芎10g以活血化瘀。若脾肾阳虚者，加淫羊藿10g，肉苁蓉10g，肉桂10g以温补脾肾。若有痛风结节者，加白芥子6g，浙贝母10g，法半夏8g消肿散结。本组中临床痊愈35例，显效7例，有效2例，无效1例，有效率为93.4%。

【注意事项】采取低嘌呤饮食，禁食动物内脏、海产品；禁止饮酒；多饮水保持足够尿量；慎避风寒；防止精神紧张、劳累和外伤。

【来源】何泽民.降浊活血益肾汤治疗痛风45例临床观察［J］.中国中西医结合杂志，2007，27（5）：455-457.

8. 秦蜂汤

【组成】秦皮12g，蜂房12g，蚕沙12g，威灵仙12g，山慈菇30g，黄柏10g，苍术12g，牛膝15g，木通9g，徐长卿15g，连翘15g，当归15g，桂枝6g。

【功效】清热除湿，散痹消肿，温阳通利。

【主治】痛风性关节炎表现为湿热蕴结型：足部小关节的突发红肿热痛、拒按，触之局部灼热，得凉则舒。伴发热、口渴，心烦不安，小便黄，舌质红，苔黄腻，脉滑数。多有饮酒及高嘌呤饮食史。

【用法】每日1剂，7日为1个疗程。并合用消炎止痛膏：由大黄、黄

芩、黄柏、玄明粉、栀子加凡士林熬制而成，为浙江省温州医学院附属第三医院骨伤科制剂，一日 1 贴，外敷患处。

【处方总结】秦蜂汤药用秦皮、蜂房、蚕沙、威灵仙、山慈菇、黄柏、苍术、牛膝、木通、徐长卿、连翘、当归、桂枝。秦皮、蜂房、蚕沙引湿下趋，化浊归清；黄柏、苍术、牛膝活血、清热利湿；连翘、山慈菇、徐长卿解毒消肿；威灵仙祛风通络；当归、桂枝活血化瘀，温阳化气；木通利水，使浊邪从小便而出。湿热型加竹沥 10g，半夏 12g，夏枯草 10g，知母 12g；湿瘀型加丹参 20g，赤芍 15g；湿毒型加白花蛇舌草 30g，蒲公英 15g；瘀毒型加制大黄 10g，七叶一枝花 30g。本组共治疗 73 例，其中治愈 64 例，显效 6 例，有效 2 例，无效 1 例，有效率为 87.67%。

【来源】黄建华，陈金春，黄建武，等．秦蜂汤和消炎止痛膏治疗急性痛风性关节炎的临床研究［J］．中医正骨，2007，19（5）：7-8.

9. 加味四妙汤

【出处】清·张秉成《成方便读》

【组成】黄柏 10g，苍术 15g，薏苡仁 30g，川牛膝 10g，忍冬藤 30g，草薢 15g，木瓜 20g，秦皮 20g，泽泻 10g，当归 10g。

【功效】清热化湿，通络止痛。

【主治】病变关节红、肿、热、痛，活动障碍，尤以第一跖趾、跗或踝关节多发，一部分患者伴有发热、心烦口渴、舌质红、苔黄，脉数。

【用法】每日 1 剂，水煎两次，早、晚分服。

【处方总结】方中黄柏、苍术、薏苡仁、牛膝为四妙散原方，其中黄柏清热燥湿，泻火解毒，主入下焦；苍术主入脾胃，内燥脾湿，又散外湿，二药相伍，为治疗湿热痹症之要药。薏苡仁清热利湿、健脾舒筋，牛膝补肝肾，强筋骨，祛风湿，引药下行，四药合用是主治下肢湿热引起的足膝关节红肿热痛、痿软麻木之症的常用方剂；在此基础上另加忍冬藤清热解毒通络，治筋骨疼痛；木瓜祛湿疏筋，专治湿痹；草薢祛风利湿，分清泻浊，治风湿顽痹；秦皮清热燥湿，除痹；泽泻利湿泻浊；当归养血活血，配合川牛膝活血化瘀，促进血液循环，增加血尿酸排泄，减少炎性渗出。本组共治疗 40 例，其中痊愈 12 例，显效 14 例，有效 8 例，无效 6 例，总有效率为 85%，愈显率为 65%。

【来源】李慎贤，张占柱．加味四妙汤治疗痛风性关节炎 40 例临床研究［J］．中医杂志，2007，48（6）：521-523.

10. 草薢渗湿汤

【出处】清·高秉钧《疡科心得集》

【组成】草薢30g，薏苡仁15g，黄柏15g，牡丹皮10g，茯苓10g，泽泻10g，滑石15g，通草6g。

【功效】清热利湿，凉血解毒。

【主治】痛风性关节炎。中医属湿热蕴结型、瘀热阻滞型、痰浊阻滞型。

湿热蕴结型：下肢小关节卒然红肿热痛、拒按，触之局部灼热，得凉则舒。伴发热口渴，心烦不安，小便黄，舌质红，苔黄腻，脉滑数。

瘀热阻滞证：关节红肿刺痛，局部肿胀变形，屈伸不利，肌肤色紫暗，按之稍硬，舌质紫暗或有瘀斑，苔薄黄，脉细涩或沉弦。

痰浊阻滞：关节肿胀，甚则关节周围漫肿，局部酸麻疼痛，伴有目眩，面浮足肿，舌胖质暗，苔白腻，脉缓或弦滑。

【用法】常法煎服，每日1剂，分2次服。

【处方总结】方中重用草薢为君，泄浊解毒、通利关节；臣以黄柏清热利湿，牡丹皮凉血解毒；配合薏苡仁、茯苓、泽泻、滑石、通草健脾利水渗湿为佐使。全方在清热利湿、凉血泄浊的同时，又兼顾了脾失健运的病机，从而获得较好的临床疗效。湿热蕴结型加石膏、知母、忍冬藤；瘀热阻滞型加生地黄、赤芍、延胡索；痰浊阻滞型加土茯苓、白术、山药。本组共治疗30例，其中临床治愈15例，显效8例，有效5例，无效2例，总有效率为93.3%。

【来源】瞿佶，吴弢，高翔.草薢渗湿汤加减治疗急性痛风性关节炎30例［J］.上海中医药杂志，2009，43（3）：34-36.

11. 扶脾泄浊汤

【组成】党参15g，白术15g，茯苓20g，虎杖15g，草薢15g，车前子20g，黄柏10g，青风藤15g，老鹳草15g，鹿衔草10g，地龙10g，毛冬青20g。

【功效】健脾泄浊，散瘀通络。

【主治】痛风性关节炎。典型的关节红肿热痛，足趾关节、单膝、踝、跖趾关节、手指关节痛呈交替性游走痛，身热，口干渴，烦躁，溲赤，有汗不解，舌质红，苔黄厚腻，脉弦数。

【用法】每日1剂，水煎服，分2次服用。

【处方总结】本方中党参、白术、茯苓健脾除湿，草薢、虎杖、车前子利尿泄浊，黄柏清热解毒燥湿，青风藤、鹿衔草、老鹳草祛湿通络止痛，地龙搜风活络，毛冬青活血利水消肿。本组共治疗63例，其中治愈31例，显效19例，有效10例，无效3例，总有效率为95%。

【来源】李悦.扶脾泄浊汤治疗痛风63例［J］.现代中西医结合杂志，

2009，18（3）：273-274.

12. 渗湿定痛汤

【组成】 萆薢、车前草、薏苡仁、秦皮、赤芍、地龙、牛膝各15g，黄柏10g，土茯苓20g，甘草5g。

【功效】 健脾渗湿，清热活血凉血。

【主治】 湿热阻滞型痛风性关节炎。表现为饮酒及高嘌呤饮食后，出现下肢小关节突发的红肿热痛、拒按，疼痛剧烈，触之局部灼热，伴发热，口渴，心烦不安，小便黄，舌质红，苔黄腻，脉缓或滑数。

【用法】 每日1剂，2周为1个疗程。

【处方总结】 渗湿定痛汤方中萆薢、薏苡仁健脾渗湿；土茯苓、车前草解毒除湿；黄柏清热燥湿、泻火消肿；秦皮、赤芍、地龙能清泻血分之热、通利关节；川牛膝引药下行；甘草调和诸药。疼痛甚者加络石藤、忍冬藤，有痛风石者加穿山甲、土鳖虫，上肢疼痛者加姜黄、桑枝，阴津耗伤者加生地黄、玄参，大便溏稀者加苍术，大便干燥者加大黄，小便黄赤涩痛加石韦、海金沙。治疗组临床痊愈25例，显效12例，有效9例，无效14例，愈显率为61.7%，总有效率为71.7%。

【来源】 唐奇志.渗湿定痛汤治疗急性痛风性关节炎60例临床研究[J].新中医，2009，41（5）：35-36.

13. 清热泄浊化瘀汤

【组成】 土茯苓30g，苍术15g，黄柏10g，萆薢15g，红花10g，赤芍10g，当归尾10g，生薏苡仁30g，泽兰15g，泽泻15g，车前子30g（包煎），威灵仙30g。

【功效】 清热化湿，逐痰通络，祛瘀止痛。

【主治】 急性局限于个别关节的关节红肿疼痛，发作1次以上并在24小时内达到高潮；尤以第一跖趾关节肿痛为常见；高尿酸血症；身热，口干渴，烦躁，溲赤，有汗不解，舌质红，苔黄厚腻，脉弦涩，辨证为湿浊瘀阻型。

【用法】 每日1剂，水煎300ml，分早晚服。

【处方总结】 清热泄浊化瘀汤以土茯苓、苍术、萆薢、黄柏清热除湿、解毒利关节；赤芍、红花、当归尾凉血活血化瘀，推陈致新；生薏苡仁、泽泻、泽兰、车前子利水渗湿泄热化浊；威灵仙辛散温通，其性走窜，通行十二经，通络止痛。急性发作期以湿热浊毒壅滞为主，加大黄、山慈菇、生石膏、知母、忍冬藤重在清热解毒，凉血消肿，开启前后二阴，促进湿热毒邪的排出，使邪去正安。在慢性缓解阶段，以脾肾两虚突出者，酌加温肾健脾，扶正固本之品，去除湿浊内生之源，以治痛风之本。病程日久致痰瘀互阻者，加用虫类药以搜风剔络。急性发作者加大黄10g，生石膏30g，知母10g，山慈菇15g，忍冬藤30g，痛风发作缓解期加黄芪30g，党参15g，白术15g，茯苓15g，巴戟天10g，淫羊藿10g，慢性痛风性关节炎或有痛风石者加僵蚕10g，土鳖虫10g，白芥子10g，穿山甲10g，尿路结石者加金钱草30～60g，海金沙15g（包煎）。本组共治疗32例，其中临床治愈12例，好转17例，未愈3例，总有效率为90.63%。

【来源】陈立.清热泄浊化瘀汤治疗湿热瘀阻型痛风疗效观察［J］.北京中医药，2009，28（9）：722-723.

14. 龙胆泻肝汤

【出处】清·汪昂《医方集解》

【组成】龙胆草、甘草、当归各6g，秦艽、柴胡、炒栀子、炒黄芩各10g，生地黄12g，车前子、泽泻、威灵仙、制延胡索各15g，生薏苡仁30g。

【功效】清肝泻火利湿。

【主治】急性痛风性关节炎表现为湿热蕴结型：第一跖趾关节卒然红肿热痛、拒按，触之局部灼热，得凉则舒，伴发热，口渴，心烦不安，小便黄，舌质红，苔黄腻，脉滑数。

【用法】常法煎服，连续治疗3～7日。

【处方总结】方中龙胆草大苦大寒，上泻肝胆实火，下清下焦湿热，为主药；配伍黄芩、栀子、泽泻、车前子以清热利湿；薏苡仁、威灵仙、秦艽、制延胡索祛湿热而利筋络；生地黄、当归滋阴养血，防耗其阴，以求标本兼顾。本组中临床痊愈14例，显效29例，有效13例，无效9例，有效率为86.1%。

【来源】陈湛，章立清，段杨.龙胆泻肝汤治疗急性痛风性关节炎65例观察［J］.浙江中医杂志，2010，45（2）：123.

15. 解毒化瘀汤

【组成】金银花30g，连翘30g，蒲公英30g，紫花地丁30g，玄参30g，石膏30g，知母12g，制乳香12g，制没药12g，桂枝12g，丹参30g，当归12g，秦艽30g，甘草6g。

【功效】清热解毒，活血化瘀，化湿通络止痛。

【主治】第一跖趾关节红肿、疼痛，并在1日内达到高潮；多局限于个别关节；整个关节呈暗红色；单侧跗关节急性发炎；有可疑或证实的痛风性关节炎结石；高尿酸血症。

【用法】常法煎服，每日1剂，分2次服。

【处方总结】解毒化瘀汤重以金银花、连翘、蒲公英、紫花地丁、玄参、石膏、知母清热泻火，凉血解毒；制乳香、制没药、丹参、当归活血化瘀，通络止痛；佐以秦艽祛除风湿，桂枝温通经络，甘草调和诸药。诸药合用，共奏清热解毒、活血化瘀、化湿通络止痛之效，故收全功。本组共治疗90例，其中临床治愈37例，显效41例，有效5例，无效6例，总有效率为93.3%。

【来源】朱红梅，郭士全，郝传传."解毒化瘀汤"治疗痛风性关节炎90例临床观察［J］.江苏中医药，2010，42（11）：45-46.

16. 白虎加桂枝汤

【出处】东汉·张仲景《金匮要略》

【组成】知母10g，生石膏30g，粳米（用怀山药20g代替），甘草6g，桂枝10g。

【功效】清热化湿，祛风通络止痛。

【主治】急性发作，以红肿热痛为主要症状。突然发生踇趾、跖趾、踝、膝等处单关节红肿热痛，或尿酸增高，秋水仙碱治疗有特效，滑囊液检查找到尿酸盐结晶。

【用法】每日1剂，水煎取汁分2次温服。

【处方总结】白虎汤［知母、生石膏、粳米（怀山药代替）、甘草］清热宣痹，桂枝疏风通络，热甚加忍冬藤、连翘、黄柏以清热解毒；关节肿痛甚加海桐皮、姜黄、威灵仙、防己、桑枝活血通络、祛风除湿。热甚加忍冬藤15g，连翘10g，黄柏10g；关节肿痛甚加海桐皮10g，姜黄10g，威灵仙10g，防己10g，桑枝15g。本组共治疗46例，其中临床治愈30例，好转12例，无效4例，有效率为91.30%。

【来源】罗树梅.白虎加桂枝汤治疗痛风性关节炎急性发作临床观察［J］.光明中医，2010，25（7）：1173-1174.

17. 桂枝芍药知母汤

【出处】东汉·张仲景《金匮要略》

【组成】桂枝12g，知母12g，防风8g，白芍9g，麻黄6g，炮附子25g（先煎2小时），白术12g，生姜8g，甘草6g。

【功效】祛风除湿，温经散寒，滋阴清热。

【主治】急性痛风性关节炎，中医辨证属于风寒湿侵袭证。

【用法】水煎400ml，每次服200ml，一日2次，7日为1个疗程。

【处方总结】桂枝芍药知母汤，出自《金匮要略·卒中历节病脉证并治》篇，由桂枝、白芍、甘草、麻黄、生姜、白术、知母、防风、附子组成。方中附子与桂枝通阳宣痹，温经散寒，桂枝配麻黄、防风，祛风，温散表湿，白术、附子助阳除湿，知母、白芍养阴清热，甘草和胃调中，诸药相合，表里兼顾，温散而不伤阴，养阴而不碍阳。关节红肿热痛者，倍加白芍、甘草、知母，减附子；气虚者加黄芪；关节重着，遇阴雨加重加剧者，倍加白术。脉细涩兼阴虚者减麻黄、附子，加玄参、麦冬、生地黄；关节发热，口渴者，加石膏、薏苡仁。本组中治愈43例，有效4例，无效3例，有效率为94%。

【来源】石爱伟，肖碧跃，曾序求. 桂枝芍药知母汤治疗痛风性关节炎的疗效观察 [J]. 中国医药指南，2010，8（34）：237-238.

18. 利湿活血降浊汤

【组成】土茯苓25g，苍术15g，黄柏20g，萆薢20g，防己20g，威灵仙15g，制天南星12g，泽泻30g，牛膝30g，黄精12g，桃仁10g，红花10g。

【功效】清热解毒，除湿通络。

【主治】急性痛风性关节炎。表现为下肢小关节卒然红肿热痛、拒按，触之局部灼热，得凉则舒，伴发热，口渴，心烦不安，小便黄，舌质红，苔黄腻，脉滑数。

【用法】每日1剂，加水浸泡约30分钟后，煎取2次药汁250ml，分2次温服。在内服药的基础上，用苍术、黄柏各30g，延胡索、姜黄、木瓜、薄荷各12g，白芷、羌活、独活各9g，加入适量食盐、陈醋熏洗患处，每日1次。

【处方总结】方中土茯苓淡渗，解毒化湿浊；萆薢分清祛浊，除风湿；苍术、黄柏清热燥湿泻火；防己、泽泻利湿消肿止痛；威灵仙宣壅导滞，缓解关节肿痛；制天南星祛风消痰，畅达经络骨节；桃仁、红花活血化瘀通络；牛膝、黄精补益脾胃肺肾。另外，采用中药加入具有清热解毒渗湿作用的食盐、具有活血散瘀消肿软坚作用的陈醋熏洗患处，使药物通过皮肤、经穴、腠理直达病所，与内服药发挥协同作用。红肿较重者加金银花40g，蒲公英20g，大黄20g，忍冬藤20g；痹甚痛剧者加全蝎10g，蜈蚣3条，炒延胡索15g，细辛3g；关节漫肿、结节质软者加僵蚕10g，白芥子12g；关节僵直畸形、结节质硬加炮穿山甲20g，僵蚕10g，蜂房20g；病程日久，常反复发作，伴腰膝酸软、夜尿频者，加鸡血藤30g，桑寄生30g，杜仲15g，五加皮12g，乌梢蛇18g，全蝎8g。本组共66例，经治疗1～3个疗程后，治愈 41 例，好转 23 例，无效 2 例，总有效率为 96.7%。

【来源】胡建军. 利湿活血降浊汤治疗痛风性关节炎 66 例观察 [J]. 社区医学杂志，2010，8（13）：84-85.

19. 四五解毒汤

【组成】苍术 15g，黄柏 20g，川牛膝 20g，薏苡仁 50g，金银花 50g，紫花地丁 30g，天葵 20g，野菊花 20g，蒲公英 30g，白芍 30g，甘草 10g，炙马钱子粉 0.3～0.6g（分 2 次冲服），全蝎 10g。

【功效】清热解毒，利水消肿。

【主治】典型的关节红肿热痛，足趾关节、单膝、踝、跖趾关节、手指关节痛呈交替性游走痛，身热，口干渴，烦躁，溲赤，有汗不解，舌质红，苔黄厚腻，脉弦数。

【用法】每日 1 剂，水煎 2 次，混匀后分 2 次温服。

【处方总结】方中以四妙散清热利湿，五味消毒饮清热解毒，白芍、甘草缓急止痛，马钱子味苦，性寒，有毒，其开通经络，透达关节之力实远胜于他药，但马钱子服用量大后易引起头晕、舌麻、牙关发紧，甚则抽搐等，而全蝎具有息风止痉作用，恰好能消除以上症状，两药配伍，相反相成，不仅增强了马钱子的止痛作用，而且在一定程度上也制约了马钱子的毒副作用。热盛加生石膏 40g；湿盛加萆薢 20g，土茯苓 30g；兼有瘀血者加丹参 30g，三七粉 9g（分 2 次冲服）。治疗组 50 例中临床治愈 12 例，显效 25 例，有效 10 例，无效 3 例，总有效率为 94%。

【来源】高立珍，孟彪. 四五解毒汤治疗急性痛风性关节炎 50 例 [J]. 中医杂志，2010，51（1）：179-180.

20. 祛风定痛汤

【组成】青风藤 60g，薏苡仁、土茯苓、败酱草、车前子（包煎）、泽泻各 30g，山慈菇 10g，延胡索、苍术、赤芍、黄柏、玄参、川牛膝各 15g。

【功效】清热祛风除湿，活血通络定痛。

【主治】痛风性关节炎。表现为小关节红肿热痛，局部灼热拒按，足趾关节、单膝、踝、跖趾关节、手指关节痛呈交替性游走痛，身热，胸中痞闷，烦躁，溲赤，有汗不解，舌质红有瘀点，苔黄腻，脉弦数。

【用法】每日 1 剂，2 周为 1 个疗程。

【处方总结】本方中青风藤祛风除湿通络止痛，并具有溶解尿酸结晶的作用；薏苡仁、败酱草、车前子清热解毒，利湿消肿；山慈菇清热解毒，消肿止痛，现代药理研究发现，该药含有秋水仙碱及其衍生物——秋水仙酰胺等物质，可迅速缓解关节肿痛；黄柏、土茯苓、苍术、泽泻清热燥湿；川牛膝、赤芍、玄参清热活血化瘀止痛，取"通则不痛"之义；延胡索活血止痛。本组34例，临床痊愈16例，显效10例，有效6例，无效2例，总有效率为94.2%。

【来源】陈慕芝，巴燕，邢铁艳. 祛风定痛汤治疗痛风性关节炎68例临床观察［J］. 新疆中医药，2011，29（2）：19-20.

21. 四妙止痛汤

【组成】黄柏15g，苍术20g，牛膝12g，地龙10g，鸡血藤10g，桂枝9g，龙胆草12g，茯苓12g，薏苡仁20g，淫羊藿10g，黄芪30g，生甘草10g。

【功效】清热解毒，活血止痛。

【主治】痛风性关节炎。表现为典型的第一跖趾关节红肿热痛，疼痛剧烈突发，身热，口干，烦躁，溲赤，舌质红，苔黄厚腻，脉弦数。化验检查示尿酸值较高。

【用法】水煎服，每日1剂，日2次，饭后服。熏洗剂（由黄柏、苍术、桂枝、黄芪、汉防己、生大黄等12味药物组成）熏洗治疗。每日1剂，一日1次，时间为20分钟。

【处方总结】四妙止痛汤方中苍术燥湿健脾，薏苡仁、泽泻淡渗利湿；黄柏、牛膝祛湿泄浊；苍术、黄柏、薏苡仁、牛膝清热利湿、舒筋通络，为治下焦湿热的良方；茯苓、猪苓化湿利尿排毒；地龙清热利尿；鸡血藤、络石藤、桂枝通络止痛；重用黄芪，利水消肿。选用黄柏、苍术、桂枝、黄芪、汉防己、生大黄等12味药物组成热痹熏洗剂，熏洗局部病灶，从受邪之处治之，借热力、药力的蒸腾，药力从皮到肉，由筋达骨，层层渗透，直达病所，使玄府洞开，开宣腠理，使郁伏之湿热随汗而解，达到消肿止痛、通调血脉、邪去正安、标本兼治的目的。本组中治愈16例，显效10例，有效3例，无效1例，有效率为96.7%。

【来源】张成亮，韩涛. 四妙止痛汤配合熏洗治疗急性痛风性关节炎临床研究［J］. 辽宁中医药大学学报，2011，13（6）：176-177.

22. 当归拈痛汤

【出处】金·张元素《医学启源》

【组成】羌活5g，防风5g，升麻10g，葛根20g，白术15g，苍术10g，苦参10g，黄芩10g，知母15g，茵陈蒿15g，当归15g，甘草5g，猪苓10g，泽泻10g，忍冬藤30g，牡丹皮10g。

【功效】清热利湿。

【主治】湿热阻滞型痛风性关节炎。表现为小关节突然红肿热痛，昼轻夜重，灼热拒按，得凉则舒，身热口渴，烦躁、溲赤，有汗不解，舌质红，苔黄厚腻，脉弦数。

【用法】每次100ml，2次/日。

【处方总结】本方由羌活、防风、升麻、葛根、白术、苍术、苦参、黄芩、知母、茵陈、人参、当归、甘草、猪苓、泽泻组成。全方能清热、利湿、祛风，并可扶正，使湿热之邪得以宣通、外泄。痛风性关节炎急性期，关节局部红肿热痛较为明显，故去人参，加用忍冬藤、牡丹皮以清热凉血。方中羌活、防风、升麻、当归有抗炎镇痛作用，泽泻、猪苓、黄芩、苦参有利尿作用。此方切中病机，不仅有良好的消炎镇痛作用，且可促进体内尿酸排泄。本组共治疗30例，其中痊愈11例，好转12例，未愈7例，有效率为76.6%。

【来源】赵一鸣，王莘智，贺选玲，等．拈痛汤加减治疗急性痛风性关节炎30例临床观察［J］.中医药导报，2011，17（8）：104-105.

23. 清热泄浊通痹汤

【组成】萆薢20g，土茯苓60g，山慈菇10g，黄柏12g，苍术12g，薏苡仁20g，川牛膝15g，丹参12g，忍冬藤25g，泽泻10g，泽兰12g，威灵仙10g，车前草20g，滑石10g，延胡索10g，地龙12g。

【功效】清热泄浊，活血通痹。

【主治】急性局限于个别关节的关节红肿疼痛，发作1次以上并在24小时内达到高潮，尤以第一跖趾关节肿痛为常见；高尿酸血症。

【用法】1剂/日，水煎服，分2次服。

【处方总结】方中土茯苓解毒、除湿、通利关节；萆薢利湿浊，祛风湿；山慈菇清热解毒，消肿散结止通，三药配合共奏清热解毒、除湿泄浊之功，为君药，黄柏清热燥湿，苍术健脾燥湿，薏苡仁渗湿除痹，忍冬藤清利湿热，以增加清热除湿之功为辅药，川膝活血化瘀，通利血脉，引药下行，泽泻、泽兰活血利水，防己、车前草、滑石利尿泄浊，威灵仙祛风通络，丹参、延胡索活血化瘀止痹痛。本组中临床痊愈55例，显效20例，有效14例，无效1例，有效率为98.89%。

【来源】袁作武，袁作文．清热泄浊通痹汤治疗急性痛风性关节炎90例［J］.实用中医内科杂志，2011，25（9）：70-71.

24. 侗药清风汤

【组成】铜钱菜50g，竹节菜30g，喀嘛菜30g，金刚藤根30g，山薯

15g，山慈菇 30g，美黄吧 15g，欧秀达 30g，萆薢 15g，脱力草 20g，教素坤 10g，麻高朵 10g。

【功效】 清热利湿解毒，泄化浊瘀，通络止痛。

【主治】 单个跖趾关节卒然红肿疼痛，疼痛逐步加剧，如虎咬，昼轻夜重，反复发作，可伴有发热，口渴等症状。多有劳累，暴饮暴食，吃高嘌呤食物、饮酒等诱发因素。

【用法】 每日 1 剂，水煎取汁，分早、中、晚 3 次口服，每次 100～150ml。合用外敷药：美黄吧 20g，黄珠子 20g，麻高朵 20g，美香白 20g，大黄 20g，青黛 10g，冰片 10g。上药研成粉装瓶备用，用时取本品适量，加入适量菜油调成糊状敷于患处，外盖芭蕉叶，用绷带包裹固定，每日换药 1 次，3 日为 1 个疗程，连用 3 个疗程。

【处方总结】 本方为侗祖传用方，内服药中金刚藤根、山薯、欧秀达、喀嘛有利湿消肿作用，美黄吧、铜钱菜、山慈菇、竹节菜有清热解毒作用，教素坤、麻高朵、脱力菜活血祛瘀止痛。外用药中美黄吧、黄珠子、麻高朵、美香白、大黄、青黛、冰片具有活血化瘀、利湿消肿、通经活络、消炎止痛作用，制成药膏外敷，其有效成分可直接经皮肤渗入肌肉关节使药物直达病所，起效快捷。本组临床痊愈 46 例，有效 20 例，无效 0 例，总有效率为 100%。

【注意事项】 治疗期间控制饮食：禁酒，尤其是啤酒，禁食富含嘌呤类食物如海鲜、动物内脏、鱼、虾、蟹、肉类火锅。限制脂肪摄入量，防止过饱过饥，多饮水，每日饮水 2.5L 以上，少吃糖、盐、油和酸类物质。注意休息，急性期减少运动。

【来源】 杨远清，杨靖．侗药清风汤治疗急性痛风性关节炎 66 例疗效观察 [J]．中国民族医药杂志，2011，17（10）：15-16.

25. 当归拈痛汤合四妙散

【出处】 元·朱丹溪《丹溪心法》；金·张元素《医学启源》

【组成】 苍术 9g，黄柏 7g，生薏苡仁 30g，怀牛膝 12g，羌活 15g，防风 9g，升麻 3g，葛根 6g，白术 3g，当归身 9g，人参 6g，甘草 15g，茵陈 15g，苦参 6g，炒黄芩 3g，知母 9g，猪苓 9g，泽泻 9g。

【功效】 清热利湿解毒，泄化浊瘀，通络止痛。

【主治】 急性痛风性关节炎，中医辨证为湿热毒蕴结证，表现为小关节以第一跖趾关节最多见，卒然红肿热痛、拒按，触之局部灼热。伴发热，口渴，心烦不安，小便黄，舌质红，苔黄腻，脉滑数。

【用法】 水煎服，每日 1 剂。煎 2 次，每次取水 500～800ml，文火煎药，煎汁 200ml，2 煎混合后，分 2 次服，早晚各 1 次。

【处方总结】 方中当归活血止痛，寓"医风先医血，血行风自灭"之意；知母苦寒而不燥，与上药相协，清热泻火养阴之力益著；茵陈苦泄下降，善于清利湿热，使之从小便而出，黄芩可清热邪，又可燥湿邪，走上焦，二药合用相得益彰，使湿热之邪上下分消；猪苓、泽泻淡渗利水，且性寒又可泄热，下焦湿热尤为适宜；羌活、白芷通痹，消肿止痛，两药性虽燥烈，但在大队的苦寒药中，其性可得到制止；苍术体轻，祛风除湿；防风、升麻、葛根三药解表疏风，配合羌活则疏风之功更强，一则风可胜湿，二则取升麻、葛根升阳化湿，除蕴热，以上诸药合用，外可散风邪，内可除湿邪，构成散表邪之主将；党参扶正祛邪；苦参味苦至极，属除湿导热之品。四妙散方中苍术苦而温，芳香而燥，直达中州，为燥湿健脾之主药。黄柏为苦寒下降之品，入肝肾，清下焦之湿热。牛膝补肝肾、强筋骨，领苍术、黄柏入下焦而祛湿热也。薏苡仁独入阳明经，祛湿热而利筋络。治疗组临床痊愈 6 例，显效 20 例，有效 16 例，无效 2 例，总有效率为 95.5%。

【来源】 陈波．当归拈痛汤配合四妙散治疗急性痛风性关节炎 44 例临床观察［J］．中医临床研究，2011，3（13）：25-27.

26. 清热养阴除湿汤

【出处】 首都医科大学附属北京中医院张为兰教授经验方

【组成】 金银花 10g，连翘 10g，半枝莲 15g，虎杖 10g，土茯苓 20g，白鲜皮 10g，生地黄 10g，桂枝 5g，川乌 3g。

【功效】 清热解毒，化浊除湿，通络止痛。

【主治】 单个指趾关节突然红肿疼痛，痛剧如虎咬，昼轻夜甚，反复发作等；常因进食肉食、饮酒、劳累等诱发；初起可单关节发病，以足大趾关节为多见，继则足踝、足跟、手指等关节出现红肿热痛。急性期证候分型为湿热痹阻证，症见关节红肿疼痛，发病急骤，病及一个或多个关节，可兼有发热、口渴、烦躁不安等，小便短黄，舌质红，苔黄或黄腻，脉弦滑数。

【用法】 每日 1 剂，分 2 次服用，第 3 煎泡洗。

【处方总结】 方由金银花、连翘、半枝莲、虎杖、白鲜皮、土茯苓、白芍、生熟地黄、桂枝、川乌等 10 余味药组成。其中金银花、连翘、半枝莲、虎杖清热解毒、消肿止痛共为君药；金银花、连翘辛凉之品，为疮科圣药；半枝莲擅长清热解毒，解毒之力甚强；虎杖清热利湿、活血通络；白鲜皮苦寒胜湿、通经活络；土茯苓利湿去热，入络，搜剔湿热之蕴毒、通利关节；白芍缓中、散恶血、逐贼血、去水气、消痈肿，生地黄逐血痹，共为臣药，同时白芍、生地黄防苦寒伤阴；川乌、桂枝温经通络止痛利关节，以防大队清热之品苦寒太过，为佐使药。热重加生石膏、知母；湿重加黄柏、苍术；痛甚加大黄、片姜黄；或加非甾体抗炎药。本组显效 13 例，有效 22 例，无效 5 例，有效率为 87.5%。

【来源】董宏生，陈誩，王玉明，等 . 清热养阴除湿汤治疗痛风急性期[J] . 中国实验方剂学杂志，2011，17（16）：271-273.

27. 车慈防己黄芪汤

【出处】东汉·张仲景《金匮要略》

【组成】车前草 30g，山慈菇 10g，秦皮 20g，黄柏 15g，防己 15g，黄芪 30g，白术 15g，川牛膝 15g，大枣 15g，甘草 10g。

【功效】清利湿热。健脾益气。通络除湿。

【主治】痛风性关节炎首次或再次发作，有关节红、肿、热、痛及关节活动功能障碍。辨证为湿热蕴结型。

【用法】每日 1 剂，水煎分 3 次温服，5 剂为 1 个疗程。

【处方总结】本方以《金匮要略》的防己黄芪汤加车前草、山慈菇、秦皮等组成"车茨防己黄芪汤"。山慈菇所含的秋水仙碱（Col）是针对痛风性关节炎有效的唯一抗炎剂，对痛风急性发作有特别显著的治疗效果，也是预防痛风急性发作的有效药；车前草、黄柏、秦皮有利尿、促进尿酸排泄、控制急性痛风性关节炎症状等作用，治标为君药；黄芪、白术健脾益气利湿，治本为臣药；汉防己祛风行气、利湿止痛，赤芍凉血活血、散瘀止痛，牛膝补肾壮骨、引药下行同为佐药，大枣调和营卫，甘草清热解毒，调和诸药为使药。热重加生石膏，忍冬藤；湿重去白术加苍术、薏苡仁；瘀重加红花、赤芍；痛甚加鸡矢藤、生没药大便秘结加生大黄。本组共治疗 88 例，其中治愈 69 例，好转 19 例，无效 0 例，总效率为 100%。

【来源】何开仁，何明庚 . 车茨防己黄芪汤治疗急性痛风性关节炎 88 例疗效观察 [J] . 中国民族民间医药，2012，21（14）：45.

28. 虎杖萆薢汤

【组成】虎杖 15g，萆薢 15g，车前子 10g，制大黄 10g，川牛膝 10g，苍术 10g，黄柏 10g，牡丹皮 10g，赤芍 10g，冬葵子 10g，泽泻 10g，山栀子 10g，威灵仙 10g。

【功效】蠲痹利湿，清热凉血，活血化瘀。

【主治】足第一跖趾关节及单侧足跗关节卒然红肿疼痛，疼痛剧烈，舌质红，苔黄腻，脉数。如外耳轮、足跖趾、手指间、掌指关节等血流不充分部位可见痛风石存在，甚者破溃有白色尿酸盐结晶排出；实验室检查血尿酸增高。辨证属于湿热蕴结型。

【用法】水煎，每日1剂，分2次服，连用2周。

【处方总结】方中虎杖微苦、微寒，长于清热解毒、祛风利湿、散瘀定痛。草薢苦平，分清泌浊，可利湿去浊、祛风除痹；与牛膝配伍可抑制炎症细胞趋化和激活，抑制炎症因子与细胞因子的合成与释放，以防治急性痛风性关节炎。车前子清热利水、祛痰，威灵仙通经络、止痹痛，有溶解尿酸石、增加尿酸排泄、抗痛风的作用。山栀可增加肠蠕动，排毒通便，泄胃中邪热。大黄通达下焦，荡涤积垢，促进尿酸的排泄。黄柏、苍术坚阴利尿，降低血尿酸，减轻高尿酸的肾损害。牡丹皮、赤芍清热凉血、活血通络，减轻关节红肿疼痛。泽泻、冬葵子淡渗利湿，宣化湿浊，促进尿酸从小便中排出。本组共治疗50例，其中显效39例，有效7例，无效4例，有效率为92%。

【来源】丁林宝.虎杖萆薢汤治疗湿热蕴结型痛风50例疗效分析 [J].上海中医药杂志，2012，46（4）：54-55.

29. 加味竹叶石膏汤

【出处】东汉·张仲景《伤寒论》

【组成】淡竹叶12g，生石膏30g，南沙参、薏苡仁、土茯苓各15g，麦冬、知母各9g，法半夏、大枣、甘草各6g。

【功效】健脾渗湿，清热养阴。

【主治】下肢小关节卒然红肿热痛、拒按，触之局部灼热，得凉则舒，足趾关节、单膝、踝、跖趾关节、手指关节痛呈交替性游走痛，身热，口干渴，烦躁，溲赤，有汗不解，舌质红，苔黄厚腻，脉滑数。中医辨证为湿热蕴结证。

【用法】每剂煎煮2次，浓缩为450ml，分3袋装，每袋150ml，1袋/次，3次/日。

【处方总结】原方由竹叶、生石膏、半夏、麦冬、人参、粳米、甘草组成。现方师法古方之意，不拘于古，在原方基础上改人参为北沙参，去粳米，加薏苡仁、知母、土茯苓，使其不但具有清热、健脾、利湿之效，又具燥湿不伤阴，滋阴不碍邪的特点，适用于证属脾虚湿盛，湿热蕴结急性痛风性关节炎的治疗。方中君药生石膏具有清热泻火、除烦的功效；臣以知母、南沙参、麦冬清热养阴；佐以法半夏、薏苡仁、淡竹叶、土茯苓以增强健脾益气、渗湿利水之功；大枣、甘草调养胃气为使。本组共治疗40

例，其中临床痊愈 9 例，显效 17 例，有效 9 例，无效 5 例，有效率为 87.5%。

【来源】徐翔峰，彭江云，李具宝，等．加味竹叶石膏汤治疗急性痛风性关节炎临床研究［J］．浙江中医杂志，2012，47（3）：177-179.

30. 苗药痛风停汤

【组成】生石膏60g，金银花30g，连翘15g，薏苡仁30g，砂仁15g，鸡血藤15g，络石藤15g，过路黄15g，岩黄连15g。

【功效】清热解毒，祛湿通络。

【主治】关节卒然红肿热痛，拒按，触之局部灼热，得凉则舒，足趾关节、单膝、踝、跖趾关节、手指关节痛呈交替性游走痛，身热，口干渴，心烦不安，溲赤，有汗不解，舌质红，苔黄厚腻，脉滑数。

【用法】每日1剂，分3次口服，早、中、晚饭后1小时各100ml同时患部配合水晶膏（生大黄粉、生黄柏粉各等份，研细芒硝占大黄、黄柏粉之2/3，乳没粉适量，薄荷冰、冰片、凡士林调匀即可）外敷。根据肿痛关节面积大小，取纱布一块调敷水晶膏（厚度1~2cm），常规消毒皮肤后盖贴于患处，绷带包扎，一日一换。

【处方总结】本方以白虎加桂枝汤为主方，加苗药鸡血藤、过路黄、络石藤等组成痛风停汤。方中石膏、知母、桂枝清热疏风通络，甘草、粳米养胃生津，鸡血藤、过路黄祛风除湿，络石藤祛风通络、活血止痛，连翘、黄柏清热解毒、除湿通络。配合水晶膏外敷，药膏直接敷于患处，药物中的有效成分经皮毛吸收，直接进入经络，在局部最大限度地发挥药理作用，达到祛风清热、泻火解毒、消肿止痛的作用，且对机体无毒、无害，同时避免了服药过多对胃肠道的刺激，弥补了内服药的不足。内外用药，共达缓解症状、降低血尿酸的作用。本组共治疗30例，其中临床控制13例，显效12例，有效4例，无效1例，有效率为96.7%。

【来源】付德红，钟琴，马武开，等．苗药痛风停汤内服配合水晶膏外敷治疗急性痛风性关节炎疗效观察［J］．世界中西医结合杂志，2012，7（6）：494-496.

31. 痛风定痛汤

【出处】江苏省中医院刘再朋教授经验方

【组成】金钱草30g，海金沙15g，知母10g，黄柏10g，生地黄15g，赤芍15g，生石膏30g，山慈菇15g，土茯苓20g，地龙10g，泽泻10g，车前子10g，防己10g。

【功效】清热利湿，活血定痛。

【主治】多有高嘌呤饮食史，第一跖趾关节红肿热痛，足趾关节、单膝、踝、跖趾关节、手指关节痛呈交替性游走痛，身热，口干渴，烦躁，溲赤，有汗不解，舌质红，苔黄厚腻，脉弦数。

【用法】水煎服，一日2次。

【处方总结】方中以金钱草、海金沙为君药，取其清热利湿通淋，散瘀消肿之效；辅以生石膏、知母、黄柏清脾胃湿热治其本；生地黄、赤芍凉血和营止痛；地龙咸寒清热、通络止痛；山慈菇、土茯苓消肿散结；泽泻、车前子、防己利水消肿以治其标。治疗组30例，显效26例，有效4例，无效0例，总有效率为100%。

【注意事项】急性期严格控制高嘌呤类食物，如豆制品、动物内脏、海鲜等摄入，平时要多饮水有利于尿酸排出。急性期疼痛剧烈者不宜使用酸性镇痛药物。

【来源】魏引廷，朱海冬.痛风定痛汤联合金黄散外敷治疗急性痛风性关节炎30例［J］.河南中医，2012，32（6）：732.

32. 痛风消痹汤

【组成】水牛角30g（先煎），生地黄30g，赤芍15g，牡丹皮10g，玄参15g，土茯苓30g，萆薢15g，金银花20g，黄柏10g，地龙10g，薏苡仁30g，甘草6g。

【功效】清热利湿，活血通络止痛。

【主治】湿热阻痹型证。症见下肢关节突然红肿热痛，拒按，触之局部灼热，得凉则舒，伴发热口渴，心烦不安，小便黄，舌质红，苔黄腻，脉滑数。

【用法】水煎，一日1剂，分早晚2次口服。

【处方总结】方中水牛角、生地黄、赤芍、牡丹皮、玄参均为苦寒之品，清热解毒，可使火平热降，毒解邪宁；土茯苓与萆薢配伍可解毒除湿、祛风除痹以通利关节；金银花甘寒，可助清热解毒、疏散风热；黄柏清热燥湿、泻火解毒，是很多治疗痛风方剂中经常使用的一味中药；地龙在清热基础上可增强活血化瘀、通络止痛之功；薏苡仁利水消肿、渗湿除痹，可助升清降浊；甘草缓急止痛，调和诸药。本组共治疗45例，其中显效27例，有效14例，无效4例，有效率为91.1%。

【来源】聂建平，宋晓南，尹国富.痛风消痹汤治疗湿热阻痹型急性痛风性关节炎45例［J］.中医研究，2012，25（5）：30-31.

33. 草苓痛风方

【组成】开封市第一届名中医、李景良教授经验方

【组成】草薢20g，土茯苓15g，忍冬藤20g，炒苍术10g，薏苡仁30g，川牛膝15g，黄柏10g，金钱草30g，汉防己10g，泽兰10g，赤芍20g，山慈菇20g，白芍30g。

【功效】清热解毒，祛湿通络，消肿止痛。

【主治】急性痛风性关节炎，中医辨证为湿热阻络型。关节局部红肿热痛，发病急骤，病及一个或多个关节，多兼有恶风、发热、口渴、烦闷不安或头痛汗出，步履艰难，小便短黄，舌质红，苔黄或黄腻，脉滑数或弦滑数。

【用法】水煎服，1剂/日，1周为1个疗程。

【处方总结】草苓痛风方主要根据病变发于下肢，且反复发作难愈，病变特点符合"湿邪"致病特性点，及"湿性趋下""湿盛则肿""热盛则痛"等理论创制而成，以清热解毒、祛湿通络、消肿止痛为基本治法。本组治疗16例，临床痊愈1例，显效13例，有效2例，无效0例。

【来源】欧艳娟，李景良.草苓痛风方治疗急性痛风性关节炎的临床观察［J］.中医临床研究，2014，6（4）：112-113.

34. 除痹定痛方

【组成】牛膝、地龙、延胡索、薏苡仁、土茯苓各20g，白花蛇舌草、茯苓各15g，黄柏、砂仁、防己各10g。

【功效】化浊解毒，通络止痛。

【主治】急性痛风性关节炎。中医辨证分型属浊毒内蕴型：关节局部红、肿、热、剧烈疼痛，关节迅速肿胀，以拇指的跖指关节为好发部位，其次为足底、踝、足跟、膝、腕、指和肘，第一次发作多在夜间；舌质红或红绛或紫；苔色黄或黄白相间，苔质薄腻或厚腻；脉滑数或弦滑。

【用法】口服，1剂/日。

【处方总结】方中薏苡仁清热利湿泄浊，舒筋脉，缓和痉挛；土茯苓清热解毒消肿，通利关节，二者共为君药。茯苓渗泄水湿，使湿无所聚，痰无由生。砂仁行气化湿醒脾；黄柏清热燥湿，三者为臣，共助薏苡仁利湿化浊。白花蛇舌草为臣，助土茯苓共达清热解毒之效。防己善下行，除湿，通窍利道；川牛膝活血通络，引血下行；地龙通络止痛，延胡索活血通络止痛。本组共观察20例，临床控制3例，显效9例，有效5例，无效3例，总有效率为85%。

【来源】宋艳芳，刘东阳．除痹定痛方治疗急性痛风性关节炎疗效观察[J]．陕西中，2014，35（4）：448-449.

35. 健脾泄浊方

【组成】黄芪、赤芍、土茯苓、白芍各20g，萆薢、白术、泽泻、漏芦、浙贝母、川牛膝各15g，熟大黄10g，薏苡仁30g。

【功效】健脾除湿，泄浊通络。

【主治】慢性痛风性关节炎。

【用法】用水煎200ml，早晚各100ml口服，持续治疗6周为1个疗程。

【处方总结】健脾泄浊方根据健脾除湿、泄浊通络的原理，方中所用药物白术、黄芪共为君药，具有良好的健脾燥湿、补脾益气功效，土茯苓主要用于解毒，泽泻与熟大黄则能有效地帮助患者凉血解毒、泻热通便，漏芦是临床上常用的舒筋通络、清热解毒药物，将这些药物联用可以充分发挥健脾除湿、泄浊通络的效果，并能标本兼顾，可事半功倍。关节疼痛较严重的患者加用土鳖虫、没药、乳香；关节久痛不已则加通乌梢蛇、全蝎，关节肿胀严重者加用滑石、防己；对于皮下结节者加用白芥子、南星。

【来源】陈海丽．健脾泄浊方治疗慢性痛风性关节炎临床研究[J]．亚太传统医药，2014，10（11）：114-115.

36. 自拟清热利湿通络方

【组成】生石膏40g，薏苡仁、忍冬藤、川芎各30g，知母、黄柏、虎杖各10g，泽泻、蒲公英各20g，玄参、威灵仙、牡丹皮、萆薢各15g，甘草6g。

【功效】清热利湿，活血通络。

【主治】急性痛风性关节炎湿热蕴结型。

【用法】1剂/日，水煎100ml，早晚口服。药渣加水煮后所得药剂熏洗肿痛关节。

【处方总结】方中知母、石膏、薏苡仁清热泻火除湿；甘草缓急止痛、调和药性，甘草与知母石膏合用，能缓后两者之寒；虎杖、黄柏、泽泻活血通经，解毒利湿；忍冬藤、蒲公英清热通络；威灵仙祛风除湿，通络止痛；川芎活血行气；玄参解毒养阴；萆薢清热解毒利湿；牡丹皮清热凉血；配合药汁熏洗痛处，加强局部消肿止痛、通利关节之作用。本组观察治疗52例，显效30例，好转18例，无效4例，有效率为92.31%。

【来源】覃崇宁，何坚，韦无边．清热利湿通络方治疗急性痛风性关节炎随机平行对照研究[J]．实用中医内科杂志，2013，27（6）：37-39.

37. 甘草附子汤合姜苓半夏汤

【组成】 桂枝12g，制附子（先煎）12g，白术10g，茯苓15g，泽泻10g，法半夏10g，陈皮10g，生姜10g，炙甘草6g。

【功效】 温经散寒除湿，健脾泄浊。

【主治】 慢性痛风性关节炎。

【用法】 水煎，1剂/日，早晚服用。

【处方总结】 甘草附子汤出自《伤寒论》175条"风湿相搏，骨节疼烦，掣痛不得屈伸，近之则痛剧，汗出短气，小便不利，恶风不欲去衣，或身微肿者，甘草附子汤"。此方乃缓去风湿之方，主治风湿蓄于关节，用附子温经散寒定痛，白术健脾胜湿，桂枝、甘草散风邪而助心阳，因病邪深入关节，意在缓行，故以甘草为君。姜苓半夏汤出自黄元御《四圣心源》卷五，其本是为"反胃"而设之方，方中人参、干姜补益中焦，崇阳补火，以健脾、运化水湿痰浊，茯苓健脾利水，半夏以泄痰浊，降胃气。全方可泄水补火、扶阳抑阴，从而使脾升胃降，体内湿浊之气排出体外。本组共治疗40例，显效26例，有效9例，无效5例，总有效率为87.5%。

【来源】 牛立新，何丽清.甘草附子汤和姜苓半夏汤合方治疗慢性痛风性关节炎40例临床观察［J］.山西中医学院学报，2016，17（4）：31-32.

38. 解毒化浊方

【组成】 山慈菇30g，土茯苓30g，黄柏10g，薏苡仁20g，萆薢15g，赤芍10g，忍冬藤20g，泽兰10g，僵蚕6g，白花蛇舌草20g，生甘草6g。

【功效】 清热解毒，祛湿化浊通络。

【主治】 痛风性关节炎风，中医辨证为湿热夹瘀痹阻证。关节红肿热痛，活动受限，急性发病，昼轻夜重，患处如刀割样疼痛，伴发热，口渴，口苦，小便短赤，或大便溏泻不爽，舌质红，苔滑腻，脉弦滑。

【用法】 每日1剂，水煎分两次口服。

【处方总结】 解毒化浊方中山慈菇、土茯苓清热解毒，祛湿化浊；薏苡仁燥湿健脾，直达中焦；黄柏清下焦之湿热；土茯苓、萆薢清热利湿，以助分清泌浊；忍冬藤、赤芍、泽兰活血化瘀行滞，清血分瘀毒；白僵蚕、白花蛇舌草化痰散结，解毒止痛；生甘草调和诸药。本组观察治疗30例，治愈16例，有效13例，无效1例，有效率为96.7%。

【来源】 刘晓亚，房丹，刘维.解毒化浊方治疗痛风性关节炎30例［J］.河南中医，2016，36（4）：680-681.

39. 蠲痹历节清方

【组成】苍术 20g，黄柏 10g，黄芩 10g，土茯苓 15g，茵陈 10g，当归 15g，甘草 15g，防己 10g，泽泻 10g，白术 6g。

【功效】清热利湿，化瘀止痛。

【主治】急性痛风性关节炎。

【用法】每日 1 剂，早晚分服。

【处方总结】方中以黄柏清热利湿解毒，苍术燥湿健脾、祛风除湿，二者共为君药；黄芩清热燥湿、解毒，土茯苓清湿热、解毒，茵陈清热利湿共为臣；防己祛风湿、止痛，泽泻利水渗湿、泻热，白术健脾、燥湿利水，当归活血化瘀通经为佐药；甘草调和诸药为使；诸药合用，共奏清热利湿散瘀之功。

【来源】郭玉星，熊辉，陆小龙，等. 蠲痹历节清方治疗急性痛风性关节炎的临床研究 [J]. 云南中医学院学报，2016，39（1）：81-84.

40. 排酸保肾方

【组成】苍术 10g，牛膝 10g，黄柏 10g，知母 10g，白芍 10g，鹿衔草 10g，制大黄 5g，丹参 6g，地龙 10g，金钱草 10g，茯苓 10g，野菊花 5g，甘草 5g。

【功效】清热解毒，利湿消肿，化瘀止痛。

【主治】高尿酸血症及急性痛风性关节炎，中医辨证为湿热阻滞证。

【用法】每日 1 剂，水煎 2 次，每次取汁 300ml，分别于早上和晚上睡前温服。21 日为 1 个疗程。

【处方总结】方中苍术、黄柏清热燥湿，白芍、甘草、鹿衔草缓急祛风止痛；知母、制大黄坚阴排酸，丹参、地龙活血化瘀，改善血络瘀滞；金钱草化石排石。全方通过清热解毒、利湿消肿、化瘀止痛、降酸保肾的角度，治疗高尿酸血症及急性痛风性关节炎。本组观察治疗 40 例，显效 11 例，好转 25 例，无效 4 例，有效率为 90%。

【来源】潘承. 排酸保肾方治疗高尿酸血症及急性痛风性关节炎临床研究 [J]. 四川中医，2016，34（6）：100-102.

41. 清热利湿逐瘀方

【组成】土茯苓、草薢、车前子、生薏苡仁、山慈菇、炒白术各 30g，酒大黄 15g，枳实、苍术、黄柏各 12g，泽兰、桃仁、红花各 10g。

【功效】清热利湿，化瘀止痛。

【主治】痛风性关节炎，中医辨证为下肢关节急性发作的红肿热痛，拒按，触之局部灼热，得凉则舒；次证为口渴、发热、心烦不宁，小便黄，舌质红，苔黄腻，脉滑数。

【用法】口服，每剂煎2次，取汁300ml，每日1剂，分2次早晚温服，连续服用2周。

【处方总结】方中薏苡仁、炒白术、草薢具有健脾利湿功效，可分消水湿，通畅气机，枳实、酒大黄可将湿浊之邪归于下焦，出于魄门，车前子可引领湿邪归于膀胱，三药联用可使湿热之邪分消走泄，各归其所，泽兰、桃仁、红花可活血化瘀，利水消肿，取其"桃红饮"化瘀之广。苍术、黄柏可燥湿清热，取其"二妙"之巧，土茯苓可除湿解毒，通利关节，《本草正义》中记载："土茯苓……搜剔湿热之蕴毒……专治深入百络，关节疼痛。"山慈菇可清热解毒、消肿止痛。以上诸药共用，紧扣病机，可畅行积聚之湿热，共奏清热利湿、化瘀止痛之功。本组观察治疗105例，痊愈49例，显效38例，有效14例，无效4例，有效率为96.2%。

【来源】祁志敏，牟成林，王华，等. 清热利湿逐瘀方治疗痛风性关节炎临床观察[J]. 中国实验方剂学杂志，2016，22（21）：147-151.

外治方

1. 痛痹汤

【组成】当归尾10g，赤芍15g，红花10g，桃仁10g，制川乌10g，细辛6g，独活10g，土茯苓15g，姜黄10g，大黄20g，栀子10g，制草乌10g。

【功效】清热除湿，化瘀止痛。

【主治】中医辨证为湿热阻络证。主要证候为突然发生跖趾、踝、膝等处单关节红肿疼痛，活动受限，可伴有发热，白细胞增高。舌质红，苔薄黄或黄腻。

【用法】上药加水1500ml，先用武火煮沸，然后用文火煎30分钟，取汁1000ml；煎煮两次，将两次药汁2000ml混匀。外洗，每日1次，每次30分钟，温度以35～38℃为宜。

【处方总结】痛痹汤中大黄、栀子、土茯苓、赤芍清热解毒；当归尾、红花、桃仁、姜黄活血化瘀止痛；制川乌、制草乌、细辛、独活散寒除湿止痛。诸药配伍，使本方清而不滞，温而不燥，既能祛除久伏于体内的寒湿之邪，又重在清热除湿、化瘀止痛。本组共治疗55例，其中治愈33例，显效9例，有效7例，无效6例，有效率为89.09%。

【来源】彭贵阳. 痛痹汤外洗治疗急性痛风性关节炎55例临床观察

[J] . 中国中医药现代远程教育，2006，4（12）：37-38.

2. 清热祛湿舒筋外洗方

【组成】 大黄、宽筋藤、海桐皮、威灵仙、草薢、透骨消、黑老虎、千斤拔各30g，半枫荷90g，两面针60g，红花15g。

【功效】 温经散寒，祛湿止痛，舒筋活络。

【主治】 湿热蕴结型急性痛风性关节炎：下肢小关节卒然红肿疼痛，拒按，触之局部灼热，得凉则舒，伴有发热，口渴，心烦不安，尿黄。舌质红，苔黄腻，脉滑数。

【用法】 以上药物加水约3000ml，浸泡40分钟，煎煮至持续煮沸15分钟后熄火，药液倒入盆或桶中，待药液温度降至35～40℃时将患肢置入药水中浸泡并用毛巾浸透药液擦洗患处，每次30分钟，每日2次，早晚各1次。煎煮时加水量可据部位调整，以求足量至浸没患处。

【处方总结】 清热祛湿舒筋外洗方源于林定坤教授继承石氏伤科精神提出的"筋骨并重，气血为先"临床诊治思想，着眼于患者体质而施治于局部，治以清热祛湿、行气活血及舒筋活络并重。本方重用归肝经之清热祛湿，舒经活络药如宽筋藤、海桐皮、半枫荷、黑老虎等以舒筋活络为重；合用大黄、红花、威灵仙等以巩固清热祛湿活血之效，扶正与祛邪齐驱。结合现代医学对该类药物作用的认识，本方中透骨草、海桐皮、半枫荷、威灵仙、宽筋藤、两面针等药物有温经散寒、祛湿止痛、舒筋活络之功效，可祛除患处局部瘀阻气血之因素，改善患处的血液循环，加快患处尿酸晶体溶解代谢，从而起到消除局部炎症，缓解局部肿胀疼痛症状的作用，已广泛地运用于临床治疗风湿性及骨性关节炎。

【来源】 梁以豪，林定坤. 清热祛湿舒筋外洗方治疗湿热蕴结型急性痛风性关节炎临床研究[J] . 新中医，2015，47（9）：130-132.

小　结

急性痛风性关节炎属于中医"痹证""历节""痛风"范畴。其形成乃先天禀赋不足，后天嗜食膏粱厚味或醇酒肥甘之物，伤及脾胃，使水湿运行失常，湿浊内蕴，内生湿热，阻碍血运致瘀血，湿热瘀阻相结，留滞关节经络而发本病。其病理关键为"湿""热""瘀"三因素。

本组选入43方，内治41方，外治2方，古代经典方剂10例，现代名中医经验方5例。根据痛风临床表现，辨证的侧重点不同，有学者主张以补肾壮骨、清热祛湿为主治疗急性痛风；也有学者认为其病机是脾胃运化失常，酿生湿热，湿热下注，脉络瘀滞，主张清热利湿、活血定痛；还有学者力倡利尿排石，清热解毒二者不可偏废。近年来，有研究者提出痛风症乃浊毒瘀滞使然，其名风而实非风，症似风而本非风，采用运脾渗湿法治疗；也有研究者认为痛风病与中医关于"脚气"病的某些认识相符，故运用温宣降浊、行气决壅等治法。

另外，痛风患者除血（尿）中尿酸高外，血液流变学的检测提示高黏血症、高脂血症等瘀血指标者占有绝大多数，依据中医"久病入络"之说及病处固定属瘀血等经验，故在治疗痛风时加入活血化瘀及少量虫类药物，如丹参、延胡索、水蛭、穿山甲、牛膝、乳香、没药、路路通等，往往可收事半功倍之效，关节红肿疼痛消退尤速。

常用中药药理

黄　柏

【性味】苦，寒。

【归经】归肾、膀胱、大肠经。

【功效】清热燥湿，泻火解毒，退虚热。

【主治】疮疡肿毒，湿疹，湿热泻痢，黄疸，白带，足膝肿痛及热淋以及阴虚发热，骨蒸盗汗及遗精等症。

【用量用法】3～10g，煎服或入丸散，外用适量。

【使用注意】本品大苦大寒，易损胃气，脾胃虚寒者忌用。

【药理作用】

1.抗微生物及抗原虫作用

（1）抗菌作用　黄柏抗菌主要成分为小檗碱，体外试验证明，小檗碱对溶血性链球菌、脑膜炎双球菌、肺炎双球菌、霍乱弧菌、炭疽杆菌以及金黄色葡萄球菌有较强的抑菌作用，对痢疾杆菌、白喉杆菌、枯草杆菌、绿色链球菌均有抑制作用，对肺炎杆菌、百日咳杆菌、鼠疫杆菌、布氏杆菌、破伤风杆菌、产气荚膜杆菌、结核杆菌等亦有效。同时，对福氏、宋内、志贺及施氏痢疾杆菌亦有较强的抑制作用。目前，认为黄柏抗菌的机制为小檗碱能抑制细菌的呼吸及 DNA 的合成。

（2）抗病毒作用　实验证明，黄柏对乙型肝炎表面抗原有明显的选择性抑制作用。

（3）抗其他微生物及原虫作用　对钩端螺旋体在试管内有相当强的杀灭作用，同时尚有抗滴虫、抗黑热病原虫、杀草履虫的作用。

2. 免疫促进作用　黄柏可显著促进小鼠脾脏中抗原结合细胞数目增加。黄柏所含小檗碱有增强血液中白细胞吞噬作用的能力。

3. 对中枢神经系统的作用　在小鼠身上使用黄柏碱或昔罗匹林，其自发活动及各种反射均受到抑制。

4. 其他　黄柏对麻醉动物静脉或腹腔注射，可产生显著而持久的降压作用，颈动脉注射较静脉注射的作用更强，因此其降压是中枢性的；同时小檗碱可以扩张冠状动脉。小剂量时对心脏有兴奋作用，大剂量时对心脏有抑制作用。

【各家论述】

1.《珍珠囊》："治肾水，膀胱不足，诸痿厥，腰膝无力。"

2.《现代实用中药》："打扑挫筋等，磨粉调如泥状涂贴。"

3.《医学启源》："黄檗，治肾水膀胱不足，诸痿厥，腰无力，于黄芪汤中加用，健两膝中气力涌出，痿软即时去矣。"

草　薢

【性味】苦，平。

【归经】归肾、胃经。

【功效】利湿去浊，祛风除痹。

【主治】膏淋，白浊，白带过多；风湿痹痛，关节不利，腰膝疼痛。

【用法用量】煎服，9～15g。

【使用注意】肾阴亏虚、遗精滑精者慎用。

【药理作用】粉草薢水提取物有抗痛风作用，绵草薢有抗骨质疏松作用，绵草薢还具有抗心肌缺血和抗肿瘤作用，薯蓣皂苷有抗真菌作用。

【各家论述】

1.《神农本草经》："味苦，平。主腰背痛，强骨节，风寒湿，周痹，恶疮不瘳，热气。"

2.《玉楸药解》："味苦，气平，入足太阳膀胱经。泻水去湿，壮骨舒筋。草薢疏泻水道，驱经络关节之湿，治手足痿痹瘫痪、小便白浊频数诸证。"

第十七章
强直性
脊柱炎

强直性脊柱炎是一种主要侵犯脊柱，并可不同程度累及骶髂关节、关节突、附近肌肉和近躯干的周围大关节的慢性进行性炎性疾病。本病主要以腰颈、胸段脊柱关节、韧带以及骶髂关节的炎症和骨化为特征。目前，公认该病属于结缔组织血清阴性疾病，而不再是类风湿关节炎的一种类型。它的发病率比类风湿关节炎为低，多见于男性青年，男女之比约为 10∶1，好发于 15～30 岁。有家族史的阳性率为 23.7%，类风湿因子阳性仅见于 10% 以下的病例。中医学将其归属于痹证范畴。

病 因 病 机

本病的病因目前尚未完全阐明，大多认为与遗传、感染、免疫、环境等因素有关，创伤、内分泌、代谢障碍和变态反应等亦被疑为发病因素。尚无一种学说能完满解释强直性脊柱炎的全部表现，很可能在遗传因素的基础上受环境因素（包括感染）等多方面的影响而发病。中医多认为患者素体虚弱，禀赋不足，肝肾精血亏虚，督脉失养，肾气不充。腰为肾之府，肾虚无以充腰，风寒湿热、痰火等诸邪乘虚而入，深侵肾督，气血凝滞，侵袭而患为本病。其病性为本虚标实，肾督亏虚为本，风寒湿邪为标。

强直性脊柱炎的特征性病理改变是韧带端及肌腱附着端的炎症，导致骨赘形成，椎体方变形、椎体终板破坏、跟腱炎和其他改变。病变最初从骶髂关节开始，由下而上脊柱的其他关节相继受累。关节的滑膜改变是以肉芽肿为特征的滑膜炎。关节周围软组织有明显的钙化和骨化，韧带附着处均形成韧带骨赘，不断向纵向延伸，成为两个直接相邻椎体的骨桥，椎旁韧带同椎前韧带钙化，使脊柱呈"竹节状"改变。随着病变的进展，关节和关节附近有较显著的骨化倾向。早期韧带、纤维环、椎间盘、骨膜和骨小梁为血管性和纤维性组织侵犯，被肉芽组织所取代，导致整个关节破坏和附近骨质硬化，经过修复后，最终发生关节纤维性强直和骨性强直，椎骨骨质疏松，肌萎缩和胸椎后凸畸形。

疾 病 分 型

根据骶髂关节的 X 线片将病变程度分为 5 级：0 级为正常；Ⅰ级可疑；Ⅱ级有轻度骶髂关节炎；Ⅲ级有重度骶髂关节炎；Ⅳ为关节融合强直。

治 法 治 则

强直性脊柱炎目前尚无根治方法。通过及时诊断及合理治疗，可以控制症状进展并改善预后。通过非药物、药物和手术等综合治疗，缓解疼痛和发僵，控制或减轻炎症，保持良好的姿势，防止脊柱或关节变形，必要时矫正畸形关节，以达到改善和提高患者生活质量的目的。对关节或其他软组织疼痛采用必要的物理治疗。治疗 AS 的药物可分为以下几类：①非甾体抗炎药，适用于夜间严重疼痛及僵硬患者；②改善病情药物，影响病程进展的药物；③糖皮质激素；④生物制剂。

对患者及其家属进行疾病知识教育，劝导患者要谨慎而不间断地进行身体功能锻炼，以取得和维持脊柱关节的最好位置，增强椎旁肌肉和增加肺活量，其重要性不亚于药物治疗。站立时应尽量保持挺胸、收腹和双眼平视前方的姿势。坐位也应保持胸部直立。应睡硬板床，多取仰卧位，避免促进屈曲畸形体位。枕头要矮，一旦出现上胸椎或颈椎受累应停用枕头。减少或避免引起持续性疼痛的体力活动。定期测量身高，保持身高记录是防止不易发现的早期脊柱弯曲的一个好措施。

内治方

1. 化痰逐瘀解毒汤

【组成】白芥子 10g，制天南星 10g，鬼箭羽 10g，香附 6g，红藤 10g，黄柏 10g，白附子 6g，海蛤壳 15g，海浮石 15g，川牛膝 15g，南蛇藤 15g，土茯苓 20g，败酱草 20g，七叶一枝花 20g。

【功效】清热解毒，化痰散结，活血化瘀。

【主治】下腰背部疼痛僵硬，呈持续性，并向腰部及胸颈椎蔓延，逐步出现脊柱活动受限，胸廓活动度减少或消失。X 线检查提示骶髂关节炎、椎体骨质疏松和方形变，甚至竹节样改变。红细胞沉降率增快，HLA-27 多阳性。

【用法】水煎服，每日 1 剂，分早、晚 2 次服用，1 个月为 1 个疗程，连续服用 1～3 个疗程。

【处方总结】方中白芥子、白附子、海蛤壳、海浮石、制天南星化痰散结；川牛膝、鬼箭羽、香附、南蛇藤、红藤活血散瘀；土茯苓、败酱草、黄柏、七叶一枝花、红藤清热解毒；白芥子、制天南星等化痰散结药能减轻局部组织疼痛，并有助于消炎。血瘀重明显加穿山甲 10g，土鳖虫 10g；

热毒炽盛加金银花 20g，蒲公英 20g；痰凝显著加浙贝母 15g，瓜蒌皮 20g；若兼有肾精亏虚酌加紫河车 3g（研末吞服），山茱萸 10g。本组共治疗 60 例，近期控制 12 例，显效 29 例，好转 16 例，无效 3 例，总有效率为 95％。

【来源】苗后清，阎平，刘书珍，等．化痰逐瘀解毒汤治疗强直性脊柱炎的临床观察［J］．中国中西医结合杂志，2002，22（8）：574-576．

2. 肾痹汤

【组成】金银花 30g，薏苡仁 30g，土茯苓 24g，黄柏 10g，虎杖 20g，赤芍 15g，白芍 15g，川牛膝 18g，水蛭 6g，䗪虫 9g，独活 15g。

【功效】清热利湿，活血通督。

【主治】活动期强直性脊柱炎。两骶髂关节、腰背部疼痛严重，晨僵明显，脊柱活动明显受限，甚至强直或驼背固定，胸廓活动度减少或消失。X 线检查提示具有强直性脊柱炎和骶髂关节典型改变。红细胞沉降率增快，类风湿因子阴性，HLA-27 多阳性。

【用法】煎取 250ml，每日 1 剂，早晚分服。

【处方总结】方中重用金银花、薏苡仁甘淡微寒，清热利湿，宣通经脉而不蕴邪，"善清络中风火湿热"，又无苦寒败胃之虞，以土茯苓、黄柏、虎杖清利下焦湿热，赤芍、白芍、川牛膝、䗪虫、水蛭草木虫类动静相合，攻补相宜，通血脉、柔筋、利关节，更选独活入肾、督、膀胱经，可祛除肾督间邪气，又可补肝肾、强筋骨，顾其本虚，且能引诸药入肾，直达病所。治疗组近期控制 5 例，显效 26 例，好转 34 例，无效 3 例，总有效率为 95.59％，总显效率为 45.59％。

【来源】姜萍，刘英，庞爱梅，等．肾痹汤治疗活动期强直性脊柱炎 68 例临床观察［J］．中医杂志，2003，44（1）：36-38．

3. 竹节风汤

【组成】竹茹 10g，松节 15g，防风 10g，续断 15g，骨碎补 12g，桂枝 9g，独活 10g，白芍 12g，威灵仙 12g，穿山甲 10g，地龙 10g，全蝎 10g，当归 12g，制马钱子 2g，乌梢蛇 10g。

【功效】补肾养血，温经散寒，祛风化痰，化瘀壮骨，活血通络。

【主治】腰痛晨僵 3 个月以上，活动改善，休息无改善；腰椎冠状面和矢状面活动受限；胸廓活动度低于相应年龄、性别的正常人。X 线检查提示单侧 Ⅲ-Ⅳ 级或双侧 ≥Ⅱ 级骶髂关节炎。

【用法】水煎服，每日 1 剂，两煎，每煎 1 小时，早晚分服，6 个月为 1 个疗程。

【处方总结】竹节风汤中竹茹化痰调胃；松节、防风、独活、威灵仙祛风除湿；续断、骨碎补益肾养精；桂枝、白芍调和营卫，祛风活血；当归养血活血；马钱子搜风活络，散结开痹；地龙、全蝎、穿山甲、乌梢蛇活血祛瘀，通络止痛，祛风除湿。口干、舌质红、大便干加生地黄20g，玄参10g；膝髋关节疼痛加牛膝10g，雷公藤10g；腰背痛甚加桑寄生30g，枸杞子20g；肩肘关节疼痛加羌活10g，桑枝10g；颈部疼痛加葛根10g，僵蚕9g。辨证分型，风重型加青风藤10g，忍冬藤30g；湿重加木通10g，薏苡仁30g；寒重加附子10g，细辛3g；化热型加生石膏30g，连翘30g。本组89例经治180日，临床治愈46例，显效26例，好转11例，无效6例，有效率为93.3%。

【来源】郑春雷.竹节风汤治疗强直性脊柱炎疗效观察［J］.河南中医学院学报，2005，20（3）：63-64.

4. 强肾舒督汤

【组成】狗肾10g，桑寄生12g，枸杞子15g，威灵仙15g，生黄芪30g，葛根30g，白芍12g，当归12g，穿山甲12g，金银花30g，生甘草10g。

【功效】补肾壮骨，舒导督脉。

【主治】以两骶髂关节、腰背部反复疼痛为主，脊柱活动有不同程度受限，晚期脊柱出现强直或驼背固定，胸廓活动度减少或消失。X线检查提示具有强直性脊柱炎和骶髂关节典型改变。红细胞沉降率增快，类风湿因子阴性，HLA-27多阳性。

【用法】每日1剂，水煎早晚分2次温服。其药渣再加水并放入3棵葱茎，煎煮后熏洗患处，每日2～3次，每次30分钟，6周为1个疗程，待症状缓解或消失后，为巩固疗效，改汤剂为丸药，每日2次，每次6g服用。

【处方总结】方中狗脊、桑寄生、枸杞子、威灵仙，补肝肾入督脉，强筋骨，壮腰膝，祛风湿宣痹止痛；葛根、白芍、生甘草酸甘化合，破阴结而缓急止痛；黄芪、当归健脾益气，养血化瘀，养后天以滋先天之精；穿山甲祛风通络除痹，又能引药直达病所；金银花清热解毒，除湿气，消肿利水，其性甘寒，又可佐制辛温药之燥热之性。加之本药熏洗可使肌肤得养，卫外强健，腠理开通，阳得布化，阴得营荣，筋骨淖泽，气血畅达，迫邪外出。急性活动期加虎杖15g，蒲公英15g，白花蛇舌草15g；腰强而痛者加续断12g，炒杜仲12g；颈项强直疼痛者加骨碎补12g，桂枝10g；肾阳虚者加补骨脂12g，菟丝子12g，淫羊藿10g；肾阴虚者加女贞子12g，墨旱莲10；疼痛剧烈者加蜈蚣2条，山慈菇10g，蜂房10g，鸡内金15g；湿邪偏盛者加土茯苓30g，薏苡仁30g，赤小豆15g；瘀血甚者加丹参15g，川芎

10g，鹿衔草 15g。本组显效 20 例，有效 12 例，无效 6 例，总有效率为 84.27%。

【来源】郭琳琳．强肾舒督汤治疗强直性脊柱炎 38 例［J］．中医正骨，2005，17（8）：59.

5. 益肾通督解毒汤

【出处】岭南李氏伤科流派第三代继承人钟广玲主任医师经验方

【组成】狼狗骨（先煎）、鹿角片（先煎）各 20g，龟甲（先煎）、白花蛇舌草、土茯苓各 30g，杜仲、怀牛膝、虎杖、地龙各 15g，水蛭、细辛各 10g，淫羊藿、沉香各 12g。

【功效】益肾壮骨，通督除痹，解毒通络。

【主治】腰椎前屈、后伸、侧弯三个方向受限。腰背部疼痛或有腰背疼痛病史。第 4 肋间隙测胸部活动度＜2.5cm。X 线片显示骶髂关节改变。中医辨证属肾气虚弱，邪毒瘀滞，督脉受阻型。

【用法】每日 1 剂，加水 500ml 煎至 200ml，分早晚服。

【处方总结】方中狼狗骨祛风定痛、强筋健骨；龟甲滋阴潜阳，益肾健骨，两药一温一寒，共奏益肾通络、强筋壮骨之效，为主药。杜仲、怀牛膝、鹿角片补肝肾，强筋骨、通血脉、利关节，助狼狗骨、龟甲增强益肾通络、强筋壮骨之力；细辛祛风散寒止痛，地龙清热息风通络，水蛭破血逐瘀，虎杖清热解毒利湿、活血定痛，佐通督活血除痹之效。白花蛇舌草清热利湿解毒，土茯苓解毒除湿、利关节，有助狼狗骨解毒通络之力；淫羊藿温肾壮阳、强筋骨、祛风湿；沉香温肾纳气，行气止痛，使药力通达督脉而加强除痹之功。气虚血滞，肢体萎软者加黄芪、当归以补气升阳、活血散寒；经血亏虚，虚劳羸弱消瘦者，加用龟甲胶、鹿角胶补肝肾，益精血；肾阳不足，肢体冰冷者加用肉桂、巴戟天补肾助阳，温通经脉，散寒止痛；关节痛剧者加蜈蚣、全蝎、白芍搜风通络，缓急定痛；肾阴不足，腰膝酸软者加枸杞子、女贞子滋阴养肝肾；身痛隐隐，畏寒肢冷，舌质淡、苔白者加制川乌、羌活、独活散寒除湿通络；起病早期，湿热偏盛，关节红肿，舌质红、苔黄腻者加泽泻、忍冬藤以加强清热利湿通络之力。显效 23 例，好转 34 例，无效 7 例，总有效率为 89.06%。

【来源】吴峰，徐志强，叶志军．益肾通督解毒汤治疗强直性脊柱炎 64 例［J］．新中医，2005，37（11）：72-73.

6. 三痹汤

【组成】熟地黄 15g，细辛 6g，杜仲 15g，续断 15g，乌梢蛇 15g，制草乌、制川乌（各）9g，茯苓 12g，太子参 15g，川芎 9g，当归 9g，狗脊 15g，赤芍 10g，甘草 6g，黄芪 15g。

【功效】益肾，温经祛湿。

【主治】强直性脊柱炎。中医辨证符合肾虚寒凝证的分型标准。

【用法】每日 1 剂，水煎早晚分 2 次温服。

【处方总结】方中草乌、川乌温经散寒，熟地黄、细辛、杜仲、续断补肾温阳，当归、赤芍、川芎活血通络，黄芪、太子参、茯苓健脾化湿，补土以制水，另加乌梢蛇取其搜风通络，有效改善脊柱关节活动不利等症状。治疗组有效率为 33.3％，显效率为 42.9％，总有效率为 76.2％。

【来源】王丹，胡建东，薛鸾，等．益肾温经祛湿法治疗强直性脊柱炎的临床观察［J］．上海中医药杂志，2006，40（3）：30-31.

7. 除痹汤

【组成】制川乌 8g，制草乌 8g，乌梢蛇 10g，穿山甲 6g，地龙 21g，全蝎 6g，土鳖虫 15g，细辛 5g，淫羊藿 30g，杜仲 15g，骨碎补 15g，狗脊 15g，续断 15g，独活 20g，地黄 20g，白芍 12g，炙甘草 6g。

【功效】益肾壮督。

【主治】渐进性臀髋部及腰背部反复疼痛、发僵，尤以久卧或坐久时明显，翻身困难，晨起发僵明显，活动后减轻，脊柱活动受限或畸形，胸廓活动度减少或消失。X 线片显示具有强直性脊柱炎和骶髂关节典型改变。HLA-27 多阳性。

【用法】武火煎 15 分钟，文火煎 40 分钟取 200ml，每日 1 剂，早晚分服。

【处方总结】本方中使用制川乌、制草乌、细辛等辛热之品以散寒止痛，同时因草乌药速而难以持久，川乌力缓而持久，故二药合用效速而持久，疗效较好；独活入肾督，可祛肾督间邪气，补肝肾强筋骨，引诸药入督，直达病所，有疏风祛湿止痛之功，痛甚者可重用独活。乌梢蛇、穿山甲、地龙、全蝎、土鳖虫等虫类药物为治痹症之要药，叶天士提出治疗痹证时非迅疾飞走之品不能奏效，主张用搜剔止动物药，穿山甲走窜之性无处不至，尤善疗痹。全蝎除风蠲痹、通络止痛。针对虫类药性燥热，故加入地以养血滋阴。狗脊入督脉，强机关利仰俯。

【来源】龙建安，刘英杰，段群力，等．除痹汤治疗强直性脊柱炎的临床观察［J］．光明中医，2006，21（6）：30-31.

8. 十黄汤

【组成】生地黄 12g，熟地黄 12g，黄精 12g，姜黄 10g，黄柏 10g，蒲黄

10g，黄狗脊 10g，黄知母 12g，酒大黄 6g，黄蛇根 10g。

【功效】益肾，活血，解毒。

【主治】以两骶髂关节、腰背部反复疼痛为主，脊柱活动有不同程度受限，晚期脊柱出现强直或驼背固定，胸廓活动度减少或消失。X线片显示具有强直性脊柱炎和骶髂关节典型改变。红细胞沉降率增快，类风湿因子阴性，HLA-27 多阳性。

【用法】水煎服，每日 1 剂，早、晚 2 次温，服。

【处方总结】方中生地黄、熟地黄、黄精、黄狗脊、黄知母补肾填精，滋阴助阳；黄柏、黄知母、酒大黄清热解毒；姜黄、黄蛇根、蒲黄、酒大黄活血散瘀，舒筋通络。诸药合用，配伍得当，切中病机，故疗效显著。本组 80 例，显效 38 例，有效 21 例，无效 5 例，总有效率为 93.75%。

【来源】刘书珍，张伯兴.十黄汤治疗强直性脊柱炎临床观察［J］.中国中医急症，2007，16（4）：420-421.

9. 五虎强督通痹汤

【组成】黑蚂蚁 15g，地龙 15g，全蝎 6～10g，白花蛇 15g，蜈蚣 1 条，青风藤 12g，穿山龙 12g，虎杖 12g，白芍 20g，续断 15g，狗脊 20g，何首乌 15g，熟地黄 20g，白芥子 6g，制附子（先煎）10～30g，甘草 6g。

【功效】补肾强督，祛风散寒，祛湿通络，散瘀止痛，舒筋暖骨。

【主治】强直性脊柱炎。

【用法】每日 1 剂，常法煎服。30 日为 1 个疗程。

【处方总结】本方中虫类药祛风除湿、透骨通络、搜剔经隧骨骱之瘀血顽痰。青风藤散风寒湿痹、舒筋活血、正骨利髓；虎杖缓解关节肿痛，与青风藤、穿山龙合用能增强消肿、镇痛和抗风湿之作用；白芍与甘草酸甘化阴，缓急止痛，又润滑关节和缓解肌肉关节僵硬，甘草调和诸药；熟地黄、何首乌滋肾水、补真阴、填骨髓、生精血、聪耳明目，治劳伤风痹，补血强筋壮骨乌须发；续断通血脉而理筋骨；狗脊强督脉、利俯仰，与白芍、熟地黄、何首乌、续断为伍，增强滋补肝肾、填髓强督之用；白芥子祛痰散结消肿，逐皮里膜外和筋骨关节之痰；附子引补气药以复散失之元阳，引补血药以滋不足之真阳，引发散药开腠理以逐在表之风寒，引温暖药达下焦以祛在内之寒湿。若症见腰骶、骶髂、髋、膝诸关节呈游走性疼痛，阴雨天加重，早晨起床时腰背僵痛，活动不利，活动后痛减，多为本病的早期阶段，上方加羌活 8g（后下）以祛在络之游风；膝关节肿痛甚加酒牛膝 12g；若腰背僵硬不舒，晚上疼痛加重，不能平卧，翻身困难，晨僵时间90 分钟以上，病进入中期阶段，方中用全蝎 10g，蜈蚣 2 条，白芍 30g，续断 20g，狗脊 30g，穿山龙 20g，加葛根 30g，骨碎补 20g；若症见脊柱关节疼痛加重，伴低热、口干、口渴而不欲饮，舌质红，苔黄或黄腻，脉滑数，多为强直性脊柱炎的活动期，为肝肾阴虚、湿热痹阻，方中暂去熟地黄，用制附子 10g，加黄柏 12g，薏苡仁 60g，泽泻 15g 以清利湿热；若体虚畏寒，得暖则舒，方中用制附子 20～30g，加生姜 60g 以祛体内风寒之邪；若见脘痞、纳呆、大便溏烂，为脾虚不运，方中暂去熟地黄，加白术 12g，厚朴 9g，焦神曲 12g 以健运脾胃；若静止时腰脊疼痛明显，活动后减轻，舌质紫暗有瘀斑，脉沉涩，为气滞血瘀，方中加丹参 15g，三七粉 6g（冲服）以改善血液循环；若脊背疼痛不重，颈项背脊强直性畸形，胸闷如束，俯仰转则不利，或伴髋、膝关节屈伸活动明显受限，病已进入晚期阶段，加木瓜 12g，络石藤 15g 以增强舒筋活络作用。

【来源】唐业建．"五虎强督通痹汤"治疗强直性脊柱炎 63 例 [J]．江苏中医药，2007，39（9）：38-39.

10. 补肾通督活血汤

【组成】续断 30g，桑寄生 30g，骨碎补 30g，补骨脂 20g，狗脊 30g，鹿衔草 15g，菟丝子 20g，川牛膝、怀牛膝各 15g，炒薏苡仁 30g，知母 10g，当归 12g，红花 10g，制没药 10g，川芎 20g，威灵仙 20g，独活 10g，甘草 6g。

【功效】补益肝肾，活血通督。

【主治】腰脊颈项疼痛僵硬，活动受限，疼痛夜重，活动后减轻，或伴有四肢关节疼痛，畏寒喜暖，手足欠温，足跟痛，面色不华，舌质暗，苔白，脉沉细。

【用法】用水浸泡 20 分钟后，先用武火煎，至沸腾后改文火煎 30～40 分钟，滤出药液，加水再煎，共煎 3 次取药液 250～300ml，分 3 次口服。

【处方总结】方中桑寄生、续断、狗脊、补骨脂、骨碎补、鹿衔草补益肝肾、壮督通督，没药、川芎、牛膝、红花、活血化瘀通络，薏苡仁、独活、威灵仙祛风散寒除湿，当归、知母、甘草防止以上诸药辛燥耗伤津液阴血为佐。本组共 68 例，临床缓解 48 例，显效 16 例，有效 2 例，无效 2 例，总有效率为 97.1%。

【来源】冯福海，张二中．补肾通督活血汤治疗强直性脊柱炎 68 例 [J]．四川中医，2008，26（4）：97-98.

11. 补肾健督汤

【组成】狗脊 15g，淫羊藿 10g，补骨脂 10g，枸杞子 15g，怀牛膝 15g，炮山甲 10g，黄芪 20g，当归 12g，秦艽 15g，威灵仙 20g，熟地黄 12g，地龙 10g，姜黄 15g。

【功效】补肾健督，壮骨荣筋，活血化瘀。

【主治】腰骶部反复疼痛为主，晨僵明显，脊柱活动有不同程度受限，胸廓活动度减少或消失。X 线片显示具有强直性脊柱炎和骶髂关节典型改变。红细胞沉降率增快，类风湿因子阴性，HLA-27 多阳性。

【用法】每日 1 剂，水煎 2 次，取混合液 400～500ml，分 3 次温服。并在药渣内放入川乌、草乌各 10g，再加水 4000～5000ml，煎煮后熏洗患处，每日 2 次，每次 40 分钟。6 周为 1 个疗程，待症状消失或缓解后，为巩固疗效，改汤剂为丸剂，每次服用 10g，早晚各服用 1 次。

【处方总结】方中狗脊、淫羊藿、枸杞子、补骨脂、怀牛膝补益肝肾入督脉，强筋骨，壮腰膝，活血化瘀，通利血脉而利关节；威灵仙、秦艽祛风除湿，舒筋通络，除痹止痛；地龙清热息风，通络除痹；姜黄活血化瘀，通络止痛；黄芪补气健脾，生血行滞；熟地黄、当归益精填髓，补血活血；炮山甲祛风通络除痹，引药直达病所。川乌、草乌祛风除湿，温经止痛。其药渣加入川乌、草乌后熏洗患处，可驱散外侵诸邪，通经调气血，畅达痹阻经络，减轻疼痛、僵硬，扩大关节活动范围，诸药内外合用，攻补兼施，标本同治，益肾强督，壮骨荣筋，活血化瘀，除痹止痛。急性活动期加虎杖 15g，白花蛇舌草 15g；疼痛剧烈者加蜈蚣 3 条、鸡血藤 30g；腰僵痛者加用炒杜仲 15g，续断 20g；颈项强直疼痛者加用骨碎补 20g，桂枝 10g；瘀血甚加川芎 10g，丹参 20g；湿邪盛加土茯苓 30g，薏苡仁 30g。本组 76 例，经补肾健督汤治疗 1～2 个疗程后，显效 46 例，有效 23 例，无效 7 例，总有效率为 90.79%。

【来源】梁尚草，尚海峰，李洪钊．补肾健督汤治疗强直性脊柱炎 76 例报告［J］．中医正骨，2008，20（6）：63.

12. 补肾强督方

【出处】上海市卫生局资助项目

【组成】独活 15g，淫羊藿 15g，熟地黄 12g，补骨脂 12g，龟甲胶 12g，当归 12g，白芍 12g，杜仲 15g，狗脊 15g，秦艽 12g，防风 12g，川牛膝 15g，葛根 15g，羌活 15g，全蝎 6g，地龙 12g，甘草 6g。

【功效】补肾壮骨，祛邪通督。

【主治】骶髂关节、腰背部反复疼痛，脊柱活动有不同程度受限，晚期脊柱出现强直或驼背固定，胸廓活动度减少或消失。X 线片显示具有强直性脊柱炎和骶髂关节典型改变。红细胞沉降率增快，类风湿因子阴性，HLA-

27 多阳性。

【用法】每日 1 剂，加水 500ml，煎至 300ml，早晚分服，每服用 2 周可停药 1 日。

【处方总结】方中淫羊藿补命门，益精气，坚筋骨；独活主入肾经和督脉，可下达腰膝足胫以搜风祛湿，善祛风寒湿邪；二药合用可达补肾壮骨，祛邪通督之效，共为君药。补骨脂温壮肾阳；龟甲胶滋补肾阴；狗脊、杜仲强健筋骨，治脊强拘挛；当归、白芍养血活血补血；秦艽、防风善祛风胜湿，善治脊痛项强；痰湿瘀毒胶着，仅草木之品不能宣达，必加全蝎、地龙等虫类药搜剔；重用牛膝、葛根、羌活引药直达督脉。

【来源】许敬人，张春燕，茅惠明．补肾通督方治疗强直性脊柱炎临床研究［J］．上海中医药杂志，2008，42（9）：38-39.

13. 祛强汤

【组成】羌活、独活各 15g，桑寄生 15g，秦艽 15g，防风 15g，细辛 3g，丹参 15g，当归 15g，延胡索 15g，赤芍 15g，桂枝 15g，茯苓 25g，杜仲 15g，川牛膝 15g，党参 30g，鸡血藤 30g，甘草 3g。

【功效】活血通络，祛瘀生血。

【主治】骶髂关节、腰背部反复疼痛为主，晨僵明显，脊柱活动有不同程度受限，晚期出现强直或驼背固定，胸廓活动度减少或消失。X 线片显示具有强直性脊柱炎和骶髂关节典型改变。红细胞沉降率增快，类风湿因子阴性，HLA-27 多阳性。

【用法】水煎服，每日 1 剂，日服 2 次。

【处方总结】方中羌活、独活、秦艽、防风、细辛、桂枝祛风湿、温经通络；川芎、当归、延胡索、赤芍、鸡血藤活血养血祛瘀止痛；桑寄生、杜仲、牛膝补肝肾强筋骨；党参、甘草益气扶正，意在祛风湿，补肝肾，强筋骨。本组 52 例，显效 16 例，有效 19 例好转 15 例，无效 2 例，总有效率为 96.0%。

【来源】武伟，宋世峰，潘楚瑛，等．祛强汤治疗强直性脊柱炎的临床研究［J］．世界中西医结合杂志，2008，3（9）：529-531.

14. 舒督补肾方

【组成】金银花 20g，红藤 20g，薏苡仁 30g，土茯苓 30g，川牛膝 15g，地龙 10g，独活 20g，葛根 20g，白花蛇舌草 30g，狗脊 20g，白芍 20g，干姜 9g。

【功效】清热利湿，化瘀解毒，补肾壮骨。

【主治】活动期强直性脊柱炎。腰骶疼痛，脊背疼痛，腰脊活动受限，晨僵，发热，四肢关节红肿热痛，目赤肿痛。口渴或口干不欲饮，肢体困重，大便干，溲黄。舌质红，苔黄或黄厚、腻，脉滑数。

【用法】每剂应用自动煎药包装机加工制成2袋，每袋100ml，每次1袋，每日2次，饭后30分钟温服。

【处方总结】方中金银花、红藤、薏苡仁、白花蛇舌草清热利湿解毒；红藤兼能活血止痛；土茯苓解毒除湿，利关节；狗脊、川牛膝补肝肾，强筋骨，祛湿活血；独活祛风除湿，善治下部之痹证；葛根清热舒筋解肌；白芍养血敛阴，缓急止痛；干姜温中散寒，顾护脾胃。本组85例，临床缓解35例，显效33例，有效12例，无效5例，总有效率为94.12%。

【来源】甄洪亮，康从利，刘英．舒督补肾方联合西药治疗活动期强直性脊柱炎85例临床观察［J］．中医杂志，2010，51（3）：229-230.

15. 朱良春经验方

【出处】首届国医大师，南通市中医院主任医师，江苏省名中医，朱良春教授经验方

【组成】熟地黄15g，淫羊藿12g，骨碎补15g，当归15g，蜂房12g，蕲蛇10g，土鳖虫10g，僵蚕10g，延胡索10g，全蝎10g，蜈蚣10g，地龙12g，丹参20g，桃仁12g，红花12g。

【功效】补肾益气，蠲痹通络。

【主治】确诊强直性脊柱炎。临床表现为腰骶脊背疼痛或刺痛，腰脊活动受限，晨僵，局部酸痛，眩晕耳鸣，腰膝痿软，足跟痛，舌质暗红，苔少或有瘀斑，脉沉细或涩。属于骨痹肾虚血瘀型。

【用法】每日1剂，水煎早晚分2次温服。

【处方总结】本方根据朱老经验方加减而成，除选用补肾培本的熟地黄、淫羊藿、骨碎补、当归等温肾补气的草本之品外，又取钻透逐邪、涤痰散瘀之蜂房、全蝎、僵蚕等虫类药加用活血通络的丹参、桃仁、红花等相伍而成。本方借血肉有情之虫类药，如土鳖虫、僵蚕、蜂房、乌梢蛇、全蝎、蜈蚣同用，起协同加强之功，不仅具有搜剔之性，而且均含有动物异体蛋白，对机体的补益调整有其特殊作用。特别是蛇类，具祛风镇静之功，能缓解因痹证病变引起的拘挛、抽搐、麻木等症。寒偏胜配用桂枝12g，细辛8g等；风偏胜配用独活12g，海风藤12g等；湿偏胜配生白术12g，苍术12g，薏苡仁15g，千年健10g等；热偏胜配知母12g，茯苓15g，地龙12g，寒水石10g等。本组显效18例，进步10例，有效5例，无效2例，总有效率为94.29%。

【来源】周定华，周正球，朱婉华．朱良春经验方联合西药治疗强直性脊柱炎 35 例临床观察［J］．江苏中医药，2010，42（6）：40-41.

16. 益肾培督汤

【组成】熟地黄 20g，山药 10g，狗脊 20g，山茱萸 10g，骨碎补 18g，淫羊藿 10g，杜仲 20g，制附子 6g，土茯苓 20g，山慈菇 20g，鹿角片 10g，独活 12g，赤芍 15g。

【功效】益肾培督，祛湿舒筋，化瘀通络。

【主治】以两骶髂关节、腰背部反复疼痛为主，脊柱活动有不同程度受限，晚期脊柱出现强直或驼背固定，胸廓活动度减少或消失。中医属肾虚督寒型证。

【用法】每日 1 剂，水煎服。

【处方总结】方中骨碎补主入肝肾二经，能补肾活血，祛寒除湿，疗骨中邪毒；淫羊藿温补肾阳，除冷风劳气；狗脊坚肾强督、利俯仰；制附子温肾助阳祛风寒湿，治脊强拘挛；鹿角片益肾生精、壮督强腰；杜仲补肝肾、健骨强筋；独活善祛腰背腿之寒湿之邪；赤芍活血养血；土茯苓解毒、除湿、利关节；熟地黄、山药、山茱萸补肝肾益精血，有阴中求阳之义，并有防温阳药之燥热之性。本组显效 9 例，有效 18 例，无效 5 例，总有效率为 84.4%。

【来源】周奕，毛丹丹，刘时觉．益肾培督法治疗肾虚督寒型强直性脊柱炎疗效评价［J］．中医正骨，2010，22（11）：3-5.

17. 雷公藤复方

【组成】雷公藤 20g，威灵仙 15g，生地黄 24g，细辛 6g，金银花 24g，蒲公英 24g，独活 20g，葛根 15g，土鳖虫 9g，川牛膝 18g，薏苡仁 20g，补骨脂 15g，白芍 20g。

【功效】祛风散寒，补肾活血，清热解毒。

【主治】骶髂关节及腰背部反复疼痛，活动受限甚或强直或驼背固定，胸廓活动度减少或消失。X 线片显示具有强直性脊柱炎和骶髂关节典型改变。

【用法】雷公藤先煎 1 小时，每日服用 1 剂，每服 6 剂停药一日。

【处方总结】雷公藤复方针对该病特点，以祛风散寒、补肾活血、清热解毒为组方原则。药方中以威灵仙、细辛、独活、薏苡仁祛风散寒；以生地黄、白芍、补骨脂强筋壮骨，补益肝肾；以川牛膝、红花、土鳖虫活血通络；以金银花、蒲公英清热解毒；以葛根升发阳气；以威灵仙通经；以雷公藤活血化瘀、消肿散积、清热解毒。本组 42 例，显效 24 例，有效 16 例，无效 2 例，总有效率为 95.2%。

【来源】谭志斌. 42 例强直性脊椎炎的雷公藤复方治疗观察 [J]. 中医临床研究，2011，3（5）：39-40.

18. 补肾强督汤

【出处】中日友好医院焦树德教授的补肾强督治偻汤

【组成】骨碎补 18g，补骨脂 12g，熟地黄 15g，淫羊藿 12g，鹿角胶 6～9g（或鹿角片、鹿角霜适量），狗脊 30g，续断 18g，杜仲 20g，羌活 12g，独活 10g，防风 12g，桂枝 10g，赤芍、白芍各 12g，知母 10g，川牛膝 12g，炙麻黄 6g，干姜 6g，炙穿山甲 6g。

【功效】补肾壮骨，活血通络，散寒除湿。

【主治】肾虚督寒证强直性脊柱炎。表现为腰胯疼痛，喜暖畏寒，膝腿疼痛或酸软无力，俯仰受限，见寒加重得热则舒，或兼男子阴囊寒冷，女子白带寒滑，舌苔薄白或白厚，脉多沉弦或沉弦细，尺弱。

【用法】每日 1 剂，水煎取汁分 3 次服，共治疗 6 个月。

【处方总结】该方以骨碎补补肾壮骨、行血疗伤；补骨脂温补肾阳、暖丹田；熟地黄补肾生精、填髓充骨，共为君药。鹿角胶功专补督脉、益精血，淫羊藿补肝肾、益精气；狗脊补肾壮腰膝、利俯仰，尤宜于治疗本病腰背僵痛诸症；羌活主治"督脉为病、脊强而厥"（《本草备要》）；防风祛风胜湿，善治脊痛项强，共为臣药。续断、杜仲补肾壮腰、强健筋骨；独活搜少阴伏风，协羌活能散全身上下之湿气；桂枝温太阳经而通血脉；白芍和血脉、缓筋急；知母润肾滋阴以防诸药之燥热；牛膝活血益肾，引药入肾以治腰膝骨痛；麻黄散风寒，配熟地黄能温肌腠、化阴疽；干姜辛温，守而不走，温里散寒化湿；赤芍、炙穿山甲活血化瘀，共为佐使。膝、踝、肩、肘等关节疼痛或上下肢游走串痛者加青风藤、海风藤各 30g，松节 15g，威灵仙 15g；有化热证象者加秦艽 15g，桑枝 30g，忍冬藤 30g，络石藤 30g 等。本组共 120 例，临床痊愈 22 例，显效 32 例，有效 47 例，无效 19 例，总有效率为 84.17%。

【来源】王建东，阎小萍. 补肾强督法治疗强直性脊柱炎临床研究 [J]. 中国中医急症，2011，20（3）：345-346.

19. 强督汤

【出处】郑州市名老中医秦镜主任经验方

【组成】淫羊藿 30g，仙茅 30g，伸筋草 30g，僵蚕 10g，路路通 30g，砂仁 10g，川牛膝 30g，当归 15g，全蝎 10g，蜈蚣 10g，蕲蛇 10g，甘草 10g。

【功效】温阳化瘀，通络止痛。

【主治】下腰痛 3 个月以上，活动后改善，休息无改善；腰椎冠状面和矢状面活动受限；胸廓活动度减低。X 线片显示单侧Ⅲ～Ⅳ级或双侧Ⅱ～Ⅳ级骶髂关节炎。

【用法】常法煎服，200ml 每袋，每日 1 剂，分 2 次服。

【处方总结】方以淫羊藿、蕲蛇温阳止痛为君；仙茅、路路通为臣；佐以全蝎、蜈蚣、当归等祛除风湿，甘草调和诸药。仙茅、淫羊藿合用体现了名方二仙汤的灵活运用。本病病机复杂、病势缠绵，难以速愈，痹证日久，必须借血肉有情之虫类药，如僵蚕、蕲蛇、全蝎、蜈蚣同用，起协同加强之功，同时以砂仁护胃为本方亮点。治疗组临床显效 12 例，有效 14 例，无效 4 例，总有效率为 86.7%。

【来源】杨科明，张攀科，丁晓明，等. 强督汤治疗强直性脊柱炎的临床研究 [J]. 中国医药科学，2011，1（14）：104.

20. 清热益肾法

【组成】茯苓 25g，黄柏 15g，秦艽 15g，地龙 20g，防己 15g，土茯苓 15g，防风 15g，赤芍 15g，川芎 15g，没药 10g，红花 15g，当归 15g，狗脊 25g，生姜 20g，杜仲 20g，附子 5g，怀牛膝 15g。

【功效】清热益肾，活血通督。

【主治】骶髂关节及腰背部疼痛发僵，脊柱活动有不同程度受限。X 线片显示具有强直性脊柱炎和骶髂关节典型改变。符合中医肾督亏虚，湿热痹阻型。

【用法】每日 1 剂，水煎 2 次，每煎取汁 200ml，共 400ml，分早、晚服。

【处方总结】方中土茯苓、防己、黄柏、茯苓清热利湿除痹；地龙、防风、秦艽、清湿热，通经络，止痹痛；赤芍、没药、红花、川芎、当归，活血化瘀止痛；狗脊、骨碎补、杜仲、附子、怀牛膝益肾通督强腰。气虚体倦乏力者加黄芪 30g，腰骶部疼痛明显者可加续断 15g，桑寄生 15g，延胡索 10g；颈项部疼痛者加葛根 20g，桂枝 15g。本组共 40 例，显效 14 例，有效 17 例，无效 9 例，总有效率为 77.5%。

【来源】李远峰，宋寒冰，陈伊，等. 清热益肾法治疗强直性脊柱炎临床疗效研究 [J]. 中医药信息，2012，29（2）：31-33.

21. 蠲痹通络方

【出处】陕西省名中医王明怀教授经验方

【组成】炒白芍 30g，山茱萸 20g，狗脊 30g，黄芪 20g，白术 30g，骨碎补 15g，千年健 15g，益母草 20g，虎杖 18g，僵蚕 15g，白芥子 6g，透骨草 15g，鸡血藤 15g。

【功效】滋补肝肾，养血柔筋，健脾益气，化痰通络。

【主治】以两骶髂关节、腰背部反复疼痛为主，脊柱活动有不同程度受限，晚期脊柱出现强直或驼背固定，胸廓活动度减少或消失。X 线片显示具有强直性脊柱炎和骶髂关节典型改变。红细胞沉降率增快，类风湿因子阴性，HLA-27 多阳性。

【用法】将诸药用水煎取汁，分早晚 2 次饭后服用，每日 1 剂，服用 3 个月。

【处方总结】方中白芍酸苦，归肝经，补益肝肾、养血敛阴、柔肝止痛，以补为功，且能破坚积；山茱萸酸甘，归肝、肾经，能补肝肾之阴，又能温补肾阳，为平补阴阳要药；狗脊苦甘，益肝肾而壮腰膝，兼能祛风湿。以上三药重用，酸甘化阴，补肝肾阴血之不足，以达养血柔筋、通络止痛之功。黄芪、白术益气健脾，固表补虚，并能化湿；骨碎补、千年健强骨益肾，祛风散湿，通络定痛；益母草、虎杖清利湿热、活血息痛，又能解毒；僵蚕、白芥子辛散易入经络，善搜剔痰积而开顽痹；透骨草祛风活络止痛，透筋骨伏邪外达力颇强；鸡血藤养血活血、舒筋活络、化瘀止痛，补血不滋腻，活血不伤正。气虚明显者加党参，阴虚明显者加熟地黄，寒湿明显者加制川乌、鹿角胶、桂枝，湿热明显者加炒黄柏、苍术、忍冬藤，瘀血明显者加土鳖虫，肢体困重者加茯苓、薏苡仁，颈项强痛者加葛根，伴上肢关节症状者加姜黄、桑枝、羌活，伴下肢关节症状者加川牛膝、独活、威灵仙，经久难愈者加全蝎、蜈蚣。本组观察 40 例，有效 34 例，有效率为 85%。

【来源】于继岗，王明怀，林强，等．蠲痹通络方治疗强直性脊柱炎疗效观察［J］．现代中西医结合杂志，2015，24（34）：3836-3838.

22. 强脊益肾汤

【组成】生黄芪 20g，红参 10g，当归 15g，白芍 10g，续断 15g，炒杜仲 10g，狗脊 10g，补骨脂 10g，络石藤 15g，怀牛膝 10g，木瓜 10g，桂枝 15g，独活 10g，山茱萸 10g，枸杞子 12g，萆薢 10g，陈皮 8g，甘草 6g。

【功效】滋补肝肾、养筋荣督为主，祛风除湿、活血通络为辅。

【主治】腰脊痛为主诉，夜间痛，X 线片显示患者双侧骶髂关节改变，起病隐匿，持续至少 2 个月出现晨僵超过 1 小时，至少 3 个脊柱关节区存在痛感，活动后痛感可缓解，伴有关节屈伸不利，腰膝酸软，畏寒，阳痿，滑精，舌质淡，苔白少津，脉沉弱或细数。

【用法】每日1剂，水煎服，日2次服用，4周为1个疗程。

【处方总结】生黄芪大补肺气、益卫固表；红参重于温补，以益气养阳为主；当归主入血分，养血活血、通络止痛；白芍滋肝养血，与桂枝配伍温经和营；续断、炒杜仲、狗脊、补骨脂主入肾经，长于补肝肾、强筋骨、壮腰膝、利俯仰；络石藤、怀牛膝、木瓜活血通络；独活祛风除湿、通络止痛；山茱萸长于滋养肝肾之阴；枸杞子滋补肝肾、养血补精；草薢祛风通络、除湿止痛；陈皮健脾行气、防止滋腻；甘草调和诸药。气滞血瘀甚者加延胡索20g，红花15g，川芎15g；阴虚甚者加入女贞子15g，龟甲10g；风寒湿阻甚者加入防己8g，秦艽8g。本组观察43例，痊愈21例，显效10例，有效9例，无效3例，有效率为93.0%。

【来源】张青.强脊益肾汤治疗强直性脊柱炎肝肾不足证临床研究［J］.河南中医，2015，35（11）：2701-2703.

23. 阳和汤

【出处】《外科证治全生集》

【组成】熟地黄20g，鹿角片10g，桂枝10g，麻黄3g，干姜3g，白芥子3g，蜂房9g，独活12g，桑寄生12g，杜仲10g，青风藤10g，络石藤10g，炙甘草5g。

【功效】温阳行气，散寒止痛。

【主治】阳虚寒凝证：腰骶或背部僵痛，腰部活动受限，可兼见足跟痛，平素畏寒，小便清长，大便偏溏。舌暗淡，舌体胖有齿痕，苔薄白，脉细若或沉迟。

【用法】每日1剂，水煎服，日2次服用。

【处方总结】方中熟地黄、鹿角片补肾填精、强筋健骨；桂枝温通经脉，助阳化气；麻黄辛温，开散寒结；桂枝、麻黄共用外以祛在表寒邪，内通在里之寒凝，干姜温中；白芥子祛寒；独活、桑寄生、杜仲则补肝肾、强筋骨；蜂房、青风藤、络石藤以祛风通络止痛；炙甘草调和诸药。本组观察36例，显效7例，缓解16例，有效8例，无效5例，有效率为86.11%。

【来源】徐波，吴素玲.阳和汤治疗强直性脊柱炎临床研究［J］.中医学报，2016，31（214）：439-441.

24. 益肾消痹方

【组成】鹿衔草30g，熟地黄15g，全当归12g，土鳖虫6g，全蝎3g，乌梢蛇10g，蜈蚣2条，蜂房10g，地龙10g，僵蚕6g，制南星6g，制川乌

5g，制草乌 5g，甘草 6g。

【功效】 滋补肝肾，祛风除湿，化瘀祛痰，通络止痛。

【主治】 腰骶、脊背疼痛，腰脊活动受限，晨僵，疼痛夜重，或刺痛，或腰膝酸软，肌肤干燥少泽。舌质暗或有瘀斑，脉沉细或涩。

【用法】 每日 1 剂，水煎服，日 2 次服用。

【处方总结】 益肾消痹汤方中鹿衔草甘苦微温，善入肝肾二经，能补肾壮精、强筋壮骨，祛风除湿为君药；熟地黄滋阴补血、益精填髓，当归养血活血，二者合用滋补肝肾共为臣药；土鳖虫、全蝎、蜈蚣、乌梢蛇、地龙、蜂房、僵蚕祛风活血通络止痛，制川乌、制草乌祛风湿、散寒止痛，制南星祛风燥湿化痰，共为佐药；甘草益脾缓急、调和诸药而为使药。气滞者可加厚朴、香附等；偏寒者可加附子、肉桂等；湿热胜者可加四妙散。本组观察 126 例，临床控制 14 例，显效 32 例，有效 68 例，无效 12 例。总有效率为 90.47%。

【来源】 杨志敏，马宏杰．益肾消痹方治疗肾虚瘀阻型强直性脊柱炎 126 例［J］．中国中医药现代远程教育，2013，11（19）：40-41.

25. 壮骨伸筋方

【组成】 熟地黄 30g，淫羊藿 20g，鹿衔草 20g，骨碎补（炙）15g，肉苁蓉 15g，鸡血藤 20g，延胡索（醋炙）30g，人参 10g，茯苓 10g，葛根 10g，威灵仙 10g，狗脊 10g，豨莶草 10g，姜黄 10g，桂枝 10g，山楂 10g，洋金花 5g。

【功效】 补益肝肾，强筋健骨，活血化瘀，通络止痛。

【主治】 肝肾不足证：腰骶、脊背疼痛，腰脊活动受限，晨僵，局部酸痛，眩晕耳鸣，肌肉消瘦。舌质淡红，苔少或有薄白苔，脉沉弦或细紧。

【用法】 每日 1 剂，水煎服，日 2 次服用。

【处方总结】 方中选用熟地黄补血滋润；益精填髓，以补肾中之阴，淫羊藿补肾壮阳，祛风除湿，兴肾中之阳为方中之君药。臣药配以肉苁蓉之入肾充髓，骨碎补、鹿衔草、延胡索，补骨镇痛，并与鸡血藤配合骨碎补等药在补肾填精、益肝舒筋基础上，加强舒筋通络、行气活血之功。故君臣药力集中，在补肾生髓，髓充则骨健同时，达到养血益肝，肝舒则筋展。改善腰腿痛等症，以威灵仙、狗脊、豨莶草等为佐的舒筋络、止痹痛之品，通达十二筋络，以利关节也。人参、茯苓为使，补气健脾，安神益智，其用意，亦可扶正，亦可调和气血，使"痛无补法"但与行散药相结合，可提高患者的抗病能力，促进医病的功效。洋金花与诸药偕行，其镇痉、止痛之力尤著，佐生山楂之健胃消食理气，以防补而腻膈之弊，这是本方的特点所在。本组观察 32 例，显效 13 例，有效 16 例，无效 3 例。总有效率为 90.6%。

【来源】赵长伟，闻辉，李振华，等. 壮骨伸筋方结合双氯芬酸钠缓释片治疗强直性脊柱炎的临床观察 [J]. 中华中医药杂志，2016，31（2）：740-741.

外治方

1. 松脊展筋方

【组成】制川乌 15g，制草乌 15g，桂枝 10g，透骨草 10g，伸筋藤 10g，鸡血藤 10g，络石藤 10g，海风藤 10g，五加皮 10g，海桐皮 20g，花椒 10g，羌活 10g，独活 10g，细辛 6g，防风 10g，合欢皮 10g，乳香 10g，没药 10g，桃仁 10g，红花 10g。

【功效】祛风除湿，活血通络。

【主治】腰背部疼痛、僵硬症状，脊柱活动受限、强直。胸廓活动度减少或消失。X 线片显示具有强直性脊柱炎和骶髂关节典型改变。红细胞沉降率增快，类风湿因子阴性，HLA-27 多阳性。

【用法】上药袋装后置入汽化药热疗器，对患者腰骶部及背部进行熏蒸治疗，根据每个患者的个体差异和耐受程度，设定温度在 45～50℃，每日治疗 1 次，时间为 40 分钟。

【处方总结】方中制川乌、制草乌、桂枝、花椒、细辛、防风温通经脉，散寒止痛；透骨草、伸筋藤、络石藤、海风藤、五加皮、海桐皮、羌活、独活祛风湿，通经络，强筋骨；鸡血藤、乳香、没药、桃仁、红花、合欢皮活血化瘀，消肿止痛。中药熏蒸可通过温热刺激，改善血液与淋巴系统的循环，利于渗出液的消散和吸收，起到止痛、解痉、减少粘连和滑利关节的作用。治疗组临床缓解 19 例，显效 7 例，有效 4 例，无效 2 例，总有效率为 94%。

【来源】谢懋华，车革方，钟惠娟，等. 松脊展筋方熏蒸治疗强直性脊柱炎的疗效观察 [J]. 现代中西医结合杂志，2004，13（10）：1298-1299.

2. 除湿蠲痹方

【组成】麻黄 15g，红花 20g，徐长卿 30g，防风 15g，赤芍 20g，葶苈子 30g，萆薢 30g，鸡血藤 30g，青风藤 30g，黄柏 15g，七叶莲 30g，细辛 15g。

【功效】除湿通络，活血止痛。

【主治】两骶髂关节、腰背部反复疼痛为主,脊柱活动有不同程度受限,晚期脊柱出现强直或驼背固定,胸廓活动度减少或消失。X线片显示具有强直性脊柱炎和骶髂关节典型改变。红细胞沉降率增快,类风湿因子阴性,HLA-27多阳性。

【用法】方中加水约3000ml煎煮至1000ml药液备用,熏蒸治疗采用全电脑多功能治疗熏蒸机。治疗前将上述药液放入熏蒸机药缸中,接通电源,调节温度至40℃,嘱患者暴露治疗部位并置于熏蒸机上,每次治疗15分钟,以微汗出为宜,1次/日,5日为1个疗程,共治疗2个疗程,两个疗程间休息2日。

【处方总结】除湿蠲痹方中重用麻黄、防风为君以祛风除湿,散寒止痛。配伍臣药黄柏、萆薢清利湿热,红花、赤芍活血通络;徐长卿、鸡血藤、青风藤、七叶莲为佐药以散寒止痛,通络除痹。再以细辛、葶苈子为使药,共奏祛风解表、通窍之功效,使邪从肌表散出,邪有出路,湿邪由卫气营血分分出。除湿蠲痹方的药物加热熏蒸通过温热作用及药物有效成分的透皮吸收,局部药物浓度高,作用直接,具有增加血液循环、改善局部代谢、促进炎性物质排泄的作用,能增强人体体液免疫和细胞免疫功能,解除肌肉痉挛,而且避免消炎止痛药物对胃肠道的损害及不良反应的发生。

【来源】林昌松,钟斯婷,关彤.除湿蠲痹方熏蒸治疗对强直性脊柱炎疗效的影响[J].广州中医药大学学报,2009,26(4):317-318.

小 结

强直性脊柱炎目前尚不能根治,中医中药在改善患者症状方面取得了可喜的成果。综合以上选方,共选入27方,内治25方,外治2方,其中名中医经验方6例。其治法以除湿止痛,活血通络,补肾强督,温经散寒为主,依据临床辨证的不同而有所侧重。所选方剂中以狗脊、牛膝、独活、当归、地龙、杜仲、熟地黄、威灵仙、补骨脂等应用最广泛。补益肝肾常用狗脊、骨碎补、补骨脂、杜仲等,祛风除湿常用独活、威灵仙、薏苡仁等,通络止痛常用地龙、全蝎、蜈蚣、蕲蛇等虫类药物及青风藤、伸筋藤、络石藤等藤类药物,活血化瘀则以当归、桃仁、红花、鸡血藤最为常用。另外,随症加入温经散寒的川乌、草乌,化痰散结的白芥子、制南星、海浮石等。

中日友好医院焦树德是治疗强直性脊柱炎的较为有名的教授。他将本病定为大偻。认为常见证候有三:肾虚督寒证、邪郁化热证和痹阻肢节证。该病的治疗方法拟定常用三方如下。补肾强督治偻汤:骨碎补、补骨脂、熟地黄、淫羊藿、金狗脊、鹿角胶（或片、霜）、羌活、独活、续断、杜仲、川牛膝、土鳖虫、桂枝、赤芍、白芍、知母、制附子、炙麻黄、干姜、白术、威灵仙、僵蚕、炙穿山甲、防风。 补肾强督清化汤：骨碎补、生地黄、炒黄柏、续断、杜仲、苍术、川牛膝、狗脊、鹿角霜、羌活、秦艽、土鳖虫、桑枝、桂枝、赤芍、白芍、知母、制附子、白术、威灵仙、白僵蚕、生薏苡仁。 补肾强督利节汤：骨碎补、补骨脂、金狗脊、鹿角胶、土鳖虫、杜仲、防风、羌活、独活、川牛膝、姜黄、桂枝、赤芍、白芍、知母、制附子、制草乌、炙麻黄、白术、青风藤、海风藤、松节、威灵仙、僵蚕、伸筋草。

常用中药药理

狗 脊

【**性味**】苦、甘，温。

【**归经**】归肝、肾经。

【**功效**】补肝肾，强筋骨，祛风湿。

【**主治**】肾虚腰痛脊强，小便不禁，风湿痹痛，白带过多等。

【**用法用量**】内服：煎汤，每日 10～15g，熬膏或入丸剂，适量。外用：煎水洗。

【**使用注意**】

1. 阴虚有热，小便不利者慎服。

2. 肝虚有郁火者慎服。

3. 恶败酱草。

【**药理作用**】

狗脊的金黄色绒毛，有止血作用。

【**各家论述**】

1.《神农本草经》："主腰背强，机关缓急，周痹寒湿，膝痛。颇利老人"。

2.《名医别录》："疗失溺不节，男子脚弱腰痛，风邪淋露，少气目暗，坚脊，利俯仰，女子伤中，关节重"。

3.《药性论》："续筋骨"。

4.《本草纲目》："强肝肾，健骨，治风虚"。

5.《玉楸药解》："泄湿去寒，起痿止痛，泄肾肝湿气，通关利窍，强筋壮骨，治腰痛膝疼，足肿腿弱，遗精带浊"。

6.《本草纲目拾遗》："金狗脊止诸疮血出，治顽痹，黑色者杀虫更效。"

7. 《南宁市药物志》："治跌打腰痛"。

8. 《本草正义》："狗脊本有两种，一种似狗之脊骨，古之所用也，一种有金毛而极似狗形，今谓之的为金毛狗脊，频湖《纲目》已备载之，赵氏《拾遗》据《职方典》谓出于粤西之南宁府，即蕨根也。今之所用，皆即此种，能温养肝肾，通调百脉，强腰膝，坚脊骨，利关节，而驱痹着，起痿废，又能固摄冲带，坚强督任"。

地 龙

【性味】咸，寒。

【归经】归肝、脾、膀胱经。

【功效】清热息风，平喘，通络，利尿。

【主治】热痹之关节红肿热痛、屈伸不利，高热狂躁，惊风，抽搐，风热头痛、目赤、中风半身不遂、喘息、喉痹，小便不通，痄腮等证。

【用法用量】内服：煎汤，每日 5～15g，鲜品 10～20g，研粉吞服，每次 1～2g。外用：捣烂、化水或研末调敷。

【使用注意】伤寒非阳明实热狂躁者不宜用，温病无壮热及脾胃虚弱者不宜用，黄疸缘大劳，腹胀属脾肾虚，阴虚成痨瘵者，咸在所忌。

【药理作用】

1. 镇静抗惊厥作用　地龙热浸剂，醇提溶液对小白鼠及兔均表现镇静作用，地龙对惊厥有拮抗作用，对兔，小鼠的电惊厥也能对抗，但不能对抗士的宁引起的惊厥。地龙的镇静，抗惊厥作用与其所含琥珀酸和谷氨酸有关。

2. 对平滑肌的作用

（1）对支气管的作用　从广地龙中提得一种含氮的有效成分，对白鼠及家兔肺灌注具有显著的舒张支气管作用，并能拮抗组胺及毛果芸香碱对支气管的收缩作用，静脉注射于豚鼠可提高对组胺的耐受量。

（2）对血管的作用　从广地龙中提出一种淡黄色针状结晶，对大鼠离体后肢灌注能强烈收缩血管，蚯蚓浸出液对离体兔耳实验，其直接作用为使血管收缩，而中枢作用则使血管扩张。

（3）对子宫的作用　上述针状结晶，对离体和在位子宫均能增高紧张度，引起痉挛性收缩，静脉注射或灌胃可使子宫瘘管的收缩波明显增大，说明此物质对子宫纵行肌似有更强的作用。

3. 解热作用　地龙水浸剂及蚯蚓碱对大肠埃希菌毒素、温刺引起发热的家兔，均有良好的解热作用，但对二硝基酚引起的发热则无影响。

4. 降压作用　用地龙酊干粉混悬液，热浸剂、煎剂等进行急性动物血压实验，表明地龙具有缓慢而持久的降压作用。这可能原因是直接作用于脊髓以上的中枢神经系统或通过某些内感受器反射地影响中枢，引起部分内脏血管扩张所致。

【各家论述】

1.《本草纲目》："主伤寒疟疾大热狂烦，及大人小儿小便不通，急慢惊风，历节风痛，肾脏风注，头风，齿痛……""蚯蚓，性寒而下行，性寒故能解诸热疾，下行故能利小便，治足疾而通经络也。"

2.《会约医镜》："治跌打损伤，痘疮紫黑。"

第十八章 类风湿关节炎

类风湿关节炎是一种以关节滑膜炎为特征的慢性全身性自身免疫性疾病。滑膜炎持久反复发作，可导致关节内软骨和骨的破坏。表现为全身多发性和对称性慢性关节炎，其特点是关节痛和肿胀反复发作进行性发展，最终导致关节破坏、强直和畸形。病变常累及全身多个器官，故本病又称为类风湿关节炎。多见于女性，16～55岁发病率最高，男女之比约为1：2.5。在绝大多数情况下，本病不致影响患者寿命，但在少数患者中，可造成严重残废，使患者完全丧失劳动能力。类风湿关节炎归属于中医"痹证"范畴，称为"周痹""骨痹""肾痹""历节""顽痹""尪痹"等。

病因病机

1. 病因　现代病因学尚未完全明确。类风湿关节炎是一个与环境、细菌、病毒、遗传、性激素及神经精神状态等因素密切相关的疾病。寒冷、潮湿、疲劳、营养不良、创伤、精神因素等，常为本病的诱发因素。

(1) 细菌因素　实验研究表明A型溶血性链球菌可能为类风湿关节炎发病的一个持续的刺激原。支原体所造成的关节炎动物模型与人的类风湿关节炎相似，但不产生人的类风湿关节炎所特有的类风湿因子。在患者的关节液和滑膜组织中从未发现过细菌或菌体抗原物质，提示细菌可能与类风湿关节炎的起病有关，但缺乏直接的证据。

(2) 病毒因素　该病与病毒，特别是与EB病毒的关系是国内外学者关注的问题之一。研究表明，EB病毒感染所致的关节炎与类风湿关节炎不同，类风湿关节炎患者对EB病毒有比正常人更强烈的反应性。在类风湿关节炎患者血清和滑膜液中出现持续高度的抗EB病毒-包膜抗原抗体，但到目前为止在类风湿关节炎患者血清中一直未发现EB病毒核抗原或壳体抗原抗体。

(3) 遗传因素　本病在某些家族中发病率较高，在人群调查中，发现人类白细胞抗原 HLA-DR$_4$ 与 RF 阳性患者有关。对 HLA-DR$_4$ 深入研究发现患者具有类风湿关节炎的易感基因，因此遗传可能在发病中起重要作用。

2. 病机　中医学认为，人体在劳倦涉水或汗出淋雨等情况下，阳气受损，腠理空虚，卫气不固，则风、寒、湿邪乘虚侵袭肌肤，流注经络，关节，气血运行阻滞，关节肿胀疼痛，僵硬变形，发为本病。或人体内生痰火，复感外邪，寒凉外搏，热血得寒，痰浊凝涩，故骨节痛极，久则手足蜷挛，又有气血虚损，筋脉失却濡养，而致筋骨疼痛，屈伸不利者。

现代医学认为，类风湿关节炎主要侵犯关节滑膜，类风湿滑膜炎是原发病变，而软骨、软骨下骨质，关节囊、韧带和肌腱的病变是继发的，但这些继发病变可造成关节脱位、畸形或强直，最后使受累关节完全丧失功能。在重型病例也常常侵犯其他器官，出现关节以外的病理改变，如血管炎、皮下结节及心脏、肺脏和眼睛的病变。

诊 断 标 准

1987年，美国风湿病学会（ARA）修订的类风湿关节炎的诊断标准如下：①晨僵至少1小时，持续至少6周或以上；②3个或3个以上的关节肿胀，持续至少6周或以上；③腕关节、掌指关节或近侧指间关节肿胀6周或以上；④对称性关节肿胀；⑤手的X线应具有典型的类风湿关节改变而且必须包括糜烂和骨质脱钙；⑥类风湿结节；⑦类风湿因子阳性。

治 法 治 则

类风湿关节炎至今尚无特效疗法，仍停留于对炎症及后遗症的治疗，采取综合治疗，多数患者均能得到一定的疗效。治疗的目的在于：①控制关节及其他组织的炎症，缓解症状；②保持关节功能和防止畸形；③修复受损关节以减轻疼痛和恢复功能。

一般疗法：发热及关节肿痛、全身症状严重者应卧床休息，至症状基本消失为止。待病情改善两周后应逐渐增加活动，以免过久的卧床导致关节失用，甚至促进关节强直。药物治疗包括非甾体类抗炎药、金制剂、青霉胺、氯喹、左旋咪唑、免疫抑制剂、肾上腺皮质激素、雷公藤等。理疗：包括热浴、蜡疗、红外线、超声、激光等。外科治疗：对仅有1～2个关节受损较重、经水杨酸盐类治疗无效者可试用早期滑膜切除术。后期病变静止，关节有明显畸形者可行截骨矫正术，关节强直或破坏者可做关节成形术、人工关节置换术。负重关节可做关节融合术等。

内治方

1. 全消痹汤

【出处】辽宁中医学院郭惠敏教授经验方

【组成】黄芪、防己各40g，细辛5g，桂枝、蜂房各15g，全蝎10g，蜈蚣2条，三七5g，穿山龙50g，炙马钱子0.3g。

【功效】祛风散寒，通经止痛。

【主治】类风湿关节炎。多以小关节呈对称性疼痛肿胀，痛有定处，背脊晨僵，活动不利，遇寒则痛剧，局部畏寒怕冷。舌质淡，舌苔薄白，脉浮紧或沉紧。

【用法】水煎服，每日1剂，每日2次，每次150ml。1个月为1个疗程。

【处方总结】方中黄芪益卫固表，补一身之气，卫外而又行其内，补气益精而扶正；防己祛风湿止痛；桂枝温经通阳，透达营卫，既利关节，又通经脉；全蝎、蜈蚣、穿山龙均祛风止痉通络；三七、细辛、马钱子活血散寒止痛，尤其《医学衷中参西录》云马钱子"开通经络，透达关节之力远胜于它药"。该药要以炙马钱子，煎煮时一定要长时间，使马钱子中有效成分士的宁充分溶解破坏，防止出现服后产生抽搐现象。

【来源】施剑.全消痹汤治疗类风湿性关节炎30例[J].辽宁中医药，1996，23（12）：554.

2. 四风三藤汤

【组成】走马风15g，肿节风15g，过山风15g，钻地风10g，络石藤15g，宽筋藤15g，鸡血藤15g，黄芪15g，全蝎3g，五加皮15g，豨莶草15g。

【功效】祛风除湿，舒筋活络，行血化瘀，消肿止痛。

【主治】类风湿关节炎多以小关节呈对称性疼痛肿胀，晨僵，活动不利；起病缓慢，反复迁延不愈，逐渐形体消瘦；病久受累关节呈梭形肿胀，压痛，拒按，关节变形僵硬，周围肌肉萎缩；类风湿因子阳性，红细胞沉降率增快，X线片显示骨质疏松改变，或关节骨面浸蚀呈半脱位或脱位。

【用法】每日1剂，水煎分3次服，并用内服药渣加酒适量炒热，用纱布包裹烫洗患处关节，每日1次。

【处方总结】其中肿节风、走马风、过山风、钻地风均为广西常用草药。方中肿节风、豨莶草性寒凉，祛风除湿，活血化瘀，消肿止痛。若寒重者，加桂枝、川乌。豨莶草祛风除湿，兼活血之要药。肿节风具有祛风活血、消肿止痛之效。黄芪、五加皮性温，益气和营，强壮筋骨，以扶助正气。全蝎性平味辛咸，能穿筋透骨，逐湿除风；走马风、过山风、钻地风，性平或微温，善祛风除湿，通络止痛；络石藤性凉，宽筋藤性平，鸡血藤性温，均能舒筋活络，行血消肿；热重者加石膏、忍冬藤；瘀阻重者加蜈蚣、土鳖虫；肝肾亏虚重者加山茱萸、菟丝子。

【来源】蒙木荣，叶庆莲．四风三藤加味治疗类风湿性关节炎临床观察［J］．广西中医药，2002，25（5）：6-8.

3. 斑龙汤

【组成】鹿角霜、菟丝子、茯苓、寻骨风、穿山龙、当归各30g，补骨脂20g，全蝎、土鳖虫各10g，蜈蚣2条，穿山甲、乌梢蛇各15g，青风藤、海风藤、雷公藤各12g。

【功效】补益肝肾，扶助正气，化瘀散结，通经活络。

【主治】类风湿关节炎。多发对称性的小关节疼痛，尤以掌指关节、近端指间关节疼痛肿胀，晨僵30分钟以上；关节肿痛在6周以上。气血亏虚证：关节疼痛，肿胀僵硬，麻木不仁，行动艰难，面色淡白，心悸自汗，神疲乏力。舌质淡，苔薄白，脉细弱。

【用法】每日1剂，水煎2次，分早晚服用。

【处方总结】方中熟地黄、菟丝子、补骨脂、鹿角霜、当归、茯苓等补益肝肾，扶助正气，为机体康复奠定良好的基础。选用全蝎、蜈蚣、穿山甲、乌梢蛇、土鳖虫等搜风逐瘀、驱毒排浊、消肿止痛之品，以期获得夺关斩将之功。选用寻骨风、雷公藤、青风藤、海风藤、穿山龙祛风散结，通经活络。上肢关节为主加羌活20g，姜黄15g；手足麻木冰冷加川乌、草乌各6g，桂枝20g；腰膝关节为主加桑寄生30g，牛膝30g；项背为主加葛根25g，桂枝10g；关节变形，功能障碍加龟甲、白芍各30g；病久气虚加黄芪60g，白术20g；血瘀明显加三七6g，血竭2g，川芎15g。本组中共治疗75例患者，治愈10例，显效33例，有效27例，无效5例，总有效率为93.13%。

【来源】郑宏岭．斑龙汤加减方治疗类风湿性关节炎75例［J］．四川中医，2002，20（8）：31-32.

4. 益气祛湿通络方

【组成】黄芪10g，白术10g，防风10g，秦艽12g，海桐皮10g，安痛藤20g，豨莶草15g，伸筋草15g，生薏苡仁30g，当归10g，地龙10g，乌梢蛇15g，延胡索10g，甘草5g。

【功效】益气祛湿，通络止痛。

【主治】对称性的腕关节、掌指关节或近侧指间关节肿胀，晨僵屈伸不利，痛有定处，遇寒则痛剧，局部畏寒怕冷。舌质紫暗，苔薄白，脉浮紧或沉涩。X线片显示具有典型的类风湿关节改变，类风湿因子阳性。中医属风寒湿热夹痰瘀互结，肝肾亏虚型。

【用法】每日 1 剂，水煎服。

【处方总结】方中玉屏风散、当归可益气补血、固表，增强免疫力，提高抗病能力；秦艽、防风、海桐皮、安痛藤、豨莶草、伸筋草、乌梢蛇等祛风湿、通经络、利筋骨；黄芪、地龙、白术、生薏苡仁益气利水祛湿，利水消肿；当归、地龙、延胡索活血通络止痛，减少关节僵硬和畸形。寒湿甚者，加桂枝、细辛、制川乌；湿热甚者，加忍冬藤、黄柏、木防己；痰瘀甚者，加蜈蚣、丹参、白芥子；肝肾亏虚甚者，加杜仲、牛膝、淫羊藿、白芍等。治疗组临床治愈 42 例，显效 176 例，有效 118 例，无效 24 例，总有效率为 93.3%。

【来源】刘桂英，黄琦．益气祛湿通络方治疗类风湿性关节炎 360 例 [J]．中国中医药信息杂志，2005，12（1）：66-67.

5. 益肾通络汤

【组成】青风藤 30g，鸡血藤、络石藤、海风藤、路路通各 15g，知母 12g，补骨脂、淫羊藿各 15g，炮山甲 10g，蜂房 15g，蜈蚣 2 条（研冲），三七粉（冲）3g，全蝎（冲）、当归、桂枝各 10g，防己、白芍各 12g，炙甘草 6g。

【功效】祛风除湿，化痰逐瘀，通络行痹。

【主治】腕关节、掌指关节或近侧指间关节等小关节对称性漫肿日久，晨僵，关节僵硬变形，屈伸受限，疼痛固定，痛如锥刺，昼轻夜重，口干不欲饮。舌质紫暗，苔白腻或黄腻，脉细涩或细滑。X 线片显示具有典型的类风湿关节改变，类风湿因子阳性。中医辨证为瘀血气滞，痰湿阻滞。

【用法】每日 1 剂，水煎 2 次，取药液 250ml，分早晚服。

【处方总结】益肾通络汤中青风藤、鸡血藤、络石藤、海风藤、路路通祛风除湿，通利关节经络；蜈蚣、全蝎、蜂房祛瘀散结，搜风通络止痛；知母、白芍、炙甘草和阴缓痛；当归、穿山甲、三七活血化瘀，载药直达关节，对滑膜下血管炎所致微循环瘀血起事半功倍之疗效；补骨脂、淫羊藿、桂枝温经益肾，调节机体免疫功能。本组共治疗 45 例，其中临床治愈 6 例，显效 14 例，有效 20 例，无效 5 例，总有效率为 87.9%。

【来源】郑秋惠，任丽曼．益肾通络汤治疗高原类风湿性关节炎疗效观察 [J]．辽宁中医杂志，2005，32（7）：672-673.

6. 通痹汤

【组成】片姜黄 15g，全蝎 3g，丹参 15g，薏苡仁 25g，牛膝 15g，忍冬藤 30g，益母草 15g，骨碎补 15g，续断 10g，独活 10g，乌梢蛇 10g，桑寄生 15g。

【功效】补益肝肾，活血化瘀通络。

【主治】活动期类风湿关节炎。

【用法】每日 1 剂，水煎，分 2 次服。

【处方总结】通痹汤以骨碎补、续断、桑寄生补肝肾、强筋壮骨，片姜黄、全蝎、丹参、忍冬藤、益母草化瘀通络，独活、乌梢蛇搜风通络，薏苡仁利湿清热，牛膝引药入肾。本组共治疗 60 例，其中临床治愈 9 例，显效 18 例，有效 26 例，无效 7 例，总有效率为 88.33%。

【来源】范伏元，金朝晖．通痹汤治疗活动期类风湿性关节炎的临床研究［J］．中国中医药科技，2006，13（1）：3-4.

7. 自拟活血通痹方

【组成】当归、赤芍、丹参、乌梢蛇各 15g，川芎 6g，生地黄 20g，鸡血藤 30g，秦艽、独活、防风、豨莶草各 10g，全蝎 5g。

【功效】活血通络，扶正祛痹。

【主治】活动期类风湿关节炎。肌肉关节疼痛、肿胀、压痛，关节晨僵，重至变形，肢节麻木，甚至肌肉萎缩，局部发热，腰膝酸软，行动艰难，舌质红或紫暗、苔少，脉弦细或弦细数。

【用法】每日 1 剂，加清水 600ml，煎至 200ml，复煎，早、晚分服。连续治疗 6 周为 1 个疗程。

【处方总结】活血通痹方中当归、川芎、生地黄、赤芍、鸡血藤、丹参善入血分，活血化瘀，疏通经脉，养血和营，为治痹之要药，又寓"治风先治血，血行风自灭"之义，尤适宜于中老年气血虚患者。秦艽、豨莶草、独活、防风舒筋通络，祛风止痹。由于久痹瘀血入络，致关节肿痛甚，除用活血化瘀、祛风通络外，还需加入搜风透脉的虫类药，故用乌梢蛇、全蝎搜剔筋骨百节之风，可通痹定痛。诸药合用，共奏活血通络、祛瘀止痛之功效。本组共治疗 42 例，其中近期控制 4 例，显效 17 例，有效 19 例，无效 2 例，总有效率为 95.24%。

【来源】洪家模，肖波，王炳均，等．活血通痹方治疗中老年类风湿性关节炎疗效观察及对血液流变学的影响［J］．新中医，2006，38（3）：43-45.

8. 朱良春经验方

【出处】首届国医大师，南通市中医院主任医师，江苏省名中医，朱良春教授经验方

【组成】土鳖虫、炙蜂房、乌梢蛇各12g，炙僵蚕、蜈蚣各10g。

【功效】祛风除湿，化痰逐瘀，通络行痹。

【主治】腕关节、掌指关节或近侧指间关节等小关节对称性肿胀疼痛，痛有定处，晨僵，屈伸不利，遇寒则痛剧，局部畏寒怕冷。手的X线片应具有典型的类风湿关节改变而且必须包括糜烂和骨质脱钙；类风湿因子阳性。

【用法】每日1剂，水煎2次，分早晚服。

【处方总结】朱良春教授认为，痹证日久，绝非一般祛风、除湿、散寒、通络等草木之品所能奏效，必须借血肉有情之虫类药，如土鳖虫、僵蚕、蜂房、乌梢蛇、全蝎、蜈蚣同用，起协同加强之功，这是朱教授治疗顽痹的一大特点。虫类药不仅具有搜剔之性，而且对机体有补益调整的作用。特别是蛇类药，具祛风镇静之功，能缓解因痹证病变引起的拘挛、抽搐、麻木等症。此外，蛇类药还具有抗炎、消肿、止痛作用。寒偏胜加桂枝12g，细辛10g；风偏胜加独活、海风藤各12g，蕲蛇10g；湿偏胜加生白术、苍术各12g，薏苡仁15g，千年健10g；热偏胜加茯苓15g，地龙、知母各12g，寒水石10g。本组共治疗38例，其中显效20例，进步12例，有效4例，无效2例，总有效率为94.74%。

【来源】周定华，周正球，朱婉华.朱良春经验方治疗类风湿性关节炎38例［J］.新中医，2007，39（9）：71-72.

9. 健脾祛湿方

【组成】党参30g，白术15g，茯苓20g，木瓜20g，黑蚂蚁20g，威灵仙15g，羌活12g，独活12g，苍术15g，防风15g，炙甘草10g。

【功效】健脾除湿，祛风通络，消肿止痛。

【主治】①寒证：关节晨僵，发冷肿痛，痛有定处，阴天或遇寒后加剧，伴形寒肢冷、腰膝酸软、筋肉萎缩，舌质淡或暗红，苔白或腻，脉浮紧或沉缓。②热证：关节红肿，疼痛剧烈，筋脉拘急，屈伸不利，日轻夜重，壮热烦渴，口干少津，舌质偏红，苔黄燥，脉弦数。③瘀热证：肢体酸楚，麻木重着，关节僵硬变形，时伴发热，灼热红肿，遇凉痛减，舌质暗红，苔厚腻，脉滑数。

【用法】每日1剂，水煎服，分2次温服。

【处方总结】方中以党参、白术、茯苓、炙甘草益气健脾而固表，苍术、木瓜、薏苡仁燥湿健脾而化水谷，黑蚂蚁、威灵仙、羌活、独活、防风祛风通络而通利关节，并在此基础上随证加味。诸药合用，具有健脾除湿、祛风通络、消肿止痛之功效。寒证加制附子10g，制川乌10g，制草乌10g；热证加白花蛇舌草30g，两面针30g，忍冬藤30g；瘀热证加川芎15g，赤芍

15g，白花蛇舌草 30g，水蛭 10g。本组共治疗 38 例，其中近期控制 8 例，显效 15 例，有效 10 例，无效 5 例，总有效率为 84.21%。

【来源】周学龙，王明杰.以健脾祛湿为法治疗类风湿性关节炎的疗效观察［J］.辽宁中医杂志，2010，37（12）：2353-2354.

10. 龙藤方

【出处】唐山市著名中医专家张国江教授经验方

【组成】穿山龙、雷公藤各50g，鸡血藤、钩藤、青风藤、海风藤、地风藤、羌活、独活、威灵仙、徐长卿、五加皮、黄芪、桂枝、白术、防风、海桐皮、土茯苓、防己、姜黄、薏苡仁、杜仲、续断、桑寄生、血竭、乳香、没药、桃仁、红花、土鳖虫各40g，白芍、木瓜、伸筋草各35g，川乌、草乌、马钱子各25g。

【功效】舒筋活血，祛湿御寒。

【主治】多发对称性的小关节疼痛，尤以掌指关节、近端指间关节晨僵；关节肿痛；受累关节肿胀、压痛、活动受限或关节变形。

【用法】加减龙藤方中诸药，加入 5 升 50°白酒中，浸泡 15 日，过滤装瓶，每次口服 15～20ml，每日 3 次。对个别经济条件不好的患者一料药酒服完可仍以该药再兑白酒 5 升至服完再将原药弃之。

【处方总结】本方以雷公藤、穿山龙此二味药为君药。黄芪、桂枝、白术、防风温阳益气固表；穿山龙、雷公藤、鸡血藤、钩藤、海风藤、地风藤、青风藤、徐长卿、五加皮祛风除湿通络；海桐皮、土茯苓、汉防己、片姜黄、薏苡仁、独活、羌活、威灵仙祛湿利关节；白芍、木瓜、伸筋草舒筋活络；炙川乌、炙草乌、炙马钱子散寒止痛；血竭、土鳖虫、乳香、没药、桃仁、红花活血化瘀，散结止痛。佐以杜仲、续断、桑寄生、五加皮、补肝肾，强筋骨，祛风湿。天南星、白芥子祛痰散结止痛，痰瘀得化，筋脉得养，痹证自除；党参益气扶正以祛邪并提升免疫力；蜂房、乌梢蛇，以入络搜剔；狗脊以补肝肾、祛风湿、健腰脊。年迈体弱、体重偏轻者，恐其不耐药毒，去雷公藤、川乌、草乌、马钱子等有毒之品，加附子、干姜、细辛等无毒或小毒之品；病位偏下如以膝关节、踝关节病情偏重者，去羌活，加怀牛膝以引药下行；关节肿胀、舌苔厚腻为痰浊所致，加胆南星、白芥子以祛痰散结止痛；气虚加党参益气扶正以祛邪；年久关节畸形为痰浊兼挟瘀血，除胆南星、白芥子外再加蜂房、乌梢蛇，以入络搜剔；强直性脊柱炎加狗脊以补肝肾、祛风湿、健腰脊。

【来源】柳建军，黄锐.龙藤方治疗类风湿性关节炎临床分析［J］.中国中医药现代远程教育，2012，10（4）：128-129.

11. 益气活血方

【出处】以东汉·张仲景《金匮要略》中防己黄芪汤为基础

【组成】防己12g，黄芪30g，党参15g，茯苓15g，白术12g，桃仁12g，红花10g，乳香10g，没药10g，桑寄生15g，赤芍15g，当归12g，川芎10g，桂枝10g，桑枝10g。

【功效】益气活血，散湿消肿止痛。

【主治】手掌指关节及近侧指间关节疼痛，疼痛固定，痛如锥刺，昼轻夜重，肿胀僵硬，麻木不仁，行动艰难，口干不欲饮，面色淡白，心悸自汗，神疲乏力。舌淡，苔薄白，脉细弱。类风湿因子阳性。

【用法】每日1剂，文火煎取200ml，每剂两煎，分2次温服。

【处方总结】方中选用益气之黄芪，一取其补气，卫气实，正气旺，则风自散；二取其补气健脾之功，使脾气健运，运化水湿，又可"培土生金"，加强补肺之力。防己不仅善泻肌肤之水湿而下行利水，并有祛风之力，为方中祛邪主要药物。与黄芪相配，则益气利水祛风之力更强，辅以白术健脾燥湿，培土制水，助防己利水以消肿，合黄芪益气以实卫，再配甘草、大枣和生姜益中气，和营卫，调诸药，助黄芪、白术补中扶正，而生姜辛以祛风、温以行水，又助防己祛风利水。桃仁、红花、乳香、没药增加活血止痛作用。当归、川芎、桂枝、桑枝温通经络、舒利关节。兼风者加防风12g，白芷10g；兼水气者加猪苓15g，泽泻10g，滑石粉15g；兼阴虚者加生地黄15g，麦冬12g，山茱萸12g；兼寒者加附子10g，肉桂10g，或制川乌10g，制草乌10g。本组76例患者33例临床痊愈，21例显效，14例有效，8例无效，总有效率为89.5%。

【来源】苏玉亭，杨宇. 益气活血方治疗类风湿性关节炎疗效观察［J］. 中华中医药杂志，2012，27（6）：1627-1628.

12. 类风方

【组成】人参12g，黄芪40g，当归30g，川芎、独活、豨莶草、木瓜、丹参各15g，防己、川牛膝、羌活、秦艽各12g，川乌、草乌各10g，桑枝24g。

【功效】祛风除湿，温经通络。

【主治】多发对称性的小关节晨僵疼痛肿胀，痛有定处，晨僵屈伸不利，遇寒则痛剧，尤以掌指关节、近端指间关节为主，持续6周以上；受累关节肿胀、压痛、活动受限或关节变形。类风湿因子阳性。舌苔薄白，脉浮紧或沉紧。

【用法】每日1剂，水煎2次，饭后30分钟服。其中川乌、草乌有毒先煎1小时去毒，症状明显改善后，去川乌、草乌，重用秦艽20g。

【处方总结】类风方中黄芪、当归、人参、川芎、川牛膝补气养血、活血化瘀；木瓜祛湿通络，豨莶草、防己祛风除邪，通利关节；川乌、草乌、秦艽温阳祛寒止痛，与全蝎、蜈蚣配伍可搜剔走窜通络，祛风散结逐瘀。诸药合用具有扶正固本，益气升阳而逐寒，活血化瘀而养血，温通经络而除湿之功效。发热加金银花20g，连翘15g。本组共治疗73例，其中显效51例，好转19例，无效4例，有效率为93.2%。

【来源】何秀琴.类风方治疗类风湿性关节炎73例临床体会［J］.青海医药杂志，2014，34（4）：57-58.

小 结

目前，类风湿关节炎尚无有效的治愈方法。中医认为，类风湿关节炎是正气亏虚，风、寒、湿三气杂至，合而为痹，日久形成寒湿、湿热、痰瘀或肝肾亏虚等综合性临床症状的痹病，缠绵不愈。关于类风湿关节炎的病因病机归纳：①机体正气不足，风寒湿邪才可乘虚侵袭筋骨关节，使经脉闭阻，筋骨失润，而发为本病。②风寒湿热之邪充斥经络，气血运行不畅，日久凝津为痰；湿聚为痰；热炼津为痰，邪斥日久气血运行不畅则瘀血内生，痰瘀既成，痰瘀邪气相搏，经络气血闭阻"不通"。③因血脉空虚，肌肉经络失养，"不荣"而痹，久必致正虚，相互为患，形成恶性循环。

针对本病的具体分型目前仍未完全统一，但不外乎风、寒、湿、热、瘀、痰、肝肾不足和气血亏损，几种证型间相兼存在，虚实寒热错杂，证异则方药有所不同。本次入选12方，名中医经验方3例，经典方1例，治法中总括祛风除湿、化痰逐瘀、通络活络、补益肝肾、益气活血、消肿止痛、化瘀散结等。在基础用药中注重引经药的使用，上肢病变选用羌活、桑枝、片姜黄；颈肩痛者选用葛根、钩藤；病在下肢可用独活、防己、牛膝、木瓜；手足小关节肿痛者选用桂枝、忍冬藤；若湿邪偏重加苍术、薏苡仁。另外，藤类植物多是祛风湿通络良药，且有引诸药入筋脉之妙，常用的有海风藤、忍冬藤、青风藤。对于中后期邪已深入经髓者，治疗时须加入透骨搜风的虫类药，如全蝎、蜈蚣、穿山甲、地龙、僵蚕、白花蛇。

常用中药药理

全 蝎

【性味】辛，平，有毒。

【归经】归肝经。

【功效】息风止痉，通络止痛，解毒散结。

【主治】风湿顽痹，伏风偏正头痛，急慢惊风，中风面瘫，半身不遂，破伤风，疮疡肿毒，瘰疬结核。

【用法用量】水煎服：全蝎每日3～5g，蝎尾1～2g；研末吞服：每次0.6～1g，每日2次，外用适量。

【使用注意】

1. 本品有毒，用量不可过大，以防中毒。

2. 孕妇及血虚生风者慎用。

【药理作用】

1. 镇痛作用　全蝎有通络止痛作用，临床常用于治疗顽固性风湿痹痛。实验研究发现，本品有很强的镇痛作用，对小鼠扭体法、小鼠热辐射甩尾法所致的疼痛模型都有明显的镇痛作用，其作用强度大于安痛定，其镇痛可能是作用于中枢与痛觉有关的神经元而实现的。

2. 抗惊厥作用　全蝎的有效成分之一抗癫痫肽对咖啡所致的小鼠惊厥有较强的对抗作用，惊厥发生率、严重惊厥发生率、动物死亡率和惊厥平均总持续时间均显著下降，对士的宁所致惊厥的抑制作用与地西泮相似。

3. 其他　全蝎为息风止痉要药，故药理研究观察到本品有很好的抗癫痫作用。此外，实验研究还发现，全蝎有降血压、抗肿瘤、增强各种组织中琥珀酸脱氢酶活性等药理作用。

【各家论述】

1.《开宝本草》："疗诸风瘾疹，及中风半身不遂，口眼㖞斜，语涩，手足抽掣"。

2.《仁斋直指方》："治风淫湿痹，手足不举，筋节挛疼"。

3.《玉楸药解》："穿筋透骨，逐湿除风"。

4. 张寿颐："蝎乃毒虫，味辛。其能治风者，盖亦以善于走窜之故，则风淫可去，而湿痹可利"。

蜈　蚣

【性味】辛，温，有毒。

【归经】归肝经。

【功效】息风止痉，解毒散结，通络止痛。

【主治】疮疡肿毒，瘰疬溃烂，急慢惊风，破伤风等痉挛抽搐之证。顽固性头部抽掣疼痛，风湿痹痛之证。

【用法用量】内服：煎汤，每日1～3g，研末吞服，每次0.6～1g；外用适量，研末或油浸涂敷患处。

【使用注意】

1. 本品有毒，用量不可过大。

2. 孕妇忌用。

【药理作用】

1. 止痉作用　止痉散（全蝎、蜈蚣）每日1g，连服1日、3日、9日之后，对士的宁的半数惊厥量引起的小鼠惊厥均有对抗作用，而蜈蚣在同剂量时抗上述三药的惊厥效价比全蝎高，而对盐酸古柯碱性惊厥则无效。

2. 抗真菌作用　蜈蚣的1∶4水浸剂，在试管内对堇色毛癣菌、奥杜盎小芽孢癣菌、腹股沟表皮癣菌、红色表皮癣菌、紧密着色芽生菌等皮肤真菌有不同程度的抑制作用。

3. 抗肿瘤作用　蜈蚣水蛭注射液能使小白鼠的精原细胞发生坏死、消失，说明对肿瘤细胞有抑制作用。

【各家论述】

1. 《玉楸药解》："拔脓消肿"。

2. 《医学衷中参西录》："蜈蚣，走窜之力最速，内而脏腑，外而经络，凡气血凝聚之处皆能开之。性有微毒，而转善解毒，凡一切疮疡诸毒皆能消之。"

第十九章
原发性骨质疏松症

原发性骨质疏松症（osteoporosis，OP）是一种由多种病因所致的全身性骨骼疾病，是老年人及绝经后妇女多发的一种常见病，它是指以骨含量降低、骨组织微细结构发生退变导致骨的生物力学性下降、骨脆性增加及骨折危险性增大为主要特征的一种代谢性疾病，以骨痛及腰背痛、驼背、易发骨折为其主要症状。骨质疏松症归属于中医"骨痿"范畴，"骨痿"的病机最接近于骨质疏松症。

病 因 病 机

中医多将原发性骨质疏松症归因于肾虚、脾虚和瘀血。肾藏精，主骨生髓，肾精充足则能使骨髓得到滋养，肾枯髓减则发为"骨痿"。肝肾同源，肝血亏虚，血不生精，肾精不足，则骨不得濡养，发为"骨痿"。脾胃为气血生化之源，主运化，主四肢，养百骸。脾胃虚弱，水谷精微不化，气血生化乏源，后天之精不能滋养，则气血津液不能使四肢、筋骨有所养，精亏髓空而百骸痿废，最终导致骨质疏松。《灵枢·本藏》论述经脉功能："经脉者，所以行气血而营阴阳，濡筋骨，利关节者也"。可见骨骼也必须依靠经脉中之气血以营养，若气血瘀滞，脉络瘀阻，可致筋骨关节失养而出现疼痛、痿废。

骨质疏松症与肾、脾两虚及血瘀有密切的关系，其病因病机关键是肾虚，脾虚会加重肾虚，脾肾两虚又导致血瘀；相反，血瘀形成后又会阻碍气血的运行，加重肾虚与脾虚。因此，其病性属本虚标实，病位主要在肾和脾胃。

疾 病 分 型

根据骨质疏松症发生的病因，可大致分为原发性骨质疏松症和继发性骨质疏松症两大类，前者又分为绝经后骨质疏松（即Ⅰ型骨质疏松）、老年性骨质疏松（即Ⅱ型骨质疏松）和特发性骨质疏松（包括青少年型）三种。继发性骨质疏松症，是指继发于某种药物治疗及其他情况或疾病的骨质疏松，常见的原因有内分泌代谢性疾病、长期使用影响骨代谢的药物、营养摄入和（或）吸收不良、失用等。原发性骨质疏松症可发生于不同性别和任何年龄段，但多发生在绝经后妇女，亦见于男性和老年人群。Ⅰ型骨质疏松症是绝经后骨质疏松；Ⅱ型骨质疏松症是老年骨质疏松一般指 70 岁以后发生的骨质疏松；而特发性骨质疏松主要发生在青少年，病因尚不明。

治 法 治 则

现代医学治疗骨质疏松症的药物有以下几种：抑制破骨细胞活性的药物，主要有雌激素、降钙素、双膦酸盐（阿仑膦酸钠）、异丙氧黄酮、选择性雌激素受体调节剂（雷洛昔芬）等；促进成骨细胞生成的药物，主要有氯化物、甲状旁腺激素、蛋白合成激素；促进骨化的药物，主要有钙剂（钙尔奇）和维生素 D（骨化醇、阿尔法 D₃）及其衍生物等。

中医药治疗骨质疏松症疗效确切，且不良反应小，治疗上着重于整体调节，调动内因，作用于骨质疏松症发病的各个环节，最终达到抑制骨吸收和增加骨形成的功效。在《黄帝内经》首次论及本病，在《素问·阴阳应象大论》中提出了关于此类虚损疾病的治疗大法即"形不足者，温之以气，精不足者，补之以味"。在这一方针的指导下，后世医家根据病因病机及临床辨证不同，从补肾壮骨、健脾和胃、活血化瘀等方面提出了诸多治疗本病的方药。通过对部分单味中药的药理学研究发现，某些单味中药在治疗骨质疏松方面作用明显。

内治方

1. 七宝美髯汤

【出处】清·汪昂《医方集解》

【组成】制首乌 15g，菟丝子 12g，补骨脂 15g，枸杞子 15g，茯苓 12g，当归 10g，淮牛膝 10g，黄芪 20g，白术 10g。

【功效】滋肾水，益肝血。

【主治】骨质疏松症：老人感腰背痛，全身骨节痛，疲乏，可发生椎体压缩，驼背等。

【用法】每日 1 剂，水煎至 300ml，分 2 次内服。

【处方总结】对于骨质疏松症的治疗，要谨守病机，察其五脏失调的具体情况而进行调理。因其发生与肝、脾、肾三脏相关，因此在治疗上必须三脏兼顾。七宝美髯汤系《医方集解》之七宝美髯丹方由丹剂改为汤剂，加黄芪、白术而成，具有滋肾水、益肝血之功。方中制首乌补肝肾，益精血，壮筋骨；枸杞子、菟丝子入肝肾，填精补肾以固精；牛膝补肝肾，坚筋骨以强腰膝；补骨脂温补肾阳；当归补血养肝；加黄芪补气壮骨；白术健脾，与茯苓相伍，共奏健脾补气之功，有助于脾气的生发与运化。对于伴有骨折者，又当急则治其标，予以活血祛瘀，接骨续筋之品，加入三七、骨碎补之属。疼痛剧烈者加芍药、甘草以缓急止痛，且能酸甘化阴，更助滋补肝肾之力。全方具有滋肾水，益肝血之力，平补肝肾，补而不腻，长期服用，无虚虚实实之虞。有骨折者加骨碎补12g，三七3g；疼痛剧烈者加白芍15g，甘草5g。本组76例中，显效12例，有效57例，无效7例，有效率为90.8％。

【注意事项】X线摄片，应排除转移瘤、骨髓瘤。

【来源】刘定安，黄树明，杨少峰，等．七宝美髯汤治疗骨质疏松症76例［J］．湖南中医杂志，1999，15（2）：26-27.

2. 二仙补肾汤

【组成】仙茅10g，淫羊藿10g，熟地黄15g，骨碎补10g，山药10g，山茱萸10g，泽泻10g，茯苓10g，牡丹皮10g，肉桂10g，附子5g，川牛膝10g。

【功效】滋养肝肾，壮阳生髓。

【主治】胸痛、腰痛部疼痛，双下肢乏力或抽筋为本病的主要症状。疼痛进行性加重，严重者不能起床活动；疼痛向肋缘放射或臀部和下肢放射，或全身疼痛。

【用法】水煎服，每日1剂，3周为1个疗程。

【处方总结】方中仙茅、淫羊藿、骨碎补为温阳益肾、壮筋骨、祛风湿之要药，用之为君，温而不燥；山药、山茱萸、牡丹皮、泽泻、茯苓滋补肝肾，共为臣药，补中有泻，取"壮水之主以制阳光"之义；佐以肉桂、附子补肾中之阳，"益火之源，以消阴翳"，此乃命门有火，则肾有生气矣；更有牛膝以为引经信使，入肾经，补肝肾、壮筋骨。阴虚火旺引起骨蒸潮热、盗汗、舌红少津、少苔或无苔、口干、脉细数者，去附子片、肉桂，加知母、黄柏；气短乏力、舌质淡、舌体胖边缘有齿印、脉细数者加黄芪、太子参；头晕、心悸、舌质淡、脉细无力者加枸杞子、鹿角胶；疼痛加锥刺或抽挚样痛者加蜈蚣、全蝎；阴雨寒冷疼痛加剧、得暖减轻者加川乌、草乌。本组共360例，显效253例，有效76例，无效31例，有效率为91.4％。

【来源】赵明山．二仙补肾汤治疗老年性骨质疏松症360例疗效观察［J］．河南中医学院学报，2004，19（3）：61.

3. 健骨愈疏汤

【组成】党参15g，补骨脂12g，紫河车12g，淫羊藿12g，炒白术12g，炙黄芪 15g，当归 6g，丹参 15g，炙甘草 6g。

【功效】补肾壮精，健脾益气，活血通络。

【主治】原发性骨质疏松症辨证为肾气虚型，症见腰脊疼痛，酸软少力，不能持重，面色㿠白，目眩耳鸣，气短自汗，夜尿频多，或余沥不尽，舌质淡，舌体胖，苔白，脉细弱。

【用法】每日 1 剂，水煎服，分早晚 2 次口服，3 个月为 1 个疗程。

【处方总结】方中补骨脂、淫羊藿、紫河车补肾壮精；炙黄芪、党参、白术健脾益气；丹参、当归活血通络；炙甘草益气调和诸药，行佐便之用。通过临床观察该方能有效地缓解骨质疏松的症状，提高骨密度。本组治疗 63 例，显效 45 例，有效 13 例，无效 5 例，有效率为 92.06%。

【来源】鲁光钱，陈永向.健骨愈疏汤治疗原发性骨质疏松症临床观察 [J].中医正骨，2005，17（2）：12-13.

4. 三甲复脉汤

【出处】清·吴瑭《温病条辨》

【组成】炙甘草 18g，生地黄 18g，白芍 18g，阿胶 9g，麻仁 9g，麦冬 15g，牡蛎 15g，鳖甲 24g，龟甲 30g。

【功效】益心脾，补肝肾，强筋骨。

【主治】骨质疏松症：不同程度的腰背痛、全身关节痛、乏力、肌肉痉挛疼痛；胸或腰椎 X 线摄片提示：椎体密度减低，骨小梁模糊、变细，皮质变薄，椎体双凹形明显，一个或多个椎体楔形改变。

【用法】每日 1 剂，水煎煮，分 3 次口服，4 周为 1 个疗程。

【处方总结】三甲复脉汤中炙甘草、麦冬益气补脾、养阴生津，使脾胃运化正常，气血生化旺盛；配以生地黄、白芍、阿胶、麻仁滋肝阴、补肝血，清热润燥，使虚火不旺，阴血旺盛，虚火不生；加生龟甲、生鳖甲、生牡蛎血肉有情之品，且介壳含钙较高，即能滋阴潜阳，又能补肾壮骨，使钙源充足，筋骨得到充养。各药合用，有益心脾、补肝肾、强筋骨的作用。本组治疗 68 例，显效 38 例，好转 22 例，无效 8，有效率为 88.2%。

【来源】田其中.三甲复脉汤治疗骨质疏松症 68 例临床观察 [J].中医药导报，2006，12（1）：32-34.

5. 固本痰瘀双化汤

【组成】淫羊藿 15g，巴戟天 15g，骨碎补 12g，山茱萸 10g，黄精 10g，黄芪 15g，肉桂 4g，牛膝 10g，牡丹皮 10g，半夏 12g，青皮 10g，三棱 12g，丹参 15g，鸡血藤 10g，当归 10g，知母 8g，黄柏 10g。

【功效】补肾壮骨，化痰行瘀。

【主治】骨质疏松症：患者具有腰背痛、骨痛、腰膝酸软症状；胸或腰椎X线摄片提示：椎体密度减低，骨小梁模糊、变细，皮质变薄，椎体双凹形明显，一个或多个椎体楔形改变。

【用法】以上中药加水300ml，煎汁100ml，再复煎汁100ml，两次药液混合，早晚分服。

【处方总结】方中淫羊藿补肾壮阳，强壮筋骨。骨碎补补肾壮骨，巴戟天补肾助阳，强筋壮骨。山茱萸能滋阴补肾，资其化源，使其阴生阳长。牛膝、黄精、女贞子以补益肝肾，强筋骨。肉桂补火助阳、温经通脉。加黄芪、当归益气以助推动之力，使血脉得以流畅，疏通微循环，提高肾血流量，肾精髓充足，骨自康健。半夏能燥湿化痰，消痞散结。丹参、鸡血藤行气补血、舒筋活络。治疗组30例，显效13例，有效16例，无效1例，总有效率为96.7%。

【来源】娄志杰，韩向莉，林红伍.固本痰瘀双化汤治疗老年性骨质疏松症30例［J］.中医杂志，2007，48（9）：779.

6. 密骨汤

【组成】仙茅15g，黄芪20g，巴戟天15g，骨碎补15g，补骨脂15g，紫河车15g，龟甲15g，当归15g，乌梢蛇15g，熟地黄20g，三七10g，怀牛膝15g，生牡蛎30g，全蝎10g，川芎10g。

【功效】补肾壮骨，活血化瘀。

【主治】骨质疏松症：不同程度的腰背痛、全身关节痛、乏力、肌肉痉挛疼痛；胸或腰椎X线摄片提示：椎体密度减低，骨小梁模糊、变细，皮质变薄，椎体双凹形明显，一个或多个椎体楔形改变。

【用法】每日1剂，煎两次分早晚服，连服3个月。

【处方总结】方中巴戟天性温归肝肾经，有补肾强筋壮骨之效，助黄芪补气升阳，以培补衰竭之肾经，紫河车、熟地黄、怀牛膝补血益精，当归、川芎则养血活血，更添三七活血化瘀止痛，改善骨本身的微循环，化瘀生新。全蝎合乌梢蛇则有祛风通络而止痛之功，龟甲、骨碎补壮筋健骨，再配生牡蛎以滋阴潜阳并取牡蛎为含钙矿物药之效。本组治疗48例，显效23例，有效21例，无效4例，有效率为91.67%。

【来源】高壮松，张春丽，吕厚存.密骨汤治疗原发性骨质疏松症的临床研究［J］.中国现代医生，2007，45（24）：76.

7. 补肾壮骨汤

【组成】淫羊藿15g，黄芪15g，杜仲15g，骨碎补15g，补骨脂10g，紫河车 15g，龟甲 15g，熟地黄 15g，当归 10g，三七 10g，川芎 10g，牛膝 15g，全蝎 10g，乌梢蛇 15g，生牡蛎 30g，续断 20g，鹿角胶 10g，人参 10g，丹参 15g，甘草 10g。

【功效】补肾壮骨，活血通络。

【主治】肝肾不足证：腰脊疼痛酸软无力，步履艰难，头目眩晕，不能持重，舌质淡，苔白，脉沉细，骨质疏松症兼上述症状者。

【用法】每日 1 剂，水煎，早、晚分服。30 日为 1 个疗程。

【处方总结】方中淫羊藿、杜仲性温归肝肾经，具有补肾强筋壮骨去寒除湿之效，黄芪补气升阳，人参大补元气、气足精固以培补衰竭之肾气，紫河车、熟地黄、牛膝补血益精，续断具有补肾壮骨、通络止痛的功效，当归、川芎则养血活血，丹参、三七活血祛瘀而通经止痛，化瘀生新。全蝎、乌梢蛇祛风通络，止痛。龟甲、骨碎补、补骨脂补肾活血，阳温脾固肾。鹿角胶通督脉而补阳；甘草益气补中缓和药性。再配牡蛎以滋阴潜阳。肾阳虚加肉苁蓉 10g，锁阳 10g，附子 5g，肉桂 10g，干姜 5g，肾阴虚加沙参 10g，麦冬 10g，女贞子 10g，墨旱莲 10g。本组共治疗 90 例，其中临床控制 68 例，显效 16 例，无效 6 例，总有效率为 93.3%。

【来源】李朝辉，刘艳芝. 补肾壮骨汤治疗原发性骨质疏松症 90 例 [J]. 山东中医杂志，2009，28（4）：239.

8. 补肾健脾活血汤

【组成】淫羊藿、熟地黄、山药、赤芍、白术、茯苓、丹参、延胡索各 15g，骨碎补、生地黄、泽泻、山茱萸、牡丹皮、川芎、当归各 10g，党参 25g，甘草 3g。

【功效】补肾益精，健脾活血。

【主治】腰背疼痛明显，逐渐加重；脊椎有后凸畸形；X 线表现骨质稀疏，脊椎骨盆、股骨上端为明显；双能骨密度仪检查，峰值骨量低于正常健康人两个标准差以上。

【用法】一日 1 剂，水煎 200～300m，分 2 次口服。

【处方总结】方中淫羊藿、骨碎补温肾壮骨、滋补肝肾；山药、白术、党参健脾益气；当归、延胡索、赤芍、牡丹皮、川芎补血活血，舒筋通络，祛瘀止痛；熟地黄、生地黄、山茱萸补肝肾、益精髓。本组中治疗 33 例，显效 12 例，有效 16 例，无效 5 例，有效率为 84.9%。

【来源】刘维嘉，麦敏军，刘永坤，等. 补肾健脾活血汤治疗绝经后骨质疏松症疗效观察 [J]. 浙江中西医结合杂志，2009，19（9）：558-559.

9. 鹿仙强骨汤

【组成】鹿角胶 10g（另烊），淫羊藿 10g，杜仲 15g，山茱萸 12g，白术 12g，巴戟 15g，山药 15g，茯苓 15g，菟丝子 20g，牡丹皮 6g，枸杞子 10g，泽泻 6g。

【功效】补肾填精，健脾强筋。

【主治】不同程度的腰背部疼痛、叩击痛，腰椎骨密度检查，根据 WHO 推荐的原发性骨质疏松诊断标准，T＜－2.5SSD 为骨质疏松症。

【用法】一日 1 剂，早晚分服。

【处方总结】鹿角胶性甘咸、温，入肝、肾经，具补血、益精之效；淫羊藿性辛、甘、温，归肝、肾经，补肾阳，强筋骨，祛风湿。方中鹿角胶、淫羊藿共用以达补肾填精之效，辅以杜仲、山茱萸、巴戟天、菟丝子、枸杞子等补肝肾之品共达补肾壮腰、强筋骨之效，佐以茯苓、山药、白术健脾益气，诸药合用，共奏健脾补肾、强筋壮骨之效，配伍牡丹皮、泽泻补中有泻，补而不滞。本组治疗 30 例，显效 2 例，有效 24 例，无效 4 例，有效率为 86.7%。

【来源】崔广恒，黎治荣，谭选江. 鹿仙强骨汤治疗原发性骨质疏松症的临床观察 [J]. 内蒙古中医药，2010，5：57-58.

10. 壮骨饮

【组成】紫河车 12g，山药 15g，赤芍、白芍各 12g，当归 10g，黄芪 20g，党参 12g，甘草 6g，炒白术 10g，茯苓 10g，山茱萸 10g，蛇床子 12g，柴胡 9g，杜仲 15g，淫羊藿 12g，补骨脂 15g，牛膝 20g，全蝎 9g，三七 10g，三棱 3g，水蛭 3g。

【功效】补肾壮骨，健脾和胃，疏肝理气，活血祛瘀。

【主治】腰背部疼痛，疼痛沿脊柱向两侧扩散，仰卧或坐位时疼痛减轻，日间疼痛轻，夜间或清晨醒来时加重，全身关节痛、乏力、肌肉痉挛疼痛。

【用法】每日 1 剂，水煎分 2 次服，12 周为 1 个疗程。

【处方总结】方中淫羊藿、鹿角胶温肾壮阳，温通经脉，散寒止痛；当归、山茱萸、紫河车益肾精，补阴血；杜仲、骨碎补则补肾壮阳，强骨温筋；党参、蛇床子、黄芪、山药、白术、茯苓健脾和胃益肾；白芍、柴胡疏肝理气；赤芍、三棱、水蛭、三七活血化瘀，祛瘀止痛。方中特别使用三棱、水蛭祛瘀，使瘀血去则新血生，增加骨组织的营养供应，并且通过补肾健脾共同作用，能够提高骨矿含量及骨密度，减少显微骨折数目以及新骨折率的发生。本组治疗 50 例，显效 35 例，有效 12 例，无效 3 例，总有效率为 94.0%。

【来源】张新根.壮骨饮治疗原发性骨质疏松症 100 例疗效观察［J］.中医药学报，2011，39（1）：109-110.

11. 温肾壮骨汤

【组成】淫羊藿 15g，蛇床子 12g，骨碎补 15g，黄芪 30g，葛根 20g，甘草 5g，白芍 15g，桂枝 12g，三七粉 3g（冲服）。

【功效】活血化瘀，益气止痛，温筋通络。

【主治】骨质疏松症：不同程度的腰背痛、全身关节痛、乏力、肌肉痉挛疼痛；胸或腰椎 X 线摄片提示：椎体密度减低，骨小梁模糊、变细，皮质变薄，椎体双凹形明显，一个或多个椎体楔形改变。

【用法】每日 1 剂，水煎煮，分 3 次口服，4 周为 1 个疗程。

【处方总结】方中淫羊藿、蛇床子为温肾阳要药，骨碎补乃骨折良药。三七乃伤科圣药，活血祛瘀又能止血，非常适合老年患者，消肿止痛效果好。葛根解肌，黄芪补气生肌，白芍、甘草柔肝止痉，桂枝温筋通络，利关节。处方以补益为主，组方稳定，适合长期服用。本组治疗 52 例，治愈 32 例，显效 9 例，有效 7 例，无效 4 例，有效率为 92.3%。

【来源】张文扬，陈茂义.温肾壮骨汤治疗原发性骨质疏松症临床观察［J］.吉林中医药，2011，31（7）：650-651.

12. 补肾填精生髓汤

【组成】熟地黄 12g，炙鳖甲、龟甲各 9g，盐黄柏 10g，太子参、白术、茯苓、山药各 10g，山茱萸 5g，怀牛膝 12g，金毛狗脊、杜仲各 10g，猪脊髓 1 条。

【功效】补肾填精，生髓壮骨。

【主治】腰背痛、全身关节痛、乏力、肌肉痉挛疼痛。胸或腰椎 X 线片显示椎体密度减低，骨小梁模糊、变细，皮质变薄，椎体双凹形明显，一个或多个椎体楔形改变。

【用法】每日 1 剂，水煎分服。

【处方总结】补肾填精生髓汤中龟鳖二甲为血肉有情之品，不仅有着较好的滋养肾阴的作用，而且大补奇经，养精生髓；熟地黄、山药、山茱萸是六味地九中的主要药物，也是滋养肝肾阴精的重要药物，加入牛膝、狗脊、杜仲等温补肾阳之品，从而达到滋阴助阳，阳中补阴的作用；太子参、白术、茯苓，乃调理心脾之药，滋阴助阳结合调理心脾，以保证更好地补肾生髓；加入猪脊髓者，此乃以髓补髓之意，提高补肾生髓的效率。本组中治疗 52 例，痊愈 15 例，显效 25 例，有效 9 例，无效 3 例，有效率为 94.23%。

【来源】杨永奇.补肾填精生髓汤治疗原发性骨质疏松症临床研究 [J].中医学报，2011，26（12）：1515-1516.

13. 骨痹汤

【组成】熟地黄 15g，当归 9g，赤芍、白芍各 9g，丹参 15g，鸡血藤 30g，杜仲 9g，淫羊藿 15g，独活 12g，桑寄生 12g，秦艽 15g，威灵仙 15g，五加皮 12g，牛膝 9g，穿山甲 12g，木瓜 12g，生甘草 6g。

【功效】益肝肾，补气血，止痹痛。

【主治】患者胸背疼痛，四肢关节痛或全身乏力骨痛，轻微外伤可致骨折。X 线片显示椎体出现鱼尾样双凹征或楔形变，受累椎体多发散在，膝关节肥大唇状改变，骨小梁稀疏。骨密度测定：以峰值骨量（均值为 M）为依据，M<－2.5SD 或以上；或 M<－2SD 或以上，伴有一处或多处骨折。

【用法】上方内服每日 1 剂，水煎服。头煎加水 500ml，浸泡 1 小时，武火煎沸后再文火煎 20 分钟，取药液 100ml；再加水 300ml，武火沸后再文火煎 15 分钟，取药液 100ml；两煎混合，分早晚 2 次温服。

【处方总结】方中熟地黄补血滋阴，益精填髓，当归、芍药养血、活血。丹参活血祛瘀，通经止痛；鸡血藤行血补血，舒筋活络。杜仲补肝肾，强筋骨。淫羊藿温肾壮阳，强筋骨，祛风湿。独活祛风寒湿邪，蠲痹止痛，牛膝、桑寄生补益肝肾，五加皮祛风湿，补肝肾、强筋骨，木瓜舒经活络，甘草调和诸药。本组共治疗 80 例患者，其中显效 24 例，好转 48 例，无效 8 例，总有效率为 90%。

【来源】陈大伟，熊昌源.骨痹汤治疗原发性骨质疏松症腰背痛疗效观察 [J].中国疼痛医学杂志，2011，17（11）：656-659.

14. 加味二仙汤

【出处】北京回民医院张伯纳教授经验方

【组成】仙茅 15g，淫羊藿 15g，巴戟天 15g，知母 10g，当归 10g，龟甲胶 12g，山茱萸 12g，枸杞子 12g，丹参 15g。

【功效】补益肝肾，活血止痛。

【主治】腰背部为主，也可以是全身骨骼疼痛或髋、膝、腕关节疼痛，并符合中医肝肾不足证的辨证标准，主症：腰脊疼痛或全身骨痛，腰膝酸软。

【用法】每日1剂，煎取汁500ml分2次服，以4周为1个疗程。

【处方总结】加味二仙汤中淫羊藿、仙茅、巴戟天补肾气、滋肾阴、温肾阳、通经脉，当归、龟甲胶、山茱萸、枸杞子益肝肾、补阴血、填精髓，知母、丹参益气活血、化瘀，瘀去则新生，通则不痛。加味二仙汤是在二仙汤的基础上加龟甲胶、枸杞子、山茱萸、丹参，旨在增加补益肝肾、活血止痛之力。本组治疗69例，显效48例，有效17例，无效4例，有效率为94.2%。

【来源】刘宇宁．加味二仙汤治疗绝经后骨质疏松症的疗效观察［J］．中国中医基础医学杂志，2012，18（8）：886-889.

15. 健脾益肾方

【组成】党参10g，白术10g，茯苓20g，山药30g，枸杞子10g，杜仲10g，菟丝子10g，补骨脂10g，骨碎补10g，淫羊藿10g，丹参10g，甘草6g。

【功效】健脾益肾。

【主治】绝经后骨质疏松症属于脾肾亏虚证：腰背酸痛，腰膝酸软，倦怠乏力，畏寒肢冷，大便稀溏，舌质淡红，边有齿痕，脉细弱无力。

【用法】每日1剂，分早晚2次冲服。疗程为6个月。

【处方总结】健脾益肾方中用党参、茯苓、白术、山药健脾益气；用枸杞子、杜仲、菟丝子、淫羊藿、补骨脂、骨碎补补肾壮骨；加丹参以活血化瘀，补而不滞，又可防止此方过于温热；甘草调和诸药、健脾益气。本组治疗48例，显效29例，有效16例，无效3例，有效率为93.7%。

【来源】罗燕南，薛传疆．健脾益肾方治疗绝经后骨质疏松症临床观察［J］．中国中医药信息杂志，2012，19（6）：78-79.

16. 青蛾丸

【出处】宋·太平惠民合剂局《太平惠民和剂局方》

【组成】补骨脂240g，炒杜仲480g，胡桃仁15g，大蒜120g。

【功效】补益元阳，填精补髓。

【主治】骨质疏松症属于肾阳虚证。全身骨痛或腰膝酸痛，胸腰部椎体叩击痛；畏寒肢冷，下肢痿软，舌淡嫩，苔白，脉沉迟或细弱。

【用法】中成药青蛾丸口服，每次9g，2次/日，2个月为1个疗程，连续服用3个疗程。

【处方总结】据记载，补骨脂可治肾气虚弱，腰痛如折，起卧艰难，俯仰不利，转侧不能……常服之，壮筋骨，治血脉，乌发，益颜色。方中杜仲甘温，归肾经，补肝肾，强筋骨。补骨脂，苦辛，大温，归肾、脾经，具有补肾壮阳，固精缩尿，温肾止泻的作用。胡桃肉，甘温，归肾、肺、大肠经，补肾温肺，润肠。大蒜，性温，宣通温补，治肾气。本组治疗 20 例，显效 8 例，有效 10 例，无效 2 例，有效率为 90%。

【来源】牛煜．青蛾丸治疗绝经后骨质疏松症疗效观察［J］．深圳中西医结合杂志，2012，22（2）：101-102.

17. 活血通络汤

【组成】熟地黄、当归、丹参各 15g，桃仁、红花各 6g，白术、川芎、延胡索各 12g，赤芍、补骨脂、茯苓各 10g，黄芪 30g。

【功效】活血通络，壮骨止痛。

【主治】不同程度的腰背痛、乏力、肌肉痉挛疼痛；脊椎前倾，背曲加剧，形成驼背。X 线片显示椎体密度减低，骨小梁模糊、变细，皮质变薄，椎体双凹形明显，一个或多个椎体楔形改变。

【用法】水煎服，每日 1 剂，20 剂后停药 10 日。

【处方总结】熟地黄、当归、赤芍、川芎合用能活血养血，配伍丹参、桃仁、红花增强活血通络之效；白术、黄芪、茯苓益气健脾，补骨脂补肾壮筋骨，延胡索通络止痛。诸药合用，共奏活血通络、壮骨止痛之功。偏肝肾阴虚者，加山药、枸杞子各 15g，牛膝 12g，知母、黄柏各 6g；偏脾气虚弱者，加薏苡仁 15g，莲子肉、人参各 10g，砂仁、陈皮各 6g；偏肾阳虚者，加制附子、肉桂、鹿角胶各 6g，山茱萸 12g；气血不足明显者，加人参 10g，黄芪加量至 60g，肉桂 3g，炙甘草 6g，大枣 6 枚；气滞血瘀甚者，加续断 12g，狗脊 10g，乳香、没药各 6g；兼有风湿者，加秦艽、葛根各 12g，防风、麻黄各 6g，伸筋草 15g。本组治疗 136 例，治愈 12 例，显效 69 例，有效 36 例，无效 19 例，有效率为 86.03%。

【来源】张东明，崔敏．自拟活血通络汤治疗骨质疏松症 136 例观察［J］．浙江中医杂志，2012，47（4）：272.

18. 补肾调肝方

【组成】骨碎补 15g，狗脊 15g，白芍 30g，柴胡 12g，郁金 15g，当归 15g，玫瑰花 12g，川楝子 12g，川芎 10g，白术 15g，合欢皮 15g，菊花 15g，石菖蒲 15g，甘草 10g。

【功效】补肾壮骨，疏肝解郁，理气止痛。

【主治】肝郁肾虚型高龄骨质疏松症患者。

【用法】水煎服，每日 1 剂。

【处方总结】方中骨碎补补肾益精为君药；狗脊补肝肾、强腰膝；白芍养血柔肝、缓急止痛；柴胡疏肝解郁，郁金行气解郁、活血止痛；当归补血；玫瑰花行气解郁、和血、止痛，川楝子舒肝、行气止痛，川芎活血祛瘀、行气开郁、祛风止痛，共为臣药。当归、白芍与柴胡同用，补肝体而助肝用，血和则肝和，血充则肝柔。柴胡与郁金相伍疏肝解郁之功更显著；白芍与郁金同用，止痛之效更强。木郁不达致脾虚不运，故以白术健脾益气，既能实土以御木侮，且使营血生化有源；菊花散风清热、平肝阳，石菖蒲开窍、豁痰、理气、活血、散风、祛湿，合欢皮解郁、和血、宁心、安神为佐药。甘草调和诸药为使药。本组观察 32 例，痊愈 16 例，显效 11 例，有效 3 例，无效 2 例，总有效率为 93.75%。

【来源】梁祖建，吴春飞，张百挡，等．补肾调肝方治疗高龄原发性骨质疏松症 32 例临床观察［J］．中医杂志，2013，54（8）：681-683.

19. 抗疏强骨方

【出处】陕西省中医药管理局课题

【组成】黄芪 30g，当归、肉苁蓉、醋延胡索、怀牛膝、骨碎补各 12g，熟地黄、丹参、白芍、淫羊藿、菟丝子各 15g，三七粉（冲服）、炙甘草各 6g。

【功效】补肝益肾，通络止痛。

【主治】肝肾亏虚证，症见腰脊疼痛，酸软无力，不能持重，目眩，舌质或偏红或淡，少苔，脉细无力。

【用法】水煎 400ml，每日 1 剂，分早晚两次温服，每次 200ml。

【处方总结】方中以黄芪、熟地黄益气助阳，补益肝肾，共为君药；淫羊藿、肉苁蓉、菟丝子补益脾肾，益精养血，强筋健骨，助君药补肝益肾之功；佐以当归、丹参、三七粉活血、补血以祛瘀，延胡索、白芍活血养血以止痛，骨碎补、牛膝协助君药补肾强骨，佐药相配，则活血化瘀之功益著；甘草益气止痛，调和诸药。本组观察 41 例，显效 35 例，有效 3 例，无效 3 例，总有效率为 92.7%。

【来源】王国柱，张平安，孙超，等．抗疏强骨方治疗肝肾亏虚型原发性骨质疏松症临床观察［J］．陕西中医，2016，37（10）：1362-1363.

20. 补肾健脾化瘀方

【组成】补骨脂 20g，骨碎补 20g，淫羊藿 15g，菟丝子 15g，熟地黄 15g，山药 15g，枸杞子 10g，黄芪 20g，茯苓 10g，党参 20g，白术 10g，丹参 20g，当归 10g，桃仁 10g，川芎 10g。

【功效】补肾健脾，化瘀。

【主治】不同程度的腰背痛、乏力、肌肉痉挛疼痛；脊椎前倾，背曲加剧，形成驼背。X线片显示椎体密度减低，骨小梁模糊、变细，皮质变薄，椎体双凹形明显，一个或多个椎体楔形改变。

【用法】水煎，每日1剂，分早晚两次温服。

【处方总结】补骨脂、骨碎补、淫羊藿、菟丝子补肾壮阳，强筋健骨，且现代研究表明，淫羊藿、补骨脂等中药具有防治骨质疏松，抑制破骨细胞，促进成骨细胞生长，使钙化骨形成增加的作用；熟地黄、山药、枸杞子滋补肾阴，益精填髓，黄芪、茯苓、党参、白术健脾补中，益气生血，丹参、当归、桃仁、川芎活血化瘀，通络止痛。本组观察90例，显效55例，有效33例，无效2例，总有效率为97.78%。

【来源】崔亮界. 补肾健脾化瘀方治疗老年原发性骨质疏松症临床观察［J］. 四川中医，2016，34（10）：138-140.

食疗方

1. 黄豆猪骨汤

组成：鲜猪骨250g，黄豆100g。

制法用法：黄豆提前用水泡6～8小时；将鲜猪洗净，切断，置水中烧开，去除污；然后将猪骨放入沙锅内，加生姜20片、黄酒200ml，食盐适境，加水1000ml，经煮沸后，改文火煮至骨烂，放入黄豆继续煮至烂，即可食用。

说明：每日一次，每次200ml，每周1剂。鲜猪骨含天然钙质、骨胶原等，对骨骼生长有补充作用。黄豆含黄酮苷、钙、铁、磷等，可促进骨骼生长，补充骨中所需的营养。此汤可预防骨质疏松。

2. 虾皮豆腐汤

组成：虾皮50g，嫩豆腐200g。

制法用法：虾皮洗净后泡发，嫩豆腐切成小方块，油热后，加葱花、姜末煸香，入虾皮、腐，烹料酒后加水烧汤。

说明：虾皮、豆腐含钙较高，常食此汤对缺钙的质疏松症有效。

3. 猪皮续断汤

组成：鲜猪皮200g，续断50g。

制法用法：取鲜猪皮洗净毛、去脂、切小块，放入煮锅内，加生姜15g，黄酒

100ml。食盐适量：取续断煎浓汁后也加入锅内，加水适，文火煮至猪皮软烂，即可食用。

说明：猪皮含丰富的骨胶原蛋内，胶原蛋白对人体的软骨、骨骼及结缔组织都具有重要作用。续断为续断科多年生草本植物续断的根，能"续折接骨"而得名，有强筋健骨、补肾等作用，有利于减轻骨质疏松引起的疼痛，延缓骨质疏松的发生。

小　结

中医认为骨质疏松症多由先天禀赋不足，后天调养失宜，久病失治，老年衰变，用药失当引发，其发病机制主要为肾虚、脾虚、血瘀、肝郁。其中肾虚是骨质疏松症的发病关键，脾虚是骨质疏松症的重要病机，血瘀是骨质疏松症的病理产物和加重因素，肝失调达是女性发病的重要病机。《理虚元鉴·治虚有三本》云："脾为百骸之母，肾为生命之根，治肺治肾治脾，治虚之道毕矣"，又"虚则补之"，故对骨质疏松症多以调补脾肾为本，佐以养肝补脾之品。

本次共入选20方，其中经典方3例，名中医经验方1例，统其治法包括补肾益精、健脾益气、活血通络、疏肝、化痰。其中提及补肾的19例，健脾的7例，补肝、疏肝的7例，活血化瘀的9例，化痰的1例。使用频率较高的药物有淫羊藿、当归、黄芪、骨碎补、丹参、白术、茯苓、补骨脂、牛膝、熟地黄、山药、山茱萸、杜仲等，以补肾、活血药物为主。

中医一直宗补肾来治疗骨质疏松症，是有一定科学性的，然而如果仅仅局限于补肾，则不够全面。人到老年，机体功能的衰减是多方面的，除肾虚外，还有脾虚、血瘀等其他因素的存在。如老年患者由于肾精不足，元气渐衰，血运缓慢，脉络瘀滞而成瘀；或年老肾阳不振，寒凝血瘀；或肾阴不足，虚热煎灼，血稠成瘀。血脉瘀滞不通，从而骨失所养，则骨质稀疏脆弱，而见疼痛酸软诸症。从微观分子生物学角度也证实了原发性骨质疏松症患者存在"血瘀"的病理改变。所以治疗骨质疏松不能以单纯"补肾壮骨"为法，加用活血药如丹参、当归、红花等，不仅可以减少破骨细胞生成，抑制骨吸收功能，还能促进成骨细胞的生成，加速骨形成的功能，从而防治原发性骨质疏松症。因此，中医药研究原发性骨质疏松症应从"肾虚血瘀"立论。肾虚、血瘀二者并存，是原发性骨质疏松症的基本病理改变。只有祛除瘀血，才可以化生新血，这对于深入研究原发性骨质疏松症的发病机制及防治都有着重要意义。

淫羊藿

【性味】辛、甘，温

【归经】归肝、肾经。

【功效】补肾壮阳，祛风除湿。

【主治】肾虚阳痿，筋骨痿弱，风湿痹痛，偏枯不遂等。

【用法用量】水煎服，或浸酒、熬膏及入丸散服，每日 10～15g。

【使用注意】阴虚火旺者不宜服。

【药理作用】

1. 促进股骨生长作用　体外实验观察到，淫羊藿注射液对鸡胚股骨有促进生长作用，并能促进蛋白质合成。

2. 性激素样作用　淫羊藿能增强下丘脑-垂体-性腺轴及肾上腺皮质轴等内分泌系统的分泌功能。对雌性动物，淫羊藿煎液能提高大白鼠垂体对黄体生成释放激素的反应性及卵巢黄体生成素的反应性，增加大鼠腺垂体、卵巢及子宫的重量。对雄性动物，淫羊藿水浸膏可促进狗精液的分泌，增加小鼠前列腺、精囊、肛提肌的重量，提高动物的性机能及血清睾酮水平，提示淫羊藿有性激素样作用。

3. 促进蛋白质合成作用　淫羊藿提取液能提高羟基脲所致阳虚小鼠 DNA 的合成率，促进蛋白质的合成，调节细胞代谢，增加动物体重和耐低温时间。

4. 免疫调节作用　淫羊藿既能使小鼠血清溶血素抗体水平提高，脾脏空斑形成细胞数增加，淋巴细胞转化率提高，巨噬细胞吞噬功能增强；又可促进 T 细胞产生，抑制受体鼠抗体生成，使抗体水平降低。说明淫羊藿对机体免疫功能有双向调节作用。

5. 抗氧化作用　淫羊藿可明显提高小鼠肝脏总超氧化物歧化酶 SOD 的活性，减少肝组织过氧化脂质的形成，减少心、肝等组织的脂褐素形成。

6. 改善血液流变作用　淫羊藿水煎剂能明显降低健康人二磷酸腺苷诱导的血小板聚集率，并呈剂量依赖关系，还可降低健康人全血黏度，加快血液循环，显示出"温通血脉"的作用。

7. 抗炎作用　实验表明，淫羊藿能对抗甲醛性和蛋清性炎症，促使炎性肿胀的消散，降低毛细血管通透性。

8. 抗病原微生物作用　淫羊藿对白色葡萄球菌、金黄色葡萄球菌有较强的抑制作用，对奈氏卡他球菌、肺炎双球菌、流感嗜血杆菌有一定的抑制作用。其 1% 浓度在体外可抑制结核杆菌的生长。另有实验证明，淫羊藿对脊髓灰质炎病毒和肠道病毒有抑制作用，其作用可能是对病毒的直接灭活。

9. 其他作用　淫羊藿有扩张外周血管、增加肢端血流量、降低血压、改善微循环、增加冠状动脉血流量及脑血流量、耐缺氧、镇咳、平喘、降血脂等作用。

【各家论述】

1. 《神农本草经》："主阴痿，绝伤，茎中痛"。

2. 《名医别录》："坚筋骨"。

3. 《日华子本草》："治一切冷风劳气，补腰膝"。

4. 《本草正义》："辛温之品，固不独益肾壮阳，并能通行经络，祛除风寒湿痹"。

补骨脂

【性味】 辛、苦，大温。

【归经】 归肾、脾经。

【功效】 补肾壮阳，固精缩尿，温脾止泻。

【主治】 肾阳虚引起的腰膝冷痛、阳痿、喘咳、遗精滑精、遗尿尿频及脾肾阳虚引起的泄泻等。

【用法用量】 水煎服：每日 5～10g；外用适量，浸酒擦。

【使用注意】

1. 本品温燥，能伤阴助火，故阴虚火旺及便秘者慎服。

2. 恶甘草，忌诸血。

【药理作用】

1. 雌激素样作用　补骨脂粉有较强的雌激素样作用，可使切除卵巢的雌鼠出现动情反应，子宫重量增加。

2. 抗菌作用　补骨脂对金黄色葡萄球菌、耐青霉素葡萄球菌、结核杆菌及多种霉菌都有抑制作用。补骨脂的有效成分补骨脂素、异补骨脂素对狗小孢子菌、石膏样小孢子菌、铁锈色小孢子菌、红色毛癣菌、须癣毛癣均、金黄色葡萄球菌、白色念珠菌、乙型链球菌、大肠埃希菌、铜绿假单胞菌等有抑制作用，但只有在加黑光照射下才产生较强的抑菌作用。

3. 升高白细胞作用　补骨脂能促进粒细胞祖细胞的生长，对环磷酰胺所致的白细胞下降有恢复作用。

4. 止血作用　补骨脂有缩短小鼠出血时间，减少出血量的作用。补骨脂素对人体月经过多、子宫出血、鼻出血、牙龈出血等多种出血症有止血作用。

5. 其他作用　补骨脂有较好的光敏作用，可用于治疗白癜风。补骨脂还有扩张冠状动脉、抗肿瘤、抗早孕、抗衰老、杀灭阴道滴虫，抗异体皮肤移植排斥应等作用。

【各家论述】

1. 《药性论》："主男子腰疼，膝冷囊湿，遂诸冷顽痹，止小便利，腹中冷"。

2. 《开宝本草》："主五劳七伤，风虚冷，骨髓伤败"。

3. 《仁斋直指方》："治打坠腰痛，瘀血凝滞。破故纸（炒）、茴香（炒）、辣桂等份。为末，每热酒服二钱"。